眼的自稳与眼的休克

王建洲 李 萍 著
惠延年 审校

陕西新华出版传媒集团
陕西科学技术出版社
Shaanxi Science and Technology Press
——西 安——

图书在版编目（CIP）数据

眼的自稳与眼的休克 / 王建洲，李萍著．— 西安：陕西科学技术出版社，2020.7
ISBN 978-7-5369-7436-4

Ⅰ．①眼… Ⅱ．①王… ②李… Ⅲ．①眼科学 Ⅳ．①R77

中国版本图书馆 CIP 数据核字 (2018) 第 287838 号

眼的自稳与眼的休克
王建洲　李　萍　著

策　　划　宋宇虎
责任编辑　潘晓洁　孙雨来
封面设计　曾　珂

出 版 者　陕西新华出版传媒集团　陕西科学技术出版社
西安市曲江新区登高路1388号陕西新华出版传媒产业大厦B座
电话（029）81205187　传真（029）81205155　邮编710061
http://www.snstp.com

发 行 者　陕西新华出版传媒集团　陕西科学技术出版社
电话（029）81205180 81206809

印　　刷　陕西东帆印务有限公司
规　　格　889mm × 1194mm　16开本
印　　张　17.5
字　　数　500千字
版　　次　2020年7月第1版
2020年7月第1次印刷
书　　号　ISBN 978-7-5369-7436-4
定　　价　198.00元

作者简介

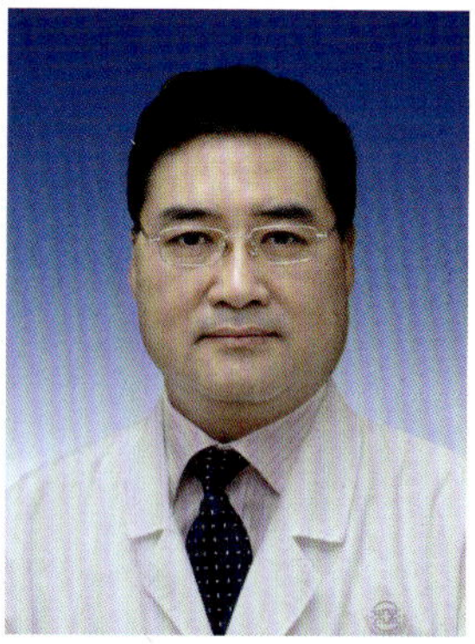

王建洲，西安市第四医院眼科主任医师，博士，《眼科新进展杂志》编委，陕西省医学会创伤学会眼科专业委员，陕西省遗传学会理事。从事临床工作近30年，主要从事视网膜脱离，眼外伤的处理，视网膜血管疾病和糖尿病视网膜病变的手术治疗以及与玻璃体相关的疾病的手术治疗，合并相关眼病的白内障及青光眼手术治疗。发表专业论文70余篇，参与市级及省级课题4项，主持市级课题1项，开展新技术新业务2项。

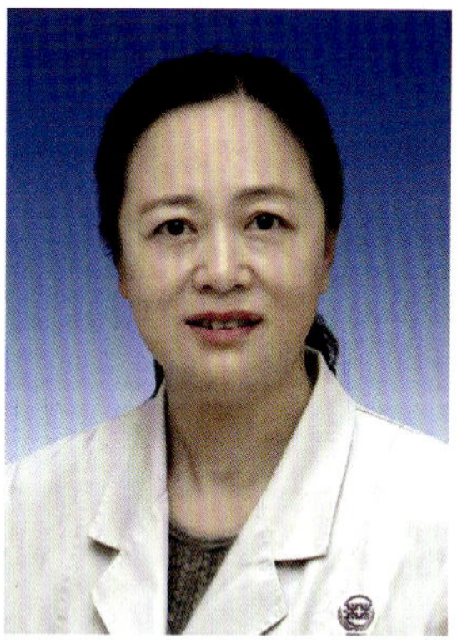

李萍，西安市第四医院中针康复科副主任医师，毕业于陕西中医药大学。先从事眼科临床工作，熟练掌握眼科常见病的诊断与治疗，后从事中医针灸方面的临床工作，擅长眼科常见病的中医针灸治疗。如耳压治疗视疲劳、近视、弱视；针灸治疗视神经炎、眼肌麻痹、眼睑痉挛、缺血性视神经病变、皮质盲。用中医针灸治疗眼疾具有丰富的临床经验。发表相关论文10篇。

内容简介

本书的内容分为上、中、下3篇。上篇提出眼组织的智慧与自稳，从8个章节分别阐述了眼的屏障，眼内腔的代谢，眼内各个组织之间的联动，脉络膜视网膜的功能与玻璃体的功能等。中篇分为7章，提出眼的休克，阐述了眼的自稳的破坏，以伴脉络膜脱离孔源性视网膜脱离为例，比较体循环休克，阐述了休克的本质是屏障破坏与血管通透性改变，并阐述了其他相关眼病的休克状态，等等。下篇提出眼的自稳与智慧的呈现，分10章进一步阐述了眼组织的缺失与替代对自稳的影响。

序　言

王建洲医师花费10年以上心血，在繁忙的工作学习之余，潜心钻研思考，广泛阅读文献，从视网膜脱离伴有脉络膜脱离的临床未解问题出发，提出了“眼的自稳和眼的休克”的深层次大问题，并对此进行了深刻阐述，其中很多观点尚未见报道。现已形成书稿。这是非常令人欣喜的事情。

书稿分3篇共25章。在上篇眼的自稳态中，作者从眼的屏障、眼内腔组织的代谢率、眼内压的平衡、眼内组织器官的联动效应、脉络膜血管和循环的特点、视网膜结构与功能等方面讨论了眼的稳态形成与维持。在中篇，提出了“眼休克”的概念，即眼的自稳态的破坏、功能紊乱或衰竭。问题直接从分析脉络膜渗漏引起的视网膜脱离伴脉络膜脱离开始，讨论了血管通透性改变和屏障功能损坏、引起血液成分渗漏、玻璃体浓缩的原因和表现。下篇则进一步分析讨论眼的自稳态是怎样产生和表现的，这被作者称为“眼的智慧”。实质上是指眼的结构与功能的协调一致、自我调节和自我修复能力。“智慧的消失”就是这种协调性和修复能力的消失。作者通过干眼症、角膜水肿、葡萄膜炎、白内障手术、青光眼、视网膜脱离等常见或致盲性眼病，逐个提出了对这些临床问题的哲学思考。对当前的一些疗法也进行了评估，并提出了质疑。

地球已形成46亿年。地球上的生命进化史超过35亿年。无论是单细胞或多细胞的生命体，以及复杂的高等级生命，都是从外环境中进化产生出来的，都存在自身与外环境相互适应的问题。人类是宇宙间最复杂的智能生命系统。人的视觉器官是在漫长进化中形成的最完善、最适应环境需要的光学感觉器官。生命与自然的适应是怎样一步一步地进化到当前的状态，还有太多的不解之谜。先哲说“道法自然”“天人合一”。整体的大系统、外环境以及与其内各自的小系统之间都存在协调统一和适应。这种内外环境的协调和平衡就是一种“稳态”，维持稳态就是“自稳”。由此，自稳的提法是有道理的。从自稳的角度对眼的结构和功能进行思考和评价，具有明显的创新性。站在自然观、整体观和动态观的高度，对一个器官的这种研究，对当前的临床与基础研究工作具有很大启发性和指导意义。

书稿广泛汇集了以往的相关知识和研究进展，临床资料丰富，论据充分，图文并茂，值得仔细阅读、品味和思考。我因此推荐出版此书。不过，由于生命问题的复杂性和人的认识的局限性，其中还有许多不成熟的观点或提法，需要广大读者讨论和批评指正。

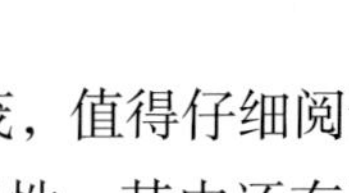

2018年6月

前　言

人生有涯，学海无涯。“脉络膜脱离型视网膜脱离是脉络膜渗漏”导师惠延年教授的这句话启发了我。我博士毕业后经过多年的临床观察写成此书，谨以此书作为毕业后再答辩的论文分享给同道。

跨入21世纪，越来越显示出以中国为中心的东方古老文明的生命力。我的写作伙伴——李萍医生将中医的思想潜移默化地渗透到我的医学思考，其中蕴涵了祖国医学中自然与宇宙的大规律。

关于参考文献，本着回到原点，回到发现的开始，参考的书籍与文献的选择坚持以下原则：一是与此书相关；二是我成长感悟中熟悉的书籍；三是RRD-ChD相关的文献；四是本着弘扬祖国医学的精粹，突出道的运行规律的书籍。在疾病的发生规律中，我们的认识中是否忽视了某种环节，我本着探求的初心在宇宙运行的苍茫中摸索与感悟。

本书从2002年开始起笔到2012年初步定稿，历时10年，可谓是10年孤独。在起笔前，我已经在临床工作了10余年，但是，有些观点较为不成熟，还需要在临床上验证，而且，2005年前，由于临床条件限制，缺少某些临床的图片；而且初稿的书名为《眼的组织观念》，其中包括眼的休克的内容。随着写作与感悟，逐渐增加章节，到2012年写成了上、中、下3篇，相互联系的眼的自稳与智慧、眼的休克与休克状态、眼的智慧的消失等3个部分。此书与教科书式的讲解不同，与临床医疗常规式的罗列不同，注重对临床的亲身发现与研究感悟，希望与眼科同道分享。

我所在的西安市第四医院眼科，在20世纪80年代就有一项研究课题，就是脉络膜脱离型视网膜脱离的临床研究。我从1988年进入眼科后也对这个课题很感兴趣。受到朱赛林主任的指引，我进入了视网膜脱离组。王丽丽主任是我的第一位专业老师。在空军军医大学眼科的硕士与博士学习是我人生的转折点。作为一名临床医生，如何发挥自己的优势与特长，在临床上常见的环境下搞一些东西，是我常常思考的问题。我在空军军医大学学习前，进行了长达10年的临床锻炼并对此类型的视网膜脱离进行观察，我曾经将我的想法告知惠延年教授，惠教授认为脉络膜脱离型视网膜脱离是脉络膜的渗漏，到底是裂孔源性视网膜脱离在先，还是脉络膜脱离在先，还有待研究。我认为裂孔源性视网膜脱离在先，他说：“找证据”。于是，我毕业后进行了进一步的观察与研究。

2005年我博士毕业回到西安市第四医院，在熟悉的环境下，一步步实现我心中的目标。在此期间，没有轰轰烈烈的大干，而是默默地、平凡地和沉静地做事，其中经历了很多变故与波动，提起来，又放下，断断续续。我们不一定要刻意做什么，而是依环境而做点什么。在此感激周围环境对我的引导，使我孤独成真。

书成之时，感谢两位相关的老师和朋友。一位是王润生主任。从进入眼科就与王老师共事长达30年，建立了深厚的师生情谊，从初学眼科就时常请教，讨论临床上的问题。另一位是王归真主任。他主要研究心血管疾病。与目前的介入不同，主要是药物调理。

书成之时，感谢两位同学和朋友，他们是我接近同龄的经常在一起品茶论道的朋友。一位是李军林教授，空军军医大学博士同学，做基因研究的。一位是王力帆教授，高中同学，搞天体物理研究的。

书成之时，感谢阳光广告公司的魏新工程师在图片绘制过程中给予的帮助。

书成之时，感谢陕西科学技术出版社宋宇虎副总编辑和潘晓洁编辑给予的帮助。

书成之时，我以感恩的心静静地回味在西安市第四医院的经历，回想一起共事的领导、老师、同事，回忆起吃苦耐劳的日日夜夜，正是在这样的环境下，有这样的平台，我才有这样的临床思考。

书成之时，我以感恩的心回忆起多年来对我信任并依托的患者，回忆起临床实践中一个个缘起缘续的经历，化作了文字值得珍惜。

自稳真是个说不完的话题。这是一本“无法完成”的书，因为，在写作过程中，不断地感悟到新的眼的智慧，好像无穷放大的一端。而此书只是略述皮毛，抛砖引玉吧！眼的学科浩如烟海，我以浅陋的知识和见解，管窥蠡测，必定有诸多谬误曲解，其中不尽之处、不足之处、不是之处，至诚向诸位同道讨教，还请同道批评指正。

王建洲

2019 年 12 月

目　录

上篇　眼的智慧与自稳

眼球视物时不停地调节，眼内的运动量之大可想而知。但是，为何眼内腔是低代谢率呢？其中必有玄机。

什么主宰了人眼的形成？人眼的精密度是惊人的，就好比把一千块砖头抛向空中，掉下来正好搭成一座精美的房子。为什么这么合理？一种神秘感提示我们：眼是有智慧的！

人眼是自身智慧还是被智慧？是一种造物生物？其实，一切都是自然，一种自然之力调控着一切。

人眼的复杂性，使人们对达尔文的理论产生怀疑，眼球可能不是自然而来的，此书讲的智慧，就是人眼具有能动地适应并改造自己的能力。

生命体在环境的影响下，能动地改变并适应的过程，就是智慧。它不一定用语言或者其他行为表达，或者在特殊环境条件下表达，或者不表达，需要我们去悟达。

第一章　眼的屏障

眼球的组织是与人体其他组织器官隔离的，具有眼的内外屏障。内屏障是眼视网膜中央动静脉的血管壁，外屏障是视网膜色素上皮细胞。这样使眼内腔组织细胞与血管分离，或者说与血管中的血液成分分离。这样眼内腔的透明性较少受到血管通透性的影响，使血液中的成分进入眼内腔，即玻璃体腔和前后房受到限制。

进入眼内腔的液体都是透明的。血液成分进入玻璃体腔，会造成玻璃体的混浊，不但影响视力，而且会发生后续的继发改变，引起玻璃体的增殖；如糖尿病、Eales 病等，在产生新生血管的同时，引起玻璃体的增殖。如高血压眼底病变、视网膜中央静脉阻塞等。因为血液和人体内现已发现的几万种活性因子，血液中的成分多，而且较为复杂。在 PVR 的动物实验中，兔玻璃体中注入兔自血，就可以引起明显的、显著的玻璃体增殖。血液进入人眼也是如此。

在生物的演化过程中，眼有如此特殊的结构，在我们开始认知以前，就已经存在。

第一节　视网膜色素上皮细胞

视网膜色素上皮细胞的顶部——顶极，有大量的微绒毛，它与视网膜光感受器形成嵌合，相互连接，这样可以转运营养物质给予光感受器细胞。这样的状态是它最稳定的状态，视网膜脱离后，光感受器与视网膜色素上皮细胞分离，这种状态，就失去了它的稳定性。实验证明，在体外实验中，体外培养的视网膜色素上皮细胞，逐渐失去了其原有的功能状态，如色素的丢失，细胞形态改变等，还有一些功能的失去。因此，失去了顶极的接触，细胞就要发生改变，这种细胞的微调节存在一种微妙的机制。

一、视网膜色素上皮细胞的改变

对视网膜色素上皮细胞体外改变重新认识，发现组织细胞不能被机械地认为是什么样子，他们会根据环境的变化而发生改变。我们的组织很脆弱，其实就是碳水化合物，是由水、脂质、蛋白质、多糖组成的，细胞膜是脂质膜，其中的蛋白质构成功能结构，随着眼内内环境的改变，在微妙的机制下，随时发生改变。

视网膜色素上皮单层排列，不分化，不增殖；除了行使特定的细胞功能外，一般情况下，处于一种相对静止的状态。视网膜色素上皮细胞立方六面柱状，基底面与 Bruch 膜接触，侧方与同一平面的视网膜色素上皮细胞接触。

有一种规律，组织单层的含义就是一种组织界限，一种组织物质交换的滤器，一种组织物质传递的中转结构。

视网膜的光感受器是高耗能组织，视网膜色素上皮细胞的顶极，多突起，多微绒毛，表面积很大，一方面与视网膜的光感受器紧密的嵌合，连接紧密；另一方面，接触面积大，便于从视网膜色素上皮细胞传递营养物质。

如图 1-1-1，视网膜色素上皮细胞在视网膜组织中的形态，在原代培养中的形态，与传代 11~14 代的形态不同。

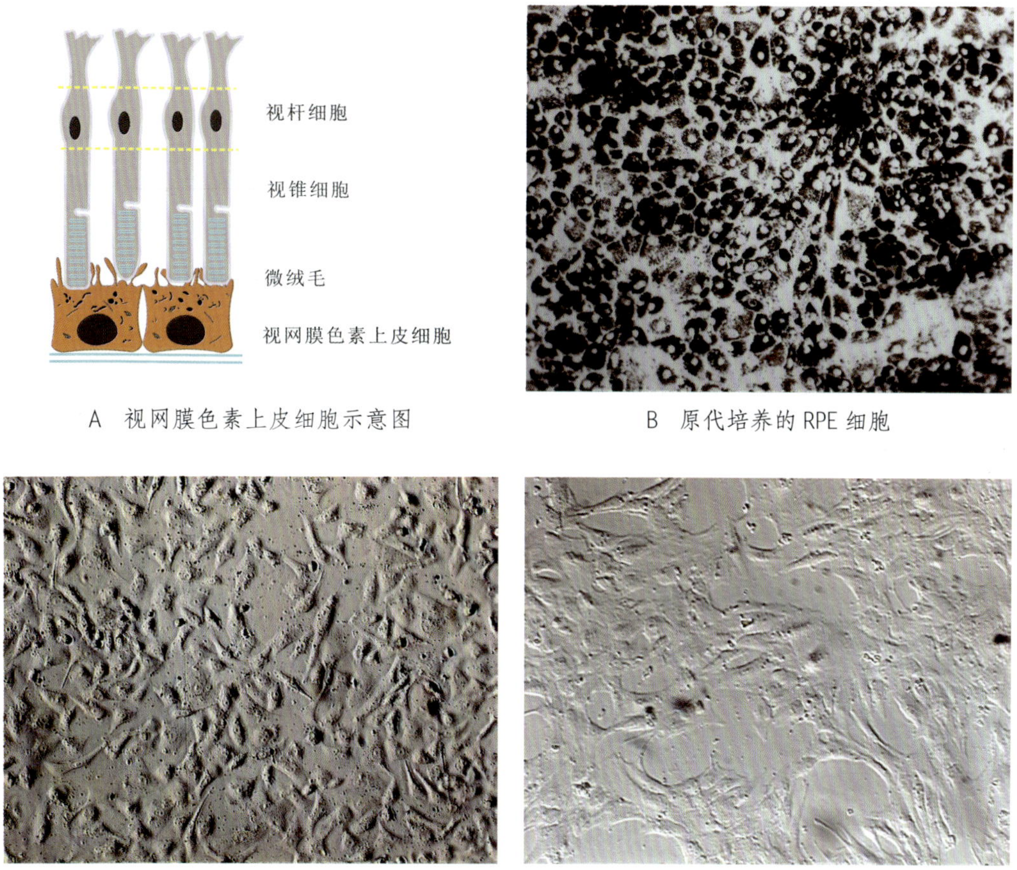

A　视网膜色素上皮细胞示意图　　B　原代培养的 RPE 细胞

C　传代 3~4 代的 RPE 细胞　　D　传代 11~14 代后的 RPE 细胞

图 1-1-1　视网膜色素上皮细胞体外培养的改变

在体外培养中，视网膜色素上皮细胞发生改变。原代培养，细胞形态发生改变，但还有大量的色素。三代时色素逐渐褪去；11~14 代培养的细胞，变为长梭形，与其他细胞的接触减少。是什么导致了这样的变化？是环境，是视网膜色素上皮细胞的生存环境发生了改变，而细胞形态的改变只是一种自主性的适应性反应，或者说是改变。失去了生物组织细胞正常的接触，失去了自身需要的组织细胞功能，成了一种只是孤立生存的个体。

二、自主性反应

所以我们有时将视网膜色素上皮细胞拟人化，它需要顶极的接触，如果不能满足它，它就要走，要去寻找这种接触，这不只是它生存的需要，而且是一种功能的需要。因此，它增生、移行、游走、黏附、转化、收缩，在允许的空间，它执着地伸展、伸长、黏着，在此同时，它的内部结构和功能也发生了改变。结果是，黏附后，纤维化，收缩，往回拉，导致牵拉性视网膜脱离。

实验证明，视网膜裂孔形成，视网膜脱离后，视网膜色素上皮细胞移行、游走、分裂、增生，这就是我们临床上所说的 PVR，它游走到玻璃体后，它的那种接触更无法完善，因此，它就增生和伸长形成成纤维细胞，最后机化形成纤维条索。而较早手术使视网膜复位后，这种改变就终止了。

是什么引导了细胞的行为改变？这是一种复杂的修复机制，而且表现出了细胞行为的目的性。这些行为的目的性与细胞的结构相关，与细胞的功能相关，与细胞周围的环境相关。

第二节　2个血管屏障

再将脉络膜血管与视网膜中央动静脉相比，就会发现人体的智慧。在自然力的作用下，是惊人的合理。

视网膜色素上皮层是眼内脉络膜循环系统和视网膜中央动静脉血管系统的分水岭。显示出脉络膜循环的屏障。视网膜中央动静脉构成眼内的屏障，其血管壁比一般的血管壁还要坚固，因为眼内腔需要一种安静的环境。如果这屏障破坏，血液成分进入玻璃体就会发生一些改变。而脉络膜则不需要，因为它外有坚固的巩膜作为外膜，内有 Bruch 膜和视网膜色素上皮细胞，还有视网膜神经上皮结构。如果将脉络膜设为一个血管，眼内腔是血管血液成分的禁区，那么，Bruch 膜就是血管的弹力膜，它和视网膜色素上皮细胞，还有视网膜神经上皮结构，构成屏障的加固结构。血液的营养成分通过渗透，通过 Bruch 膜的过滤，在经过视网膜色素上皮细胞的转运，营养视网膜的光感受器。

为什么糖尿病视网膜病变的视网膜新生血管发生在视网膜表面和玻璃体中？在肾、脑、肝组织中虽然有糖尿病的血管病变，但却没有新生血管，玻璃体腔或者眼内腔属于无血管区，有着致密的视网膜内界膜与玻璃体后界膜形成界面，由于血管壁屏障的破坏，发现玻璃体还有一个缺血的区域，在血管再生时，玻璃体提供了它的网状支架和如此之大的玻璃体无血管空间。

眼内腔的无血管是依赖于坚固、致密而结构功能严格的屏障，如房水经过严格的梯度滤过，而成为透明的水状物，而不是血液。由于糖尿病高血糖对血管的损害，组织的缺血与缺氧，错误刺激生理机制，误认为玻璃体的无血管区域是异常的，于是，长出新生血管，在内界膜与视网膜神经上皮层之间爬行，最后，由于得不到营养而机化闭锁，收缩，形成膜状物。

糖尿病视网膜病变玻璃体手术中的多层膜，实际上是视网膜内界膜、玻璃体后界膜，还有新生血管膜的结合体。

为什么视网膜神经上皮也是外屏障的组成部分？视网膜裂孔就是视网膜神经上皮的破口，是视网膜脱离前综合征的关键，过去只是认为视网膜色素上皮细胞层是眼的外屏障，是不全面的。如果把眼作为一个血管组织，脉络膜各层为一个大血管，那么，为了防止血液进入眼内，进入眼内腔，不只是视网膜色素上皮细胞的完整性，还有睫状体虹膜色素上皮细胞层的完整性，还有 Bruch 膜、视网膜神经上皮等的完整性。

第三节　视网膜下液的循环

视网膜脱离的发生、发展与预后，有一种自然的转归，如果不介入手术治疗，疾病的自然发展就遵循一种规律，即视网膜脱离、增殖、牵拉、眼球萎缩。

视网膜脱离时，由于裂孔的存在，视网膜不完整，视网膜下液是动态的。一方面，玻璃体腔液体进入视网膜神经上皮层下，另一方面，视网膜色素上皮细胞将视网膜下液重吸收，通过 Bruch 膜进入脉络膜。所以，在视网膜脱离的早期，封闭裂孔是阻断这一过程的关键。

这一过程是通过脉络膜与视网膜色素上皮共同完成的。脉络膜渗透压的作用使视网膜下液通过视网膜色素上皮细胞间隙，经过 Bruch 膜进入脉络膜；另一方面视网膜色素上皮细胞的主动吞噬吸收转运。这就是为什么在不放液手术中，2mL 的视网膜下液在 24h 扩散与被吞噬吸收，这是不放液手术之所以成功的原因。也就是说，在裂孔封闭后，阻塞了视网膜下液的来源，脉络膜与视网膜色素上皮细胞就可以吸收视网膜下的液体。因此，治疗孔源性视网膜脱离的根本就是要封闭裂孔。同时，制止 PVR 的发生和发展也是要封闭裂孔。视网膜裂孔封闭后，视网膜色素上皮细胞就会恢复自稳，恢复与视网膜神经上皮的结合，达到眼内腔的自稳。因此，治疗孔源性视网膜脱离的原则应该是越早地封闭裂孔越好。这是眼屏障结构的需要。否则，视网膜色素上皮细胞脱离接触（指顶极接触），就会发生变化。

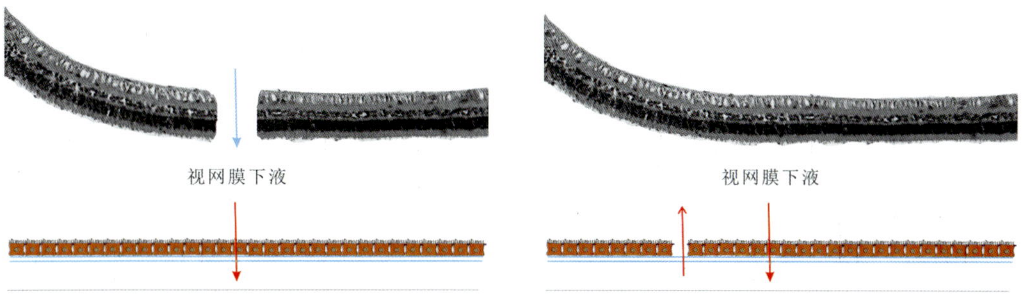

A　玻璃体液通过裂孔产生视网膜下液　　B　脉络膜病变的渗漏产生视网膜下液

图 1-1-2　视网膜下液循环

因此，在视网膜脱离发生时，视网膜色素上皮细胞为了完成这一结构与功能的完善，就大量地吞噬，以谋求找到接触。实际上，在裂孔封闭前，视网膜色素上皮细胞就吞噬与扩散视网膜下液，这样就形成了视网膜下液循环；就是视网膜下液由玻璃体自裂孔进入视网膜神经上皮下，再被视网膜色素上皮细胞吞噬进入脉络膜，这是一种谋求自稳的，对失稳的对抗的一种组织自卫行为（图 1-1-2A 所示）。

这是一种令人吃惊的行为，眼组织具有很强的目的性。这是自然力的安排，使得我们的眼具有了异常情况下的本能的应对措施。关键是我们人类应该怎样去与这种行为配合，以满足视网膜色素上皮细胞的结构与功能的完善，视网膜神经上皮的完善，这就是尽早尽快地手术，封闭裂孔，越早越好。还有一种情况，中心性浆液性视网膜病变，葡萄膜炎等情况的渗出性视网膜脱离，由于脉络膜循环的改变，产生积液进入视网膜神经上皮下（图 1-1-2B）。

第四节　视网膜也是屏障的组成

视网膜是眼的屏障的一部分。这一观点来源于对孔源性视网膜脱离的理解，当我们手术封闭视网膜裂孔后，视网膜复位，眼内的炎症反应就消失了。

视网膜也是屏障，而且是最后的屏障。视网膜是眼内最重要的组织，眼球功能的核心。视网膜的自稳，需要自身的完整性与视网膜色素上皮细胞的黏附，还有玻璃体的支撑。

玻璃体液化，只要视网膜完整，就不会发生视网膜脱离。玻璃体手术后，没有玻璃体支撑，水代替玻璃体，对视网膜的完整性的要求提高。对孔源性视网膜脱离而言，视网膜的完整性与黏附性是眼的最后屏障，尤其是玻璃体手术后的眼。高度近视，或者超高度近视，玻璃体手术不是最佳选择，只是无奈的选择。脉络膜萎缩，加上广泛变性，眼球大，张力小；张力小，稳定性差。黏附性差、完整性难保证。

如果视网膜色素上皮细胞是屏障，中心性浆液性视网膜脉络膜病变就是视网膜色素上皮细胞屏障破坏的疾病，但是，较少引起眼内腔自稳的改变。视网膜色素上皮细胞是不是屏障？是，应该是屏障的一部分。视网膜也是屏障的一部分。视网膜色素上皮细胞是视网膜的屏障，是眼内腔自稳屏障的一部分。

除外视网膜中央动脉静脉系统，眼环内的分层结构中，视网膜是更为关键的屏障。视网膜色素上皮细胞对视网膜重要，而视网膜的完整性，尤其是视网膜神经上皮层的完整性，才是眼内自稳的关键。从视网膜脱离所见，那种屏障的破坏，房闪与浮游细胞等，就如血管破裂，血液成分进入玻璃体腔一样。

如果以视网膜作为眼的中心，那么视网膜色素上皮细胞就是最后的屏障。如果以眼内腔作为眼内稳定的中心，那么视网膜就是最后的重要屏障。

临床上，视网膜裂孔的封闭常常是视网膜脱离后复位的关键，也是眼内稳定的关键。玻璃体手术中也发现，视网膜的完整是眼的稳定的关键。硅油的取出、裂孔的封闭与视网膜的完整与密闭是视网膜持续复位与眼内的稳定的关键。因此，视网膜是最关键的眼屏障组成。

第二章　眼内腔组织的低代谢

第一节　眼内腔组织的营养来源

眼的屏障如此的严密，眼内组织的营养来源于什么呢？又是如何与外界交通的？对于眼内腔，只有一条入路，就是睫状体突分泌的房水。对于眼内腔，只有一条出路，就是房角滤帘。

自然界没有绝对的事物，就如一条河流，是河流的主流，还有渗入和渗出一些，或者汇入一些支流和分出一些支流。如视网膜外5层，接受视网膜色素上皮细胞的营养；视网膜内5层，接受视网膜中央动静脉系统的营养。

房水既是眼内腔营养的来源，又是一个眼内腔代谢产物排出的途径，这是一条流动的河流。房水是充满眼球前房和后房的透明液体，由睫状体的无色素上皮细胞分泌，其总体积大约250μL，平均分泌的速度约每分钟2.5μL。房水的成分与血浆类似，但其中抗坏血酸、丙酮酸、乳酸等的浓度更高，而蛋白质、糖和一些代谢废物的浓度更低。如果前房内发生炎症反应，房水中也可能出现细胞或其他有形成分，形成丁达尔现象（Tyndall）。房水的总量为0.15 ~ 0.3mL。其主要成分是水，占总量的98.75%。因房水来源于血浆，所以房水的化学成分与血浆相似，但房水并不是由血浆单纯渗透出来的，因而两者的某些化学成分差别较大。例如房水中的蛋白质较血浆者明显少，葡萄糖和磷酸根、硫酸根、重碳酸根等离子均较血浆中的含量少。而房水中的抗坏血酸是血浆中含量的25倍，其他如乳酸、钠离子、氯离子等比血浆中的含量高。房水的pH值为7.3 ~ 7.5，比重为1.006，屈光指数为1.336。房水向眼内的一些无血管的组织提供营养，如晶状体和角膜内皮。房水的生成和排出的动态平衡是维持眼压的重要方式，大部分治疗青光眼的药物通过控制房水的生成或者排出来降低眼压。

通过睫状突分泌的房水能营养眼内组织吗？来让我们分析一下，视网膜的外5层通过视网膜色素上皮细胞由脉络膜循环供给营养；视网膜的内5层由视网膜中央动静脉系统的供给营养。虹膜、睫状体本身有丰富的血管，营养已足够了。与眼内腔接触的组织有玻璃体细胞、晶状体细胞、角膜内皮细胞。这样就清楚了，这些组织细胞——需要房水给予营养的组织，都是单层细胞或是细胞较为稀疏的、低代谢率的组织，因为眼内腔需要一种安静的环境，这真是合理的安排。

第二节　眼内腔低代谢率

低代谢率，一个重要的表现就是，玻璃体的细胞的分布稀疏或稀少，而且较集中于玻璃体基底部，更好与睫状突分泌的房水接触。

另一个是晶状体的低代谢，晶状体的囊下一排单层立方上皮细胞，晶状体的营养和发育均是通过这样一层细胞，而且位置也靠近睫状体突。由于眼的屈光需要透明性，因此不设立血管，那么晶状体的营养主要来自晶状体囊下的上皮细胞对房水营养物质的吸收。而中央的晶状体细胞，由于透明性的需要，细胞核位于赤道部，是否代谢主要集中在赤道部呢？是否优先获得睫状突分泌的营养？电镜下显示，在赤道部形成的新的晶状体细胞具有细胞核及细胞内的细胞器。随着新的细胞形成，老的晶状体细胞向皮质内移位，细胞器逐渐减少，以至消失；细胞核也逐渐消失。深部皮质的晶状体细胞仅有细胞膜，细胞质内含有均匀一致的颗粒，偶尔可见残留的细胞核。

从研究得出结论，晶状体的代谢主要集中在上皮部位和赤道部，而深层的细胞除了透明性和具有一定适应张力变化（弹性）的物质外，几乎没有代谢能力，更没有增加和行使主动的生物学功能，这就是晶状体的低代谢率适应透明性和房水营养的例子。

同理，角膜内皮细胞为单层，无再生能力，这是低代谢率的需要。在角膜的基质部，细胞稀少，角膜上皮细胞的营养主要来源于泪液和角膜周边部的血管网，细胞和细胞之间通过间隙连接相互传递物质信息和能量。而且，角膜内皮主动泵出角膜间质中的水分，耗能相对较多，从房水的流动与更新中获得。

角膜内皮细胞，虽然是主动的泵出，但是，由于眼压的因素，正常眼压，泵的耗能少。眼压高时，耗能增多；眼压低时，耗能减少，角膜皱缩。

角膜营养来源有 3 条途径：角膜周围毛细血管网、泪液和前房水。而前房水是主要来源，主要用于维持角膜的透明性和角膜的厚度适中状态。

这说明房水供应的能量主要由于角膜内皮细胞行使的功能，而基质和上皮的营养属于房水外的途径。因此，对于房水来说，营养供应内皮细胞就足够了，再多的需要，它已无力完成。那么，房水中有多少营养成分呢?

第三节　房水中的营养成分

房水流动的腔隙周围分布着眼内腔大部分低代谢组织，如单层的角膜内皮细胞、代谢缓慢的晶状体细胞、玻璃体基底部细胞等。视网膜由内界膜与眼内腔相隔，其内 5 层由视网膜中央动静脉系统营养，外 5 层由脉络膜通过视网膜色素上皮细胞营养。

房水中的成分与血液及血浆成分比较有一定的差异。总之，通过睫状体突分泌的房水，就像通过了一个筛网一样，大量的血浆成分被滤掉了。同时，成分也有不同程度的改变。房水的比重为 1.006，黏度为1.025 ~ 1.040，较纯水略高，比血浆低；房水的渗透压比血浆高，约为3~5mmol/L，房水的pH值为7.3 ~ 7.5，比血清高。

又由于房水从后房到前房，其营养物质将扩散到晶状体，虹膜和玻璃体，而晶状体、虹膜和角膜内皮所产生的代谢产物和废物又可扩散入房水内。因此，后房的化学组成成分和前房有所不同。

为什么房水略碱性呢？为什么有碳酸酐酶这样的途径呢？因为眼内腔循环的水分有限，而眼内又有较低的代谢率，房水的略碱性是为了中和代谢产物而产生，因为眼内腔组织大多为无氧酵解，这样会产生一定量的乳酸等产物，这样的安排对眼内组织的稳定是很有必要的。

房水的成分中，免疫球蛋白含量少，由于眼内腔的密闭作用并没有针对眼外伤的准备。因此，抵抗力较低，房水中氧含量较低，30~40mmHg，角膜上皮的氧的营养主要来自空气，因此，戴角膜接触镜者，就会产生角膜上皮的缺氧，氧流逆转，也会对眼内组织产生作用。氧的含量只相当于微循环末梢静脉端的压力，这一点是符合眼内腔的单层细胞的特点，也说明了眼内腔低代谢率，为满足如此低的代谢，就足够了。

维生素和葡萄糖对眼内尤其是晶状体的代谢非常重要，我们在做玻璃体手术时，眼内的灌注液中有时要加入维生素和葡萄糖。在手术中发现，这样对维持晶状体的透明性是非常重要的。

总而言之，眼内的低代谢率适应房水的成分，房水成分又满足于眼内低代谢率，这种低代谢率表明眼内需要一个低调的、平衡的、平稳的和安静的环境，这些又为了适应眼屈光的需要，这样相互适应，相互制约地从很久以前慢慢地演变而来。它的机制不明，但又是如此的合理。

第四节　脆弱的眼内腔

自然界有一种规律：条件要求越严格，越容易受到伤害，越脆弱。眼内低代谢率与眼的屏障有着密切的关系，屏障破坏则眼内失去清亮、透明、稳定。眼内腔的无血管特性，表现出眼内愚昧性与无抵抗性。愚昧性是指眼内什么都没有见过，来了都是异物，就如进入隔绝的桃花源不知外界是何朝代一样。

当眼内炎症发生时，如葡萄膜炎的发生，大量的血管成分（包括纤维素和血细胞）进入房水中，这样安静就被打破了。屈光特性的清晰性就被打破，这对于眼来说是很危险的。眼外伤，眼内腔有蛋白增加，有血管通透性改变，有出血。糖尿病视网膜病变晚期或者眼底血管疾病的视网膜虹膜新生血管，大量的血液成分进入眼内腔，血管的通透性改变，甚至出血。眼内脓炎的刺激，会导致毒性破坏，常见的就是血管炎症、血管闭塞，从周边部表现视网膜坏死。视网膜脱离，有蛋白含量的增加，有血管通透性改变，尤其在伴有脉络膜脱离的孔源性视网膜脱离。

视网膜是眼内的屏障，又是神经系统组织，需要高的甚至更高的效率与代谢率，脉络膜血液供给视网膜；10 层的视网膜，又达不到满足，于是就安排了视网膜中央动静脉系统营养内 5 层的视网膜。睫状体，虹膜组织，富含血管，是眼内的运动系统，需要高的甚至更高的代谢率，又安排有丰富的血管。但是，这些代谢率不同的组织，由于眼屏障的存在，与眼内腔是相隔的。

眼内腔组织较为隔绝，较为懒惰，较为不依赖于环境，这显示出眼内腔需要这种稳定，以完成特定的功能。但是，这种稳定依赖屏障，屏障破坏，就会导致不良或者毁灭性的后果，这显示出眼内腔的脆弱。这就是眼的屏障，这就是眼内腔。

自然界是有序与无序的混合体、转化体，故称混沌。自身的需求是根本，屏障是有序的保证，两者的不稳定，就会导致有序向无序转化，转化后稳定，重新调整，重新形成新事物，而成为有序。

第三章　眼内腔液体的循环和眼压的平衡

第一节　房水的循环

眼球的切面图，就像一张湿地的图画。那泥潭、泥滩、长不高的植物、流动的小河等。如果将眼内腔的空间比拟为湿地，那么，流动的小河就是房水。

一、虹膜睫状体屏障

眼内有血管屏障，有视网膜色素上皮细胞的屏障，有视网膜屏障等。而眼内严格的条件，房水严格的条件与特殊的成分，更需要屏障，虹膜睫状体屏障就是重要的血眼屏障。

房水是眼内液体的主要来源。房水之名，来源于产生的液体进入的空间是由虹膜睫状体晶状体等相隔的后房与前房的空间。房水可以通过扩散的方式与渗透的方式营养眼内腔的低代谢的组织，包括角膜、晶状体、玻璃体等。而虹膜与睫状体的屏障关键就在于房水的成分，也体现在房水的严格的产生过程与排出过程中。

二、房水的产生

房水由睫状突表面的睫状体上皮细胞生成。睫状体上皮由色素上皮细胞（PE）和非色素上皮细胞（NPE）以缝隙连接形成一个功能复合体。房水分泌的机制包括扩散、超滤和主动分泌。目前认为钠离子、氯离子等溶质成分的主动运输是房水生成的主要动力。溶质的主动运输包括3个过程：①离子被PE主动摄取；②离子经缝隙连接从PE扩散至NPE；③离子从NPE释放至房水中。在过去十多年来，氯离子的转运在房水生成中的重要作用得到广泛的重视和研究。PE和NPE上多种氯离子通道或者转运体参与了这个过程。

三、房水的排出

房水由睫状体产生，有3条通路流出，首先是房角小梁的通路，第二条是葡萄膜巩膜通路，还有少量被虹膜吸收。第一条通道通常流出70%～80%的房水，第二条通道流出20%～25%的房水。通常情况下，这3条流出途径与房水的产生达到一种平衡，这种平衡维持了眼内腔组织细胞的代谢，同时也维持了眼压，维持了眼球的外形。如果这种平衡被打破，一方面是流出大于生成，就会造成低眼压；另一方面是流出小于生成，就会造成高眼压。

房水排出的小梁网流出途径也具有复杂的结构。主要包括小梁网，近小管结缔组织，Schlemm's管，集合管和房水静脉，以及葡萄膜巩膜途径。目前认为小梁网流出途径的流出阻力主要在近小管结缔组织和Schlemm's管内皮层内皮细胞。近年来有关调节小梁网细胞外基质代谢的分子机制研究成为热点之一。有关纤维连接蛋白，myocilin蛋白、肌动球蛋白、小梁网的钙化、皮质类激素在小梁网途径房水流出中的作用得到进一步阐明。目前研究的热点尚包括小梁网的生物力学特性、干细胞移植以及转基因治疗小梁网异常等。正常范围内的眼压对葡萄膜巩膜途径没有影响，睫状肌收缩引起经这一途径的房水外流下降，而睫状肌舒张可令其增加。前列腺素F2α及其类似物通过改变睫状肌的细胞外基质而增加葡萄膜巩膜途径房水外流。

第二节　多出来的流入途径

眼球根据功能的需要调节房水的分泌。长时间用眼，尤其精力集中近用眼后，眼压是否升高呢？代谢物增加，会反馈促进房水的生成，加快房水的循环，这才是合理的。也是眼压升高的原因，也是近视发展的一个原因，一种动力。

另外，前面提到屏障使眼内腔与眼其他功能组织隔绝。虹膜睫状体屏障也是眼内屏障的一部分。病理情况下，肾透析患者会产生的高眼压现象，其机制可能是血浆渗透压的改变，加上肾衰患者血管功能改变，通透性改变，血液成分及水分过多的进入眼内腔，而造成眼压升高。

肾透析患者继发性青光眼其可能原因是：①房水生成增加致眼压升高：房水由分泌和超滤作用形成，其中超滤作用占25%左右，而毛细血管内压与眼压、血浆渗透压的平衡是维持超滤作用的主要因素。有研究显示血浆渗透压的下降将使房水生成增多，透析后血浆渗透压由于尿素氮、肌酐的清除，血浆晶体渗透压下降而降低，故可引起房水生成增加。②房水流畅系数下降：血液透析时晶状体中尿素氮不能随血液中尿素氮迅速下降而下降，晶状体内与房水间渗透压失衡，晶状体吸收水分而膨胀，晶状体虹膜隔前移，压迫前房角变浅，房水排出受影响，流畅系数下降。加上肾衰患者伴随的血管通透性改变与新生血管等因素，产生虹膜睫状体屏障的破坏，而导致的血管成分的外漏与渗漏，尤其是血液蛋白的渗漏，使得眼内液的渗透压升高，促进水分进入眼内腔。

虹膜睫状体的屏障破坏还见于由于眼的血管疾病及全身系统疾病所引起的虹膜睫状体通透性改变及新生血管，如糖尿病性视网膜病变、视网膜静脉阻塞、视网膜血管炎、外层渗出性视网膜病变等。还见于眼内的炎症，如眼内炎、葡萄膜炎等。都会因为出血或者渗入眼内的血液成分增多，或者影响房水的分泌和排出而影响眼压。

第三节　多出来的流出途径

临床上的低眼压常见于外伤性睫状体脱离与孔源性视网膜脱离。外伤性睫状体脱离与孔源性视网膜脱离机制的比较：两者均表现为眼压低，两者眼内液的流出途径不同。

外伤性睫状体脱离是睫状体产生裂隙，房水除了正常出路外，又增加了一个进入睫状体脉络膜巩膜间隙的病理性的通道，使得房水过多流出眼内腔，造成眼压下降或持续的低眼压。房水产生与流出，产生一种病理平衡，这种平衡是一种低眼压状态。这种状态本身就是防止或者阻滞房水再通过裂隙进入睫状体脉络膜上腔。

孔源性视网膜脱离是视网膜产生裂孔，而且发生了视网膜脱离（单纯视网膜裂孔对眼压无明显影响）。房水或者眼内液通过裂孔进入视网膜下形成视网膜下液，视网膜下液再被视网膜色素上皮细胞吸收，进入脉络膜而流出。

而裂孔的产生和视网膜的脱离，使这一方面的眼内腔水分流出大大加快。24h流出2mL的速度，而房水的产生为2μL/min，相当于24h产生2.880mL，视网膜色素上皮细胞靠主动吞噬将70%～80%的房水（眼内腔的水分）从此途径流出。可想而知这对眼内压有多么大的影响。但是，实际上在临床上见到的视网膜脱离患者，眼压并没有想象的那样低，这是为什么呢？是因为有眼内其他维持眼压的机制。

第四节　眼内腔组织的支撑

湿地的水分需要保持，眼压需要维持眼内腔的水分。房水原已有3个途径流出，眼内腔的组织除了虹膜、睫状体、视网膜等，还有晶状体和玻璃体组织，玻璃体组织的胶体的特性，可以维持水分。

当视网膜裂孔的形成并发生视网膜脱离时，又增加了一个流出途径，而且不受眼压的影响，是主动吸收的，而房水 24h 只能产生 2.880mL。而我们在临床上见到的大多数视网膜脱离眼压不是很低，或是稍有下降，这是为什么呢？是玻璃体在起作用！比较玻璃体切除后，水化玻璃体状态的视网膜脱离，脉络膜脱离、低眼压与视网膜向心性聚集与增殖的速度。也包括眼球萎缩的速度。看来，另一角度，玻璃体的存在，也可以抵抗进一步的眼压下降。这种作用是单纯从机械角度考虑的。试想玻璃体牵拉与支撑是相对的，有一定对立关系的，而水化玻璃体，这种对立关系就消失了。

再联想，为什么高度近视的孔源性视网膜脱离合并脉络膜脱离的病例较多？高度近视的眼轴改变，眼球变大变长，玻璃体与眼球的改变不相吻合，玻璃体腔中出现玻璃体液化腔及无玻璃体区域。原理就像玻璃体切割手术后，失去支撑的视网膜与脉络膜。眼内液的穿透性很强，除了视网膜的完整，玻璃体腔的水分，有玻璃体与无玻璃体都可以通过扩散的方式，进入视网膜、脉络膜，但是有了裂隙，有了裂孔，穿过性就会加强，眼压就会降低。这时候，玻璃体的支撑就很重要。视网膜裂孔的形成，会导致眼内液的过多的流出，玻璃体浓缩，眼压下降。看来，屏障是眼内液维持的关键，也是眼内液维持稳定的关键，也是眼压维持正常的关键。

第四章　眼内组织器官的联动效应

人眼视物的三联动包括调节、集合和缩瞳。调节：为看清近物体目标，人眼自动改变屈光力大小的能力，即调节。调节幅度是人眼晶状体将调节就功能发挥到极点的能力，即人眼的最大调节力。调节力随着年龄的增长而减退。集合：眼球是由6条肌肉悬挂起来的，即：上直肌、下直肌，内直肌、外直肌、上斜肌、下斜肌。人眼视觉的主要功能是时而看远时而看近，主要就是靠眼内外直肌的相互协调运动。缩瞳：视远视近瞳孔调节直径大小的运动。那么，人眼在视物时产生的晶状体的变形与瞳孔直径的变化对眼内有什么影响？具有怎样的生物学意义呢？

人眼看近时眼球向内向下的运动，即集合。眼内组织都是相连的、相互接触的。这种联系，对于眼内结构的稳定非常重要。眼既是光学器官，又是一个运动器官，眼不仅仅、不只是描述中的照相机，更多的内涵——它是一个生物体。经过了十万年以上的环境适应的演化。通过上述分析，眼内组织分布首先是按照屈光组织的目的而安排的，清亮的眼内腔里包括了晶状体、玻璃体、睫状体、房水和角膜，光线通过角膜和房水进入瞳孔。由于受到光的感应，瞳孔缩小和扩大，在时间和空间上自主的调节，在看近和看远时，除了虹膜瞳孔的作用外，还有睫状体对瞳孔和晶状体的调节。

从这一点来看，虹膜和睫状体是眼这一精密照相机的机械系统，它受到来自神经的调节，自主地、随时地改变瞳孔的大小和晶状体的形状。眼球的暗盒现象是如此的完善，脉络膜、睫状体、虹膜，还有视网膜色素上皮细胞层均富含色素，有很好的暗室效应。现在先进的科学技术，也不能与眼媲美。

这是一种联动效应，起因于外界的光刺激，起因于我们对外界的注意，起因于我们主观意识与周围世界的物体，等等。而这些，一连串的连锁效应，睫状体的收缩与舒张、虹膜及瞳孔的收缩与舒张、都产生了对晶状体的变形效应，而晶状体的变形效应是眼内腔的组织动的中心，成为调节功能的中心。虹膜睫状体晶状体就像人的手，将食物送到嘴里一样，将光及物像清晰地反映到视网膜，通过视路，使我们感知外面的世界。

人类只能按照人眼来设计，照相机就是仿生的产物，但是一般人们只知道照相机，却不知道人眼的精密和精确。因此，临床上，我们对患者解释时，常以照相机来打比方，患者也容易接受。如果发现光学原理的先辈：恩培多克勒、欧几里得、笛卡尔等，被称之伟大，那么，自然已经固有的光学机制又如何评价呢？看来人类的智慧是无法与自然比拟的，也跳不出自然的掌心，我们只有去感悟它的存在。

第一节　晶状体与睫状体的联动

一、晶状体结构与功能

正常晶状体为富有弹性的无血管的透明体，形似扁圆形双凸透镜，位于虹膜、瞳孔之后，玻璃体之前，依靠晶状体悬韧带与睫状体联系以固定其位置。

晶状体的组织结构分为3个部分：①晶状体的外表面由一层透明且富有弹性的薄膜包裹，为晶状体囊膜层。②中央为晶状体的核层，位于晶状体的中央部，随着年龄的增长核层范围会逐渐增大、变硬，透明度也会降低。③在晶状体囊膜层与核层之间的组织，为晶状体皮质层。

晶状体是眼球中重要的屈光间质之一。它呈双凸透镜状，前面的曲率半径约 10mm，后面的约 6mm，富有弹性。晶状体的直径约 9mm，厚为 4 ～ 5mm，前后两面交界处称为赤道部，两面的顶点分别称为晶状体前极、后极。它最重要的作用是通过睫状肌的收缩或松弛改变屈光度，使看远或看近时眼球聚光的焦点都能准确地落在视网膜上。晶状体由晶状体囊和晶状体纤维组成。晶状体囊为一透明薄膜，完整地包围在晶状体外面。前囊下有一层上皮细胞，当上皮细胞到达赤道部后，不断伸长、弯曲，移向晶状体内，成为晶状体纤维。晶状体纤维在人一生中不断生长，并将旧的纤维挤向晶状体的中心，并逐渐硬化而成为晶状体核，晶状体核外较新的纤维称为晶状体皮质。因此随着年龄的增长，晶状体核逐渐浓缩、扩大，并失去弹性，这时眼的调节能力就会变差，出现老视。

二、睫状体的结构与功能

睫状体位于虹膜的根部与脉络膜之间，为一宽约 6mm 的环状组织，其矢断面呈三角形，内含睫状肌。睫状体与晶状体赤道部之间有纤细的晶状体悬韧带相联结。睫状体的收缩与舒张调节晶状体的凸度，以满足眼视物的需要。

睫状体是眼球壁中膜的增厚部分，内表面有许多突出并呈放射状排列的皱褶，外表面有睫状肌（平滑肌），通过晶状体悬韧带与晶状体相连，睫状体内含平滑肌，有调节晶状体曲度的作用。

睫状体在两栖类以上的脊椎动物眼内，在晶状体周围有由于脉络膜前端肥厚而形成的细褶，以锯状缘为界与脉络膜的其他部分相区别。称此为睫状体。在睫状体中，有平滑肌或横纹肌的睫状肌来调节晶状体的曲率半径。在睫状体的前端形成很多的睫状突，在睫状突和晶状体之间有透明纤维，睫状肌借以对晶状体曲率的调节。也称为睫状带、链小带、提韧带等。睫状体的表面，外侧（深层）是由与视网膜色素层相连的睫状体色素上皮覆盖着，内侧（浅层，晶状体侧）是由与视网膜相接的视网膜睫状体部分覆盖着。在鱼类中，代替睫状体的是镰状突。

睫状体肌肉的收缩与舒张，对晶状体的变形起着始动的作用，同时也改善了自身的营养与血运，也促进了房水的分泌。

三、晶状体与睫状体及眼内组织的联动

视物，是睫状体带动的联动反应。睫状肌的运动调节富有弹性的晶状体的形状。晶状体形如双凸透镜，当睫状肌收缩时，悬韧带松弛，晶状体借助自身弹性变凸，焦距变短，屈光度改变；睫状肌松弛时，使悬韧带保持紧张，晶状体变得较为扁平。闭眼的时候，睫状肌松弛，悬韧带紧张，晶状体凸度减小，折射能力减小。

当人眼看近处物体时，睫状肌收缩，悬韧带松弛，使晶状体凸度变大；反之，看远处物体睫状肌放松，悬韧带拉紧，晶状体凸度变小，如果长时间看近处物体睫状肌和晶状体都处于紧张疲劳状态，如果时间太长，再看远处物体时，睫状肌和晶状体都不能恢复到原来的状态，从而使远处物体的像不能成像在视网膜上，这就形成调节性近视。

晶状体悬韧带分 3 个部分，即前部、赤道部和后部悬韧带，调节时晶状体处于张力紧张状态下。当调节时，睫状肌收缩，前、后部悬韧带松弛，赤道部悬韧带紧张，从而使晶状体赤道部张力增加，晶状体周边部变扁平，而晶状体中央部变凸，导致晶状体中央屈光度增大．晶状体直径随年龄增长而增大，每年约增大 20 μm，使晶状体赤道部与睫状肌之间的空间距离缩短，前放射状睫状肌纤维张力减小，作用于晶状体赤道部的牵张力下降，因而调节变得日渐困难，出现老视。

这种联动，在我们认识之前就已经存在，可以想象，自然的力量之大，之无限，超出了人类的想象。

睫状体的收缩与悬韧带的松弛，晶状体的变凸，视近。视远亦然。这样一系列的过程，就像将砖抛向天空，落下就成为房子一样，让人难以想象，这需要时间与空间的无限延伸的演化过程。

第二节　晶状体与虹膜的联动

虹膜属于眼球中层，位于血管膜的最前部，在睫状体前方。虹膜有自动调节瞳孔的大小，调节进入眼内光线量的作用。虹膜贴附在晶状体表面，以晶状体为支撑物，虹膜的瞳孔，参与了眼的调节过程。

一、虹膜的结构与功能

虹膜属眼球壁内的血管膜部分。位于角膜后方，呈冠状的圆盘形薄膜。中央有2.5~4mm的圆孔，称瞳孔。虹膜由虹膜基质和虹膜上皮两部分组成。虹膜与角膜及晶状体、玻璃体之间的腔隙分别称前房和后房，两者通过瞳孔沟通。

虹膜组织层有3层结构：①前缘层与角膜内皮相延续；②虹膜基质层是血管和色素细胞的疏松结缔组织；③虹膜上皮层由两层色素上皮细胞组成。

虹膜基质：含有大量色素细胞与血管的疏松结缔组织，色素细胞含大量色素颗粒，另一种色素细胞较小，常成群分布，含散在色素颗粒。

虹膜血管呈放射状走行，特点为外膜厚，肌层薄，内皮无窗孔，具有血眼屏障的功能。

虹膜上皮：虹膜有2层色素细胞组成。含较大的黑色素颗粒，虹膜色素上皮细胞与视网膜色素上皮类似。

与临床相关的情况，在病理情况下先天性或者外伤性的虹膜缺损与缺如，外伤性扩瞳症，外伤性虹膜缺损，外伤性无虹膜，尤其是葡萄膜炎、糖尿病、RRD-ChD、睫状体脱离都会出现不同的表现，也会显示出虹膜的特殊作用。

二、晶状体虹膜与眼压的联动

晶状体的形态，为什么后面较前面凸呢？这是一个一直困扰我的问题，是出于屈光作用角度？是出于功能角度？还是出于对虹膜运动或者说虹膜瞳孔活动的角度？自然界的相互影响与人类自身的精确或者精准的调节与适应，还有自我改造能力告诉我们，这种安排必有其深意。

晶状体是眼内动的中心，而活动度最大的，还是虹膜。虹膜瞳孔的大小活动，参与调节眼的视近与视远的状态。比如，临床上的小孔眼镜与毛果芸香碱缩瞳的提高视力作用。近视是不能聚焦于视网膜，散光、远视亦然，而瞳孔的缩小，在一定程度上克服了这种差异。

虹膜与晶状体的结合实际上是接触，而这种接触便于前后房水的交通，便于瞳孔的活动。而虹膜瞳孔的活动中，需要一种平面，虹膜不只是贴附在晶状体的前表面，而且晶状体的前表面很适合瞳孔的活动，不至于虹膜与晶状体的脱节与离开，又能够限制瞳孔的过度缩小。在瞳孔的活动中，始终保持着虹膜与晶状体前表面的接触。

晶状体前表面的弧度是为了适应晶状体前面的虹膜，虹膜瞳孔的散大与缩小，两者只是接触，给了虹膜很大的活动度，加上晶状体前表面轻微的弧度，就像虹膜的瞳孔在收缩时，有一种度，在限制着瞳孔的过度缩小。

看近物时，瞳孔缩小，同时晶状体悬韧带松弛，虹膜组织的瞳孔在缩小的同时，推动晶状体向后移位，同时，晶状体前后直径变长，产生向后的推力。通过晶状体后间隙，玻璃体产生眼轴变长的力。这是不是轴性近视产生的原因呢？有待于探讨。

眼在视近时，睫状肌收缩，睫状体环向心运动，悬韧带松弛，晶状体变凸，虹膜瞳孔括约肌收缩，变形产生眼内压的变化，会产生眼内压的升高。而眼在行使其视物功能的时候，通过瞳孔的缩小，睫状体组织的向心运动，对房角产生影响，而便于房水的流出。眼在视远时，则正好相反。睫状体晶状体、虹膜通过这种联动，合理地缓解了眼内压的波动。

晶状体通过悬韧带与睫状体相连，并支撑虹膜的运动。在无晶状体眼，虹膜表现震颤，并且瞳孔也不易散大，在晶状体脱位或者半脱位的病例，也表现出震颤。在 RRD-ChD 的低眼压情况，也表现虹膜震颤，同时，伴有睫状体脱离，伴有晶状体晃动。

晶状体对虹膜的接触方式是适应一种功能，就是虹膜组织的瞳孔结构的散大与缩小。这种接触与联系，与晶状体与睫状体的联系，与晶状体与玻璃体的联系明显不同。而且这种联系与晶状体的功能相吻合，相配合。

三、睫状体晶状体联动的功能效应

睫状体这样一个眼内重要的组织，好像是一个失落的角落，就像我们临床上不易看到的部位一样。研究较多的均涉及青光眼的研究，好像除了青光眼，睫状体的研究对于眼的研究，不会引起更多学者的注意。那么睫状体的脱离对虹膜有多大的影响呢？这是一个有待于研究的问题。

前面提到，眼内腔的低代谢率，是要求一种稳定的内环境。但是，视网膜、虹膜、睫状体、并不安静，在视物时，晶状体的变形，是睫状体肌肉的作用，虹膜调节进入眼内的光的多少，视网膜神经冲动等，组成了巨大的能量流，形成巨大的代谢反差。造成了不平衡，而这种不平衡的稳定存在，就依赖于眼的屏障。

晶状体变形，同时表现低代谢、低能耗，完全靠晶状体的悬韧带的松弛与紧张。晶状体这种被动的变形，是眼智慧的一个突出表现，是屏障之下的眼内环境的需要，是眼球虹膜睫状体巨大能量代谢的反差的最智慧、最合理的解决方案，就是通过一种线状的带——悬韧带来完成。

位置中心的器官，会对周围产生联动与互动作用。晶状体因变形而产生眼特征性的意义，但是，这种变形会对周围的相连的组织如玻璃体虹膜睫状体，与相关的组织如视网膜产生作用。对虹膜，对玻璃体因变形而产生排挤与挤压作用，同时对眼内压产生影响；甚至对视网膜脉络膜的贴附，对脉络膜的血运造成影响。

第三节　房水与眼内的联动

一、房水对眼内联动的影响

房水、虹膜、睫状体、晶状体达到一种平衡，房水维持眼内的压力，维持眼球及眼内腔的空间。房水创造了虹膜大活动度的可能，创造了眼内腔联动的条件。

虹膜在房水中没有阻力。在瞳孔领范围内的，在接受外界的光线与不同距离的物体时，虹膜的瞳孔放大与缩小，调节着物像到视网膜。同时晶状体的变形，引起的对眼内腔其他组织的压力变化，也通过房水的产生与流出来调节。这就是房水与玻璃体结构不同的合理性。

房水也为眼前节的联动创造了条件。与黏滞性较强的玻璃体比较，房水使得虹膜瞳孔的活动，在瞳孔领范围内，更加灵活而没有阻力，瞳孔大小的调节迅速而且精确与精准，使得迅速而精准的成像视网膜成为可能。这样一个过程可以用“捕获”来形象体现，捕获是生物体获得外部营养的一种本能行为，动物、植物，甚至是微小到细胞体，也存在这种本能。

不仅仅是虹膜，前房与后房的空间，需要房水来充实，房水的流动性、分泌与排出的持续性，维持着眼内腔的营养更新与代谢物的排出，调节正常的眼压，对眼压动态的调节起着重要的作用。

二、黏弹剂与房水及玻璃体

房水是眼内流动的部分，具有黏滞性的玻璃体是眼内不流动的部分。切除了玻璃体的眼，眼内腔被房水充满，流动性增加了，稳定性下降了。

黏弹剂是眼内手术使用的一种黏滞性较强的物质。黏弹剂的主要成分透明质酸钠是普遍存在于结缔组织的大分子糖胺聚糖，是构成细胞外基质和胞间基质的主要成分；也是玻璃体组成成分之一。且能与细胞膜上的特异性受体或透明质酸钠合成酶结合，构成细胞周分子笼蔽。黏弹剂具有调节细胞功能、灭活自由基等生理活性，在形态发生、血管生成、肿瘤扩散、伤口愈合、控制疼痛和炎症反应中具有重要的作用。

黏弹剂在手术中所起的作用包括：黏弹性衬垫功能、假塑料物质功能、组织分离功能、软组织恢复器功能、黏性堵塞功能、黏性止血功能、黏弹性缓冲功能、黏弹性固定功能、黏性限制清除功能，等等。

黏弹剂被用于维持前房，阻止房水流出，减少房水的流动性，手术操作时，防止前房突然的消失，减少手术创伤，加深手术操作的空间。增加了手术的安全性。

手术中，瞳孔缩小，可以用黏弹剂将瞳孔扩大；虹膜突出切口，可以用黏弹剂推回。切口漏了，可以用黏弹剂去堵。房角粘连可以用黏弹剂分离，在房角粘连，虹膜前粘连的病例手术中发挥作用。黏弹剂前节可以用，后节也可以用。可以作为一种软器械帮助手术操作。推开翻转的视网膜，在巨大裂孔和眼外伤的手术中发挥作用。

第四节　晶状体与玻璃体视网膜的联动

一、晶状体与玻璃体视网膜的联动

晶状体与玻璃体是相连的，这种连接有很大的意义：①首先是一种稳定，晶状体好像是悬在眼内腔。故有悬韧带。其实，还有玻璃体与晶状体的环形附着，加上玻璃体的支撑，故晶状体在眼内是稳定的。②联动效应，晶状体的变形，会不会对它本身的在眼内的稳定性造成影响？按推测，应该是缓解晶状体变形造成的影响。③长期的联动，常常造成玻璃体后脱离，也会发生玻璃体前脱离。连接脱离，就会发生玻璃体前脱离；玻璃体与视网膜部分连接脱离，就发生玻璃体后脱离。④相关到晶状体与玻璃体的界面问题，玻璃体视网膜界面问题。⑤基底部玻璃体与视网膜的紧密连接问题。

前一节提到的问题：晶状体的形态，为什么后面较前面凸呢？到底晶状体后凸的生物学意义在哪里？

其实，晶状体既悬在眼内腔，也是镶嵌在玻璃体的前凹中的，并且有环状的连接。既有悬韧带的牵拉固定，又有虹膜组织的覆盖，又有玻璃体前凹的容纳。

自然界存在一种凹凸吻合的稳定性，而晶状体就是凸在玻璃体的前凹中的。只是，这种凹凸不仅仅是出于稳定的目的，还有更多动的相关作用。因为，晶状体是变形的组织，需要变形的空间，于是，晶状体与玻璃体的接触与连接就具有特殊的形式与方式。这种连接是有一定的特点的，而这种特点是适应晶状体变形运动的。同时，对玻璃体产生影响，使玻璃体也产生变形运动，而这种运动由于玻璃体的黏滞性与网状结构而得以缓解。

当悬韧带松弛时，晶状体变凸，产生向后的压力，通过玻璃体管状稀薄部分对玻璃体的环状黏滞部分产生压力而得到缓解；向前产生压力，促进房水的流出。当悬韧带拉紧时，晶状体赤道部直径增大，产生对后房的压力，促进房水进入前房，前房加深，晶状体对玻璃体的压力减轻。这样就形成了联动的结合体，而晶状体与玻璃体、睫状体、虹膜的接触与连接没有改变。

在这样一种晶状体的变形过程中，产生对眼内腔的组织的压力，变形压力产生传输，使玻璃体受压而变形，压力进一步传输，通过视网膜传输到脉络膜，压力在巩膜内面被质地坚韧的巩膜组织反弹并对抗。

二、晶状体玻璃体与视网膜的联动

动态的分析，而不是静止地看待眼的结构，老年患者发生了飞蚊症，第一时间来就诊，诊断为玻璃体后脱离，这些是怎样发生的？眼是个运动器官，不是行走，而是运动，就像一个机器齿轮，转动时，带动链条，引起一系列连锁反应。玻璃体后脱离只是晶状体玻璃体视网膜联动的组织老化的一种生理表现。

晶状体与玻璃体产生联动，为什么不发生或很少发生晶状体与玻璃体前界膜的分离，而是发生玻璃体与视盘甚至黄斑部的脱离呢？

玻璃体与周围组织的接触与连接，前与晶状体后囊膜，形成环形接触，玻璃体基底部与睫状体视网膜粘连，后部的玻璃体后界膜与视网膜接触，其中视盘与黄斑中心凹处连接紧密。

晶状体是眼球行使视物功能的中心，由于调节的原因，晶状体又是眼球运动的中心，相对而言，玻璃体则是缓冲晶状体的运动。晶状体悬浮在眼内腔中，既要使晶状体变形方便，灵活，又要使晶状体牢固，变形的灵活性做到了，牢固性是怎样的呢？

除了前界面与运动的虹膜接触外，晶状体是在严密的保护之中，在密集的悬韧带的牵拉中，在较致密的基底部玻璃体的托举中，玻璃体不但缓冲晶状体的运动，减少对视网膜的牵拉，而且也支撑着晶状体。而且，由于功能的需要，基底部玻璃体与晶状体、与睫状体扁平部，赤道前视网膜连接紧密。而且，晶状体后表面较凸，也增加了稳定性。

总之，晶状体被玻璃体托举着，包裹着，形成保护网。晶状体周围玻璃体较为黏稠致密，而且有一部分细胞。这个部位（基底部）的玻璃体与视网膜连接紧密，而玻璃体的后界膜相对较为疏松，均匀，除了视盘与黄斑中心凹较为紧密。也是适应视网膜较为稳定特点，缓冲来自视觉运动对视网膜的影响。

基底部玻璃体的密度与视网膜的连接紧密度远远大于视盘与黄斑中心凹。这一点我们可以在玻璃体手术中观察到。

因此，在动的中心晶状体的周围的或者附近的玻璃体致密、黏稠，与视网膜连接紧密，这些是为了适应晶状体的变形而产生的生物学的结构特征，并产生了相应的生物学意义。

第五节　光与睫状体脉络膜的联动

一、光与虹膜睫状体脉络膜的联动

光刺激产生虹膜瞳孔的运动，对外界环境物体的关注产生睫状体晶状体的联动，晶状体变形产生对玻璃体的压力。房水在眼内流动，在后节，房水向玻璃体腔扩散，联动产生对玻璃体的压力，这种视觉活动，对玻璃体产生影响，对眼内压产生影响，对视网膜产生影响，对脉络膜产生影响。

晶状体的联动引起了眼内压的波动，眼内压的波动对脉络膜的血液循环产生调节作用，对脉络膜的血液与对视网膜光感受器产生按摩作用，改善视网膜的血液供应。

而这种联动的根源或者说是起源，是外界的光，外界的景物，以及视网膜对外界的反应，在调节光的进入眼内的过程中，而发生的以晶状体为中心的联动效应，最后，反馈作用于视网膜，而影响了视网膜的血液供应以及眼的发育。

晶状体变形，产生压力的增加与降低，产生对视网膜及脉络膜的压力与缓解的交替，这样的运动，可能对视网膜组织的营养与血供产生影响。尤其是对脉络膜的影响，因为脉络膜5层血管中，大部分没有血管壁的平滑肌组织，也就少有神经的调节。对脉络膜的压迫与缓解，就像血管的收缩与舒张一样，无论对眼内腔组织的血供还是血管自身的营养都是具有重要的生物学意义。

这种联动的缺失，也许是许多物种失去眼的原因，如蚯蚓，在黑暗中生存，失去了眼球的结构。如暗河中的透明鱼就是因为缺乏光刺激而导致眼球的退化与不发育。

二、关于暗河中的透明鱼

洞穴鱼类的基本特征：洞穴鱼类又有盲鱼、无眼鱼或透明鱼之称。它们因栖居黑暗环境，产生了适应环境的独特构造，从而成为鱼类辐射进化中的一个分支，它们的基本特征是：眼睛缩小或消失；体内无色素，呈半透明状，隐约可见体内脏器；鳞片变小，排列稀疏或完全埋在皮下；触觉灵敏，触须发达或具派生感觉器。这些性状在生物学上谓之趋同特征。其眼睛的消失，绝非外伤或病理造成的，而是对环境高度适应的结果，并能遗传给下一代。洞穴鱼类的个体一般都比较小，特别是定居性的种类，常见的只有5～10cm长，种群密度也比较稀疏，这一切都是为了节省能源的消耗。

鱼类栖息的洞穴环境：黑暗、无绿色植物是洞穴不同于江河、湖泊的最大特点。洞穴鱼类是在洞穴中无阳光的流水或静水中生活的。在这种特殊和漫长的适应过程中，很少有两种以上的鱼共存。洞穴内水温相对恒定，水温与地表平均温度相近，水量大小与地表降水有关，鱼类食物主要是外来有机物或蝙蝠的粪便及尸体等。

透明鱼的胚胎有眼的结构，随后，由于没有光的刺激，退化，成为盲鱼。而这种光的刺激，产生的联动，对眼的血液循环进行调节。这种调节分为直接调节与间接调节。直接的调节，就如眼内联动挤压式地对脉络膜循环进行按摩，刺激脉络膜循环的流量与流速。间接调节，就如体液的局部调节，如损伤后组织分泌物与代谢产物对脉络膜循环的调节；还有神经对血管的调节等。

弱视眼，则表现为被健眼竞争，失去或者减弱对光的反应。当健眼失去视力后，会不会发生改变呢？

三、一个有趣的临床病例

临床上可以见到，更年期过后，出现近视进一步进展的病例，以女性居多。病史常常持续2~3年，发现一眼视力逐渐下降，验光发现一眼屈光没有改变，另一眼近视，甚至发展成为轴性近视。是不是内分泌改变导致巩膜组织组成的性质与结构的改变呢？其中的原因与机制有待于进一步研究。

一个有趣的病例，一位女性患者，初诊时年龄60岁，一眼高度近视，黄斑裂孔性视网膜脱离，另一眼是+2D的弱视眼。在随访的20年中，当高度近视眼经过多次手术逐渐失去视力后，弱视眼由远视，变为高度近视，眼底表现为后巩膜葡萄肿，矫正视力也从原来的0.2提升到0.6。这说明无论年龄，只要持续受到光与外界环境物体的刺激，眼球随环境条件的改变而改变。弱视眼，既是懒惰眼，又是储存眼。

眼的联动与光的刺激有关，与中枢的分析信息有关，与人类的视觉活动有关，因而，与眼的发育生长有关，与眼的功能的持续稳定有关。

四、光与脉络膜循环的联动反馈

神经活动，一般是感觉与应答，反馈与调节。在眼球的发育过程中，光的刺激是一个重要的因素，那么问题是，光的刺激产生了神经信息的传导，并产生神经的应答，而这一过程中只是神经的应答吗？人眼对光的反应是要行使一种功能，首先是对外界感应的需求，然后产生一些组织功能的改变，如瞳孔的活动、睫状体晶状体的联动，视网膜、黄斑的高耗能的神经活动与发育，等等。这个功能通过反馈会自然的引起脉络膜循环的改变，需要更多的血液供养，而脉络膜的血液供应占眼球血液量的 65%，大部分的视网膜的光感受器细胞的营养来自脉络膜。脉络膜循环就显得至关重要。

眼的联动功能，通过眼内压力的传递，会对脉络膜的循环起一定的按摩作用，由于脉络膜循环中有较少的神经调节，就使得联动与眼压的波动至关重要，以同步配合眼的功能的运行，尤其是视网膜的神经活动，也包括虹膜、睫状体等生物机械的活动。

第六节　眼内腔的组织大位移

眼是一个光学器官，眼是一个感受器官，眼又是一个运动器官，眼在行使感受外界光刺激，引导我们方向的功能中，需要进行复杂精密的调节，虹膜、睫状体、晶状体与玻璃体，甚至包括脉络膜都参与了这一功能活动，并产生位移。但是，这种活动与位移是在一定范围内的，病理情况常常超出范围。

在临床上常常可以见到，晶状体膨胀期青光眼，闭角型青光眼的高眼压的浅前房，睫状环阻滞性青光眼的前房消失，外伤性睫状体脱离的低眼压与浅前房，RRD-ChD 的低眼压深前房，还有晶状体脱位的各种情况，还有视网膜脱离、脉络膜脱离、出血性视网膜和脉络膜的脱离等都是一些超出正常范围的异常情况，或者说病理状态。

一、RRD-ChD 前节的位移

虹膜、晶状体在 RRD-ChD 的表现：前房加深、虹膜震颤、晶状体晃动。在外伤性睫状体脱离，悬韧带松弛，晶状体会变凸；睫状体脱离，脉络膜脱离，眼内腔会变小，玻璃体与晶状体会受挤压（玻璃体）或者推压（晶状体受压前移）。但是，在 RRD-ChD 中完全不是这样。

在 RRD-ChD 中，虹膜的震颤，与晶状体后移相关，因为晶状体后移失去对虹膜的支撑；睫状体脱离，悬韧带松弛，玻璃体浓缩，拉动晶状体后移，虹膜向后贴附（图 1-4-1）。

由于裂孔的原因，由于视网膜脱离的原因，视网膜下液及玻璃体腔液体突然的减少，视网膜下液的重吸收，这不是单单用视网膜色素上皮细胞的功能所能够解释的。可能还有其他的原因，与通透性改变与渗透压相关，与屏障破坏相关，这一点在后面的章节（眼的休克篇）讨论。

二、睫状环阻滞性青光眼

睫状环阻滞性青光眼表现为晶状体虹膜隔前移，晶状体前移，前房消失，顽固性高眼压（图 1-4-2）。一种新的观点认为，睫状环阻滞性青光眼的发生是由于手术中的创伤，导致的前玻璃体膜的破裂，房水的倒流，玻璃体压力增加，推动晶状体迁移，导致睫状环阻滞性高眼压。这只是一种可能的原因。还有一种可能，就是玻璃体，眼后段的玻璃体膨胀。

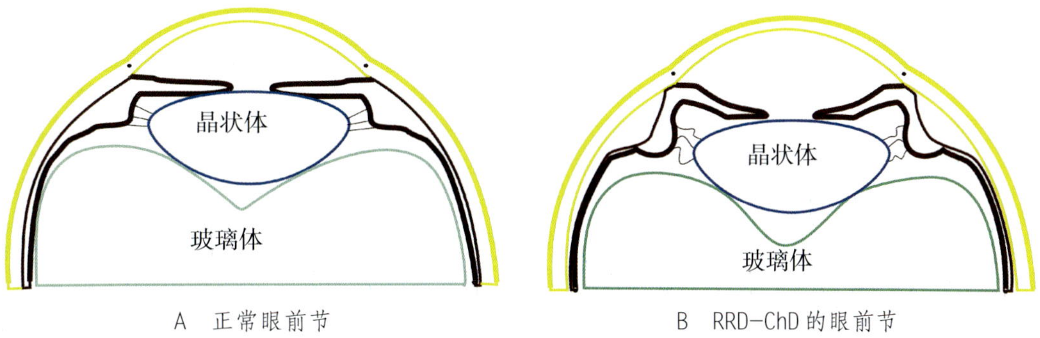

图 1-4-1　RRD-ChD 的眼内组织大位移

无论是前玻璃体膜破裂，还是青光眼，尤其是闭角型青光眼，眼球固有的玻璃体与眼内腔的平衡异常，在经过手术刺激之后，会异常的膨胀，增加了眼后段的压力，同时，青光眼手术后的滤过过盛，眼压过低，玻璃体推动晶状体前移，导致前房消失，堵塞房角，而导致眼压升高。

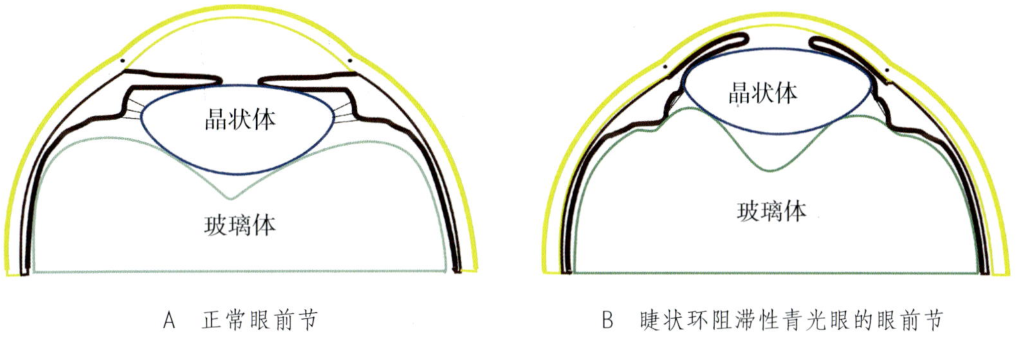

图 1-4-2　睫状体阻滞性青光眼的晶状体大位移

三、眼内腔的组织大位移

睫状环阻滞性青光眼多发生于正视眼与远视眼，而 RRD-ChD 多发生于高度近视眼。为什么近视眼比正视眼较早的发生玻璃体后脱离？为什么视网膜脱离多发生于近视眼？眼球协调的联动过程中，眼球先天与后天发育对眼球状态的影响，眼球状态对眼内组织的位置的影响等问题也显示出来。

为什么正常人的眼屈光应该是轻度近视，而不是正视眼？在冥冥之中，自然告诉我们，人的一生在用眼过程中的规律。这种规律显示了人类在远古时代从远距离地寻找猎物与警示威胁，到文明的启蒙走向近距离用眼的过程，也显示了人类出生到成熟并逐渐衰老、死亡的自然过程中用眼的中庸性。

眼内结构在联动中显示出来联动空间，这种空间的变化显示了眼内的压力均衡。眼内腔不同组织的协调均衡，眼内腔的通畅均衡，房水的向后扩散与向前循环流出达到前后通畅与平衡。

闭角型青光眼的发生有这方面的因素，“拥挤”的前节组织与具有膨胀潜能的后节玻璃体，闭角型青光眼只是表现为联动的受阻，或者是联动阻滞，而睫状环阻滞性青光眼则是联动的麻痹或者消失。

睫状环阻滞性青光眼与 RRD-ChD 都存在玻璃体发育与玻璃体腔发育不平衡问题。RRD-ChD 多发生于高度近视眼。深前房是 RRD-ChD 的一个重要体征，它是怎样发生的？玻璃体的浓缩，使得晶状体后移，相对的使得玻璃体腔变大了，加上高度近视玻璃体与玻璃体腔的不平衡，使得晶状体后移，虹膜面后移，使得前房加深，这使我想到了为什么一部分青光眼患者要做玻璃体切割呢？其目的，就是要解决玻璃体和其腔的平衡问题。相同的问题，只是在 RRD-ChD 的玻璃体问题更加复杂而已。类似的问题在临床还会很多。

眼内器官组织的位移，标志着一种病变，一种功能异常。无论是标志位移的青光眼，还是有位移的视网膜脱离，还是标志位移的 RRD-ChD，都表现出与眼压的关系，与玻璃体的关系（玻璃体具有的收缩与膨胀的两方面特性），表现出眼的前节后节的平衡问题，这方面涉及后面玻璃体章节的关于玻璃体的潜能的问题，具有玻璃体较大潜能的正视眼与远视眼，也就是眼轴较短或者正常的眼球，玻璃体的膨胀潜能较大，会形成浅前房，易发生闭角型青光眼，而发生高眼压。而眼轴较长的眼球，近视眼与高度近视眼，表现出较小的潜能与失去潜能，在视网膜位移的同时，伴随着低眼压与合并多个眼组织的位移，如 RRD-ChD 虹膜与晶状体的后移，玻璃体的浓缩，视网膜脱离，睫状体脉络膜的脱离。

第五章　脉络膜的异形血管组织关系

第一节　脉络膜的概念及结构特点

一、脉络膜的概念

脉络膜是一层生物膜，而且是结构与功能复杂的重要生物膜。脉络一词，指的是中医对动脉和静脉的统称，中医也称人体的经络为脉络；山的主脉支脉，水的主流支流也称为脉络；植物花、叶与昆虫翅膀上血管状的组织也称之为脉络。很显然，脉络膜指的是血管膜，但是却与正常血管的走行不同。

脉络膜具有一个网状血管结构，血容量较大，占眼球血液量的65%。脉络膜供应视网膜外层营养，供应眼部最重要功能的光感受器的血液供给。脉络膜富含黑色素，遮蔽外界光线产生暗房效应。其实，脉络膜具有异形的血管组织关系，适应眼球功能而产生结构的异形，并有双层身份。血管的异形，由于眼的多项功能所致，血管功能为眼的主要功能让路，变形，适应，异化或者变通，交互影响，构成了眼这样一种完整体。脉络膜血管具有人体其他组织器官无法见到的、独一无二的、具有顺应眼的功能特征的特点。

二、脉络膜的结构特点

脉络膜的结构分为如下5层：①脉络膜上腔：由结缔组织细束和巩膜连接，含有弹力纤维、色素细胞和平滑肌纤维等。睫状后长、后短动脉及睫状神经均由此穿过。②大血管层：由动脉和互相吻合的静脉构成，各血管之间有色素细胞和少量平滑肌纤维。这层的动脉主要由睫状后动脉分支。③中血管层：与大血管层间无明显分界，仅血管逐渐变细。黄斑部无大血管层，仅有排列较紧密的中血管层。本层色素较少。④毛细血管层：为一层毛细血管，无色素。⑤玻璃膜：在视盘附近厚2 ~ 4μm，向周边部变薄，仅厚1 ~ 2μm。位于视网膜和脉络膜之间。

脉络膜结构有如下特点：血管从外到内，由粗到细，血管壁逐渐趋于不完整，血管呈网状。

如果将脉络膜的5层，合并为一个血管，那么，向外巩膜就是血管的纤维层（弹力层），脉络膜上腔的结缔组织细束和巩膜连接，含有弹力纤维、色素细胞和平滑肌纤维等，是不是血管结构在长期演化的遗留呢？再加上大血管层血管结构较为完整与坚固，这样，脉络膜的外层血管结构较为坚固，与脉络膜的防护有关。

向内玻璃膜（Bruch膜）就是血管的纤维层（弹力层），只是接触的毛细血管层而具有了特殊的含义与功能。与此相同，视网膜色素上皮细胞就成了血管的外膜，由于眼的特殊结构与功能，也具有特殊的含义与功能，与脉络膜内层的毛细血管结构与物质交换有关。

就脉络膜多层与网状结构而言，是异化的血管；就玻璃膜与视网膜色素上皮而言，是异化的血管结构；就其供养作用之外的功能而言，是异化的功能。以下章节，我们将讨论脉络膜异化的生物学意义。

第二节　脉络膜的供养储备与缓冲功能

脉络膜占眼内血液供应的65%，就像一条河流一样，缓慢地流过，供应周围组织的营养并带走周围组织的代谢物。并有丰富的交通支，汇流各路的细流，看来，脉络膜还是一条大河，主干。脉络膜的静脉血氧含量是动脉血氧含量的95%，可见脉络膜血流量大大超过了视网膜供养的需要。从生物进化的观点来看，这种高血流量应该还有除供应视网膜营养代谢以外的其他重要作用。

一、脉络膜的缓冲功能

脉络膜供应视网膜外层营养，毛细血管层，就可以满足这一要求，那么，中、大血管层又有什么作用与生物学意义呢?

为什么脉络膜血管呈网状？而不是正常血管的管道样？如果是因为供养的光感受器排列成弧形平面。那么，供养一层光感受器，血管这么集中？为什么呈网状？为什么不呈血池？为什么不贯通？只是供养光感受器吗？脉络膜的分层及网状结构是不是还有其他生物学意义？

可以设想，如果不是这样，又会怎样？从形式上不是像树枝一样由大到小的伸出分支，而是分层，由大到小的分层并形成网络与交通。这种分布方式一定有存在的理由，为什么是这样？脉络膜的血液供给是通过最内层的毛细血管将营养传给视网膜色素上皮细胞，视网膜色素上皮细胞只与光感受器接触，脉络膜血液直接供给视网膜的光感受器。

那么，脉络膜只是供养吗？以65%的眼内血量，只是供养光感受器吗？这种分层的结构是否还有其他的功能呢？

如果脉络膜不是网状结构，而是一个血液流进流出的血池，那么，如何进行物质交换？如果内面为了供应光感受器营养，血管壁薄弱，又如何维持血池的外形呢？尤其在眼的视觉功能中的联动效应所产生的眼内压的变化中，如何承受压力的变化？如果没有脉络膜，或者脉络膜不是膜，或者视网膜的血液供给不是脉络膜这种形态，如果视网膜与巩膜直接附着，高眼压时，结果会是怎样？

在联动效应中，晶状体的变形，会引起眼压的波动，加上巩膜角膜的质地坚韧，伸张性小，会对眼内的主要功能组织视网膜产生压力。而脉络膜在正常状态下，一方面供养视网膜的营养，另一方面缓冲眼内波动的眼内压。反之，眼压的正常波动就像正常血管的收缩与舒张一样，反而促进了脉络膜的血流的流动。

二、脉络膜供养储备

脉络膜与睫状体有同源的血供，眼内压升高时，脉络膜受压，血流量减少，会通过某种机制，或者与睫状体相连的血管，影响到睫状体的血运，从而抑制房水的分泌；眼内压降低时，脉络膜受压减轻，血流量增加，会通过某种机制，或者与睫状体相连的血管，影响到睫状体的血运，从而促进房水的分泌。最终达到眼内压的动态平衡。

在病理情况下，高眼压，脉络膜缓冲视网膜的压力，达到极限，视网膜的挤压，达到一定的限度，视网膜色素上皮细胞会缺血吗？脉络膜的静脉血氧含量是动脉血氧含量的95%，可见脉络膜血流量大大超过了视网膜的需要。这样的供养储备不会导致视网膜光感受器缺血，只是会影响脉络膜的血流。因此青光眼或者高眼压导致的视网膜的损害很少报道影响光感受器。

但是，高眼压会影响脉络膜循环对睫状体的供养，会影响房水的分泌，会造成睫状体的水肿，虹膜组织的萎缩等。

看来，眼压对眼的生理及视力功能非常重要。眼压除了影响脉络膜的血液供给，影响睫状体。虹膜血液供给之外，眼压通过机械压力造成视神经的损害，眼压高会影响视网膜中央动静脉系统的血液供给，眼压高会影响视盘血液供给，造成缺血性视神经病变，导致视神经萎缩，等等。临床上的青光眼，是一种以高眼压为表现的，影响眼的血液供给及功能结构的复杂的综合征。

脉络膜受压，会影响睫状体的血运，脉络膜睫状体血管相连续，影响房水的分泌。那么在低眼压时，在 RRD-ChD 与外伤性睫状体脱离的低眼压时，房水的分泌又会怎样？脉络膜的缓冲作用，与联动效应的关系，以及与眼压的支撑生物体——玻璃体的关系，等等。玻璃体替代物显现的问题，硅油眼的高眼压，显现的与正常玻璃体不同的效应，会对脉络膜产生怎样的影响？会在后面的章节提及与讨论。

第三节　脉络膜血管分层的智慧

一、脉络膜的血管特点及巩膜的血管外壁作用

如果将脉络膜作为一个大血管，视网膜就是血管壁的一部分，而血管向外比邻巩膜，巩膜只是眼球的质韧坚固的保护层，连接较为疏松，外壁没有 Bruch 膜，没有视网膜色素上皮细胞细胞，没有视网膜。这样就有一个要求——血管壁的完整性问题，也是脉络膜外层大血管层的关键点。而巩膜是对脉络膜外层大血管的进一步加固，也是对整体脉络膜外壁的加固。

脉络膜血管的 3 层结构：①大血管层：由动脉和互相吻合的静脉构成，各血管之间有色素细胞和少量平滑肌纤维。这层的供养血管是睫状后动脉。②中血管层：与大血管层间无明显分界，仅血管逐渐变细。黄斑部无大血管层，仅有排列较紧密的中血管层。本层色素较少。③毛细血管层：为一层毛细血管，无色素。

脉络膜从结构角度，从内到外，血管由细变粗，血管壁结构逐渐趋于完整与增厚，一般的血管壁的规律仿佛在脉络膜被压缩了。呈现网状的结构，毛细血管层，小血管，大血管没有了距离。而这种异形是眼的功能的需要，为适应眼的结构与功能而存在（图 1-5-1）。

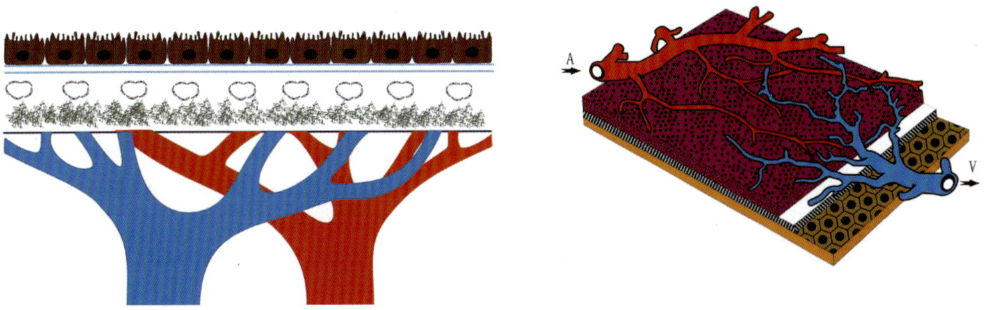

A　脉络膜血管分级　　　　B　被压缩塑形的脉络膜

图 1-5-1　脉络膜示意图

二、静脉瓣的异化

一般血管的正常结构分为 4 类：动脉、毛细血管、静脉及静脉瓣。动脉结构管壁较厚，弹性大，管

内血流速度快，能将血液从心脏输送到身体各部分。毛细血管结构管壁非常薄，只由一层上皮细胞构成，管腔非常小，管内血流速度很慢，便于血液与组织细胞充分进行物质交换。静脉结构管壁较薄、弹性小、管内血流速度慢，能将血液从身体各部分送回心脏。静脉的静脉瓣可以防止血液倒流。全身除内脏、脑和头颈部的大多数器官的静脉无静脉瓣膜外，其余各部的静脉的静脉管径 2mm 以上的静脉有瓣膜。四肢静脉的瓣膜较多，尤其下肢更发达。静脉瓣的功能是防止血液反流。

眼的静脉也不存在静脉瓣。脉络膜静脉，特指大血管层和中血管层的静脉，由细变粗，形成壶腹，通过涡静脉引流至眼外，没有静脉瓣。为了增加流量，适应脉络膜结构的缓冲作用，为了适应眼压的波动，静脉从形态异化了。产生一种随着眼压的波动，动脉与静脉同时受压与释压的状态。眼压升高时，动脉血流减慢，静脉血流加速，减少的是毛细血管层的血液，血液被挤压流向静脉；眼压降低时，动脉血流加速，静脉血流减慢，增加的是毛细血管层的血液，血液被挤压流向静脉流速减慢。加上，脉络膜的静脉血氧含量是动脉血氧含量的 95%，除了脉络膜血流量大大超过了视网膜的需要以外，是不是存在一定数量的动静脉交通支呢？这些交通支正是脉络膜网状结构中血液交通、缓冲眼压变化的机制，共同应对眼压的波动。

眼压的波动，随着眼内的联动效应发生改变。而在眼外，眼球的运动、眶压的增加也会引起眼压的波动，干扰眼压的正常波动，就连瞬目的眼睑运动也会影响眼内压的波动，等等。

如果静脉瓣的结构不异化，防止血液倒流，当眼压波动时，就会产生强大的对抗，会对视网膜产生反向挤压力。因此，静脉异化后而成了网状结构，像海绵一样，四通八达，又适应供应血液，又适应挤压，缓冲眼内压的波动，缓冲眼内压对视网膜的损害。

脉络膜的网状结构就是将动脉、静脉、静脉瓣、毛细血管等结构融为一体的结构。

三、脉络膜分层减压

脉络膜供养并进行物质交换，为何要分层呢？除了血管自身特性外，脉络膜分层这一特点与另一个作用——缓冲垫相关。脉络膜网状结构分层逐渐减压减去眼中心的支撑的压力，对视网膜的压力。如果没有脉络膜，视网膜与巩膜接触，眼内压直接和间接作用于视网膜，结果可以想象。

分层减压，先减内层还是外层？首先就血管的组成与弹性而言，脉络膜的毛细血管层不如中血管层，中血管层不如大血管层。眼内压作用于视网膜时，首先是受到柔软的毛细血管层的缓冲，然后压力传输到中血管层，传输到大血管层，通过结缔组织的潜在腔隙脉络膜上腔，最后传输到坚韧的巩膜。通过这样一个过程，眼内压的正常波动，既眼内压的变化，被缓冲减压，不会造成对视网膜的压力损害。

每一层受力不同，将眼内压分解了，保护了视网膜，使之行使重要的功能。外层血管有肌层，弹性好，与较为坚韧的巩膜接触，血管较粗大，运输血量。内层为毛细血管，便于物质交换，提供营养给视网膜。如果将视网膜色素上皮细胞层假设为血管的外膜，那么，它的作用就是黏合视网膜神经上皮层，便于行使眼的功能；传递营养物质，供给视网膜的光感受器。

脉络膜特殊的异形结构，缓冲着来自眼内的压力，同时自身血液充盈，血流量也随着眼压的变化而消长，正常情况下，眼内器官的联动作用及眼压的波动调节脉络膜的血流量，而且，这种波动像按摩一样，有益于脉络膜循环的健康，也有益于血液供应组织的吸收养分，有益于脉络膜与周围组织的结合与贴附。

眼压升高时，脉络膜血流量减少，当达到一定的限度，就会明显造成损害；由于脉络膜的过剩的血流，不会造成缺血，但是，过高的眼压会影响到组织细胞的功能，而造成间接的缺血缺氧。眼压低时，血流量增多，达到一定限度，影响脉络膜的贴附，血液淤滞于脉络膜，导致脉络膜通透性改变，同时，导致血液成分漏出，脉络膜脱离。

第四节　玻璃膜和视网膜色素上皮

一、异化的血管结构

血管的结构和组织结构虽不完全相同，但基本上均可分为内皮层、中膜层和外膜层3部分。①内皮层：由单层内皮细胞连续排列构成。②中膜层：由基底膜、微纤维、胶原、平滑肌和弹力纤维构成，起支撑内皮细胞、诱导血小板黏附和聚集，并启动凝血过程的作用。另外还参与血管的舒缩功能。③外膜层：由结缔组织构成，是血管壁与组织之间的分界层。

如果设定脉络膜为一个大血管，就脉络膜的内面而言，毛细血管层的血管内腔构成的内皮层，玻璃膜是异化的中膜，视网膜色素上皮细胞是异化的外膜层，甚至视网膜全层也是脉络膜这一个设定的血管壁的组成。就脉络膜的外面而言，脉络膜大血管层有较为完整的血管壁，加上巩膜，使得脉络膜这一个设定的大血管较为坚固。

如果将脉络膜设定或者作为一个血管，那么Bruch膜就是这一大血管的弹力膜，又是内层毛细血管层的过滤膜，从物质交换角度，是过滤膜；从弹力膜角度，又是脉络膜和脉络膜内层毛细血管层的加固结构，可以增加脉络膜的张力。在眼外伤时，常常见到脉络膜破裂，可以体会到Bruch膜的作用。

人眼具有多层结构，视网膜色素上皮细胞层位于脉络膜与视网膜之间，是脉络膜视网膜界面，具有双重身份与功能。是脉络膜的组成部分，又是视网膜的组成部分。既是视网膜的最外层，又是脉络膜的最内层。

视网膜色素上皮属于视网膜层，是因为它的表面突起或者微绒毛与视网膜的光感受器接触，吻合固定视网膜，供应视网膜神经上皮的营养。视网膜色素上皮属于脉络膜层，是因为所处的位置，Bruch膜外层，脉络膜的内层，毛细血管层没有完整的血管壁，Bruch膜与视网膜色素上皮细胞层是脉络膜的血管组成部分。

二、玻璃膜是界限

玻璃膜也称为Bruch膜。在视盘附近厚2 ~ 4μm，向周边部变薄，厚度仅为1 ~ 2μm。位于视网膜和脉络膜之间。光镜观察可分为内外两层：内为表皮层，即色素上皮基底膜，外为弹力层。电镜观察可分为5层：自内而外依次为：色素上皮基底膜、内胶原带、弹力层、外胶原带、脉络膜毛细血管基底膜。玻璃膜是滤过器又是一种加固，缓冲眼内压的结构，又是一个界限。

视网膜色素变性就涉及了Bruch膜，它到底有什么作用呢？在视网膜色素变性中Bruch膜增厚，是视网膜色素上皮细胞自身的病变造成的呢？还是Bruch膜增厚造成了视网膜色素上皮细胞的变性呢？由于增厚和变得致密，营养不能通过，可能是视网膜色素变性的一个发病因素。

Bruch膜到底有什么作用呢？为什么安排在脉络膜与视网膜之间，它允许营养物质通过，但又阻止一些影响眼内环境物质的通过，它提供了视网膜色素上皮细胞附着的界面，又将血管隔开。

总之，结构决定功能，既然有这样一个结构，就有其存在的合理性，必有其生物学功能与生物学意义。这种界限广泛存在，如巩膜，它有其外壳之外的更深的含义。Bruch膜的作用，可能除以上功能外，还有维持眼光学器官正常功能，维持眼压及内环境的重要作用。就像巩膜角膜对眼球的保护一样。Bruch膜也是一种界限，一种隔绝，一种限制，限制眼内压对脉络膜的过度的压力。一种界限，将脉络膜与视网膜分开，一种隔绝就是滤过的作用，加强了眼的屏障作用。

玻璃膜的外表面，承受来自脉络膜血管的压力，虽然这种血管压力被一层层血管壁分解了，但是，血管是相通的，最后压力作用于玻璃膜，并与玻璃膜的另一面的眼内压对抗。玻璃膜的内表面，承受来自眼内联动、房水波动等的压力，汇聚成眼内压，并与玻璃膜的另一面血管内压力对抗。脉络膜血管内压会影响脉络膜的灌注，眼内压力会影响视网膜中央动静脉系统和脉络膜血管系统的灌注。实际上，临床上的眼内压是各方面压力的集合。

三、界面两侧的差异

脉络膜视网膜界面常常会发生新生血管，而在糖尿病等系统性血管病变中，在病变的重要器官如肝脑肾，却很少见新生血管。在眼部，糖尿病相关的新生血管很少发生在脉络膜视网膜界面，而是发生在视网膜玻璃体界面，这是为什么？

假设，正常组织会分泌一种血管抑制因子，就会阻止新生血管向正常组织中继续生长。首先这一组织是能得到足够氧和营养的组织，即使代谢率有高有低，但是它不需要再增加血管来供应，这就是事物的两面性。

而视网膜和玻璃体界面则不同，视网膜缺血组织面对的是一个偌大的玻璃体腔，而且，它得不到玻璃体营养，即使新生血管长入，也会最后终止或者出血。

玻璃体没有充足氧供应的信息，因为玻璃体代谢率低，含氧量较低，加上玻璃体网状结构，新生血管就会无限制的生长。借助这些支架，向玻璃体腔爬伸。因此新生血管的生长看它面对的是什么样的组织，是缺氧（相对的）和低氧的，还是高氧的。

相同的例子，如角膜新生血管，晶状体前新生血管、虹膜新生血管等。视网膜的新生血管，在视网膜分支静脉阻塞的视网膜，出现的无灌注区，就是新生血管生长的诱因。

另一方面，如果两组织间耗氧量是对应和相近的，就不会产生新生血管。人们发现合并视网膜色素变性和高度近视的糖尿病患者不发生视网膜玻璃体界面的新生血管。在这种视网膜较差的情况与玻璃体低氧状态比较，相近或是没有太大差异，就不容易发生新生血管，这就解释了为什么新生血管不长在同一组织，而发生于两组织的界面，而且两组织对氧的需求的差与新生血管的发生成正比。

对于脉络膜与视网膜界面，高度近视的黄斑的新生血管和老年人的AMD，新生血管的长入是由于脉络膜、视网膜外段的氧需求和供养氧状态之差，供需不平衡，加上玻璃膜的变薄与变性。由于Bruch膜变薄和变性，就容易发生新生血管，而视网膜色素变性，则因为Bruch膜增厚，视网膜色素上皮细胞细胞功能下降或变性所致，这样就提出了另一方面的问题，Bruch的功能是什么？为什么有Bruch膜，冥冥中有什么不能言传的内涵呢？向前延伸与什么组织相关联与演化呢？

第五节　玻璃膜的黏附

一、Bruch膜的黏附

这又是脉络膜的一个生物学智慧，视网膜神经上皮层与RPE结合，而RPE又是如何与Bruch膜接触的呢？ Bruch膜又是如何与脉络膜接触的呢？

光镜观察Bruch膜可分为内外2层：内为表皮层，即色素上皮基底膜，外为弹力层。电镜观察可分为

5层，自内而外依次为：色素上皮基底膜、内胶原带、弹力层、外胶原带、脉络膜毛细血管基底膜。

自然有一种规律，就是凹凸结合。这种接触，与RPE与光感受器的接触对比，RPE贴附在Bruch膜上，而且是又平又展，在一个平滑的界面，又无凹凸。前者是一种吻合与契合，后者又是如何贴附的呢？一方面这种贴附力一方面来自脉络膜的渗透压或者吸附压，一方面来自黏多糖的黏附，可以称之为吸附与黏附的结合。总之，脉络膜毛细血管层-Bruch膜-视网膜色素上皮细胞结构，是眼的屏障的需要，是特殊的视网膜感受器的需要，即感受器平面成像的需要。

RPE与Bruch膜之间以黏多糖相连接，黏多糖有如此强大的黏附力，将眼的重要的部位RPE细胞层平平展展地贴附在Bruch膜的平面上？ Bruch膜的重要是因为视网膜的光感受器的视觉平面需要这样的弧形平面。

二、黏多糖的功能

生物组织中随处可见黏多糖，眼组织也是这样。黏多糖存在于泪液、玻璃体、细胞与细胞之间等。黏多糖也存在于视网膜色素上皮细胞与Bruch膜之间，那么，黏多糖有怎样的特性呢？

黏多糖是含氮的不均一多糖，是构成细胞间结缔组织的主要成分，也广泛存在于哺乳动物各种细胞内。化学组成为糖醛酸和酪氨基己糖交替出现。黏多糖即氨基多糖，属直链多糖，多由氨基己糖与糖醛酸组成二糖单位，重复连接呈长链。黏多糖中含有糖醛酸及硫酸基团，故呈酸性。结缔组织中常见的黏多糖有透明质酸、软骨素、硫酸皮肤素、肝素及硫酸角质素等。正常情况下，黏多糖与蛋白质牢固结合，是结缔组织中的非纤维成分，广泛地分布于软骨、角膜、血管壁和皮下组织。

黏多糖的黏附，是促进RPE细胞与Bruch膜黏合，促进脉络膜的渗透压的吸附与RPE的贴附。黏多糖是维持脉络膜与RPE两者之间压力与吸引力的物质，与玻璃膜一样，也是促进两者吸附的结构。

三、玻璃膜黏多糖的生物学意义的临床证据

中心性浆液性视网膜脉络膜病变，脉络膜循环障碍，临床上血管漏出与渗出，渗透压改变了导致血管中的浆液及组织液通过玻璃膜进入RPE下，导致RPE的隆起。临床上糖皮质激素的使用，常常使黏多糖分解而加重病情。如中心性浆液性视网膜脉络膜病变，在使用糖皮质激素后出现的大泡性视网膜脱离。

黏多糖能够黏附RPE吗？只是一种黏合剂，渗透压滤器，吸附对抗的保护剂。就像生物界的吸盘的蜗牛，表面的黏液，缓慢的蠕动，可能还有其他机制，比如两个玻璃之间抽出气体，真空状态的贴附。

就像动物的足上的吸盘。具有吸盘的动物有：两栖纲的雨蛙科，树蛙科动物具有趾端吸盘，用于附着行走或爬树；爬行纲中的壁虎科动物具有趾端吸盘。另外，有些昆虫脚上也具有吸盘。例如苍蝇，脚的末端，有一个弯曲的爪，爪掌中有能分泌黏液的吸盘，因此，苍蝇能在平滑的玻璃或物体的边缘上行走自如。鳞翅目昆虫幼虫的足的末端也有吸盘。

吸盘除具有吸附运动的功能外，还具有摄食等功能。无脊椎动物吸虫、医蛭的口部和腹部，具有口吸盘（前吸盘）和腹吸盘（后吸盘）；水生软体动物，如乌贼、章鱼，脚上也有吸盘，用来在水中附着行走或者摄取食物；棘皮动物，如海星，管足的末端也具有吸盘，用于进食并排泄，等等。

看来，吸盘与黏液是相关的，相辅相成的。而脉络膜与黏多糖对RPE及视网膜各层的吸附作用与生物体的吸盘与黏液相似。

四、脉络膜渗透压功能

脉络膜的渗透压功能在视网膜脱离的时候表现出来。尤其，在RRD-ChD发生的发生过程中，脉络膜

的大量渗漏，造成了血管的融合与动静脉瘘，在脉络膜脱离的同时，使玻璃体浓缩，视网膜脱离改善，那么玻璃体的水分与视网膜下液到哪里去了？是被 PRE 细胞吞噬吸收吗？这时由于脉络膜脱离，脉络膜循环紊乱，正处于相对缺血缺氧状态。

脉络膜的渗漏造成血液的浓缩，增加来自脉络膜的渗透压力。这时，RPE 细胞屏障已经破坏，视网膜下液通过 Bruch 膜进入脉络膜，而导致玻璃体的浓缩。

而血液在脉络膜毛细血管的缓慢地流动，血液中的胶体渗透压不断地更新，持续作用，维持 RPE 细胞平滑、黏附、吸附的光学平面。脉络膜毛细血管胶体渗透压（通过 Bruch 膜）对 RPE 细胞产生吸附作用。

脉络膜与视网膜的沟通，又发现了另一种新的功能，那就是，重吸收功能，在病理情况下，由于血管渗透压的差异而产生的吸附功能，在视网膜脱离时，产生一种吸附力，帮助或者说是协助视网膜色素上皮细胞对视网膜下液的重吸收。这是脉络膜的另一项重要的功能，即渗透压功能。这种渗透压功能的先决条件，就是要求玻璃膜的完整、视网膜色素上皮的完整、视网膜结构的完整，只有这样才能吸附视网膜，使眼内层状结构完整。

五、脉络膜毛细血管的通透性

脉络膜的静脉血氧含量是动脉血氧含量的 95%，可见脉络膜血流量大大超过了视网膜的需要。从生物进化的观点来看，这种高血流量应该有除供应视网膜代谢以外的重要作用。

脉络膜毛细血管的窗孔结构可能与脉络膜的高渗透压有直接的关系。这种窗孔结构使血液中的一些成分自由地出入毛细血管，这些大分子成分包括白蛋白、肌球蛋白、γ 球蛋白、微过氧化物酶、辣根过氧化物酶、铁蛋白、二氧化钍、碳微粒，还有一些染料如台盼蓝、二甲基吖啶、荧光素钠等，其中，二氧化钍与碳微粒的直径分别为 10.0nm 和 20.0nm 以上。这些大分子成分进入血管间，但是又不能通过玻璃膜与 RPE 细胞层，那么这种现象有怎样的生物学意义呢（图 1-5-2A）？

这种结构除了出现在产生高渗透压的脉络膜，也见于产生房水的睫状体突的毛细血管（图 1-5-2B），可能与产生房水的渗透压梯度有关。这种毛细血管结构提示一种区别，一种功能，一种生物学意义：凡是与渗透压变化相关的血管，都有这种结构及窗孔结构。因此，在脉络膜中有较高的渗透压，此种渗透压造成水分从玻璃体不断流向脉络膜，此种水分的恒定外流是维持正常视网膜贴附的一个重要因素。

睫状体与虹膜的毛细血管分为连续型毛细血管和窗孔型毛细血管。连续型毛细血管位于虹膜与睫状体肌肉纤维之间，内皮细胞紧密连接，无窗孔，不参与房水的分泌。窗孔型毛细血管位于睫状体基质或者睫状体突内的毛细血管。血管内皮细胞极薄，并有许多贯穿内皮细胞的圆形小孔，称为窗孔，此种毛细血管参与房水的分泌。

因为这项功能，在视网膜脱离时，视网膜下液的重吸收可以解释，在 RRD-ChD 表现的低眼压，显现了视网膜下液及玻璃体液体的走向，除了 RPE 的重吸收，还有一种强大的吸附力量，即脉络膜的渗透压。

中心性浆液性视网膜脉络膜病变，脉络膜循环的局部的紊乱，脉络膜浆液漏出，血管间液体压力增大，加上脉络膜血管紊乱导致的缺血与缺氧，RPE 细胞损害，导致浆液性视网膜色素上皮与视网膜神经上皮的脱离。实际上也是与失吸附相关的表现。

脉络膜窗孔结构，依赖于 Bruch 膜，RPE 细胞层，甚至视网膜，这些眼内的结构都构成了脉络膜这一血管结构的完整性。

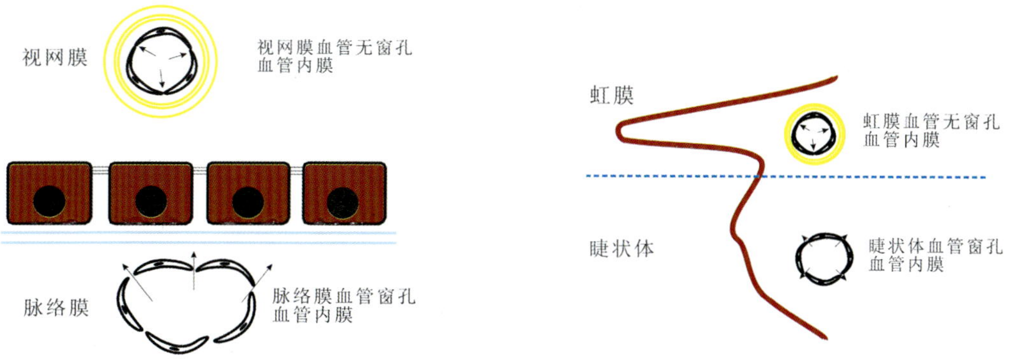

A　视网膜与脉络膜毛细血管的对比　　B　虹膜与睫状体毛细血管的对比

图 1-5-2　脉络膜视网膜睫状体虹膜血管微结构示意图

第六节　脉络膜的神经调节

脉络膜有没有感觉神经？可以查到的资料显示，答案是没有。那么，为什么眼压高时，会感到眼的疼痛？眼底激光时，会感觉眼的疼痛并向后放散？为什么人的紧张与精神压力与中心性浆液性视网膜脉络膜病变有关？为什么葡萄膜炎及眼内的炎症，会让人感觉眼的疼痛？

脉络膜炎又称后葡萄膜炎。因脉络膜血管源于睫状后短动脉，故可单独发病。但因和视网膜紧贴，又供应视网膜外层的血液，故常累及视网膜并发为脉络膜视网膜炎。脉络膜因无感觉神经，患者无痛感。炎症初期因视网膜的光感觉器细胞受刺激，可有眼前闪光感。炎性产物进入玻璃体时，表现为玻璃体混浊，患者诉眼前有黑点飘动，视力呈不同程度下降，玻璃体混浊程度随炎症发展而加重。

为什么手术中发生的脉络膜上腔的出血会出现疼痛与烦躁的先兆表现？胃肠组织的挤压痛，胆囊炎的疼痛，及痛放散，表现出来的定位不很精密精准的慢痛与神经相互交通交错的牵扯痛。自主神经表现牵扯痛，胃炎炎症疼痛不明显，而表现出的痛感是因为炎症刺激的蠕动加剧所致。

激光时患者感到的疼痛与放散，是否表现出与自主神经相类似的性质？一般的激光一级反应，疼痛不明显，二级反应，疼痛明显。而激光时，感觉到的应该是一种激光热损伤及随后的损伤炎症反应，这种疼痛与放散的过程，可以持续很长一段时间，有的 1~2 周，有的 1~2 个月不等，可能与激光的能量的高低，脉络膜激光损伤的情况，激光损伤后组织的修复过程中的收缩有关以及与每个人的耐受性有关。

在生物进化过程中，疼痛也是一种提示警报。由于脉络膜的存在，很多青光眼患者被发现，并被救治。这种疼痛是如何产生的？进行激光治疗的患者，尤其在视网膜脱离术后（环扎外垫压）早期，眼底激光时，疼痛明显。青光眼的疼痛，肯定是一种挤压痛。是否有一定的组织结构类似于血管化学与压力感受器之类的结构？还有待于发现。因为组织中存在这种结构，是可以想象的。

脉络膜血流受神经调节。眼有丰富的自主神经，分布于脉络膜和视网膜血管的眼外段，交感神经源自颈上神经节，而副交感神经神经来自翼腭神经节和睫状神经节。刺激交感神经可使脉络膜血管发生轻度而持久的扩张，刺激颈交感链则使脉络膜血管发生收缩等。

第七节　脉络膜的多项生物学功能

一、脉络膜的血流量与生物学意义

脉络膜的血流量大大超越了视网膜光感受器的需求，那么，多出来的、如此大量的血流，又有怎样特殊的生物学意义呢?

大量的血流，可以缓解眼内的压力，缓冲眼压的波动。

大量的血流与脉络膜的充盈，也会增加除了脉络膜色素大量分布外的暗室效应。

大量的脉络膜血流，供养组织的同时，能够更彻底地排出代谢产物与废物。

大量的血流与脉络膜的充盈及流速缓慢，可以维持脉络膜的渗透压，维持球壁多层结构的贴附，尤其是视网膜的贴附。

从生物进化的角度，从眼的成像与功能的角度，暗室效应，会吸收大量的光能并转化为热能，大量的血流会带走多余的热量。同时眼是一个暴露的器官，也需要维持一定的温度。

二、脉络膜对光的反应

眼球本身就是一个光学器官，眼内的组织在受到光刺激时，会做出复杂的反应。在这一反应中，存在更为复杂的机制，维持眼内组织的动态平衡。而脉络膜就是眼内重要的平衡组织之一。

脉络膜的静脉血氧含量是动脉血氧含量的95%，可见脉络膜血流量大大超过了视网膜的需要。从生物进化的观点来看，这种高血流量应该有除供应视网膜代谢以外的重要作用。

有人认为，眼是一个暴露器官，外界环境会影响眼内的温度。也有人认为，脉络膜高血流量是为了散热。其实，还有更为复杂的作用与机制。

前面章节阐述了：眼球接受光的刺激后，眼球光学组织做出的联动反应，使物体成像于视网膜。在这一过程中，眼内压的波动，为了缓解眼内压波动中对重要视网膜组织的影响，脉络膜的缓冲功能也显现出来。脉络膜的缓冲作用需要脉络膜的充盈。

如此大的血液流量，是否是带走视网膜色素上皮层吸收光产生的热量？脉络膜本身的高流量就是一种生物的长期对光的反应而演变的结果。在眼内对光反应的过程中，在联动效应的作用下，通过眼压的波动，通过对脉络膜的挤压与按摩，促进脉络膜的循环流动，降低光反应产生的对视网膜色素上皮细胞层的热量，并促进养分的供给和带走代谢产物。为了供热与散热，维持温度；为了脉络膜的渗透压；为了……

换一种思维，如果没有脉络膜，人眼应该是以另一种形式表现。如果没有脉络膜——主要血液供应的血管组织，视网膜不能行使视觉功能，暗室效应减弱，如果假设RPE层也是脉络膜的组成部分，没有脉络膜，没有RPE层，暗室效应就消失；没有血液供应，眼内温度就无法维持，等等。

另外，脉络膜血流缓慢，分层等特点也是为了适应眼的视觉平面，使得视觉活动与视觉成像不会受到大的血管波动的影响。视觉平面就像一只很大的船平稳地航行在静静的大河中，就像地球的生物感觉不到地球的自转与公转一样。由此及彼，更多脉络膜的作用还有待于发现。

三、外伤对眼内多层次的作用

脉络膜富有血管，起着营养视网膜外层、晶状体和玻璃体等的作用。由于流量大、流速较慢、病原体在此处易滞留，造成脉络膜疾病。脉络膜毛细血管壁有许多小孔，荧光血管造影时，荧光素可以从其管壁漏出。脉络膜含有丰富的色素，有遮光作用。炎症时有淋巴细胞、浆细胞渗出。我们也发现脉络膜有缓冲垫的作用，那么，除了眼压的轻微波动，对眼的循环与脉络膜有利以外，眼球受到冲击的时候，尤其是钝性伤时，对脉络膜有何影响？

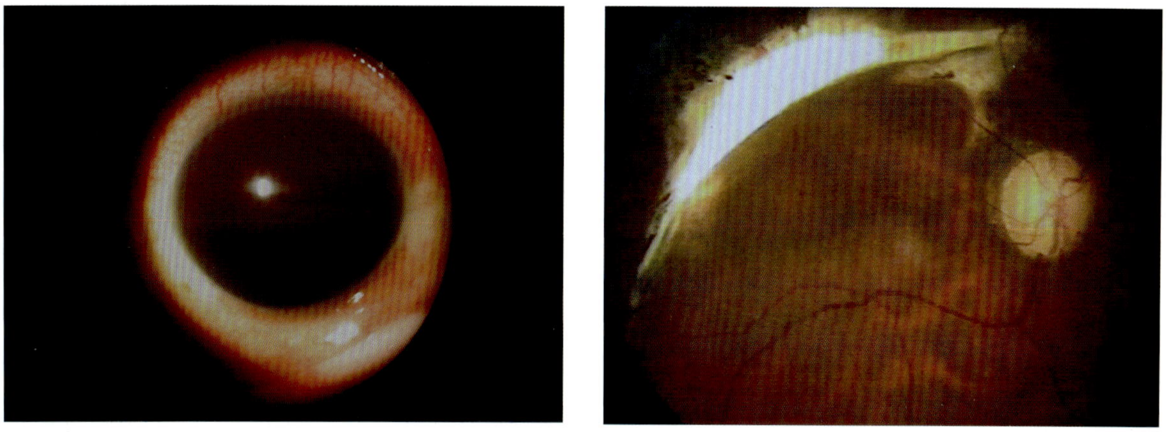

A　外伤所致的前房积血　　B　外伤所致的脉络膜破裂

图 1-5-3　外伤导致的多层次损害

虽然脉络膜具有缓冲功能，但是也是有限度的，眼的外伤力的冲击，就会造成脉络膜的损害。眼钝性伤会导致的脉络膜病变：①外伤性脉络膜破裂；②外伤性脉络膜三角综合征；③外伤性视网膜脉络膜病变；④外伤性脉络膜出血，等等。

钝挫伤后，在眼内力的传播，对眼内造成多层次的损伤。外伤性脉络膜扇形萎缩，视网膜扇形苍白病灶。不可想象的是受到顿挫伤后，使脉络膜血管断流。

光反应的联动效应可以产生眼压的波动，过大的外部冲击力，传输及眼压的突变，可以产生眼内多层次的损害。病理情况下的眼压波动，灌注压与眼内压的失衡，会导致眼病。如视神经受到脉络膜循环的营养。缺血性视神经病变，病史明显是发生于早晨，发生体位的改变，导致的血压、灌注压、眼内压的失衡。与血液黏稠度、自主神经的紊乱、血压等诸多因素有关。而外伤后造成了眼压的突然升降，其实对眼的损害，不是由直接打击形成的，而是通过间接力的传输，眼压的骤变造成眼内多层次的改变，如外伤，前房积血（图 1-5-3A），晶状体半脱位，玻璃体积血，牵拉性视网膜脱离，脉络膜破裂（图 1-5-3B）玻璃体手术后所见全层的损害。

这一段提出来一个问题：眼压与脉络膜的血流？脉络膜到底在眼内起怎样的作用？像玻璃体一样起缓冲作用，中心保护的是视网膜。当眼压高时，像一个海绵垫，缓解视网膜的压力，不仅仅是供血，不仅仅是暗室效应，试想，如果没有脉络膜，视网膜与坚韧的巩膜接触，受压后会是怎样？为什么脉络膜分 5 层？为什么又以血液充满？等等，都是围绕着眼的中心组织——视网膜，下一章讨论视网膜的结构与功能。

第六章　视网膜——眼的功能枢纽

第一节　视网膜是结构与功能的完美体

一、视网膜与黄斑

视网膜是脊椎动物和一些头足纲动物眼球后部的一层非常薄的细胞层。它是眼睛里面将光转化为神经信号的部分。

人的视网膜构成一个球面的72%，这个球面的直径约为22mm。视网膜的中心是视神经延伸出眼球的位置，这个点也被称为盲点，因为这里没有感光细胞。这个点看上去是一个白色的、约3mm^{2}大的椭圆。从盲点向颞侧旁开3~4mm是黄斑，其中心是黄斑中心凹，这是眼感光最敏锐也是视觉最清晰的部位。当人眼注视某项物体时，眼球常会不自觉转动，让光线尽量聚焦在黄斑中心凹。人和灵长目动物只有1个黄斑中心凹，有些鸟有2个黄斑中心凹，狗和猫还有兔没有黄斑中心凹，它们有1个叫作中央条的带状区。黄斑中心凹周围约6mm的地区被称为中央视网膜，其外是边缘视网膜。视网膜的边缘是锯齿缘。

二、鹰眼

鹰眼的敏锐由其特殊的结构得以保证。它独特的视觉系统可将物体放大数倍，拥有人类5倍远视眼。与人的视网膜不同，鹰眼有2个黄斑中心凹：正黄斑中心凹和侧黄斑中心凹，它们分布在视网膜的不同区域。前者能敏锐地发现前侧视野里的物体；后者则接收鹰头前面的物体像。除此以外，鹰眼黄斑中心凹内的光感受器细胞比人类的多出六七倍。在鹰头的前方有最敏锐的双眼视觉区，是由两个侧黄斑中心凹的视野交盖而成，这样，鹰眼的视野便近似于球形，所以鹰能看到非常宽广的地域。鹰眼的瞳孔也很大，在一定范围内，瞳孔越大，分辨率越高，从这一点来说鹰眼也要比人眼灵敏。同时鹰也和别的鸟一样，眼内有梳状突起，它是从视神经进入点突入眼后室的特殊折叠结构。其功能能减弱眼内的散射光，使视像清晰。

在生物演化过程中，形成了很多的分支，鹰就是飞禽类生物链的顶点。鹰眼的结构与功能具备甚至超越了人眼，人类的群居性与社会性，而且近用眼活动增加，在人眼的演化过程中，已经不需要超远的视力、与敏感性。

三、视觉平面

为什么脉络膜血管呈网状、海绵状，血管这么集中，偏于一侧，而不是一般正常血管的管道样、分支样，呈现从动脉到静脉的网状结构？脉络膜偏于一侧，除了暗房效应外，还有便于眼组织行使功能，玻璃体腔的空间需要及透明性的需要。还有，脉络膜的血供适应视网膜外5层，实际上只是一层细胞，神经元细胞—视锥视杆感受器，脉络膜的血量供养光感受器一层细胞，是一个弧形的视觉平面。换言之，外5层实际是一层细胞—光感受器，形成一个感受器平面。感受器适应组织的形态而分布，光感受器分布在视网膜色素上皮细胞平铺的弧形平面上，是一个面对无限远的接收器。

如果视锥细胞与视杆细胞是光感受器或者光感受细胞，那么，视网膜就是视觉感受器。所以，视觉感受器需要的平面，不适于血管从视网膜色素上皮细胞长入，而产生不平滑的感觉。例如，中心性浆液性视网膜脉络膜病变，视网膜色素上皮细胞的隆起，产生的视物变小，视物变形。脉络膜新生血管（CNV）的长入，产生的视物变形，视力下降等。

脉络膜供给视网膜营养，从外到内，总有先后，有偏差，或者，营养不到之处。除了光感受器——第一级神经元，还有第二级和第三极神经元，即双极细胞和神经节细胞；于是，辅助的血管系统，视网膜中央血管系统就既定性地产生，其特点也是围绕着眼内腔—玻璃体腔，自身具有严格的屏障系统。脉络膜血管系统与视网膜中央血管系统双管齐下，达到视网膜各层的充足的、均一的血液及营养供应。

总之，脉络膜毛细血管层 -Bruch 膜 - 视网膜色素上皮细胞结构，是眼的屏障的需要，是特殊的视网膜光感受器的需要，即视觉感受器平面的需要。

四、视网膜组织的框架结构

视网膜是眼器官的中心功能结构，是眼器官行使功能，内引外联的中心大厦。视网膜是结构与功能智慧的结合体，无论是营养运输、视网膜多层结构的构成，还是多层结构的支架，还是多种细胞功能的运行，还是结构的合理与保护，都围绕着视网膜的三级视觉细胞完美的构架与组合起来。

胶质细胞：呈网状联系，在视网膜各层形成支架与营养以及物质的传递，辅助视网膜三级神经元的神经活动。可能还有更为重要的作用，还有待于我们去发现。

血管：视网膜中央血管系统，构成血管分支的网状结构，成为视网膜的支架与营养及代谢物的排出的途径。

还有，视网膜层间的界面与不同细胞间的界限与联系，如内丛状层、外丛状层的结构，尤其是内限膜、外限膜等，都构成了视网膜三级神经元的营养与支架结构。

第二节　视网膜的多层结构

一、视网膜的形成

视网膜的多层结构，多种细胞，多种功能参与，由一个细胞分化而成，无论从时间，还是空间上看，都是一个精密与精确的分配与组合，视网膜上的神经细胞是有秩序排列的，

Cook 和 Chalupa 在视网膜形成的“镶嵌模型” 中提出了 3 种产生视网膜神经细胞有秩序排列的机制：①在视网膜形成的初期，某些特异细胞有丝分裂后产生的分子信号在空间上的正确分布，是诱导其他细胞分化成为视网膜特定细胞的决定因素；②分化中的细胞进行径向和切向迁移到达视网膜基板；③在迁移中发生位置错误的细胞通过程序化死亡而得到纠正。

从空间上，特定的细胞定位并与周围的结合关系，是如何形成的？从时间上，特定的细胞形成并定位以及相互联系的时机，在视网膜的光学弧形平面上，视网膜色素上皮细胞平展地铺开，就像打下的地基的桩子一样。接着，再像建筑的垒砌一样，不同分类的光感受器细胞整齐的、一一对应的、平展的与视网膜色素上皮细胞结合，并接续双极细胞与神经节细胞，最后形成视神经延伸到大脑枕叶，完成视觉传输的功能与过程。视网膜的形成肯定不像一个建筑大厦的兴起那么简单。

日本一研究团队在美国《细胞·干细胞》杂志上报告说，他们利用人类胚胎干细胞，成功培育出了立体的视网膜组织。日本理化学研究所的研究人员此前曾开发出使细胞团块漂浮在培养液中，进而自发地生成复杂结构的培养技术。2011 年，以该所研究人员为中心的团队利用小鼠的胚胎干细胞，成功培育

出了拥有杯状结构、能发育成视网膜的视杯以及立体视网膜组织。

援引报道的话："人类胚胎干细胞能发育成各种组织，不过，培育出拥有多层结构的立体视网膜组织还是世界首次。今后，可导致失明的视网膜色素变性症等目前无法治疗和预防的眼科疾病，有望通过移植视网膜组织进行治疗。"

如果视网膜干细胞可以在某种条件下产生多层结构，视网膜神经细胞可以复制，那么，在胚胎时期伴随视网膜视觉细胞分化的环境能否复制？伴随的神经胶质细胞，伴随的血管能否复制？视网膜形成中的调控能否复制？这是一个整体的大工程，不是一个或者一种干细胞就能够完成的。关键是创造一种引导干细胞分化的环境。

二、视网膜的层状结构

人的视网膜分为10层（由外到内）：色素上皮层：为一层矮柱状细胞，胞质内含有黑色素颗粒。视锥视杆层：由2种视觉感受器细胞的视锥和视杆部分构成。外界层：由Muller细胞的外侧游离缘与视细胞之间的连接组成。外核层：由两种视觉感受器细胞的胞体部分组成。外网层：由视细胞的轴突与双极细胞的树突及水平细胞的突起组成。内核层：由双极细胞、水平细胞、无长突细胞的胞体组成。内网层：由双极细胞的轴突、节细胞的树突及无长突细胞的突起组成。节细胞层：由节细胞的胞体组成。神经纤维层：由节细胞的轴突组成。内界膜：由Muller细胞的内侧缘互相连接而成。

遍寻人体，没有一个组织如视网膜有如此之多的层状结构，这样的层状结构靠什么结合在一起，并行使复杂的神经活动，如视网膜劈裂、视网膜囊肿、先天性视网膜劈裂等，还有视网膜脱离，都是分层间出现了问题。虽然，大脑也有这样的分层结构，但是，行使的具体功能的部分还是在脑外。而眼的视网膜则不同，三级神经细胞集中在视网膜，并行使具体而精密的功能。

除了神经元的相互链接，还有胶质细胞的作用，视网膜色素细胞的微绒毛的作用，还有视网膜的血管，还有玻璃体的支撑。

还有坚韧的结缔组织纤维层巩膜角膜，还有脉络膜海绵状结构－缓冲垫的作用。随着长久的时间与空间的演化，能够想到的，大自然都为我们想到了，我们还需要做什么？我们只是认识与感悟。

视网膜不同功能及形态的细胞分层组合在一起，集中供血、供养、供氧。除了视网膜的三级神经元行使神经传递功能外，胶质细胞体系、视网膜中央血管系统，呈网络状，支撑起框架，其供养、供氧、调节、吸收、排泄，就像一座大厦的供水、供暖、上下水系统以及大厦的框架一样。如此复杂的组织，组成细胞及系统结构，各尽其责，各行其志，如此天衣无缝，无懈可击，不是人为所能达到的。

第三节　视网膜的双重作用与功能

一、视网膜的完整是眼的屏障保障

视网膜是眼行使重要功能的组织，其功能是眼的其他组织无法替代的，可以说，其他组织的功能都是围绕着视网膜的功能。同时，视网膜又是构成眼球壁的组成部分。

更为重要的是，视网膜对于脉络膜循环的完整性也是非常重要的。如果将脉络膜整体作为一个大血管，那么，视网膜是血管的一部分，如果将玻璃体作为组织间，那么视网膜是最靠近组织间的一层。

孔源性视网膜脱离或者视网膜裂孔，视网膜色素上皮细胞与玻璃体腔接触，都做了些什么？视网膜脱离，视网膜色素上皮细胞都做了些什么？视网膜神经上皮层有缺口，视网膜色素上皮细胞并没有完全起到屏障的作用。就屏障而论，水分在视网膜神经上皮层组织只有扩散作用，而且很缓慢。视网膜色素上皮细胞细胞吸附，吞噬的视网膜下液都到哪里去了？

如果没有裂孔，正常视网膜被神经细胞、神经胶质细胞、血管和组织间液体充满，脉络膜的渗透压吸附视网膜。就像层析一样，将组织间的水分吸向脉络膜，层析的顶点是玻璃体，由于视网膜的存在，脉络膜渗透压产生的层析的吸附力，使得视网膜紧紧与脉络膜相贴附。

二、视网膜多层的双重特性

如果视网膜色素上皮细胞层（RPE）是一个界限。那么，视网膜是脉络膜渗透压作用并保证眼内稳定的另一个保证。这种渗透压的吸附力可以从视网膜下液的重吸收观察到。

孔源性视网膜脱离，存在 RPE 细胞的吞噬与脉络膜的渗透压的双重作用，产生视网膜下液重吸收的结果。而单纯的视网膜裂孔，裂孔缺损区无视网膜神经上皮的层析作用，视网膜脱离的发生，只是取决于裂孔的大小、RPE 的黏附、玻璃体的牵拉等方面的因素。

视网膜是层析管，脉络膜的渗透压产生吸附力使视网膜与脉络膜吸附。视网膜的多层结构就像一个离子或者粒子层析管。Bruch 膜滤过的营养物质，被分层的视网膜的各层细胞或者胞体吸收，不会进入眼内腔。

视网膜排列成整齐的多层，好像是有目的、有意识的安排。视网膜屏障是视网膜色素上皮细胞。视网膜色素上皮细胞是局部，神经上皮层也是局部，只有视网膜色素上皮细胞与神经上皮层的完整的结合，才能达到较为完美的屏障作用。

就眼内腔的屏障而言，应是视网膜本身，而不只是视网膜色素上皮细胞，即使这样，眼内腔的屏障还依赖虹膜组织以及睫状体组织的完整性，眼球壁的完整性。如炎症的破坏、外伤的破坏都会导致眼内的屏障破坏。

第四节　多重功能的视网膜血管系统

一、视网膜的供养血管

视网膜的血管系统是视网膜中央动静脉睫状动静脉，视网膜色素上皮是 2 个血管系统的分水岭。那么，两个血管系统相互交通并有吻合，而形成视网膜的血液供应网络，但是，为什么视网膜中央动脉阻塞时却没有得到缓解？

（一）动脉系统

眼球的血液来自眼动脉分出的视网膜中央血管系统和睫状血管系统。

1．视网膜中央动脉：眼动脉眶内段的分支，在眼球后 10~12mm 处穿人视神经中央，行至视盘穿出，分为鼻上、鼻下、颞上、颞下动脉，然后又分成若干小支，分布于视网膜直达锯齿缘，以营养视网膜内 5 层组织，黄斑部中心凹无血管分布，而由脉络膜毛细血管网供应营养。视网膜中央动脉属终末动脉，没有侧支吻合，临床上视网膜动脉阻塞的患者，即造成相应区域的视网膜缺血，以致视功能丧失。视网膜静脉与动脉分布一致，动脉颜色较红，管径较细；静脉颜色较暗，管径较粗，二者之比约为 2∶3。

2．睫状动脉：营养除视网膜内 5 层与部分视神经以外的眼球组织，睫状动脉包括：

（1）睫状后短动脉：自视神经周围穿入巩膜，在脉络膜内逐级分支，以营养脉络膜与视网膜的外5层组织。

（2）睫状后长动脉：于视神经的鼻侧与颞侧穿入巩膜，在巩膜上与脉络膜之间到达睫状体部，与睫状前动脉吻合，形成虹膜环，营养虹膜与睫状体，并有返支向后，与后短动脉吻合，营养脉络膜的前部。

（3）睫状前动脉：由眼直肌的动脉在肌腱止端处分支，较小的巩膜上支，前行至角膜缘，组成角膜缘血管网，并发出小支至前部球结膜，称为结膜前动脉；小的巩膜内支，穿过巩膜，终止在Schlemm氏管周围；大的穿通支，距角膜缘3~5mm，垂直穿过巩膜的脉络膜上腔，到达睫状体，参与组成虹膜大环。

（二）静脉系统

1. 视网膜中央静脉：与视网膜动脉伴行，收集视网膜内层的静脉血液回流至眼上静脉，经眶上裂入海绵窦。少可不经眼上静脉直接进入海绵窦。

2. 涡静脉：4~6条，收集部分虹膜、睫状体和全部脉络膜血液，于眼球赤道部后方穿出巩膜，经眼上、下静脉进入海绵窦。

3. 睫状前静脉：收集虹膜、睫状体和巩膜的血液，经眼上、下静脉进入海绵窦。

二、睫状视网膜动脉

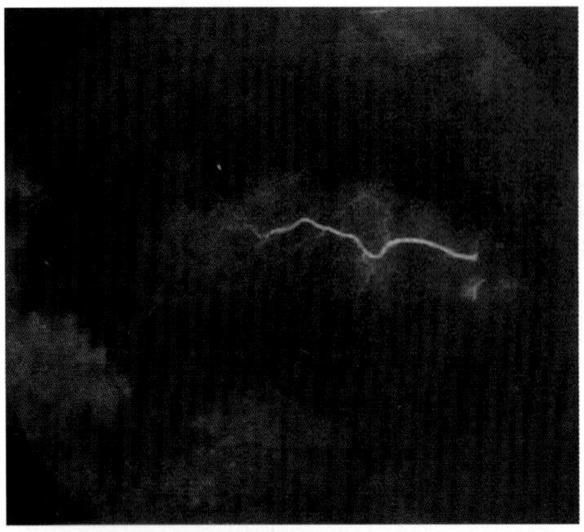

A　造影21s睫状视网膜动脉主干充盈

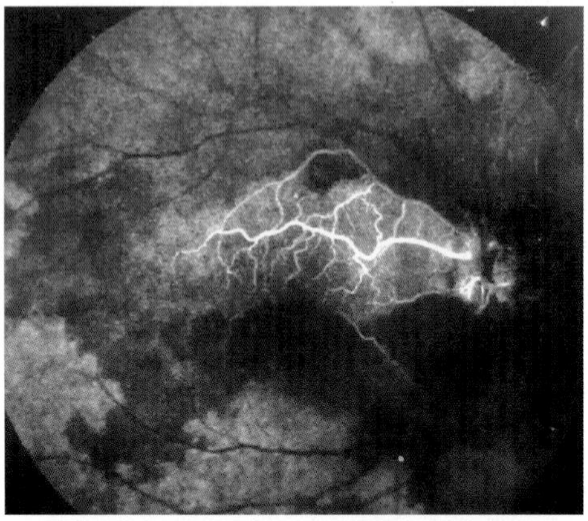

B　造影22s睫状视网膜动脉充盈

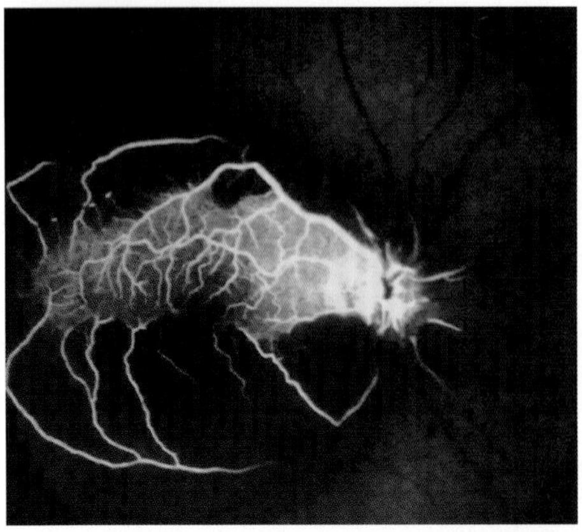

C　造影35s通过血管吻合产生视网膜血管逆向充盈

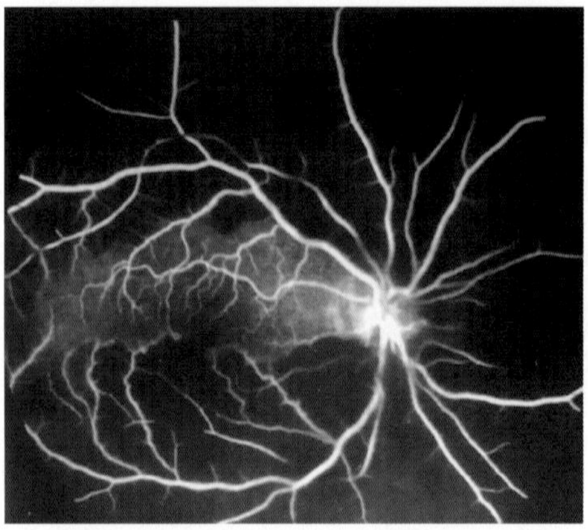

D　造影71s逆向充盈后

图1-6-1　视网膜中央动脉阻塞与睫状视网膜动脉

视网膜中央动脉供应视网膜内层，睫状后动脉发出分支形成的脉络膜毛细血管供应视网膜外层，并发出营养视网膜的睫状视网膜动脉，有 15%~30% 的人眼有睫状视网膜动脉供应视网膜内层小部分区域，特别是供应黄斑区范围的大小有重要的临床意义。

视网膜色素上皮为什么被称之为屏障，就在于将视网膜眼内两大血管系统分割。它们只在视神经有吊床血管产生吻合。脉络膜血管系统与视网膜中央血管系统的吻合只是在视神经这一瓶颈部，而且在正常情况下还是关闭的。在筛板后，在眼内视网膜层面没有联系。图 1-6-1 示视网膜中央动脉阻塞时，造影显示的睫状视网膜动脉主干充盈（图 A 和 B），以及通过血管吻合产生的视网膜血管逆向充盈（图 C 和 D）。

在视网膜中央动脉阻塞发生时，患眼视力急骤严重下降至光感全无。瞳孔散大，直接对光反应消失。视网膜动脉显著变窄，血柱颜色发暗，常呈节段状。视网膜静脉亦狭窄，但程度不如动脉明显。视网膜呈乳白色水肿混浊。黄斑由于视网膜组织菲薄，能透露脉络膜毛细血管层，与周围乳白色混浊对比，形成典型的樱桃红点。中心凹反射消失。如有睫状视网膜动脉，则可保留相应的视网膜功能，在该区域内视网膜局限区域呈正常橘红色。

三、视网膜血管系统的结构与功能

视网膜中央动静脉系统具有双（多）重功能，除了其供养功能，其自身的坚固性，血管壁的特殊性，较好的弹性，能够耐受眼内压的波动。还具有屏障作用。

这一系统的供养性，内 5 层视网膜由这一系统供养及排出带走视网膜的代谢物。另外，这一系统也具有支架特性。视网膜是生物结构，除了神经胶质细胞以外，视网膜动静脉血管壁厚、完整、弹性好，充盈的视网膜中央动静脉系统，就是一种支架，支撑视网膜的组织结构，维持视网膜的结构组成加上组织间液，使得视网膜能够耐受眼内压的作用。视网膜中央动脉呈网状密集的分布，与脉络膜海绵状的缓冲压力类似，可以起缓冲与支撑视网膜的作用，缓解眼内的压力。

这一系统与视网膜神经系统与组织间液浑然一体，就像一个混凝土建筑的支架与管道一样。只是，视网膜的结构支撑，不像人类的混凝土建筑，是固定的、凝固的，而是活的生物组织并具有多种生物活性与功能的支架。

四、眼压与视网膜的血运

（一）支架与垫

视网膜中央动静脉系统与脉络膜血管系统（睫状动脉系统），发挥视网膜支架与垫的作用。眼内压的压力给予视网膜，视网膜血管壁的弹性，适应于眼压下的血液供应，同时又是较好的支架。压力传递给了脉络膜。脉络膜受到压迫，血量及血流减少，又影响了光感受器。

眼内压是维持眼内层状结构稳定的关键，视网膜又是眼行使视觉功能的关键，2 个血管系统相辅相成，视网膜动静脉系统有加固视网膜，对抗眼内压波动的作用。同时，脉络膜血管特性，所具有的渗透压，吸附视网膜，稳定眼内层状结构，又是一个视网膜的缓冲垫，缓冲眼内压对视网膜的压力损害。在联动过程中，正常的眼压波动有益于血管的功能和代谢物的排出。

（二）网络与联系

低眼压会引起脉络膜脱离等眼内层状结构的分离，如 RRD-ChD, 不但视网膜脱离，还伴有脉络膜脱离。与眼内压对抗的力 - 玻璃体浓缩收缩，玻璃体收缩会引起眼内层状结构的分离，最常见孔源性视网膜脱离、视网膜劈裂、脉络膜脱离等。2 个血管系统又是联系，又是界限。正常眼压发生的视网膜脱离，低眼压发生的视网膜脱离脉络膜脱离，视网膜组织与脉络膜组织本身却不分离，是与视网膜与脉络膜的网络联系相关的。这种联系区分了 2 个组织的结构，形成一种界限，行使不同的功能。2 个血管系统除了供应血液营养，还有连接作用。

高眼压会引起眼组织的受压，视神经压迫、视网膜压迫、脉络膜压迫。还有，高眼压对血管的压迫。这种压迫对脉络膜的结构影响较小，对视网膜血管系统影响较大。虽然，视网膜中央血管系统血管壁较厚，承受压力较强，对眼的灌注压的变化，承受力较强，波动较为小，但是，在高眼压时，血管受压，血管舒张性减弱，加上血液自身、血管自身的因素，如血液黏稠度、血管内皮的病变等情况，容易发生血管的阻塞。

青光眼是全方位的改变，不只是视神经损害。视神经表现的是视力与视野的问题，受关注度较高。其实还伴有晶状体、虹膜、视网膜、包括角膜内皮等的损害。

五、关于急性闭角型青光眼与房角关闭的分歧与争议

目前，西方人提出，将亚洲人多发的急性闭角型青光眼大发作重新命名为房角关闭。房角关闭是青光眼的一种类型，房角关闭是青光眼，房角关闭不是青光眼？反过来说，青光眼是什么？青光眼只是高眼压引起的视神经的损害吗？

如果不只是视神经损害，那么视网膜的、玻璃体的、晶状体的、虹膜的、瞳孔的损害，只要是高眼压引起的，都是高眼压的损害。如果合并有潜在的再次高眼压的趋势，或者对侧眼也有高眼压的趋势，那就是青光眼。那么急性闭角型青光眼的大发作，称之为房角关闭就不合适了。而且也不是绝对的完全关闭。

任何一种疾病都有一些联系，而青光眼特殊的是与眼内至关重要的眼压的问题，其中的联系就较为广泛，血管的关系、神经的关系、直接接触组织的关系、联动关系等。例如，临床上和手术中可以观察到，高眼压时视神经的苍白表现、血管的波动等，临床上可以观察到缺血性视神经病变的发生，高眼压引起的虹膜的表现，晶状体的表现，视网膜的表现等。临床上见到的急性房角关闭，经过治疗后，都留下或多或少的视野损害。那么，是不是青光眼呢？

我对学术是这样理解的，自然有一种界限，是不以人的意志为转移的，而我们说的“界限”，是人为的。而这种人为的界限产生的争议就形成了学术。实际上，学术就是人们对自然现象的不同的看法。

第五节　视网膜视觉点的分布

一、视觉弧形平面

前文讨论了视网膜内 5 层有神经胶质细胞和相关血管系统的支撑，那么，视网膜外 5 层呢？其实，视网膜的外 5 层只有一层神经细胞，就是光感受器。为了适应抽象概念的视觉平面，视网膜色素上皮细胞形成一个平滑的凹形平面，摆开一个弧形平面，视网膜色素上皮细胞之间有着固有的连接方式，同时，向内面，像插秧一样，像栽树一样，与垂直的光感受器接触。

眼底就像一个接收装置，多层结构让出了中心的空间，视觉点就是每一个光感受器，他们像插秧一样，与视网膜色素上皮细胞细胞接触。外界物体通过光感受器的不同反应而成像。

为何视网膜色素上皮细胞只见一层细胞？在一个弧形平面，而不是平面？世界是圆的，这样可以有较大的接触面积，更大的视野，这是与平面比较。形成的弧形平面，或者说弧形面，围成一个腔，这个腔有其多重的意义。这个腔构成了一个空间，一个暗的空间，如果没有这个空间，又会怎样？那只是一

个平面感光板。

即使眼球是方的，也有暗房的空间，可是眼球的运动又不灵活了。而且弧形平面在眼内受力也较均匀。假设眼球是方的，光感受器是平面分布的，就像有睫状动脉存在的眼发生视网膜中央动脉阻塞，留下来的中心视力（图 1–6–1B）；就像人工视网膜表现的管状视力一样。如果没有瞳孔，就呈现管状视野。又如图 1–6–2 所示，左图为平面视网膜，就像是管状视野。不仅仅如此，不会有单眼立体体验，不会产生交会作用，不会产生注意。人类与灵长类的智能化就在于视网膜黄斑中心凹的精确视力与注意。右图为弧面视网膜，视野大，可以产生注意。还有可能与单眼的立体视觉体验有关，有交会，因为，差别产生立体视觉。

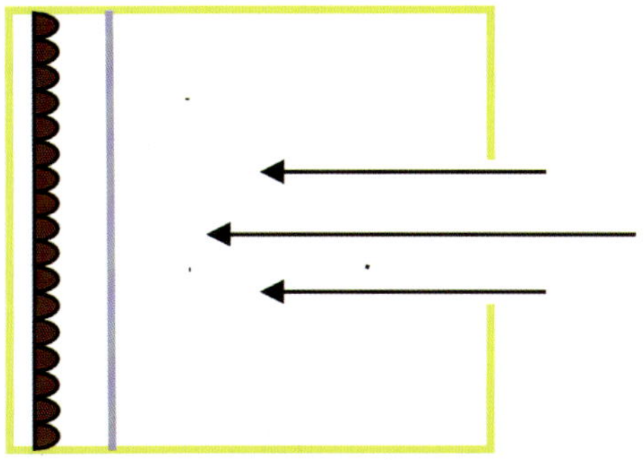

A　平面视觉平面

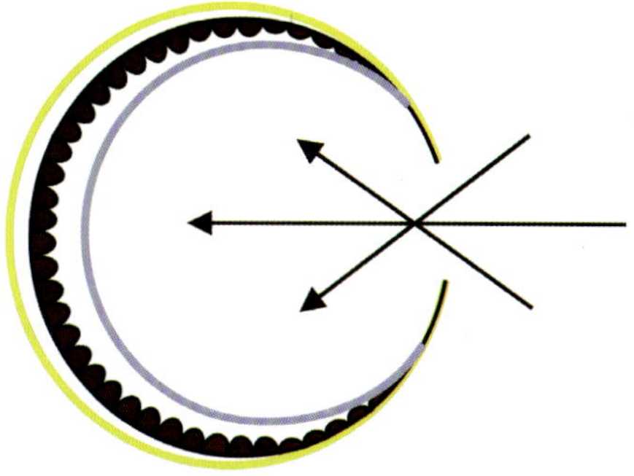

B　弧形视觉平面

图 1–6–2　2 种视觉平面的对比

为何视网膜色素上皮细胞仅有一层细胞呢？为了整齐，规则成像，为了精确，尤其指黄斑部，怎样精确呢？一对一最精确。视网膜色素上皮细胞 视觉点的一对一对应，防止了混淆。实际上，视网膜色素上皮细胞就是为了光感受器而存在。

二、视网膜成像

(一) 光感受器

1. 视杆细胞：人类每个眼球的视网膜内约有 1.2 亿个视杆细胞，其树突呈细杆状，称为视杆，视杆外节的膜盘除基部少数膜盘仍与胞膜相连，其余大部分均在边缘处与胞膜脱离，成为独立的膜盘。膜盘的更新是由外节基部不断产生，其顶端不断被色素上皮细胞所吞噬。膜盘上镶嵌有感光物质，称视紫红质 (rhodopsin)，能感受弱光。主要分布于黄斑外的视网膜弧形平面，一些疾病导致视杆细胞的病变或者黄斑外信息传递受阻，就会产生管状视野与夜盲的症状，如视网膜色素上皮变性、青光眼等。

2. 视锥细胞：视锥细胞在黄斑中心凹分布密集，而在视网膜周边区相对较少。黄斑中心凹处的视锥细胞与双极细胞、神经节细胞存在“单线联系”，使黄斑中心凹对光的感受分辨力高。视锥细胞主司昼光觉，有色觉，光敏感性差，但视敏度高。主要以黄斑为中心分布，黄斑中心凹最为密集，向外逐渐稀疏。

视网膜里有大约有 1.25 亿个视杆细胞和视锥细胞，它们扮演感光器的角色。其中视杆细胞的数量是视锥细胞的 18 倍之多。视杆细胞对弱光敏感，主要负责在昏暗环境中产生暗视觉，但只能辨别明暗，不能分辨物体的细节和颜色。视锥细胞感受强光和颜色，产生明视觉，对物体细节和颜色分辨力强，有精细的视觉，我们能够读书看报，看精细的物体，依赖于视锥细胞。

（二）中转细胞

中转细胞由双极细胞、水平细胞、无长突细胞组成。光感受器与双极细胞连接。双极细胞传递的是视锥视杆细胞的对应点，水平细胞、无长突细胞对点进行联系连接与泛化，而对成像信息进行点与点的连接，外界物体的成像已经在这一层细胞中形成。如果没有这些中转细胞，传递给视网膜神经节细胞的只是密集的点。

（三）视网膜神经节细胞

视杆细胞和视锥细胞接收到的信息，经过中转细胞的连接与融合与泛化后，随后被传送给视网膜上的近 100 万个节细胞。这些节细胞将来自视杆细胞和视锥细胞的信息通过视神经发送到大脑。已经成像的信息到了大脑皮层视觉区进行识别与分析。

所以，如果将视杆细胞视锥细胞作为光感受器，那么，视网膜就是一个平面成像器。只是这个成像是二维成像，立体成像还需要双眼产生的方位差别信息通过视觉交叉，在大脑视觉皮层对双眼的交叉信息来完成。

三、视觉生物电反应过程

视紫质生物化学反应活化视紫质通过下列方式产生电子脉冲：① 视杆细胞的细胞膜（外层）带有电荷。当光线激活视紫质时，它就会导致环式 GMP（鸟苷单磷酸）减少，而电荷随之增加。这样就会在细胞周围产生电流。随着光线的增多，就会有更多的视紫质被激活，也就会产生更强的电流。② 最后，电子脉冲被传到神经节细胞，再传到视神经。③ 这些视神经在视交叉处汇集。在这里，视网膜内部的神经纤维会通往另一侧大脑，而视网膜外部的神经纤维则通往同侧大脑。④ 这些纤维最终到达大脑后部（枕骨脑叶）。这个位置叫作基本视觉皮层，大脑在这里将电子脉冲解译为视觉信号。有些视觉纤维通往大脑的其他部分，有助于控制眼睛的活动、瞳孔和虹膜的反应以及行为方式。

最后，必须重新形成视紫质，才能重复进行产生视觉的过程。全反式视黄醛转化成 11– 顺式视黄醛，然后与暗视蛋白结合后，便形成视紫质，视紫质遇光后便会重新开始该过程。

四、色觉

视锥系统外段也具有与视杆细胞类似的盘状结构，光线作用于视锥细胞外段时，在它们的外段膜两侧也发生视杆细胞类似的超级化型感受器电位，作为光 – 电转换的第一步。目前认为视锥细胞外段的换能机制，也与视杆细胞类似。视锥细胞有 3 种，分别含有对红、绿、蓝 3 种光敏感的感光色素。3 种感光色素均由视黄醛和视蛋白构成，其中视黄醛基本相同，主要不同在于视蛋白结构中存在微小差异，因而它们对色光的敏感性也存在差别。色光引起色觉，这是一种复杂的物理和心理现象。根据三原色学说解释色觉的机制认为：不同的色光作用于视网膜时，3 种视锥细胞产生了不同程度的兴奋，这样兴奋信息经处理后转化为不同组合的视神经冲动，传到大脑皮层就产生不同的色觉。如红、绿、蓝 3 种视锥细胞兴奋程度的比例为 4 ∶ 1 ∶ 0 时，产生红色色觉；比例为 2 ∶ 8 ∶ 1 时，产生绿色色觉。人眼可分辨波长在 380 ~ 760nm 约 150 种颜色，但某些人多由于遗传因素，缺乏相应的视锥细胞，不能辨别某些颜色，称为色盲。如缺乏感受红光或绿光的视锥细胞，不辨红绿，称为红绿色盲。有些人多由于健康或营养不佳，辨色能力较差，称为色弱。

五、视觉形成过程

视觉形成过程：光线→角膜→瞳孔→晶状体→玻璃体→视网膜（形成物像）→视神经（传导视觉信

息）→大脑视觉中枢（形成视觉）。视锥细胞识别力强，对光敏感性差；视杆细胞对光极为敏感，识别力较差。在这一过程中，瞳孔反射有其特殊的含义：对光的反应依赖视杆细胞，创造识别环境或者条件，视锥细胞精细的识别与注意视物时，尤其视近时，瞳孔缩小。有一种斜视，注意时眼位正，注意就是条件，识别的条件，属于主动调节。被动调节是瞳孔根据环境条件改变而改变的调节。

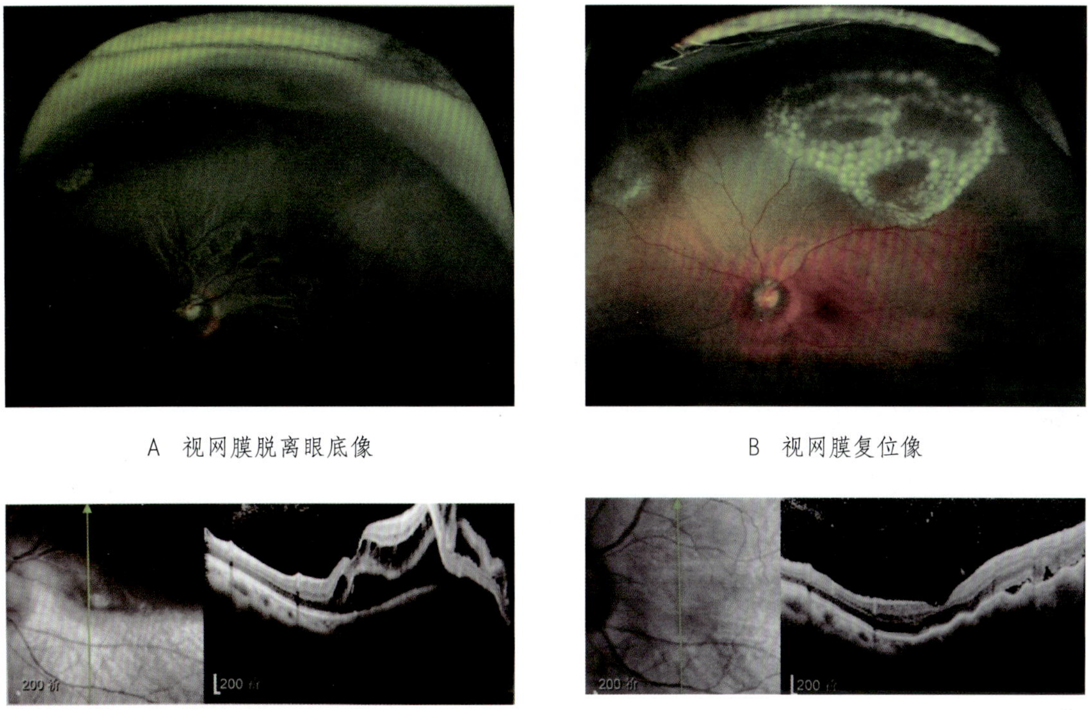

A　视网膜脱离眼底像　　B　视网膜复位像

C　视网膜脱离黄斑 OCT 像　　B　视网膜复位后黄斑 OCT 像

图 1-6-3　视网膜脱离复位前后黄斑 OCT

六、视网膜视觉点的分离与传导

视网膜脱离复位后，为什么视力大受影响？OCT 提示视网膜并没有完全复位。图 1-6-3 所示为视网膜复位前后的黄斑 OCT 像，在短期内，还没有过剩贴附，临床上视网膜复位的一部分病例，需要很长的时间才能达到神经上皮与神经上皮的贴附。临床上见到的高度近视黄斑劈裂，是否应该手术呢？劈裂发生在视网膜神经上皮，部分神经联系已经断裂或拉长，即使复位，联系也不会再建立，那么我们施行的玻璃体手术意义在哪里呢？维持原状，那么后巩膜扩张怎么办？只能用后巩膜加固与后巩膜兜带手术来解决。

第六节　视网膜受力

一、视网膜受力

视网膜受力关系与角膜与巩膜类似，玻璃体的支撑力与眼内的支撑压力，脉络膜的缓冲力的反向力，视网膜自身的张力。视网膜的每一个点，都会受到来自以上 4 个方面或者 4 个方面以上，6 个方位以上的力。

为什么视网膜的每个点都要受到 4 个方面以上、6 个方位以上的力呢？如层与层之间的黏附力，组织细胞之间的结合力，来自各个方位的张力等。但是，就视网膜整体而言，受到来自玻璃体的压力与巩膜的张力而产生的反弹力（图 1–6–4）。

对视网膜的自身的和来自视网膜外的力，激光对视网膜的影响，激光后会加强视网膜与脉络膜的黏附，但是视网膜也面对（遭受）激光的损伤，视网膜自身的反应，早期的和后期的视网膜自身的收缩。这种张力也会产生新的裂孔，如黄斑裂孔；也会造成视网膜的脱离等。玻璃体对视网膜产生支撑的力，但是，玻璃体的改变，也会产生牵拉的力，而导致视网膜的裂孔与视网膜脱离。

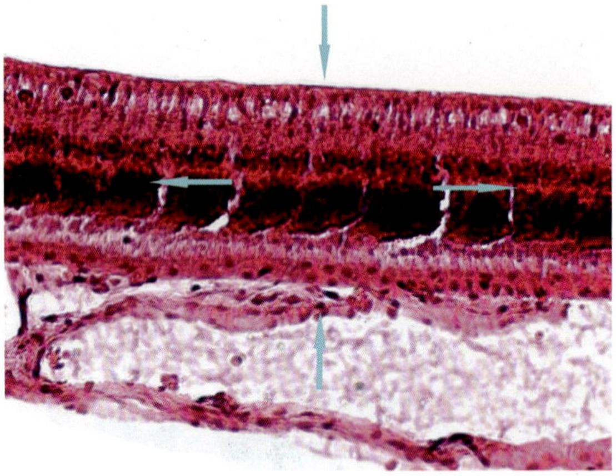

A 兔视网膜 HE 染色，提示视网膜受力

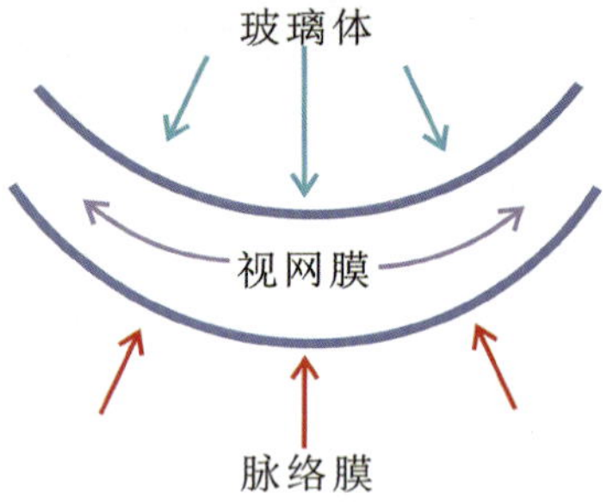

B 视网膜受力示意图

图 1–6–4 视网膜受力示意图

临床上见到的较大的多发的视网膜干孔，多见于牵拉因素较多的马蹄形裂孔；激光后，发生视网膜脱离的情况。应该是视网膜受到激光损伤后的自身收缩与玻璃体牵拉的共同作用所导致的结果。

就视网膜自身的力而言，力量最强的要数视网膜神经纤维的力了。视网膜的多层结构，胶质细胞与视网膜的血管，形成网状，将视网膜加固，并没有表现出明显的方向性。但是，视网膜的神经纤维层，却有着明显的纹理与方向性，如视神经束在黄斑的放射性分布，与视神经束向视盘的集中。内界膜，也称之为内限膜，就是一层与视网膜大血管黏附的具有限制功能的膜。内界膜的收缩，可以产生黄斑裂孔及裂孔的扩大，可以产生黄斑前膜，可以产生牵拉性视网膜脱离等。

二、黄斑牵拉综合征与特发性黄斑裂孔

黄斑牵拉综合征的发现与 OCT 的发明，显示了黄斑部视网膜与玻璃体受力关系（图 1–6–5）。

黄斑牵拉综合征的发生与特发性黄斑裂孔的形成有关，与玻璃体后脱离有关，与年龄有关，发生年龄与自然的玻璃体后脱离的发生相吻合。

特发性提示原因不明，临床观察，多发生 50~70 岁年龄，女性多见，多见于正视眼。特发性黄斑裂孔的产生与年龄相关，与玻璃体后脱离发生相关，与玻璃体后界膜与黄斑结合紧密有关，是伴随玻璃体后脱离而产生的一种生理失衡现象。而高度近视的黄斑裂孔机制更为复杂。

事出有因，特发性黄斑裂孔还可以称之为特发吗？正视眼的黄斑裂孔较为单一，玻璃体后脱离，同时黄斑部玻璃体结合紧密的不平衡。玻璃体后脱离是与年龄相关性白内障伴行的一种生理现象。特发性黄斑裂孔也是如此，只是与玻璃体后脱离的发生关系紧密。如果说晶状体混浊，玻璃体混浊是人体衰老

的过程的表现的话，那么黄斑裂孔就是伴随的现象。那么，还可以称之为特发性黄斑裂孔吗？特发性是指原因不明，随着 OCT 的广泛应用，特发性黄斑裂孔的原因已经逐渐明朗，应该称之为年龄相关较为合适。既然黄斑裂孔的形成是在玻璃体后脱离的一瞬间，那么，为什么有些人或者大多数人发生玻璃体后脱离不发生黄斑裂孔呢？说明还是存在个体的差异。

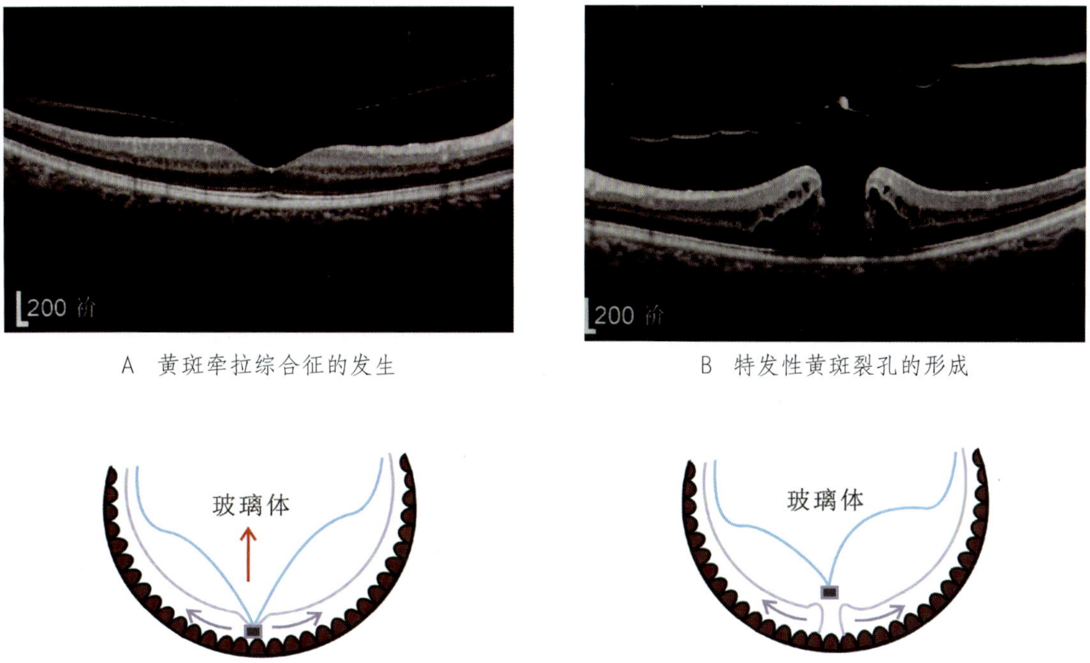

A　黄斑牵拉综合征的发生　　B　特发性黄斑裂孔的形成

C　黄斑牵拉与玻璃体后脱离示意图　　D　黄斑裂孔形成示意图

图 1-6-5　黄斑牵拉综合征及特发性黄斑裂孔形成示意图

三、外伤性黄斑裂孔的形成机制

视网膜的裂孔形态，在其他部位可以是马蹄形的，也可以是圆形、三角形或者是条形的，但是，在黄斑中心的裂孔总是圆形的，这是由于视神经纤维走行方向形成的，过去曾试图针对这一特征治疗黄斑裂孔性视网膜。

根据黄斑受力的方向，在赤道后 4 个象限冷凝，然后注气，针对脉络膜萎缩灶的黄斑白孔，则采用萎缩灶边缘的术后激光治疗，其原理是相同的。环扎外垫压结合注气的方法，也是这个原理。

现在对视网膜内界膜的研究发现，内界膜的收缩，导致了黄斑孔的形成和黄斑的脱离，包括玻璃体后界膜的收缩和切向牵拉，其道理是与前述的相同的力的方向。

对黄斑裂孔的形成又有了新的解释，除了以上的解释外，另一种解释，那就是：黄斑周围的后脱离，产生对黄斑中心凹粘连玻璃体的垂直牵拉形成，就像拔萝卜一样，先前后左右摇动，最后把萝卜拔出来。当然黄斑中央不是萝卜，萝卜是拉下来的那部分黄斑组织。水在其中起了很重要的作用，水的流动和波动，起着拔萝卜的摇晃和垂直牵拉的作用。

而外伤性黄斑裂孔的形成机制，却有不同。常常发生在没有液化腔的和没有玻璃体后脱离的人群。一种观点认为：玻璃体视网膜粘连导致急性黄斑裂孔发生。另一种观点认为：外伤导致视网膜水肿，水肿后黄斑裂孔发生。

外伤产生的切向力，冲击力产生眼球的膨胀力，还有冲击力道的反弹力。玻璃体视网膜的黏附力，玻璃体对黄斑的黏附力，玻璃体受力后对黄斑的力，垂直的力，脉络膜的缓冲力，巩膜产生的反弹力，加上黄斑区的神经纤维走向是放射状离心的，就会产生黄斑撕脱组织与裂孔。

四、力的交会与视网膜

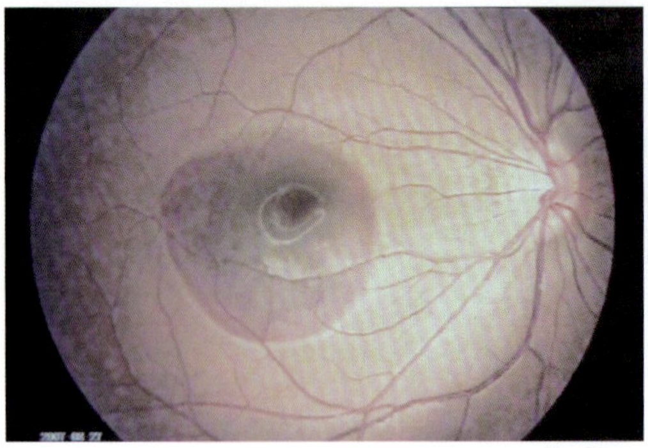

A　黄斑部出血眼底像

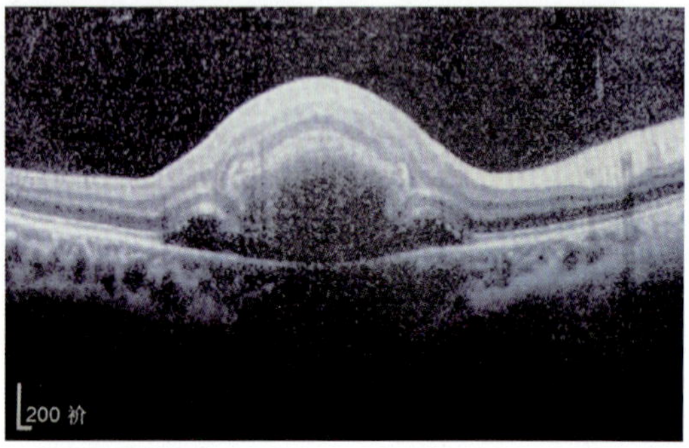

B　黄斑出血 OCT

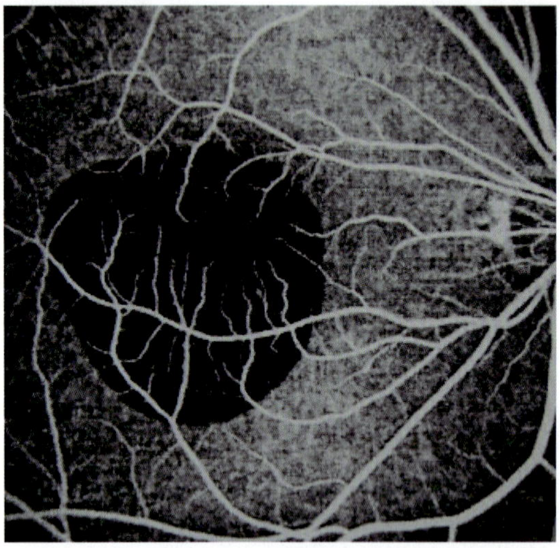

C　黄斑出血造影像

图 1-6-6　眼球钝挫伤导致的黄斑出血性视网膜脱离

眼外伤发生的脉络膜破裂就是证明，当这种对球壁的张力与撕脱力达到一定的极限时，就产生脉络膜破裂，或者，黄斑裂孔和其他部位的裂孔。如图 1-6-6，右眼钝挫伤，黄斑视网膜下出血，呈圆形，色红。

外伤那是怎样一种场景？眼的变化，就像吹大的皮球，张力加大，脉络膜的缓冲，缓解同时产生回荡力，而对视网膜产生张力，由于黄斑的纤维走行特征，而产生玻璃体对黄斑的牵拉与视网膜张力（也包括脉络膜），导致黄斑裂孔的形成。

引申一下，组织结合处往往是薄弱处，玻璃体与视网膜的结合处也是薄弱处，无论是与什么组织的结合处。锯齿缘截离与裂孔、黄斑孔、周边部裂孔，都是玻璃体接合处。视盘的纤维走向不同，360 度放射状，只有很大的力量才产生视神经撕脱，还有组织的移形处，如眼球破裂就常常发生于角膜巩膜缘。

钝挫伤的力，如果没有脉络膜，受到这样的力的冲击，视网膜在受到冲击时遇到坚硬的巩膜，那会怎样？就如小儿摔泥巴的游戏，视网膜组织也许因一次外伤而粉碎。但是，有了脉络膜，经过它的缓冲，视网膜保住了，由于在缓冲过程中的突然的压缩，视网膜产生张力，切向的拉力。由于视网膜神经纤维的走向，对黄斑中心产生离心的力量，造成黄斑部裂孔。

眼外伤时外力的冲击力产生眼内各层的反弹力，这两种力的交会或者产生的分力造成组织的破裂、撕脱与裂孔。如发生的虹膜根部离断与虹膜撕脱，晶状体的脱位与混浊，玻璃体积血与玻璃体疝，黄斑裂孔，视网膜裂孔与锯齿缘截离，脉络膜破裂与出血，还有视神经的损害等（图 1–6–7）。

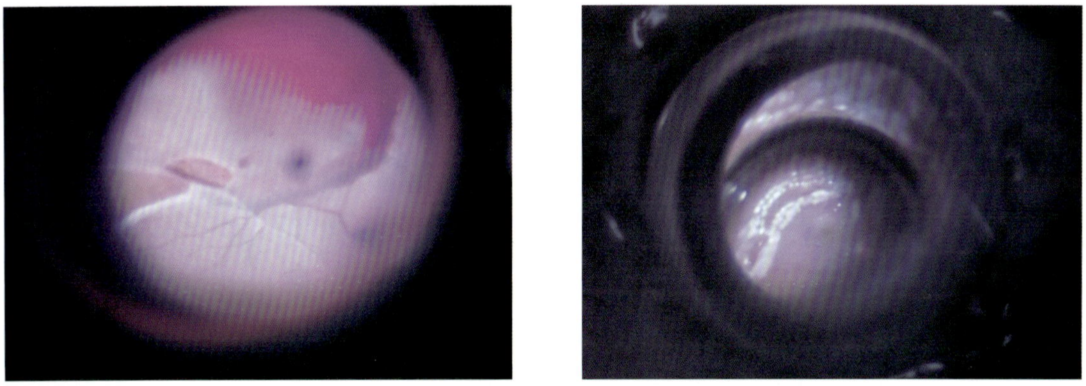

A　术中见视网膜下积血及视网膜裂孔　　　B　术中视网膜裂孔激光

图 1–6–7　眼球钝挫伤导致的出血性视网膜脱离与视网膜裂孔（术中所见）

第七章　玻璃体——眼的静与稳定中心

第一节　玻璃体的概念

为何视网膜色素上皮细胞只见一层细胞？在一个弧形平面，而不是平面？世界是圆的，圆的可以有较大的接触面积，更大的视野，这是与平面比较。形成的弧形平面，或者说弧形面，围成一个腔，这个腔有其多重的意义。这个腔的内容物，也具有了多重而有待发现的意义。

玻璃体有更深层意义的调节功能。就像如果没有眼内腔的推理一样，如果没有玻璃体，那么眼球会是怎样？如果是个水的环境，就如我们切除了玻璃体的眼，那么眼球又会是怎样？

玻璃体顾名思义就是一个像玻璃一样透明的组织，它的比重似水，屈光力似水，透明似水。但是它不是水，虽然它的成分中水分占 99% 以上，实际上它是一个胶体结构。

玻璃体是一种眼球内容物，为无色透明胶状体，表面覆盖着玻璃体膜。玻璃体填充于晶状体与视网膜之间，约占眼球内腔的 4/5。具有屈光、固定视网膜的作用。

玻璃体无色透明，半固体，呈胶状，其主要成分是水。玻璃体的前面有一凹面，正好能容纳晶状体，称为玻璃体凹。年轻时，晶状体与玻璃体能较好地紧密粘连，随着年龄的逐渐增长，晶状体与玻璃体的粘连性也逐渐减弱，分离，发生玻璃体前脱离。玻璃体周围有一层密度很高的物质，称为玻璃体膜，并分为前后两部分：前界膜与后界膜。玻璃体内没有血管，它所需的营养来自房水和脉络膜，因而代谢缓慢，不能再生，若有缺损，其空间就由房水来充填。当玻璃体因各种原因发生混浊，视物时，就会觉得眼前如有蚊虫飞舞。此外随着年龄的增长，或由于高度近视等原因，半固体的凝胶状玻璃体就会逐渐变成液体状，称之为玻璃体液化。

胶体结构的存在本身就具有内在的含义。虽然在 20 世纪 80 年代，玻璃体手术开始风行，一种观点认为玻璃体可以用水代替。但是实际上，事物不是绝对的。这一观点的成立需要一个严格的条件限制，那就是视网膜没有裂孔，视网膜是完整的。

视网膜正常或虽然脱离但是新鲜的，在裂孔封闭后，视网膜复位，生理盐水或平衡盐液充于玻璃体腔中，而且没有玻璃体基部的增生和牵拉。这是一个很严格的条件限制，临床上很难达到，因为切除了玻璃体后，不但是切除了一个结构，而且是打破了一种平衡和一种稳态。再完美的手术，切除玻璃体，单就眼内腔的操作就是一种刺激。

关于玻璃体，外观是透明体，本质是一种黏性的、不易移动的、变形缓慢的胶体。在巩膜为坚固外壳的眼内腔中，是一个既有柔性，又有刚性的物体。柔性是对周围组织的接触中表现的支持与无害，刚性表现在对眼球的支撑与眼压的维持上，正常眼压成为一种玻璃体硬度的范围。

第二节　玻璃体的形态

一、玻璃体的形状及结构

玻璃体是什么样子？玻璃体是一种眼球内容物，为无色透明胶状体，表面覆盖着玻璃体膜。玻璃体填充于晶状体与视网膜之间，约占眼球内腔的 4/5。

玻璃体和晶状体、房水、角膜等一起构成了眼的屈光间质，并且对视网膜和眼球壁起支撑作用，使视网膜与脉络膜相贴。在外伤或手术中，一旦发生玻璃体丢失，就容易造成视网膜脱离。玻璃体为无色透明胶状体，玻璃体位于晶状体后面，充满于晶状体与视网膜之间，充满晶状体后面的空腔里，具有屈光、固定视网膜、稳定眼内组织的作用。

玻璃体是由蛋白质形成的小纤维网状结构做支架，内中充以玻璃样酸而形成的凝胶体，它具有一定的稠度和弹性，从而能保持一定的形体和某种程度的伸缩性，由于玻璃样酸和蛋白质都能吸收大量水分，故玻璃体的成分中 99% 为水分，余 1% 还不到的为玻璃样酸和蛋白质，它们却对玻璃体的变化起着重要作用，使玻璃体能够相对膨胀或收缩，保持玻璃体的弹性和正常形态。对周围组织能承受一定的压力和具有相当的张力，若是玻璃体因某种原因 (如老年变性、视网膜疾病、葡萄膜炎……) 发生变性，导致浓缩或液化，则它对周围组织的支持作用减弱，易引起视网膜脱离的产生。因此，在多数原发性视网膜脱离中，玻璃体的改变常先于视网膜脱离而发生。另一方面只要视网膜脱离存在，玻璃体混浊往往难以恢复，而如脱离的视网膜得到复位，玻璃体混浊亦能很快减轻，由此可以说明视网膜和玻璃体的密切关系。

二、玻璃体的形态观察

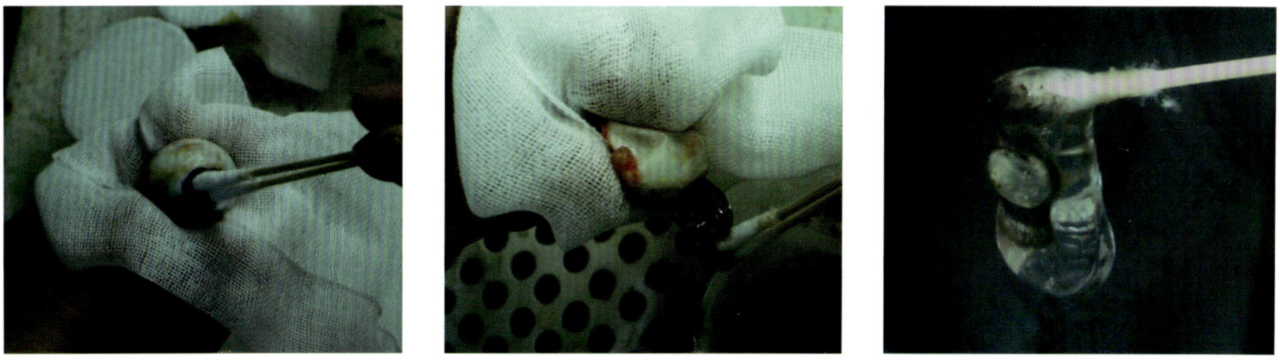

A　B　C

操作方法：75% 酒精擦手，撕除虹膜，用左手用无菌棉纱布拖住眼球，右手用棉签拨开晶状体，粘取玻璃体 (A)，左手挤压眼球 (B)，右手用棉签黏合玻璃体引导出眼壳 (C)

图 1–7–1　完整取出玻璃体的过程

一次偶然的机会获得了 doner 眼球，角膜已被去除，余下的部分提取视网膜色素上皮细胞做细胞培养，在获得视网膜色素上皮细胞的操作中，首先就要去除玻璃体及视网膜。

操作方法：75% 酒精擦手，撕除虹膜，左手用无菌棉纱布拖住眼球，右手用棉签拨开晶状体，粘取玻璃体，左手挤压眼球，右手用棉签黏合玻璃体引导出眼壳（图 1-7-1）。

操作中发现晶状体与玻璃体黏合，玻璃体浑然一体，呈环状，环的中心前方与晶状体相连，并托着晶状体，视网膜破裂。从玻璃体的取出这一过程中，我们发现了什么？并不是垂涎而滴，与我们一般玻璃体的概念不同。如果玻璃体是一般简单的胶状体，取出时，就没有形。因为胶状体是流动的，胶水的黏性也会表现出向下，重力影响下的下坠，而玻璃体在有水分时，在取出时，是有形的（图 1-7-2）。

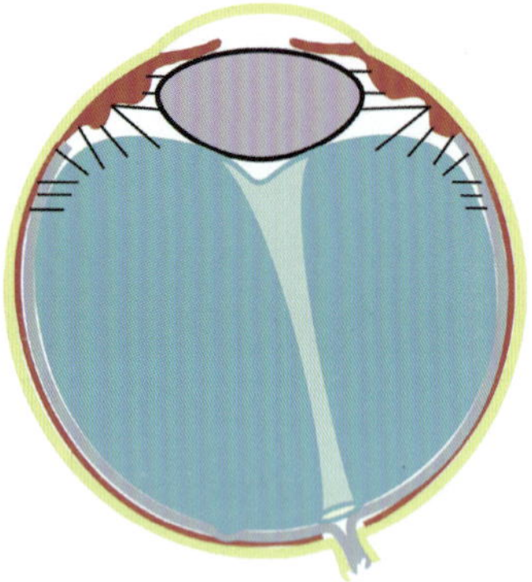

A　玻璃体视网膜晶状体界面关系

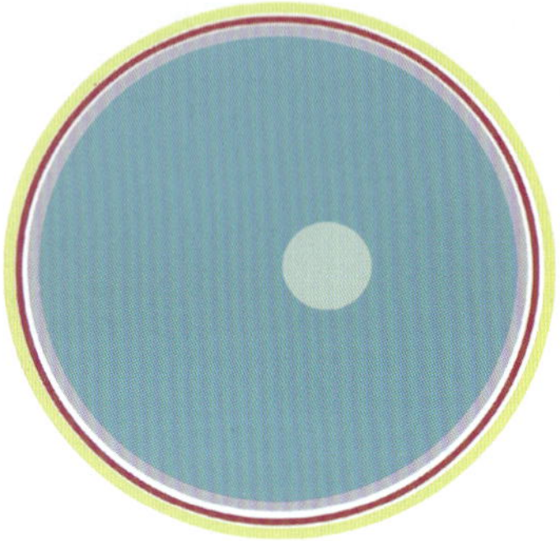

B　玻璃体冠状位

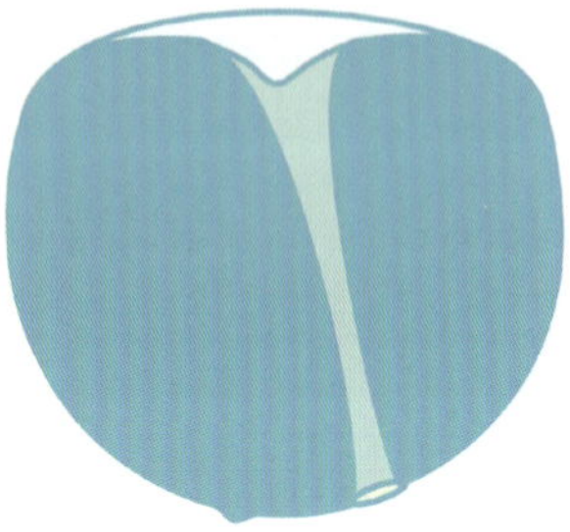

C　玻璃体球内形态

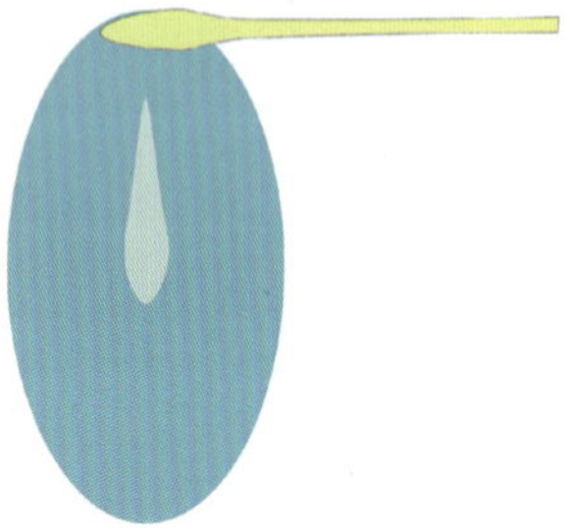

D　玻璃体球外形态

图 1-7-2　玻璃体球内球外形态对比

而在白内障手术中的玻璃体脱出，是一种压力的释放。即使是玻璃体脱出的情况，突出的开始也是球状透明状。也有液化玻璃体的情况，随后就是玻璃体丝的牵拉。

玻璃体不是浑然均质的胶体，中央稀薄，边缘稠密，稠密的部分形成一个环状物，其中富含纤维，而且纤维交织呈网状，维持着玻璃体环状的外形。玻璃体的基底部与视网膜连接紧密，在玻璃体完整的取出过程中，造成了视网膜的撕裂。

玻璃体是一个透明胶质体，99% 水，占眼球内容积 4/5，约 4.5mL，屈光系数 1.336，凝胶成分为Ⅱ型胶原、透明质酸黏多糖，其他还有可溶性蛋白、葡萄糖、氨基酸、电解质等。玻璃体是一个由纤维为框架而围成的一个胶体环，环围成一个管道，向前延伸形成一个凹面，形成玻璃体凹，容纳晶状体，托起晶状体，并与晶状体后面囊环形膜状接触，并连接。向后延伸，与视盘环形连接，这个环状结构，在近视眼或者老年人，与视网膜及视盘分离，形成玻璃体后脱离，与视盘接触的玻璃体这个环，被称之为 weiss 环。

第三节　玻璃体的特性及功能

一、屈光间质的特性

玻璃体是眼的重要的屈光间质之一，依据屈光间质的需要，玻璃体具有透明性与均质性的特点，一旦这两个特性发生改变，就会影响视力，影响眼的功能。

二、组织间质的特性

组织分为组织间及细胞，组织间含有大量的水分。组织间的水分增多，会造成局部组织的水肿，局部压力增高。组织间的水分减少，会造成局部组织的脱水，局部压力减低。

玻璃体是组织间。由于眼有巩膜外壳，玻璃体水分多时，眼压升高，玻璃体水分少时，眼压降低。因此，玻璃体具有一种随其水分的变化而变化的特性。

玻璃体的通水性，可以传输眼内腔接受和允许的营养物质；通水性或者称透水性，营养物和代谢物可以随水分自由地在玻璃体中扩散。玻璃体这种组织间质特性是眼球眼压维持与波动的基础。

三、胶体的特性

除此之外，玻璃体有其独特的性质。玻璃体有网状结构，分布在玻璃体胶体中，有规律排列的纤维，这种组成就构成了玻璃体的几种特性：第一是玻璃体的膨胀性，对眼内组织产生压力，对维持眼的多层结构，维持眼球的外形至关重要。第二是玻璃体的支撑性，对晶状体、视网膜，甚至脉络膜睫状体具有支撑作用，表现在玻璃体与周围组织的连接与玻璃体的膨胀性。第三是玻璃体的可浓缩性，缓解压力变化。第四种是玻璃体的缓慢或不可移动性，可以缓冲组织的震荡；加上玻璃体的后界膜和视网膜界面的特性，这种特性使得眼内腔的水分减少和增多，都不会影响玻璃体在玻璃体腔的状态，随着眼内腔的形态而变化。

玻璃体是一个矛盾体，既然可以拉伸，就可以变形，但是，我们看到的只是拉伸，只是玻璃体的变形能力，而不是玻璃体的流动，因为，有纤维的网状支架，不会像水一样流动。玻璃体是有形的，又是无形的，离开了水，玻璃体就可以说接近于无形。

我们在白内障手术中见到的玻璃体脱出，是玻璃体变形的表现。玻璃体的变形，是有一定限度的，网状支架固化的玻璃体胶体，拉伸到一定的限度，就会破开，胶体与水分流失后，只剩下玻璃体纤维了。

除此之外，还有几个特点及功能：玻璃体的不孤立性，玻璃体的无体位功能，组织亲和性，等等。

四、玻璃体的不孤立性

玻璃体的不孤立性也就是玻璃体的连接功能。玻璃体在眼内的稳定性至关重要，玻璃体有前界膜与晶状体后接触。玻璃体有后界膜与视网膜内界膜接触，而基底部，粘连紧密，是前界膜与后界膜的分界，就像过山车的安全装置。这些连接使得玻璃体与周围组织连为一体。

除此之外，玻璃体不仅仅是眼内组织之间的连接、分隔、区别、过渡的结构，很多组织之间的信息交通、物质交换、相互影响等，都通过玻璃体来完成。比如，晶状体的分泌功能，就会通过玻璃体传达一些调节物质。如人工晶体眼的视网膜脱离、糖尿病视网膜病变，发生快，而且重。眼外伤后，晶状体的保留会对视神经及视网膜的损伤有修复作用等，这些都通过玻璃体来完成与改变。

五、组织亲和性

这种组织亲和性是相对于硅油与重水及惰性气体的等人造物的相容性而言的。一般组织的相容性，基本上是突出人工替代物的惰性与隔离性与分割性。

这种亲和性是相容性无法比拟的。玻璃体与视网膜的界面，在基底部的紧密接合，使得即使发生玻璃体与晶状体的分离，玻璃体被切除后，仍然可以固定于眼内。

玻璃体与晶状体的接合与连接，这种连接与晶状体的功能与形态的吻合性、和谐性就可见一斑。晶状体与虹膜的关系、睫状体与晶状体的关系、脉络膜与视网膜的关系等亦然。

表面不表现的特性在比较中就表现出来了。对硅油、气体、重硅油等替代物与体位的关系的关注，才发现玻璃体与眼浑然一体，才发现玻璃体的智慧。在与这些人工替代物的比较中才感悟到，玻璃体本身的生物胶体的表面无特性而表现出的无限大的特性。加上与周围的连接，还有与周围的接触的界面，界面表现出的即是生物接触又是生物粘连的特性，还有我们还没有发现与意识到的特性。这不是自然界有限与无限的体现吗？玻璃体无限智慧的体现吗？

六、渗透压的特性

渗透压物质的固定性。玻璃体形态的维持，依赖于玻璃状体的成分中 99% 为水分，余 1% 还不到的为玻璃样酸和蛋白质，保持渗透压，但是成分长期保持不变。这是怎样的组织？与脉络膜渗透压比较，一个是渗透压物质的变化与流动与更新，一种是渗透压成分固定，完全是两种情况。

就像我们认为的那样，玻璃体只是透明性吗？可是内在的特性被忽视。还有玻璃体在胚胎期对眼球的发育起的作用；还有玻璃体的膜状结构和界面参与眼内腔的屏障作用，细胞大分子不易侵入玻璃体腔；还有玻璃体成分具有对新生血管和细胞增生的抑制作用，玻璃体的黏滞性、对水的保持性，缓冲眼球及身体的运动，缓冲外界的冲击力，缓解眼内的联动，缓冲眼压的变化等。玻璃体表现出来的有与无的自然特性，有待于我们进一步去发现。

七、玻璃体的去体位功能

玻璃体去体位功能也是玻璃体的无体位与无重力特性。玻璃体中没有重力吗？不是，玻璃体积血，血会沉向下方，即重力的一方；即使不侵入眼内的视网膜脱离不放液外路手术，也需要体位的配合。玻璃体与周围组织的多方式的接触与连接，玻璃体的组织胶体特性，与人工替代物比较，在一定的范围内，玻璃体保持与周围组织的无重力界面连接，是一种力的综合的稳定结果。

重要的是玻璃体在一定程度上是浑然一体的，同时与周围相互连接的。而本身是没有重力，是胶体，与水分混合融为一体，不表现任何表面的特性与方向性，它只是胶体与透明的纤维组成，是胶体，还是生物胶体。胶体的分散性与扩散性，加上玻璃体与周围组织的连接，抵消了人类活动中的体位与重力的作用。

玻璃体的这种结合使得人类的活动体位更加多样性，人类的更多的社会性活动，使得人类有更多的生活和工作体位，这是人类和灵长类动物与其他动物区别的地方。而为了适应这种变化与不同，人类的玻璃体与周围组织有分界，却也相互连接，混为一体。我们现在使用的硅油、惰性气体、重硅油等无法替代玻璃体的这种特性，尤其在体位的选择上表现较为突出，使用这些替代物时，对生活质量影响较大，也很难达到原玻璃体的完美状态。

玻璃体表现的是膨胀与回缩力的综合。随着年龄的增长，玻璃体的连接界面联系减弱了，发生玻璃体的前后脱离，还有一部分近视眼的个体，会较早的发生玻璃体的脱离。回缩的玻璃体会漂浮在玻璃体腔出现视觉中的飞蚊症与混浊。为什么近视眼的个体会较早地发生玻璃体的脱离呢？这个现象提示我们什么？说明了玻璃体与玻璃体腔吻合的需要，在玻璃体的潜能章节进一步讨论。

第四节　玻璃体的潜能

一、玻璃体的潜能

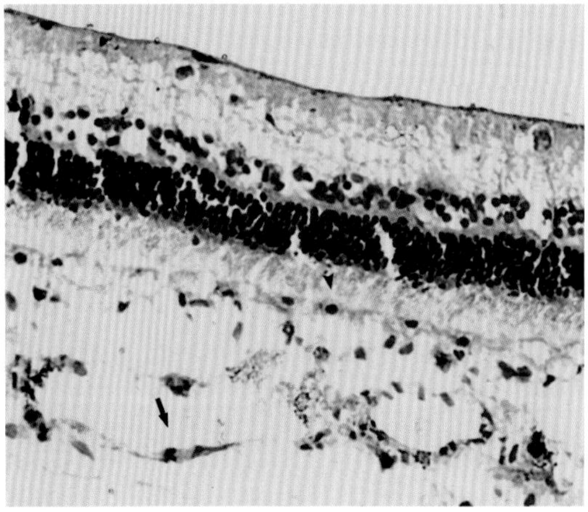

A

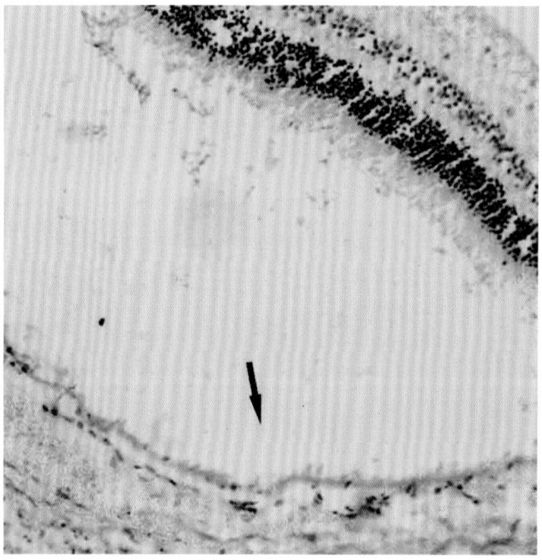

B

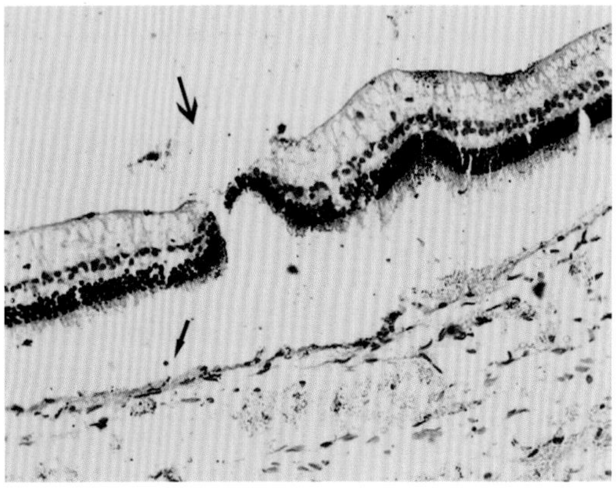

C

A,B,C 示兔视网膜脱离模型后切片进行的内皮素 -1（endothelin-1,ET-1）的兔视网膜的疫组化染色。A 图示正常兔视网膜的 ET-1 表达。ET-1 多表达于血管，是较强的血管收缩剂。B 图示造模后第 3 天的 ET-1 的表达。C 图示造模后第 7 天的 ET-1 的表达及造模的视网膜裂孔

图 1-7-3　内皮素 -1 在兔视网膜脱离的表达

玻璃体呈胶体状态，但又不完全是胶体，玻璃体由胶状体与生物纤维构成（见玻璃体的形态），这个生物纤维，维持玻璃体的外形，同时，在特殊情况下，又成为牵拉之物。

玻璃体的重要作用就是维持眼内多层组织的稳定，这种作用是通过玻璃体与视网膜的亲和性的接触与眼压来维持的，而眼压的维持，又是玻璃体的特性所决定，这些无法替代与无法比拟的特性，凸显了玻璃体的重要性。

一旦玻璃体的特性改变或者玻璃体失去或者损失，眼压就不容易维持，就容易发生视网膜脱离和脉络膜脱离。如白内障术中的低眼压，会发生脉络膜的脱离。如玻璃体手术后容易发生脉络膜脱离。

视网膜是眼这一器官最重要的功能组织。视网膜脱离是视网膜神经上皮与视网膜色素上皮的分离，与眼多层结构的分离，严重影响视力，是一种严重影响视功能导致失明的眼病。

为了研究视网膜脱离这一眼的疾病，我们进行了中国大白兔的视网膜脱离模型的研究。研究的中心问题是视网膜色素上皮细胞在视网膜脱离时的改变。选择中国大白兔是由于视网膜色素上皮细胞富含色素，大白兔是白化病兔，不会影响研究中的染色结果，而且也出于结果均一性的考虑（图 1–7–3）。

在造模的过程中，出现了视网膜脱离后的自行复位现象。从而发现了玻璃体的强大的恢复能力，这种能力是在切除部分玻璃体时显现的，正常情况下玻璃体支撑着眼球的各层。即使这样，还会发生视网膜的脱离。而在兔的视网膜脱离模型中，造成视网膜脱离出现自行复位的现象。这一现象引起了我对玻璃体潜能的关注。

二、兔视网膜脱离模型

（一）第一次动物模型

1. 视网膜脱离动物模型制备：手术前依兔的正常体位选择手术切口，后肢肌肉注射速眠新注射液 0.4 ~ 0.5mL 后，点用托吡卡胺滴眼液散肌，常规消毒铺巾，剪开结膜；于 6 点、12 点距角膜缘 3mm 处巩膜缝线牵拉，6 点距角膜缘后 12mm 处定为裂孔部位；12 点牵拉线处向右旁开 3mm 穿刺，抽出 0.5mL 玻璃体；于 6 点定位裂孔处为顶压部位，以平口注射针自穿刺口进入，在间接检眼镜直视下，使针口接近视网膜，顶住自外部顶起的视网膜最高点，由助手注入生理盐水 0.5mL，见视网膜球状隆起后适度扩大裂孔；封闭穿刺口（图 1–7–4 ）。

2. 造模效果：实验组 16 只白兔 32 眼均成功造成裂孔和视网膜脱离，造成髓腺下方部分视网膜脱离，成功率 100%，其中玻璃体积血 2 例，晶状体后囊受伤 1 例。眼底视网膜脱离见于 3 点 ~ 9 点，隆起呈球状，位于兔髓腺下方。B 型超声见矢状位较均匀的隆起（图 1–7–5）造模后视网膜隆起度较高，24h 后视网膜明显回落；开始造模时，放出玻璃体较少，1d 后已经看不出视网膜的隆起。视网膜平展，但组织 HE 染色感受器外节与 RPE 细胞并未接触。而在 14d 自行复位的视网膜中组织 HE 染色部分区域可见变为多层的 RPE 细胞，感受器外节变短，与多层的 RPE 细胞接触。

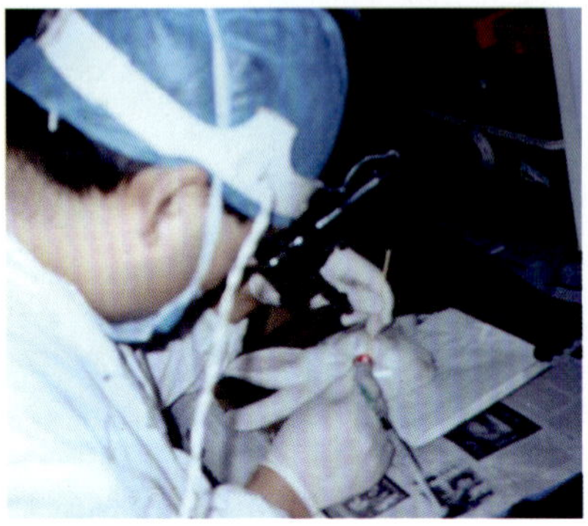

A　造模

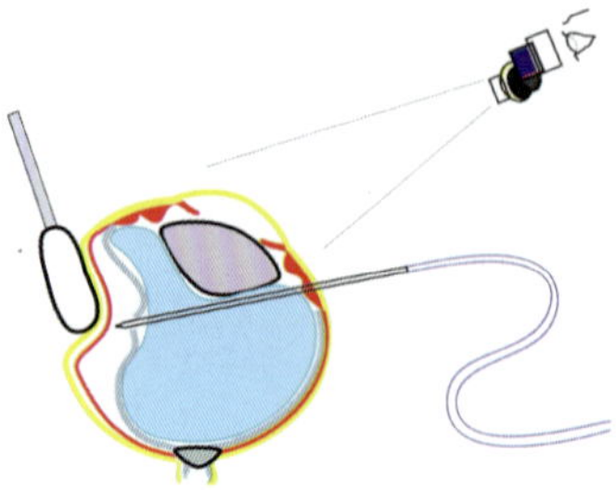

B　模型操作的示意图

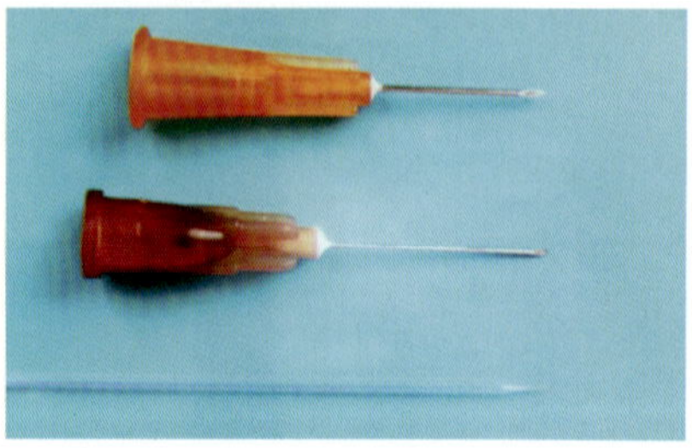

C　使用的平头针与临床使用的较细的眼科用针比较

图 1–7–4　兔视网膜脱离模型制作过程及示意图

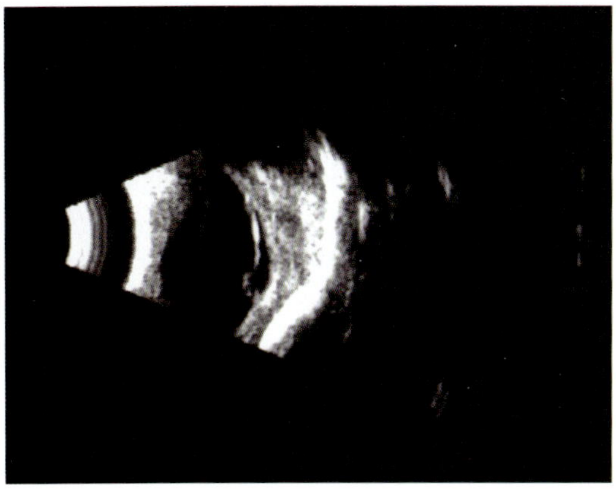

A　B超图

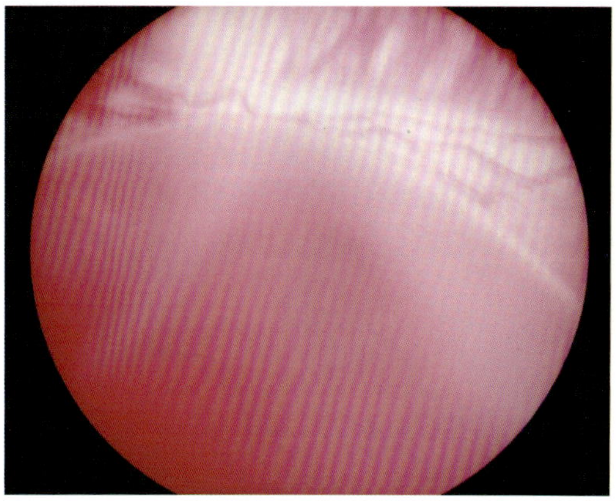

B　眼底图

图 1-7-5　模型后兔眼的 B 超及眼底图

（二）第二次动物模型

1. 模型制作改进：麻醉后，点用托吡卡胺滴眼液散瞳。用 75%酒精消毒眼周，半径为 2cm 范围，并贴手术贴膜。剪开球结膜，两条直肌（前下与后上两条直肌），穿线轻松结扎，拉起眼球呈脱臼状态。约 12 点距离角膜缘 3 ~ 4mm，1mm 穿刺刀穿刺。放玻璃体的位置压迫部位以压迫切口与角膜缘之间为最佳，先压出黏稠的玻璃体，剪刀剪去，再压为液性的玻璃体，再压为黏稠的玻璃体，剪去；直至眼压低，角膜起皱褶为宜，3 次 3 股玻璃体，放出并剪除玻璃体 0.5 ~ 1.0mL。左手持棉签顶压下方 6 点处，右手持微注射针，微注射针尖接近顶压区，轻触注射部位，可见发白区，嘱咐助手注生理盐水，缓慢回针，继续注射，同时缓慢放松 6 点的棉签顶压，直至消除顶压；见泡性隆起，活动微注射针使裂孔增大。微注射针为玻璃制品，透明，初学者可以将微注射针用龙胆紫染色，可以增强针尖在眼内腔的识别。缝线封闭穿刺口，结膜不缝（图 1-7-6）。

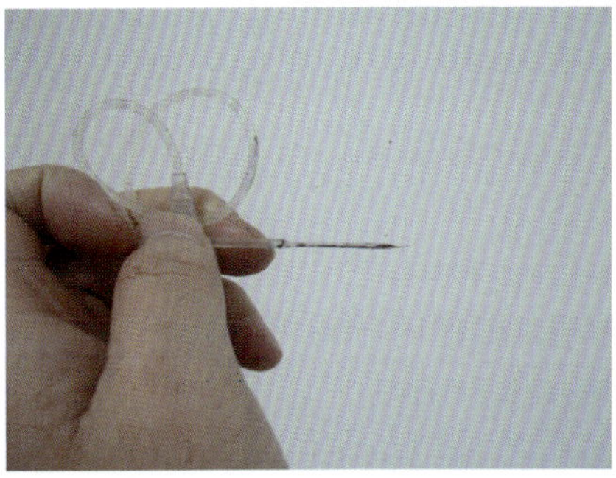

A　与输液管衔接的用龙胆紫染色的玻璃微注射针

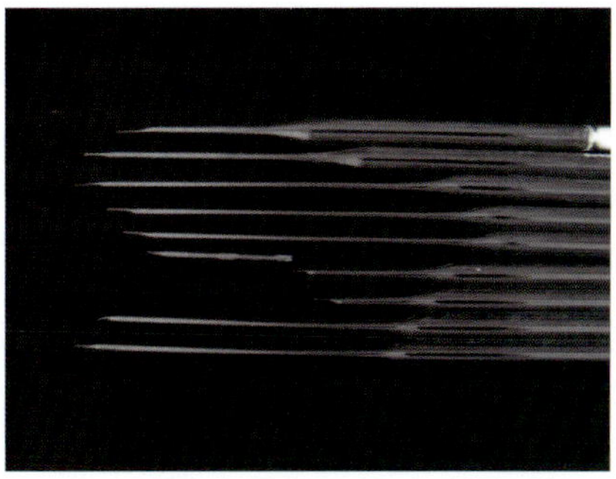

B　拉制备用的玻璃管，截取较细段，与输液管衔接即可使用

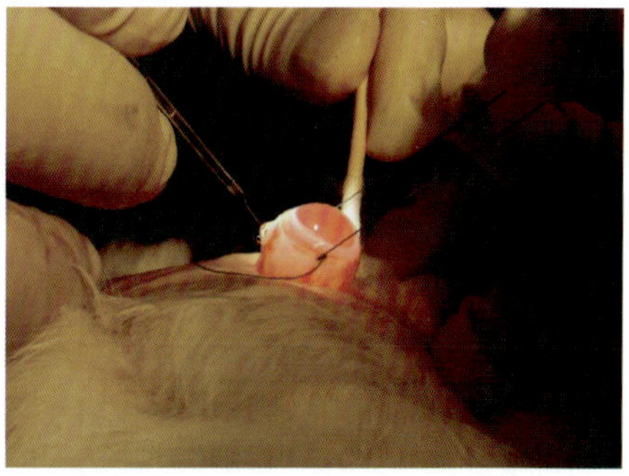

C　造模顶压与直视下进针过程以及间接检眼镜头镜光照入无色素兔眼产生的灯笼效应

图 1-7-6　第二次兔视网膜脱离模型制作

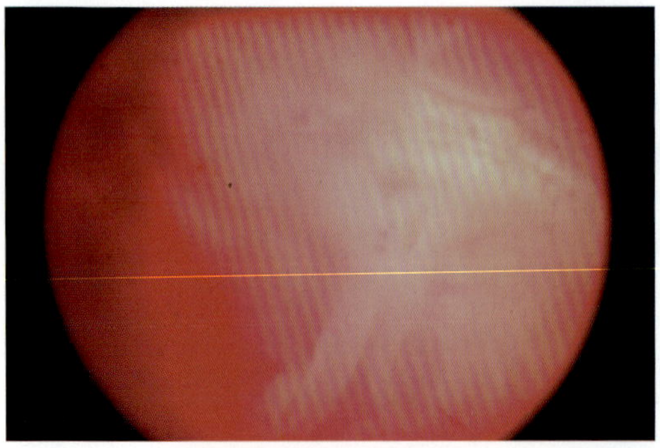

A　造模后 1h 拍摄的眼底，呈现全视网膜脱离

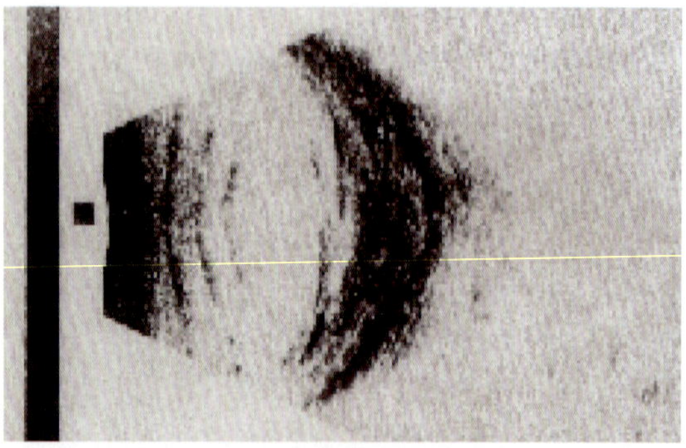

B　造模后 1h B超图，视网膜呈全脱状态

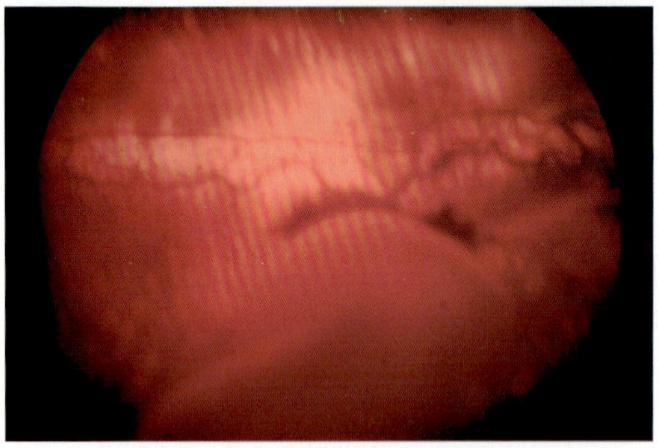

C　造模后 7d 拍摄的眼底，后极部及下方部分脱离的视网膜

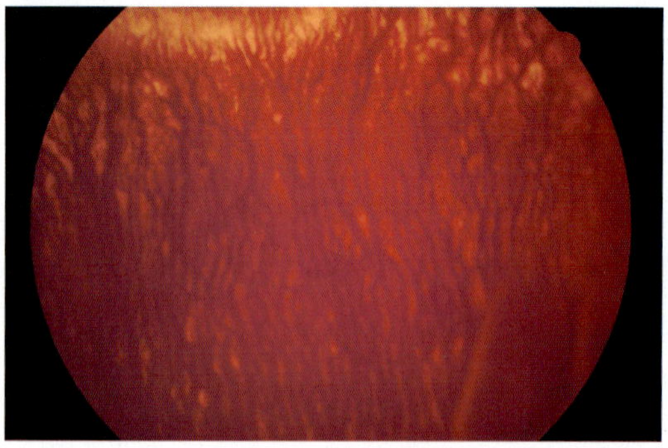

D　造模后 14d 拍摄的眼底，下方部分脱离的视网膜

图 1-7-7　眼底图及 B 超

2. 造模效果：24 只眼呈现视网膜全脱离状态，以髓腺为中心的隆起，髓腺周围均隆起，B 型超声波检查，呈现视网膜全脱离状态。裂孔周边部或可见或反褶于视网膜之间。玻璃体积血 1 例，无晶状体后囊受伤损伤。

造模后第 1 天观察实验组兔眼，结膜稍充血，所有眼角膜透明。前房清亮，晶状体透明，眼底可见玻璃体无混浊，视网膜均有脱离，呈隆起 3 ~ 4D，范围达 75% ~ 85%，裂孔可见 1 ~ 2PD，最大的一眼裂孔有 4PD，裂孔均位于赤道部。两眼视网膜表面可见有出血，3d 后出血基本吸收。所有模型眼底观察维持 4 ~ 6d，平均 5.2d（图 1-7-7）。

3. 视网膜脱离组织 HE 染色检测：组织 HE 染色光镜下可见视网膜神经上皮层与色素上皮层分离。玻璃体内见少量炎症细胞浸润和游离的色素上皮细胞（图 1-7-8A）。造模后 7d 时视网膜呈浅脱离状态，视网膜神经上皮层与色素上皮层之间可见浆液，部分眼可见纤维素渗出，并将视网膜牵拉起皱（图 1-7-8B）。14 d 时大部分视网膜复位，脱离的视网膜呈浅脱离状态，神经上皮层与色素上皮层之间仍可见浆液，血液细胞消失或者仅见少量血液细胞结构，色素上皮细胞排列疏密不均，形态差异较大，有的扁平，有的圆润饱满（图 1-7-8C）。

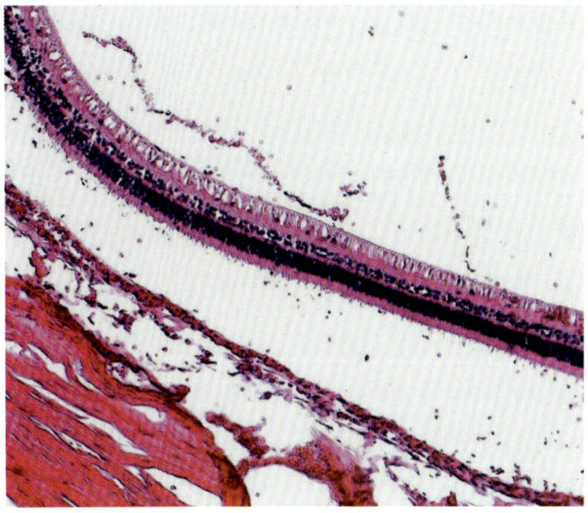

A　造模 24h 视网膜色素上皮层与神经上皮层分离

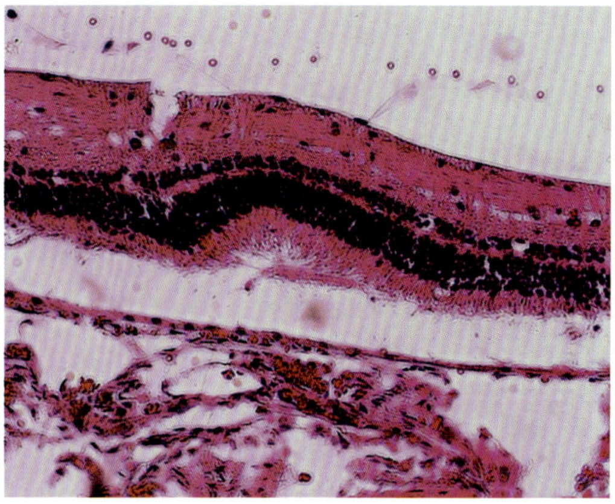

B　造模 7d 视网膜脱离病理图片，可见视网膜神经层下浆液

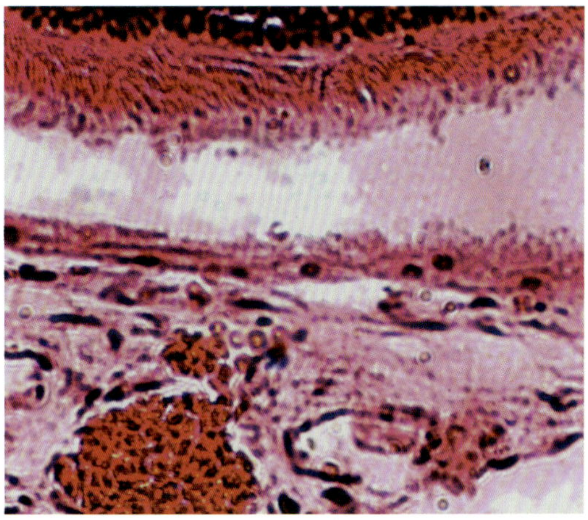

C　造模 14d 视网膜脱离病理图片，可见视网膜神经层下浆液及渗出物

图 1–7–8　造模后组织 HE 染色检测

三、视网膜脱离模型自行复位与玻璃体的关系

我们在建立兔视网膜脱离模型中遇到的问题，抽出 0.2~0.5mL 的玻璃体，造成了下半视网膜脱离，造模后的大多数中国大白兔的视网膜复位了。逐渐增加玻璃体抽出的量，达到 0.8~1.2mL，造成视网膜全脱离，视网膜自行复位的现象有所改善。虽然视网膜脱离没有进展，自行复位的现象仍然存在，但是，时间延长了。

自行复位，更恰当的表达，应该是回落。自行复位后的视网膜不是完全复位，就像临床上见到的视网膜脱离复位术后 OCT 的结果，这样就凸显玻璃体的作用。

兔子模型的裂孔于下方 6 点，视网膜能够自行复位，说明了一个问题，玻璃体的特性克服了重力的作用。兔眼是远视眼，玻璃体浓度高，放出量少，视网膜可自行复位；我们尽量模拟人视网膜脱离玻璃体液化的状态，放出大量的玻璃体后，产生玻璃体液化腔，使之模拟近似于人近视或者高度近视的玻璃体状态，放出大量的玻璃体。与前期工作的兔子视网膜脱离模型比较，视网膜脱离范围更大，维持时间更长。

原模型我们曾用抽出玻璃体的方法，减压和造成玻璃体的损失，使之符合高度近视玻璃体液化的状态，但是，发现抽出玻璃体量有限，而且，由于兔的晶状体较大，玻璃体腔相对较小，容易伤及晶状体，造成晶状体混浊，影响造模后的观察。这次，我们进行了改进，器械不进入眼内，通过挤压的方法，放出玻璃体。但是，从哪里挤压容易放出玻璃体，通过大量模型的实践，发现在切口到角膜缘之间压迫，玻璃体取出方便，但是计量放出的量较为粗糙，尚需摸索改良。采用压迫的方法，有抽取量不好计算量的缺点，但是，可以通过指压的深度与角膜的皱褶情况和3股玻璃体的形态来判定放出玻璃体是否适宜，也可以用去针的5mL注射器抽取，计量仍然显得粗糙。取玻璃体的目的是给视网膜下注射留下空间与留下玻璃体膨胀的空间和便于顶压起视网膜。

从发育开始，眼球的大小，视网膜的扩展或者扩张是与玻璃体相吻合的。眼球的扩张，越来越大，眼轴越来越长，玻璃体膨胀扩张。当眼内腔空间扩大到一定的极限，玻璃体胶体中就出现液化腔。这液化腔的出现，使得玻璃体黏稠的支撑功能受到影响，在眼球的运动中，玻璃体的活动度加大了。液化腔的逐渐增大，液化腔的水逐渐增多，带动玻璃体的运动。这时视网膜与玻璃体的界面的粘连部分对视网膜就产生威胁。在眼球运动时或者人在做剧烈运动时，尤其在骑马颠簸时，或者跳水运动员等的眼外压力变化较大时或者受到较大的震动时，都会由于玻璃体的过度运动牵拉视网膜产生裂孔而导致视网膜脱离。

这样就提出了一个概念，就是玻璃体的潜能。高度近视眼发生孔源性视网膜脱离占孔源性视网膜脱离的70% ~ 80%。眼球的扩张，使玻璃体的潜能释放殆尽，于是液化腔形成，玻璃体的活动度增大，牵拉视网膜的力就增加了。

兔子是一种奔跑跳跃的动物，自然也赋予这种动物不同于人类的身体结构与条件，即远视眼、浓稠的玻璃体、较小的玻璃体腔，具有得天独厚的玻璃体的潜能。在发生玻璃体损失时，玻璃体还能膨胀；在人为地造成视网膜脱离时，还能视网膜自行复位。

人的玻璃体是否具备这种潜能呢？远视眼的人很少自然地发生视网膜脱离，高度近视眼较易发生视网膜脱离。眼球的膨胀，使得玻璃体腔扩大，玻璃体扩张膨胀达到了极限，就产生了液化腔，液化腔中的水分与玻璃体的水分不同，活动度较大，随人的运动而运动，带动玻璃体产生玻璃体后脱离，牵拉视网膜产生裂孔及视网膜脱离。

四、玻璃体的潜能不仅仅是玻璃体的膨胀

玻璃体的潜能不仅仅是玻璃体的膨胀，还有玻璃体与视网膜的亲和性的接触，这就是我们研究的界面问题。

模型残留玻璃体的腔就相对于人类临床玻璃体液化腔。残留玻璃体在丢失的部分，形成一个腔，也称为人为的液化腔。这个腔与残留玻璃体的关系，与玻璃体腔的关系值得思考。残留玻璃体在液化腔的压力下，这种压力的差异与不平衡是水与玻璃体的差异，水进入残留玻璃体，产生张力，像气球一样撑起玻璃体腔，这也许是玻璃体失去重力作用的原理吧。

房水从模型的液化腔到玻璃体然后扩散到视网膜，这样的过程从流动的房水变为渗入的房水，因阻力而产生张力。玻璃体手术后的视网膜脱离，或者玻璃体手术的视网膜脱离模型，这种环状的作用几乎消失。玻璃体的潜能不仅仅是玻璃体的膨胀，是一种维持眼球外形，维持眼球多层结构稳定的一种本能。除了中心部玻璃体外，还有周边玻璃体的作用，黏稠的周边玻璃体正是房水进入玻璃体的阻力，或者一定程度上的屏障，是维持眼前节与眼后节压力平衡的关键，有了这种阻力，才产生前房与后房的压力，促进房水的流出。而玻璃体视网膜界面又是玻璃体与视网膜压力形成与平衡的关键。

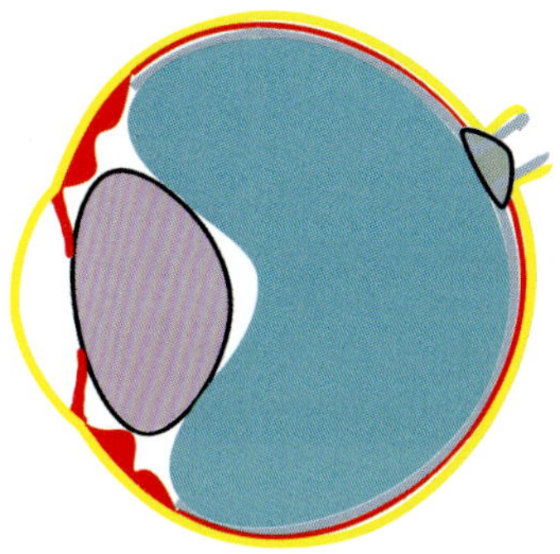

A　兔眼示意图

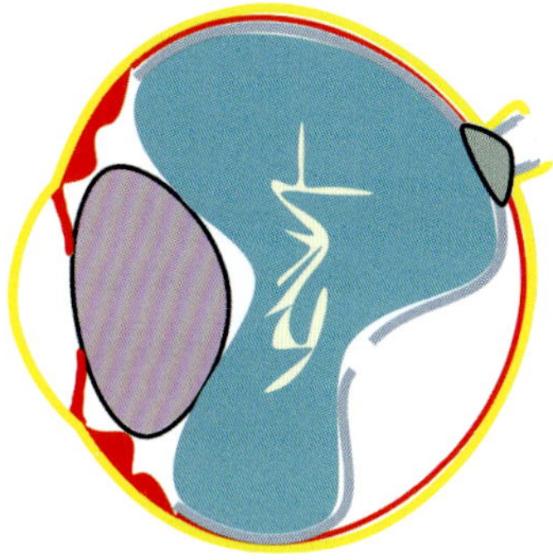

B　第一次造模视网膜隆起，玻璃体被挤压示意图

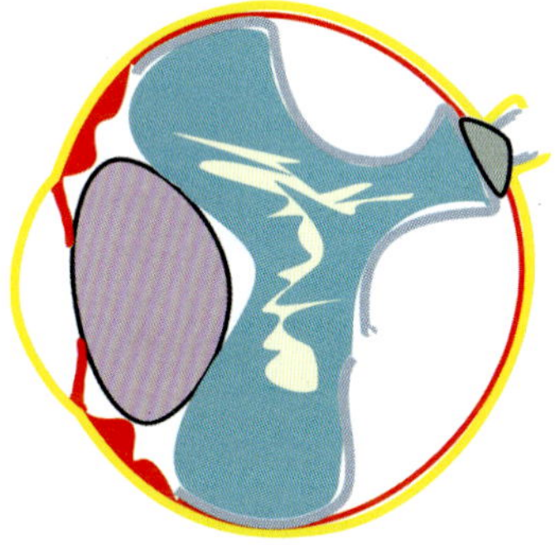

C　第二次造模视网膜隆起，玻璃体被挤压示意图

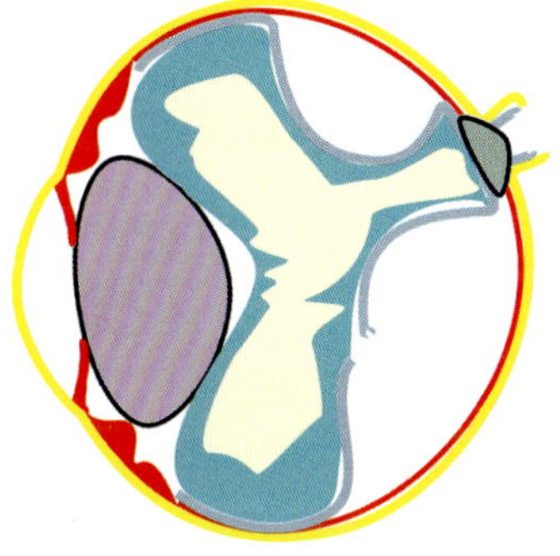

D　玻璃体切割后的视网膜脱离模型示意图

图 1-7-9　兔模型显示的玻璃体膨胀之外的特性

兔视网膜脱离模型示意图 1-7-9 所示：房水进入残留玻璃体，因通过扩散的方式较为缓慢，像气球一样撑起玻璃体人造腔，残留玻璃体膨胀，玻璃体手术的视网膜脱离模型，这种膨胀的作用减弱或者消失。

第一次与第二次造模，所看到的视网膜脱离，视网膜隆起的程度是与玻璃体的取出的体积是相等的。视网膜脱离占用了损失玻璃体的空间，那么，为什么玻璃体切除的模型，自行复位的比率更低呢？一个是切除玻璃体的量更大，另一个就是切除的部位不同，不但切除了玻璃体稀薄部分，也大量切除了黏稠部分。

从示意图可以看到，兔眼眼轴短，髓腺结构相当于人眼的视神经乳头部，而且，兔不但适应奔跑与蹦跳，玻璃体结构与潜能较为适应，另一方面，兔四肢伏地，眼的视野为上方、前方，故髓腺位置偏上方；由于没有黄斑结构，即使看到前方与上方的物体，也是模糊的像。

五、玻璃体的潜能与吻合

玻璃体潜能的发挥，在兔子玻璃体腔小，加上玻璃体的膨胀力。环扎外垫压术后眼的玻璃体手术，玻璃体腔明显变小，注入的硅油的量明显减少。在临床上，就环扎外垫压及外垫压手术的原理而论，缩小玻璃体腔也是视网膜脱离手术的一个途径。

疾病与眼球的结构有很大的关系。闭角型青光眼常常发生在正视眼或者远视眼，具有玻璃体潜能的眼，会造成拥挤的眼前节。孔源性视网膜脱离多发生在近视眼，膨胀的眼球使得玻璃体膨胀达到一种限度，产生液化腔，而不能适应玻璃体腔的体积。

潜能体现在玻璃体腔与玻璃体的关系上，在视网膜脱离手术中，外垫压后，玻璃体受到的人工嵴的压迫后的恢复力、回复力，玻璃体腔变小，玻璃体膨胀的潜能增加了。随着术后的恢复，这种回复力，使外垫压的人工嵴逐渐变平，同时伴有组织对外垫压物的排斥反应。

在闭角型青光眼，玻璃体与眼内腔，不吻合，或者不平衡。可是，这类患者的异常可以多年不发病，这类患者前房浅，后节玻璃体的压力较大，只有很少一部分，或者少于 2% 的比例，最后发生房角关闭或者部分关闭而导致眼压升高。

玻璃体与玻璃体腔存在空间的吻合，力的均衡。失衡与不吻合，就会发生改变与病变。高度近视眼，玻璃体的膨胀力已经达到极限，出现了许多液化腔。但是，是不是在这种高度近视状态，玻璃体的作用就消失了呢？是不是由于液化腔的作用反而对视网膜造成力的不均衡，产生牵拉呢？

看来，事物都有正反两方面，过与不及，恰到好处是人们追求的目标，所谓中庸之道。过犹不及，玻璃体的潜能也是如此，有利有弊，只是一个度的问题。玻璃体潜力过强，容易产生前节的问题，玻璃体潜力消失容易产生后节的问题。潜能与吻合，眼组织就具有这样一种严格的需求，并且精密地达到恰到好处、恰如其分的平衡，这就是我们本书提到的自稳的含义，当然，这只是自稳的一个方面。

潜能与吻合的含义还可以延伸，如视网膜的潜能，高度近视所存在的视网膜的张力潜能，人发育过程中存在的屈光状态的潜能，等等。在 PVR 的情况，视网膜重度收缩粘连，术中视网膜紧张，无法复位的情况，等等。比比皆是，潜能与吻合在临床上赋予更多的含义。

第五节　玻璃体液化与浓缩

一、玻璃体与腔的吻合

玻璃体与玻璃体腔是吻合的，具有潜能的玻璃体，在玻璃体腔中，随着房水的分泌与流出，达到一种平衡。随着眼球的发育，眼球生长，玻璃体腔在逐渐地扩大，玻璃体的潜能也在逐渐的释放。

中国大白兔的实验发现，兔的玻璃体有较好的膨胀潜能。而且兔的眼内腔被较大的晶状体占去，玻璃体腔较小，故而产生了实验下的视网膜脱离后自行复位的现象。那么，玻璃体潜能的含义应该是玻璃体与玻璃体腔的吻合关系密切相关的。

玻璃体液化使玻璃体离心力变为向心力，玻璃体局部的均质性受到破坏。玻璃体潜能释放后，就是回缩了。玻璃体液化，玻璃体回缩，共同对玻璃体与晶状体和视网膜界面产生回缩与回荡的拉力。于是，产生一种趋势，裂孔容易形成，视网膜容易脱离，首先不均匀拉力造成裂孔，再产生一种面上的拉力，就如，提着口袋口倒水一样，导致液化腔的水分进入视网膜下，产生视网膜脱离。在临床上，外垫压裂孔部位就有着多重的意义：封闭裂孔、缓解牵拉、缩小玻璃体腔体积对抗玻璃体液化。

这种潜能释放后产生的液化与浓缩，是伴行的，就是表现为玻璃体的不均匀，液化与浓缩相对存在。在病理状态下，表现出来就是视网膜脱离前后的玻璃体混浊，也表现在伴脉络膜脱离的孔源性视网膜脱离时的玻璃体相对均质的浓缩。

那么玻璃体潜能的原动力是什么？是不是一种组织的智慧的表现呢？一种固有存在的相互吻合的关系呢？是不是玻璃体与眼内腔的凹凸吻合的稳定关系呢？

二、玻璃体液化

玻璃体液化是由于光线通过玻璃体后，激发产生的自由基与玻璃体内的失离子、胶原纤维发生氧化反应。使透明质酸大分子降解，胶原纤维支架变性塌陷浓缩，水分析出、凝胶变性而成为液体。

正常玻璃体为一透明的凝胶体，胶原纤维纵横交织，构成玻璃体网状支架，具有黏滞性、渗透性和透明性的物理特性。当玻璃体变性时即出现液化、由凝胶变为溶胶，逐渐变成液状。由于玻璃体液化、脱水收缩可引起玻璃体的后界膜离开视网膜，称为玻璃体后脱离，常见于高度近视和老年人（图 1-7-10）。

玻璃体液化与后脱离是飞蚊症的主要原因。年龄增加与光线的累积效应会加速玻璃体纤维支架塌陷。近视，尤其是高度近视，眼轴与球径会拉长变形，眼内腔增大，玻璃体与玻璃体腔不吻合，会产生玻璃体液化与较早出现玻璃体后脱离。

那么，玻璃体的生物形态是如何保持的呢？玻璃体的渗透压，还有玻璃体的界面。就如胶体特性的胶体的浓度，稀释后会怎样？失去了界面，玻璃体会怎样？在什么情况下液化？在什么情况下浓缩？

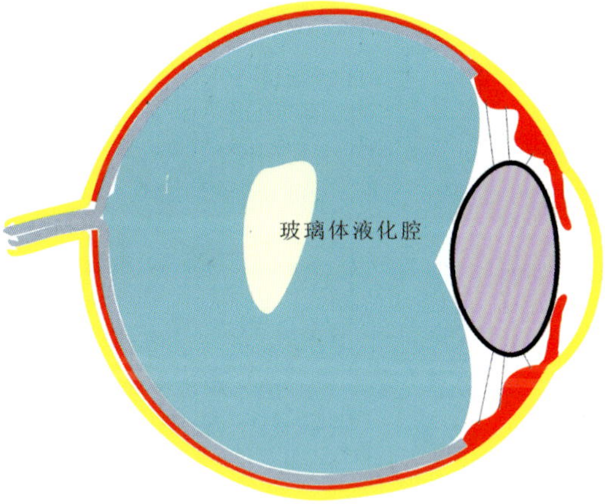

A　玻璃体液化腔

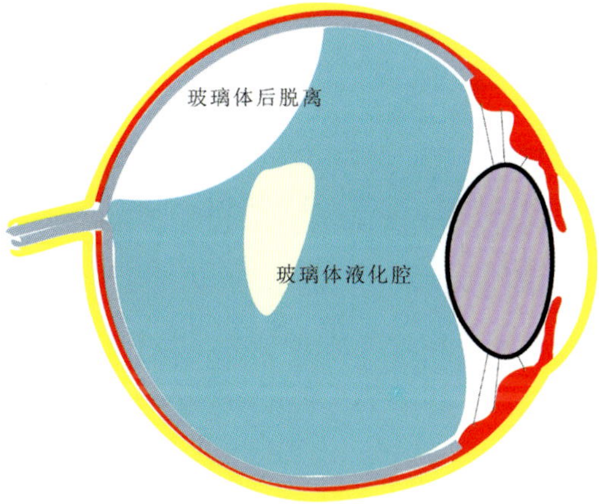

B　玻璃体液化腔合并玻璃体后脱离

图 1-7-10　玻璃体液化与后脱离

玻璃体与玻璃体腔是吻合的，这种吻合具有非常重要的生物学意义，它会随着眼压的变化，眼内腔的变化，而控制玻璃体的体积。当眼压增高，水分增多时，半流体会变得体积增大，玻璃体内的渗透压会降低；当水分减少，玻璃体会体积变小，渗透压会升高。玻璃体内就具有这样的潜能，并有一定域值。在高度近视，玻璃体腔扩大，超出一定的域值时，玻璃体内就会产生液化腔，而产生玻璃体液化。

三、玻璃体浓缩

玻璃体结构中存在均匀的层次，是一种浓与稀结合的结构，液化部分，纤维成分较少，如玻璃体的中心管部分。玻璃体浓缩是与玻璃体液化同时伴随出现。液化与浓缩是 2 个相对的概念，同时存在，是玻璃体整体的不均质性的表现，局部的液化，必有局部的浓缩；玻璃体纤维断裂，就有局部的收缩。

还有一种是葡萄膜炎表现的玻璃体渗出，使得玻璃体黏度、密度增加，也表现一种混浊，只是一种浓而不缩。可是，有一种均匀的浓缩，就发生在 RRD-ChD。

在正常情况下，由于有完整的视网膜层状结构，玻璃体的胶体渗透压与脉络膜的胶体渗透压保持一种平衡。但是，在 RRD 时，情况发生了改变，视网膜出现了裂孔，这就导致了视网膜两侧发生了交通。在一般情况下，对于裂孔的两端，脉络膜的胶体渗透压和玻璃体的胶体渗透压是相抵的，这种作用使得水分不会很快地由玻璃体腔进入脉络膜。也就是说，虽然裂孔形成了，但是视网膜色素上皮细胞还没有遭到很大的破坏，还不会使眼压很快下降，或者说玻璃体的渗透压还可以抵御脉络膜侧的压力（图 1-7-11A）。而在 RRD-ChD，玻璃体腔中的不受玻璃体控制的水分，就很快地进入脉络膜，而导致眼压很快下降。这种改变影响到了玻璃体腔中的比例关系，玻璃体体积变小，均质的浓缩，拉动晶状体后移，虹膜失去支撑，而导致前房变深，虹膜震颤，晶状体晃动。这时，脉络膜的渗透压与玻璃体的渗透压达到一种平衡（图 1-7-11B）。

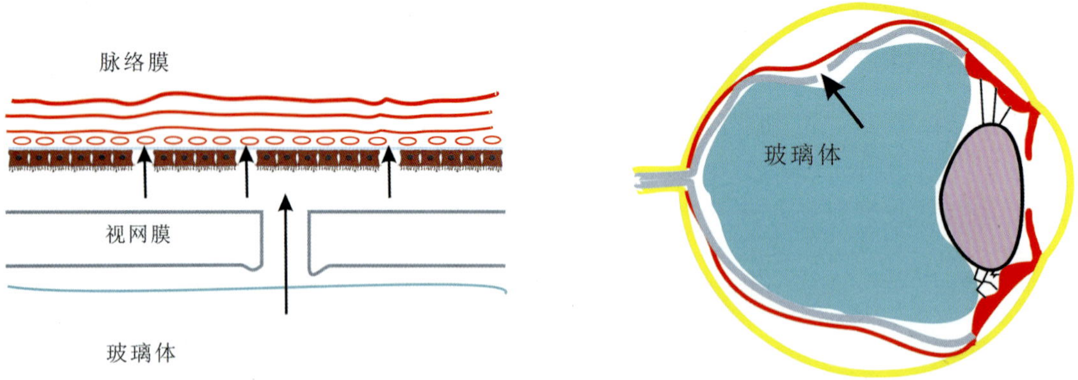

A　在 RRD 时，视网膜出现了裂孔，这就导致了视网膜两侧发生了交通

B　在 RRD-ChD 时，出现眼环失去张力，晶状体下沉，玻璃体浓缩，玻璃体腔变小等表现

图 1-7-11　玻璃体水分丢失后的眼内结构

那么，什么情况下会使脉络膜与玻璃体有如此的渗透压变化，玻璃体水分是怎样进入脉络膜的呢？脉络膜血管中漏出的蛋白成分和脉络膜血液循环紊乱，视网膜脱离造成的视网膜色素上皮细胞的暴露与细胞间紧密连接的破坏，这些是最有可能的因素。这也是屏障破坏的重要表现。

第六节　玻璃体界面

一、玻璃体晶状体视网膜界面

在视网膜出现裂孔时，在屏障破坏时，玻璃体的水分进入脉络膜，玻璃体视网膜界面除了内界膜较为致密外，界面其他结构，包括视网膜全层都是透水的，裂孔的形成关键问题在于玻璃体与内界膜的异常黏合。

致密的内界膜，可以缓解玻璃体的张力，可以限制视网膜受到眼内压的作用而过度扩张，致密的覆盖视网膜神经组织表面，是视网膜与玻璃体最明显的界限，玻璃体与之柔和的接触，并最大限度地维持玻璃体的水分，维持玻璃体的膨胀状态。

界面就是一种界限。房水通过扩散与渗透的方式进入玻璃体，维持玻璃体的形态，房水是通过玻璃体前界膜进入玻璃体，就像一个环形的（圆形）气球被气吹起来一样，房水将环形结构的玻璃体（如图

1-7-9）以水充起来维持玻璃体的外形，维持眼内压。

眼内的层状结构是脉络膜、视网膜及视网膜内界膜形成的杯状结构，就像一个器皿将胶体及生物纤维结构的玻璃体装进去，再注入水并维持玻璃体的外形。

玻璃体界面就形成了一种界限，一种阶梯，在生物的状态下，动态地维持着玻璃体的独立性与生物的联系性。在渗透压的维持下，保持玻璃体的形态，房水通过营养物与眼内代谢物的变化引起的压力变化，通过自由扩散进入或者扩散出玻璃体。玻璃体的维持，为了与之吻合的视网膜的弧形视觉平面，托举起不断变形的晶状体。

玻璃体与视网膜晶状体及睫状体接触，并有亲和的界面。虽然玻璃体界面结合方式多种多样，但是都是满足组织器官的功能需要。如与晶状体的结合，就具有活动性与灵活性。如玻璃体基底部与视网膜及睫状体的紧密连接，可以用融合来形容，紧密不可分开等。

二、玻璃体晶状体界面与晶状体的附着

玻璃体前脱离就意味着玻璃体对晶状体的托举力下降，固定力下降；晶状体稳定性下降。但是，平时的前脱离并不会影响晶状体的稳定性，因为有悬韧带的牵拉作用。

临床上见到的玻璃体前脱离：裂隙灯可见，晶状体玻璃体间隙增大，玻璃体前界膜的光带活动度增加，飘动。实际上，临床上玻璃体前脱离较为多见，由于晶状体的联动效应，带动玻璃体，很容易造成玻璃体的前脱离，只是，因为与玻璃体液化与玻璃体后脱离比较，玻璃体前界膜较为透明，而不会引起人们的注意。

眼内有很多相互联系的复合体，如 RPE-Bruch 膜－脉络膜毛细血管复合体，许多累及 RPE-Bruch 膜－脉络膜毛细血管复合体的改变均可导致疾病。如脉络膜新生血管的疾病和中心性浆液性脉络膜视网膜病变。晶状体的悬韧带与玻璃体基底部的纤维连接是一个纤维连接的联合体。在前面章节的玻璃体完整取出的试验中，视网膜被撕破。为什么在玻璃体基底部与视网膜的连接如此紧密？就晶状体的联动而言，前部玻璃体的活动度，较后部玻璃体的活动度大，需要更为紧密的连接（图 1-7-12）。正是因为这种连接，才使玻璃体前脱离不像后脱离那样活动度大，才容易被患者忽视。

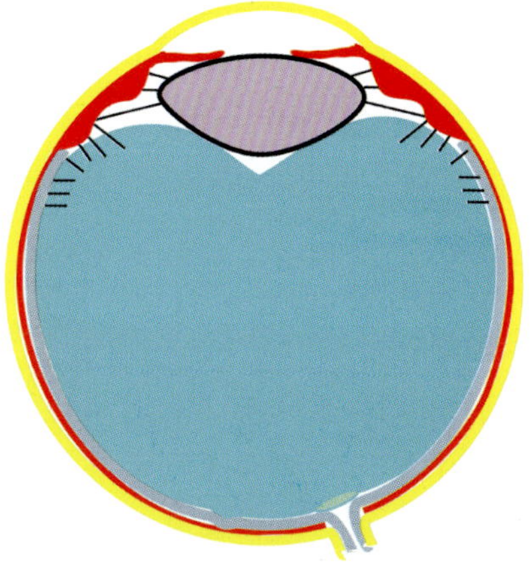

A　玻璃体眼内的界面关系

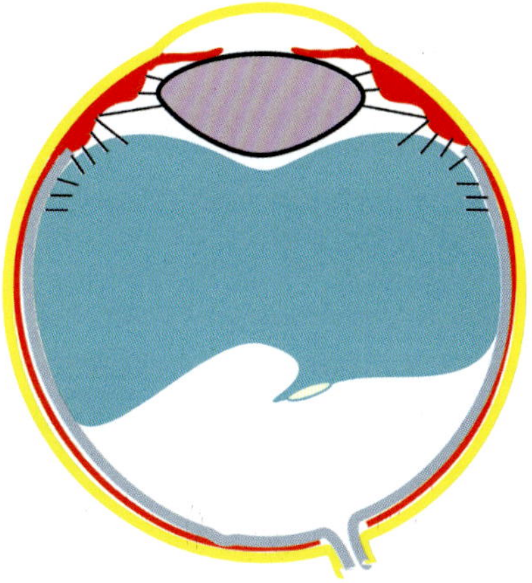

B　玻璃体前后脱离后界面关系

图 1-7-12　玻璃体前后脱离显示连接最紧密的部分

假如玻璃体膜没有附着的话，玻璃体就是浓缩的，所以这种正常的附着是维持玻璃体形态和功能的必要条件。玻璃体基底部纤维较为致密，其他部位的切除对其影响较小，并有其特殊的功能，可能有稳

定晶状体位置和保护晶状体悬韧带的作用。那么，玻璃体基底部的玻璃体如果没有病变是否切除？这点很重要，过去我们只注重玻璃体与视网膜的关系，认为如果没有附着，就不会对视网膜产生牵拉。而忽视了玻璃体本身的功能和形态的联系以及玻璃体界面的这种附着的意义。

三、玻璃体界面与潜能

界面的存在就有其存在的价值与作用。玻璃体释放潜能之后又会怎样？液化腔扩大，玻璃体再也不支撑了，而是回缩，这时对界面产生拉力，界面就起到反作用了。我们做的视网膜脱离外路的外垫压手术，一方面是顶压裂孔，另一方面，就是缩小玻璃体腔，消除液化腔，缓解这种拉力。

对眼内填充物而言，替代物是无法解决这种界面问题的。即使充填入与玻璃体完全相同和相似的物质，也存在这样一个界面问题。任何人工替代物，到现在为止，还不能解决或代替玻璃体与其接触组织的界面问题，即使填充物为玻璃体，没有这种正常的接触，也不会产生原玻璃体的正常状态与功能，这种状态来自早期的胚胎与发育。

玻璃体的界面是人体发育形成的，是固有的，它的存在具有重要的生物学意义。它会随着眼压的变化，眼内腔的变化，而控制玻璃体的体积。当眼压增高，水分增多时，玻璃体会变得体积增大，玻璃体内的渗透压会降低，界面保持玻璃体与周围组织的附着而受力；当水分减少，玻璃体会体积变小，渗透压会升高，界面仍然保持玻璃体与周围组织的附着而受力。

玻璃体内就具有这样的潜能，并有一定高低范围域值。在高度近视，玻璃体腔扩大，超出一定的域值时，玻璃体内就会产生液化腔，被称为玻璃体液化。但此时，不能说是玻璃体脱离；两者是两个不同的概念，主要是从部位而言。

玻璃体液化后，液化腔内液体流动性增大了，久而久之，就影响到了玻璃体－视网膜和玻璃体－晶状体界面，液化腔逐渐扩大，产生玻璃体裂孔，而导致玻璃体后脱离，甚至导致玻璃体的前后脱离。完全脱离的玻璃体就会变成一个游离的胶体及玻璃体纤维结构，浮动在玻璃体腔中，周围是房水，一般只有基底部玻璃体与睫状体扁平部和视网膜连接。

这时的玻璃体与水产生渗透压的平衡。玻璃体如果没有水分，体积很小，这是其本质上的一种回缩力。这种回缩力与由于极低胶体渗透压的房水的进入玻璃体的力形成抗衡。这是一种怎样悬殊的对抗啊！过去和现在，在做白内障等内眼手术时的玻璃体脱出，玻璃体的回缩力，会导致晶状体囊膜和虹膜组织的后移，和虹膜的卷曲，在临床上可见瞳孔上吊等现象，随后可导致玻璃体的后脱离，甚至视网膜裂孔和视网膜脱离。这些都表现出玻璃体潜能的异常释放，也说明了玻璃体胶体对水分的保持与玻璃体纤维的回缩相互对抗的关系。

四、玻璃体前后脱离

其实玻璃体前脱离与玻璃体后脱离一样普遍，只是因为基底部玻璃体的连接紧密，而表现不明显。

玻璃体前界膜光带清晰，明显后移，玻璃体絮状混浊，并有浓缩，后玻璃体可见 Weiss 环，临床诊断玻璃体前后脱离。这说明一个问题，玻璃体前后界膜的附着对玻璃体的形态起着重要的作用。

如此大的回缩力，那么正常情况下怎么看不到呢？这应该归功于玻璃体的前后界面和玻璃体的纤维结构。这种纤维的排列结构使得它向内的回缩力完全化解。当玻璃体膜破裂后，这种力就失去了平衡，就产生了病理的结果（图 1-7-13 示玻璃体后脱离的裂隙灯的眼底像）。

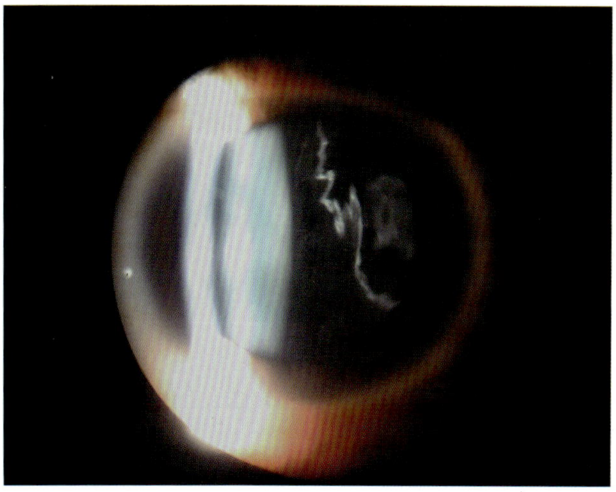

A　裂隙灯下玻璃体后脱离

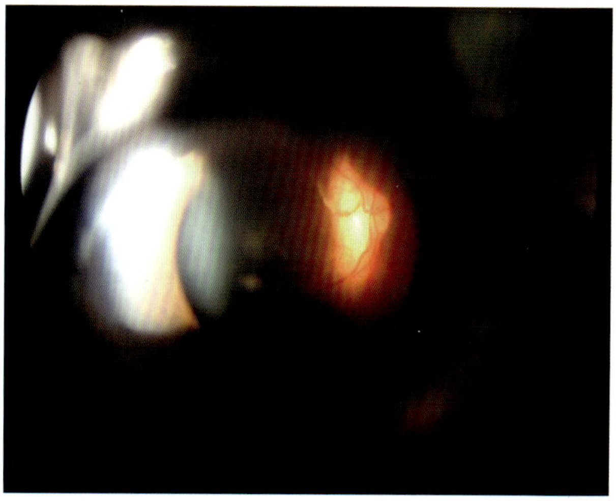

B　玻璃体后脱离的眼底像

图 1-7-13　玻璃体后脱离裂隙灯及眼底像

玻璃体前后脱离应该是潜能改变的一部分。玻璃体潜能表现出多面性，不只是玻璃体皮质，还有玻璃体的前后界面等。而根本的问题表现为玻璃体的胶体、生物纤维与水的关系。

第七节　眼内腔静与稳定中心

一、脆弱的眼内腔

眼内低代谢率与眼的屏障有着密切的关系，屏障破坏则眼内失去清亮、透明、稳定。

当眼内炎症发生时，如葡萄膜炎的发生，大量的血液成分包括纤维素和血细胞进入房水中，屈光特性的清晰性就被打破，眼内安静就被打破，这对眼内自稳产生威胁。

眼外伤，闭合性眼外伤，前房的蛋白的渗出与漏出，是血管通透性根本的表现，甚至会导致血管破裂出血。

糖尿病视网膜病变晚期或者眼底血管疾病的视网膜虹膜新生血管，大量的血液成分进入眼内腔，血管的通透性改变，甚至出血。

眼内脓炎的刺激，会导致毒性破坏，常见的就是血管炎症，血管闭塞，从周边部表现视网膜坏死。

视网膜脱离，有蛋白含量的增加，尤其是伴有脉络膜脱离的孔源性视网膜脱离。

二、多方面及多种形式的屏障

视网膜是眼内的屏障，又是神经系统组织，尤其是光感受器，需要高的甚至更高的耗能，由脉络膜血液供给。而视网膜的二级及三级感觉神经元，则由视网膜中央动静脉系统供给。如果以眼内腔，玻璃体腔为眼内的中心，那么无论脉络膜循环，还是视网膜中央动静脉系统，都要经过结构上的致密界限，即致密的 Bruch 膜与视网膜色素上皮细胞，结构强于一般血管的视网膜中央动静脉系统的血管壁与视网膜最内层的致密的内界膜。通过这样的致密的界限，有限制地、有选择性地透入、穿过或者通行有益无害的物质。

睫状体，虹膜组织，富含血管，是眼内的运动系统，需要高的甚至更高的代谢率，又安排有丰富的血管。但是，这些组织结构不会影响眼内腔，由于眼屏障的存在，它们与眼内腔是相隔的。

眼内腔组织较为隔绝，较为懒惰，较为不依赖于环境，这显示出眼内腔的稳定需求，需要这种稳定以完成特定的功能。而这种稳定依赖眼的多方面、多形式的屏障。屏障破坏，就会导致不良的或者毁灭性的后果，这显示出眼内腔的脆弱。这就是眼的屏障，这就是眼内腔。

三、自稳的有序化

自然的世界是有序与无序的混合体、转化体，故称混沌。自身的需求是根本，屏障是有序的保证，两者的不稳定，就会导致有序向无序转化，转化后稳定，重新调整，重新形成新事物，而成为有序。

如糖尿病视网膜病变，出血渗出以及新生血管产生，就是一个有序变为无序的过程。到形成机化的时候，就是有序化的自然进程。只是这一过程是病理的、异常的、逐渐恶化的进程。我们再去改变，就需要重新调整。无序向有序的转化，就是一个组织自身恢复的过程，也是自稳的一种趋势。

临床上，对于眼的疾病的治疗，可以分为内外，眼内的操作，对眼内的自稳与平衡影响较大，故而，多从药物治疗、手术多从外路考虑治疗是明智的。大的重建风险大，这种风险就是能否向我们预想的方向有序化发展，不确定因素增加。即使转化，也要潜移默化，转化是一个逐渐的、修修补补的、改良的和需要时间的过程。

第八章 眼的稳态

第一节 眼的内环境与淋巴

一、内环境

正常机体在神经系统和体液的调节下，通过各个器官，系统的协调活动，共同维持内环境的自身相对稳定状态，称之为稳态。稳态并不意味着固定不变，而是一种在一定范围内可变，但又是相对恒定的。具有重复性、持续性、持久性的特点。用通俗的话讲就是有去有回，有去无回不是持久之计。稳态是机体进行正常生命活动的必要条件。当稳态遭到破坏时，就会引起细胞新陈代谢紊乱，并导致疾病。

神经－体液调节：体内调节有神经调节和体液调节。神经调节占主导地位。因为相对体液调节，神经调节具有快速，准确、局限、作用时间短等特点。人眼的神经调节较为明显，对光的刺激，通过视网膜光感受器，引起虹膜睫状体的反应。就像人体体温调节一样，体温降低，是要由神经系统来感受并调节，如使毛细血管收缩等，同时由神经系统调节相应腺体，产生激素，促进代谢产热。体温升高则只有神经调节。并且神经调节具有局限性、定位准确的特点，哪里出问题就调节哪里。

人眼的体液调节也具有系统调节的共性，有丰富的血液供应，来自体循环，供给眼的生理功能。如人血糖含量的调节中，血糖在胰岛素的调节下其含量维持相对的稳定。如调节失代偿，就会导致糖尿病和一系列系统脏器损害，如会导致系统性糖尿病肾病，也会在眼底引起糖尿病性视网膜病变。

神经－体液－免疫调节：目前，提出新的内环境稳态的调节机制，强调 3 种细胞外液之间的联系，即内环境就是由血浆、组织液和淋巴共同组成。神经－体液－免疫调节网络的调节机制是稳态的新理念。免疫部分清除异物，是维持眼内环境稳态的重要环节之一。

二、淋巴

淋巴系统 (lymphatic system) 是脉管系统的一个组成部分，由淋巴管道、淋巴器官和淋巴组织构成。整个淋巴系统是由淋巴细胞、淋巴管、淋巴结及一些非淋巴结的淋巴组织或器官 (如扁桃体、脾脏及胸腺) 所构成的。淋巴结的主要功能是过滤并对抗外来入侵的病毒及细菌，另外也制造淋巴细胞。淋巴细胞属于白细胞的一种，它负责身体的免疫功能，人受伤以后组织会肿胀，要靠淋巴系统来排除积聚的液体，恢复正常的液体循环。

内环境就是血液，组织液、淋巴。稳态就是三者之间稳定，保证身体正常运行。淋巴组织分为①淋巴循环：调节血浆与组织液之间的平衡；②淋巴结：吞食侵入人体的病菌，起保护作用。然而，眼球是一个相对免疫隔离区域，就具有其特殊性。我们看到的是巩膜以外的淋巴组织，如结膜的淋巴管扩张，在巩膜内，即眼环内，没有淋巴组织样的结构。那么，眼球是如何防御外部的入侵呢？眼的稳态是一种动态的平衡，而且具有眼的特殊性，眼的稳态具备的条件：眼的多层结构，多层屏障作用，眼压的维持，眼的血流营养的维持，眼的动态稳定的维持。

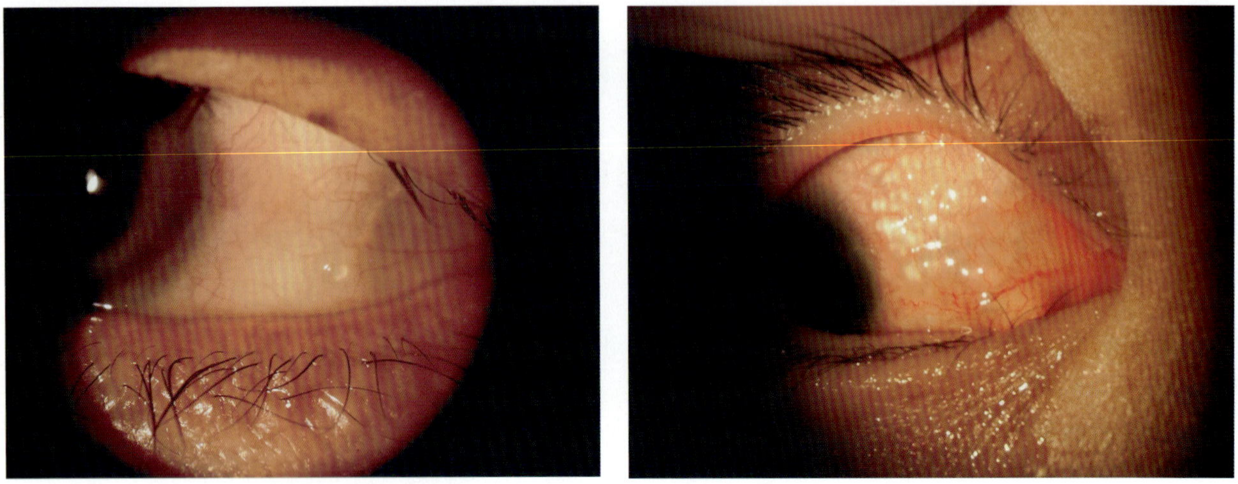

A　球结膜淋巴管扩张　　　B　变质硅油析出到球结膜下

图 1-8-1　淋巴管扩张与结膜下析出的硅油

可以这样认为：淋巴管组织是组织液中的管道。眼内腔是组织间，眼内液应该是我们说的淋巴液，只是从概念与功能上较为特殊罢了。眼内的淋巴组织显示出因功能的异形。淋巴组织存在于组织液中，那么，眼内的玻璃体液与房水也是组织液，眼的屏障形式与结构的特点，眼内的淋巴组织只是以另一种形式表达出来。

为什么原发于眼内的淋巴瘤未见报道？怎么会有淋巴管扩张（图 1-8-1A）？为什么淋巴管扩张只见于球结膜下（图 1-8-1B）？怎么会有眼内硅油的析出？眼内没有淋巴结，眼内也没有淋巴结构吗？现有的关于眼内淋巴的记载：巩膜内面的一层薄而柔软的膜，与巩膜结合疏松，其间有淋巴间隙。

自然的智慧告诉我们，淋巴管是回流组织液的，淋巴结只是过滤作用的结构。那么眼内组织液的回流，就是房水的产生与回流。由于产生房水的过程较为严格，以超滤的形式产生，又有严密的屏障，眼内腔因细胞稀疏或者单层又是低代谢形式，故而淋巴结构只是存在于眼球外部。除了房水、玻璃体液外，还有眼环内视网膜、脉络膜、睫状体和虹膜组织，走怎样的途径？扩散入玻璃体腔，扩散入眼内腔，扩散入脉络膜循环，扩散入视网膜中央血管系统等。

眼的自稳是体液调节、神经调节、免疫调节共同作用并构成，同时，也是眼球固有的、经历千万年或者更长的时间形成的、自身智慧形成的结构决定的，或者是结构与功能的吻合。物竞天择，生物适应环境而改变，不只是被动的改变，还会在自身的结构与功能的运行中不断地精细化、完美化改造，人眼就是这样一个精细化改造的产物。

第二节　眼的层状结构

一、层状结构面的移形

眼是一个光学器官，为了满足这一特性，以眼几何中心为中心点，组织间液分为透明的玻璃体和房水，向外第一层是视网膜，第二层是葡萄膜层，第三层是巩膜角膜的纤维层，它又不具有几何对称性，它要接受光的刺激，有调节光入量的瞳孔，虹膜睫状体等结构。

而虹膜睫状体结构有些特点：第一是肌性动力；第二是与脉络膜层相互移形，共用血运；第三是有严格与严密的屏障层，而这屏障层又是与视网膜的色素上皮层与神经上皮层相对应与相移形。

视网膜又分为10层，脉络膜分5层，睫状体和虹膜也有不同的结构等。为了满足功能的需要，血供的形式是多样的、变形的、也是异形的（对于其他组织而言）。葡萄膜的血运经过睫状体突进入组织间，即房水腔和玻璃体腔。脉络膜血运是通过血管－组织间液－组织，这种血运营养晶状体、玻璃体细胞，角膜内皮和角膜上皮，又通过血管－组织间膜（Bruch膜）－组织营养外5层视网膜，脉络膜的毛细血管层血运通过Bruch膜与视网膜的色素上皮细胞连接并直接营养光感受器。

眼具有层状结构，包括组织形态的（脉络膜）血管的层状结构，球壁的层状结构，同时，眼内器官组织结构的多项功能与层与面有关。如视网膜是眼功能的重要组织结构，对光产生感应与信息传输，同时，也是球壁的一部分，眼屏障的一部分，又是重要的光学平面。

如视网膜色素上皮细胞是视网膜神经上皮层的重要的营养层，又是视网膜光学平面，又是脉络膜血管的一部分，既是营养又是屏障。如睫状体虹膜起机械联动作用，也具有屏障结构，参与眼内的屏障。如玻璃体的缓冲作用，缓冲外界的冲击。同时，玻璃体还行使多项特殊功能，并具有特殊的膜状结构，参与眼内的屏障。

如脉络膜的多层海绵状结构，血管由细变粗，一方面是细的毛细血管营养作用，进行物质交换，另一方面，在一定范围内，缓冲外界钝性冲击力传递，临床上见到的脉络膜破裂灶，外力通过力的传递，遇到质韧坚固的巩膜，产生对眼内层状结构的反作用力，产生挤压与压力，脉络膜缓冲外力对视网膜的冲击损伤。另一方面，脉络膜缓冲来自眼内部的压力，眼压高时，缓冲眼压对视网膜的压力。

视网膜的层状结构，其形式被称为“镶嵌”，就是在胚胎发育时，干细胞发育成了这些层状的不同细胞，而且通过神经纤维相连成网状，这种情况也发生在脑组织中，其形成机制仍然是个谜。

二、黏附连接形式

层状结构中组织间又有不同的黏附与连接形式，如视网膜和脉络膜，脉络膜和巩膜。晶状体和睫状体的连接、晶状体和玻璃体和虹膜后表面的接触，等等。这些黏附连接形式与组织的功能营养相关，如视网膜的光学平面，色素上皮平面是眼功能的需要，又是营养的需要；晶状体的与周围组织的连接方式与功能相关。

通过对这些黏附与连接形式的了解，加深对眼组织功能与结构的理解。因为它们与脉络膜脱离、视网膜脱离均有着不可分割的联系，与晶状体混浊等有着不可分割的联系。

很多眼病都是作用于组织界面或在这些界面上发生，这些界面提供了增殖细胞和新生血管生长的支架，如玻璃体视网膜界面，造成的PDR和PVR。这界面与视网膜组织是一种接触，具有缓冲张力等方面的作用，硅油的接触，肯定是满足不了接触面的条件要求。例如，硅油注入过多，除了眼压高外，视网膜血管和视网膜会发生改变，由于硅油没有玻璃体的网状结构和特性和接触条件的限制，常会发生晶状体混浊，当然气体也是一样。

眼底正常反光是视网膜内界膜和玻璃体后界膜界面的反光，在玻璃体后脱离时，会看到玻璃纸样的反光，反光增强，这是内界膜的反光。为什么糖尿病视网膜病变的视网膜新生血管发生在视网膜表面和玻璃体中？在糖尿病的组织器官中，肾、脑、肝组织中虽然有血管的改变，但却没有新生血管长入这些器官的组织界面。这是一种组织上的和功能上的区别。视网膜血管存在较少的侧支循环，因此，在缺血时，就很难代偿，结局就是组织缺氧、水肿、坏死，促进新生血管的产生。在这一过程中时，玻璃体提供了它的网状支架和如此之大的玻璃体低代谢空间。这样提出了一个问题，为什么脑、肾组织的缺血、坏死在修复过程中不产生新生血管和出血呢？在脑组织的腔隙性梗阻中，病灶坏死的神经细胞很快被细胞代替。如被胶质细胞所代替，空腔被充满，即使要长新生血管，也因腔隙较小而阻断，问题是周围正常组织对新生血管生长是怎样阻断的？有待于进一步的探讨。

第三节　眼压与组织器官压

眼的层状结构的维持的一个关键因素就是眼压，眼压也是眼的血流灌注稳态的关键因素。眼的稳态需要眼压与组织器官压的平衡。

一、角膜的水肿压与眼压

青光眼高眼压的角膜混浊，脉络膜脱离低眼压的角膜皱褶，与角膜炎有什么联系呢？一般角膜炎在角膜混浊上是局限的和不均匀的，就连长期点用多种药物而引起的角膜生长不良，也无如此弥漫和均匀的上皮剥脱和如此均匀的雾状混浊。还有变态反应引起的点状着色，可角膜间质是清亮的，就连蚕食性角膜溃疡也是局限的。那么，问题是什么原因导致了青光眼的这种混浊，是眼压所导致的吗？是怎样产生的，与角膜内皮细胞是什么样的关系呢？如果是眼压所导致，那么，多高的眼压会导致和造成角膜内皮细胞的功能障碍呢？ 30mmHg 是一个绝对数字吗？那么为什么单纯性青光眼，眼压 40~50mmHg，而角膜不混浊呢？

很显然，角膜内皮细胞在将角膜基质层的水泵出时，前房是有一定的压力的，当眼压，也就是房水的静水压超过角膜内皮细胞泵水的压力时，功能就会减弱，这样角膜基质中的水分就会潴留，角膜呈现水肿。而基质中的水潴留与角膜上皮什么关系呢？这就引起了连锁反应，一方面潴留基质中产生较高的静水压，另一方面是营养，角膜上皮中没有血管，营养是依赖于细胞之间的间隙连接，角膜上皮的基底细胞得不到营养，这样就会造成细胞的脱落。

角膜内皮之间是紧密连接，这种连接能否使水通过呢？如果能通过，那么房水压力本身就能将房水通过紧密连接进入基质。而如果不能通过水，那么角膜基质中的水分又从何而来呢？这种房水通过紧密连接的角膜内皮细胞的过程是扩散，自然扩散。角膜的透明功能的维持就是主动的泵出与被动扩散的平衡。

角膜内皮细胞是阻止水分进入的，在角膜中，是负压，而水分是从周围组织扩散而来。并引出一个概念—水肿压。水肿压是指角膜有一种吸收水分进入基质的力量，这种力量是一种负压。在盐水中，角膜的正常水肿压是 $80g/cm^2$，也就是 8kPa=60mmHg。

有研究报道，当眼压在 8.66~10.0kPa（65~75mmHg），持续 10h，内皮细胞在形态上出现明显改变，空泡增多，线粒体肿胀，细胞间隙扩大，细胞变形，甚至出现坏死脱落，使过量房水进入角膜基质，引起基质水肿，角膜混浊，厚度增加。虽然实验的数据与临床实际造成角膜水肿的眼压有一定的差异，这里包含的因素较多，有个体的差异和作用时间的差异，但可以说明，眼压对维持眼组织稳态的作用。

而 RRD–ChD 的角膜皱褶和混浊，可以证明眼压对维持内稳的作用，眼压是个重要的因素，过高会造成角膜的水肿，而过低呢，也会造成角膜的皱褶和混浊，也许是低眼压会影响角膜内皮细胞的形态与姿态，影响功能的发挥。因此，眼内组织对眼压都有一定适应性的压力。过高和过低，都会对组织的功能造成影响。除角膜改变以外，还有虹膜的色素脱落和对视网膜、视神经的影响等。为了适应眼的功能，角膜在演化过程中，为了维持透明性，以及其自身所具有的特性的需要，具备了复杂的机制。

二、眼压与其他组织

虹膜压力的维持：虹膜新生血管，眼压越高，虹膜新生血管越明显，这是高眼压导致的虹膜缺血而刺激的新生血管生长的结果。当房水流出障碍时，眼压升高，会出现虹膜脱色素和虹膜萎缩，并发晶状体混浊，角膜混浊。晶状体混浊常常是可逆的。

晶状体压力的维持：在高眼压时，晶状体一过性混浊，可以称之为晶状体水肿。产生的原因是高眼压造成晶状体营养障碍，代谢物的堆积。

视网膜压力的维持：视网膜也需要正常的压力，眼压低了，玻璃体支撑缓冲，眼压高了，脉络膜网状结构缓冲。除此之外，视网膜组织组成的神经细胞及纤维，血管，以及充斥于其间的水分（组织间液）维持着视网膜的压力与形态。

玻璃体压力的维持：玻璃体的压力来自水分，这是玻璃体的重要作用——稳定眼压。房水分泌需要空间去缓冲，以使眼压的波动较小，这样使眼压不会过高，也不会过低。在一定范围内眼压的维持，也就维持了正常的眼血流的灌注，眼的灌注维持了，也就维持了眼的内环境的稳定。在眼的血流中，脉络膜的循环对眼内的内环境是关键的。眼压的降低导致脉络膜血运的增多，血管通透性增加，造成脉络膜上腔液体的积存。

眼的这种层状结构突出表现在 Bruch 膜将脉络膜和视网膜分开，神经上皮层下的潜在的间隙将视网膜色素上皮细胞分开，巩膜和脉络膜与睫状体被睫状体脉络膜上腔分开，玻璃体和视网膜被一种潜在的膜玻璃体后界膜分开。

虽然人体的很多组织都存在这样的界限，均没有眼组织这样疏松和清晰：这就强调了眼压的重要性，眼压是这种层状结构相互结合的前提；第二个前提是局限在视网膜，那就是视网膜的完整性，这是视网膜黏附的重要前提；第三个前提是在玻璃体内部的改变就会或者可以牵拉造成各层间的分离，还可以使晶状体移位，虹膜移位等，这些都是很重要的，而且是相互联系的。

玻璃体后脱离，常常发生在老年人，这说明，玻璃体也会像晶状体一样老化，界面黏附力下降，这是怎样造成的呢？玻璃体的变性，晶状体的联动效应，玻璃体液化腔形成和液化导致的动度增加等。

第四节 眼压与眼内灌注压

一、张力与眼压

前面是眼压对组织的影响，这里谈眼压对血管的影响，对血运的影响。如果将眼比作一个血管，角膜巩膜的坚固与韧性，限制了眼球的扩张，这就是眼压的来源，也是眼球形态固定的原因，也是外形稳固的前提，也是眼器官功能自稳的需要。

在以上前提下，组织间液量的改变和巩膜角膜纤维膜的张力之间的关系，造成两者间的层状结构发生一系列的改变，两者的平衡就是组织的贴附，组织的代谢正常。组织间液多，眼压高，压迫层状结构，造成机械的和血运的减少的损害。组织间液少、眼压低，会影响血运使之增多，同时影响层状结构的贴附。尤其是脉络膜上腔的潜在的间隙的作用和脉络膜血运的增多。而视网膜中央动脉系统因自身调节，会影响较少。脉络膜的层状结构、海绵状结构以及其起的缓冲作用，对这种张力的对抗较为敏感。

而视网膜中央动静脉系统由于呈现网状结构，网状的支架支持作用，加上坚固的血管壁以及多方向性，产生对压力的分力，对这种张力的对抗相对于脉络膜循环反应较为迟钝。

尽管脉络膜循环血流速度较缓慢，但是，血流量较大，相互相通，相互联系的特点，血流方向性的多变及其特殊的结构特点，较少发生血管的阻塞（除了外伤引起的脉络膜扇形萎缩）。而视网膜中央动静脉系统常常因为方向性单一、交通支少、血管壁较厚等血管的因素、血液的因素，还有动静脉交叉结构的因素等而发生阻塞。

二、眼的血管

（一）眼动脉与眼静脉

1. 眼动脉：眼的血液供应，主要来自颈内动脉的分支眼动脉。眼动脉自颈内动脉发出后，随视神经经管入眶，先行于视神经外侧，然后转至其上方，沿上斜肌下面迂曲前行，至内眦附近终于额动脉。在眶内发出分支营养眼球、眼球外肌、泪腺和眼睑等。其重要分支为视网膜中央动脉。视网膜中央动脉在眼球后方穿入视神经内，行于视神经中央，经视神经盘穿出，分成 4 支即视网膜鼻侧上、下小动脉和视网膜颞侧上、下小动脉，营养视网膜的内层。

2. 眼静脉：眼静脉有眼上静脉和眼下静脉。收集包括眼球和眼副器的静脉血，向后经眶上裂进入颅腔注入海绵窦。眼静脉向前经内眦静脉与面静脉吻合，因此，面部感染可经此侵入颅内。

(二) 视网膜中央血管系统

1. 视网膜中央动脉：在眶内从眼动脉发出，于眼球后约 9~11mm 处穿入视神经中央，从视盘穿出。多数情况下，首先在视盘上分出上、下两支，以后每一支再分出鼻侧、颞侧分支，即形成鼻上、鼻下、颞上、颞下 4 支，它们相互间不吻合，属终末动脉，分布于视网膜内。较大血管主要分布在神经纤维层内，分支到神经节　细胞层。在内网状层和内核层则为毛细血管。内核层以外的视网膜各层为无血管区，其营养供应来自脉络膜。颞上、下支向颞侧伸展围绕黄斑向中央分出毛细血管细支，但不到中心凹处，在黄斑区中心凹约 0.5 mm 直径范围内为无血管区。此处营养主要依靠脉络膜血管。

2. 视网膜中央静脉：血管及分支走行大致和同名动脉相同，但不平行，和动脉交叉处有共青同鞘膜，分支间互相不吻合。经眼上静脉，最后汇入海绵窦。

(三) 睫状血管系统

1. 动脉

（1）睫状后短动脉：在球后视神经周围，发出 10 ~ 20 小支穿过巩膜，在脉络膜内逐级分支，形成脉络血管网，直到毛细血管小叶，呈划区供应。除营养脉络膜外，还供应视网膜外 5 层、黄斑及视神经球内部（视盘）营养。睫状后短动脉在穿过巩膜之后进入脉络膜之前，在巩膜内，邻近视盘周围互相吻合形成巩膜内血管环（称 Zinn 环或 Haller 环），营养靠近球内部的视神经。在视盘的颞侧缘有时睫状后短动脉发出细支，分布到视网膜黄斑区及其附近叫睫状视网膜动脉（cilio-retinal artery）。它供应范围虽小，但当视网膜中央动脉完全阻塞时，可使黄斑视力得以保留。

（2）睫状后长动脉：自眼动脉分出，共 2 支，于视神经鼻侧和颞侧，在较睫状后短动脉离视神经稍远处，斜行穿入巩膜，经脉络膜上腔水平位置前行直达睫状体，与睫状前动脉吻合形成虹膜大环。并由此环发出分支再形成虹膜小环，少数分支返回脉络膜前部。主要供应虹膜、睫状体和脉络膜前部。

（3）睫状前动脉：是由眼动脉 4 条直肌的肌动脉而来。除外直肌仅有一支外，其他 3 条直肌均有 2 支肌动脉。这 7 支睫状前动脉沿巩膜表面，随直肌前行，距角膜缘约 3 ~ 4mm 处分支如下：①以接近垂直的角度穿过巩膜进入睫状体和睫状后长动脉吻合，参与虹膜大环的组成，以营养睫状体、虹膜。②在参与形成虹膜大环之前，有少数返回支与睫状后短动脉吻合。③向巩膜表层发出回归动脉支，沿眼球、巩膜面后行与来自睫状后短动脉的巩膜表层血管吻合，以营养巩膜。④向前分支围绕角膜缘形成角膜缘血管网，分深浅两层。浅层血管网分布在距角膜 4mm 以内的球结膜，营养前部球结膜及角膜前层。深层血管网在正常情况下看不到，当角膜、虹膜及睫状体炎症或眼压升高时，这部分血管充血即可见到，临床上称为“睫状充血”。⑤浅层角膜周围血管网的返回支（结膜前动脉）与从穹窿部来的结膜后动脉（眼睑动脉弓的分支）相吻合，供应角膜缘附近及前部球结膜。

2. 静脉

（1）涡静脉：共 4 ~ 6 条，收集部分虹膜、睫状体和全部脉络膜血液。在上、下直肌两侧，眼球赤道部后 5 ~ 8mm 处，斜向穿过巩膜、分别经眼上静脉、眼下静脉进入海绵窦。涡静脉干在进入巩膜前呈壶腹状扩大，且因有放射状及弯曲的静脉支加入，全部外观呈旋涡状，故名涡状静脉。

（2）睫状前静脉：收集部分虹膜、睫状体的血液及巩膜静脉窦流出的房水，经巩膜表层静脉丛进入眼上、下静脉汇入海绵窦。眼下静脉通过眶下裂与翼状静脉丛相交通。睫状前静脉在临床上很重要，因它与房水的流畅有密切关系。

三、弛张与灌注

弛张是指一松一紧。弛，放松弓弦；张，拉紧弓弦。血管有弛张与充盈状态，弛张指血管的收缩与松弛(舒张)。通过这一运动，保持血管功能的健全与血液的流动，同时，也是血管健康的保证，通过弛张，血管壁也得到了营养。眼球也有弛张，产生眼内压的波动与变化，产生眼内各层次的压力，通过这种压力，产生眼内各层次的弛张，以便于组织的营养吸收与排泄。眼的弛张的动力来自晶状体的联动，来自眼的视觉行为。只是眼球有坚硬的巩膜外壳，巩膜的致密与质韧，眼球的弛张常常表现眼球的紧张度，眼压的弛张波动，最后在脉络膜得到缓解。

血管的弛张状态的维持，依赖于动脉的流入与静脉的流出。而眼压的波动，通过对血管的压力而影响血流的速度，正常的眼压波动，对眼内血管起按摩作用；过高的眼压，会影响到动脉的灌注，使血液灌注减少。过低的眼压，会促进动脉的灌注，灌注压与眼压的差距增大，然而，却影响了静脉的血液流出，导致血管弛张不平衡，静脉和毛细血管血液留滞，缺血，通透性改变，血液成分渗漏，而导致脉络膜脱离或者脉络膜出血。

四、眼压与灌注压

眼压不但是层状结构相依附的前提，而且也是眼内血循环的一个重要的影响因素：脉络膜不但呈多层结构，而且呈网状结构，神经调节不易控制。因此，眼压的变化与调节功能对脉络膜的血流影响很大。眼压低了，造成脉络膜血循环的淤滞，眼压高了，可造成眼内组织的缺血。脉络膜特殊的异形结构缓冲着来自眼内的压力，同时自身血液充盈，血流量也随着眼压的变化而消长。正常情况下，眼内器官的联动作用及眼压的波动调节血流量，而且，这种波动像按摩一样有益于脉络膜循环的健康，眼压就像大血管的收缩与舒张一样，也有益于血液供应组织的吸收养分，有益于脉络膜与周围组织的结合。眼压升高时，脉络膜血流量减少，当达到一定的限度，就会造成缺血损害；眼压低时，血流量增多，达到一定限度，血液淤滞于脉络膜，导致缺血损害，同时，导致血液成分漏出，与脉络膜水肿、脉络膜脱离。

如果按照血管局部血液注入眼内的灌注压应大于局部的血压与局部眼压的差来衡量。当眼压高时，脉络膜受压，灌注压降低，流入眼内的血流量减少；当眼压低时，灌注压升高，流入眼内的血流量增加。一般在正常状态下的弛张波动，不影响眼球的代谢与功能，反而促进眼内组织的代谢与营养和功能。

灌注压虽然受眼压的影响，但是，流入与流出是维持一种平衡的，保持弛张状态。眼内灌注血管自身的波动与体循环的波动同步，眼压的波动与眼内灌注的血管的波动相互产生作用，一般正常情况下或者在一定的范围内，不会影响眼内的血液灌注。

虽然，视网膜血管有局部调节，但是在眼压的骤变性和应激的情况下，这种局部调节作用也会失去作用。一方面，即使是视网膜血管，也会因眼压和血管中补体的激活，也会发生改变，这是眼压和视网膜血管改变的一个范例。另一方面，眼压波动和视网膜血管界面与玻璃体界面的平衡。在玻璃体正常的情况下，就会发生这种变化，那么，如果玻璃体被水代替后，又会发生怎样的变化呢？水与血管界面的缓冲与玻璃体与血管界面的缓冲是完全不同或有些不同之处。事物发展在发生变化之前均有一个度，超出这个度，就会发生改变。那么，玻璃体的度是什么呢？它有多大的潜力呢？水与之相比又有怎样的差异和差距呢？眼压的变化潜力是什么呢？变化的速度、骤变、缓慢变化和持久变化对眼有怎样的影响呢？这是我们过去较少考虑的问题，这使我们联想到青光眼，它的不同分型的眼压特征性改变。还有手术中，切开时，内眼手术，放出眼内水分的速度对眼的循环的影响。白内障，要缓慢地释放出眼压的“能”，即房水。但是，房水的流出，只要切开切口，流出是没有宏观的、可见的阻力，这也包括青光眼手术，而玻璃体手术，扁平部切口后，玻璃体阻塞，与房水的流出是完全不同的概念。这使我们想到了，用这种粗略的比较，可以比较两者对眼压变化，眼压释放“能量”时的阻力。

五、与眼内灌注相关的眼病

眼压升高会影响眼内的灌注，高眼压会导致眼内灌注的减少，相关的眼病有青光眼、视网膜中央血管的阻塞，会引起缺血性视神经病变，等等。

高眼压或者较高的眼压容易导致视神经缺血。眼的灌注压大于血压与眼压的差，这里的血压是指眼动脉进入眼的血压。就像充了气的皮球注水一样，眼的血流是克服了眼压的阻力进入眼内的。

眼压对灌注压是抵触的、对抗的、阻力的、有影响的。眼压高会影响眼内的灌注，甚至出现缺血。如高眼压与青光眼，一方面产生对视神经的机械压迫，另一方面造成眼内灌注的减少，影响视网膜、脉络膜的血流，影响视神经的营养，而导致视神经萎缩。

眼压低，灌注压相对升高，增加灌注的同时会影响眼的层状结构的接合。如低眼压时容易发生脉络膜与睫状体脱离，视网膜与脉络膜的分离等。

缺血性视神经病变（Ischemic Optic neuropathy ION）是指视神经的营养血管发生循环障碍的急性营养不良性疾病。一般以视网膜中央动脉在球后约 9 ～ 11mm 进入视神经处为界，临床上分前段和后段缺血性视神经病变两型。供应视盘的后睫状动脉发生循环障碍引起视盘的急性缺血、缺氧，以致出现视盘水肿。不仅视盘，而且筛板及筛板后的神经纤维均可受累，称前部缺血性视神经病变。 自视神经眶内段至视交叉发生缺血性改变，称后部缺血性视神经病变，无视盘水肿。病因学上与眼病相关的因素有先天固有的小视盘和小视杯、眼压明显增高、视盘埋藏玻璃疣、眶内或视神经鞘内占位病变、内分泌相关眼病等。

灌注压与系统血压相关，直接受到血压的影响。围手术期缺血性视神经病变的发生率为 0.013% ~0.2%，在心肺体外循环手术、头颈部手术、神经外科手术后比较多见。国内临床工作者也逐渐注意到这个问题，因为其发病无明显规律．早期不易发现，治疗效果差，预后不好，越来越受到研究者的关注。根据美国麻醉医师协会 (ASA) 手术后视力丧失登记的资料，在 93 例术后视觉丧失（Post-Operative Visual Loss，POVL）的患者中，大多数 (83 例) 是 ION 所致，其余 10 例被推测是视网膜中央动脉阻塞所致；除 2 例之外，其余患者在手术中均经历过俯卧位，而且 96% 患者手术中失血量大于 1000mL 或麻醉时间大于 6h。

虽然有血管神经的调节，但是调节能力有限。围手术期间出现缺血性视神经病变（ION）是引起失明的原因之一，在不同情况下研究视神经和大脑的血流和氧供，如等血容量、低血容量、低血压、贫血、静脉充血以及这些因素的联合效应。因为在等容性贫血时，大脑的血流量明显增加，从而保证脑供氧并不发生改变，但视神经的血流量几乎没有增加。

第五节　眼压与房水循环

眼内腔是不均质的，房水分泌后，在眼内的循环，也是不均质的。房水的循环，流入与流出，与营养有关，如角膜内皮与晶状体的营养，等等。单层细胞的组织与屏障有关，而且是关系密切。眼的多层结构以外，还有虹膜与睫状体的屏障，眼内腔就像湿地一样，前后房就像河流，进入玻璃体，就如进入沼泽，房水是眼压的原动力，房水的流入与流出，产生波动影响着眼压，并引起眼压的波动。

一、房水是异化的内环境

房水从结构上为了适应功能的需要，产生异化。产生了流动的房水与储留于玻璃体的房水。房水是异化的淋巴组织，房水兼顾组织液与淋巴的双重特点。

内环境就是血液、组织液、淋巴。稳态就是三者之间稳定，保证身体正常运行。强调 3 种细胞外液之间的联系。淋巴的功能可以概括为清除异物、组织液的回流及组织代谢产物的排除。在较为隔绝的眼内，房水中具有免疫组织的成分，承担眼内代谢产物的清除，组织液的回流的多项功能与作用。

就像系统组织一样，内环境的功能，维持组织器官的形态，使之具有一定的外形，一定的弹性，在这种维持之下，行使着辅助器官组织行使功能的作用。

房水维持眼压，维持眼的外形，辅助行使眼的视觉功能的同时，还行使缓冲的功能。房水不仅仅维持眼压与眼球的外形，还维持前房的空间的功能，从而影响到视觉的功能。

二、房水的空间与玻璃体

房水流入流出，玻璃体是潜在的房水空间，就像河流流经的土壤一样。

在玻璃体腔注硅油填充术后，如果硅油的量控制不好，很容易造成眼压过高的并发症。这说明一个问题，房水分泌的量需要怎样的一个空间，玻璃体到底对房水分泌有怎样的作用呢？房水的成分确实能给予玻璃体细胞以及眼内腔的组织以营养，但玻璃体对房水分泌有什么样的作用呢？

从玻璃体与硅油的比较可以看出，硅油填充术后，会造成眼压的升高。玻璃体在房水分泌中起着缓冲的作用。这种缓冲作用使得眼内组织、房水流出更有时间与空间去调节。这一点可以说明，玻璃体在眼压稳定中的作用。也就是说，在一定范围内，房水分泌的多与少，通过玻璃体的缓冲而稳定了眼压。

玻璃体的膨胀与收缩，缓解眼压的高低波动，硅油不具备这种特性。联动效应引起的眼压波动，对脉络膜的按摩作用，健全脉络膜的血运与脉络膜血管的健康，对房水分泌造成影响。

房水分泌，渗入玻璃体，引起玻璃体的膨胀，却不会引起玻璃体的收缩。脉络膜脱离造成脉络膜与球壁分离，脉络膜循环障碍，睫状突房水分泌减少，但是，玻璃体仍然膨胀，只有出现另一个房水流出的途径，出现血管通透性改变，才会出现玻璃体的收缩与浓缩。

睫状体脱离，前房与睫状体脉络膜上腔出现裂隙孔，房水通过裂隙孔进入睫状体脉络膜上腔，前房没有或者很少发生明显的渗漏现象，玻璃体保持膨胀，没有收缩。

而在 RRD-ChD，房水的分泌减少，玻璃体又会以胶体的特性保留水分，维持眼球的外形，只是这时脉络膜、睫状体的脱离使得玻璃体腔变小了，这时的变化是怎样的呢？在这之前，前房加深，晶状体和虹膜平面后移，这样一种结构和状态，可以更好地稳定眼球的外形；房水分泌减少，前房空间变大，使房水的流出减少，这需要一个负压的作用。可能这是在这种病理状态下的一种平衡吧！同时，前房加深和眼内组织后移，玻璃体浓缩，这些也正是眼内水分从裂孔走向的写照。

这就给我们以启示，对于晶状体的位置，它可以前移和后移，而这种移动与睫状体的位置有关。前移和后移两者都需要睫状体的改变，而使晶状体悬韧带松弛。后移与 RRD-ChD 的脉络膜脱离有关，前移与睫状环阻滞性青光眼和内眼手术后的脉络膜脱离有关，如白内障和青光眼术后，但都与玻璃体的压力改变有密切的关系。晶状体后移时，与玻璃体的压力下降有关，同时，睫状体的脱离，使晶状体后移时，悬韧带并不紧张；晶状体前移时，是因为玻璃体压力增高，同时，睫状体水肿或脱离，而此时，悬韧带并不紧张。从这可以看出玻璃体的另一个作用，那就是稳定眼内腔组织的位置，不至于发生前面的两种情况。

三、缓冲作用

玻璃体是房水与组织的缓冲组织，无论是眼压的缓冲，还是房水动力学的缓冲，还是对营养物质的输送与对炎症的吸附，玻璃体都是房水与组织之间的缓冲地带。

硅油眼的眼压较有玻璃体眼压高。相比硅油眼的人工晶体，常常因为硅油的滚动，而至位置改变。对闭角型青光眼和睫状环阻滞性青光眼采取前部玻璃体切割的方法。后一种情况，晶状体前移并嵌在睫状体沟处或其附近，分泌的房水进入晶状体后间隙和玻璃体中，而使晶状体前移阻塞房角，眼压进一步上升，造成恶性循环，而成为睫状环阻滞性青光眼。可见，正常的玻璃体在其超乎于我们想象的功能和作用，显现出来眼自身的自稳的智慧。从视网膜脱离和 RRD-ChD 和玻璃体切割术后 RD 的比较，也证明，玻璃体有支撑稳定眼内组织位置的作用，这对于眼的稳定是非常之重要。

四、房水与玻璃体的压力平衡

房水与玻璃体充填眼内腔，两者从流动性、作用都有不同。房水与玻璃体，既联系又分隔。联系是房水进入玻璃体，不是流入而是扩散，房水以扩散的方式进入玻璃体营养周围组织又将代谢产物扩散入房水。分隔是各行其道，各就各位。玻璃体不能进前房，玻璃体进入会影响房水的流动与对角膜内皮造成影响。钝击伤眼，晶状体半脱位，玻璃体疝，继发高眼压，外伤性扩瞳症，角膜内皮计数进行性下降。玻璃体进入前房后，造成房水前后房的阻塞，引起角膜内皮细胞的损伤（图 1-8-2）。

外伤的情况下，玻璃体突破（脱位的）晶状体及断裂的悬韧带进入前房，造成房水从后房进入前房受阻，导致类似于瞳孔阻滞的高眼压或者青光眼，甚至由于玻璃体疝的形成，会导致创伤后角膜内皮计数下降后的进一步下降。

玻璃体的功能与作用，有支撑眼球，维持眼外形，维持眼压，支持眼内组织（包括视网膜、晶状体、虹膜），储存营养物质，缓冲眼内压变化，缓冲眼球运动造成的对眼球内壁组织的压力等多项作用。而在玻璃体切除后的玻璃体，玻璃体腔被房水充满，以房水代替后的玻璃体腔，玻璃体的功能与特性凸显出来的功能，也被水代替。

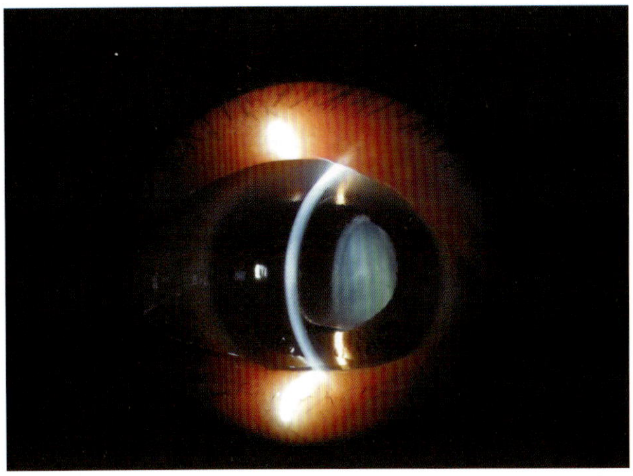

A 晶状体半脱位，玻璃体疝

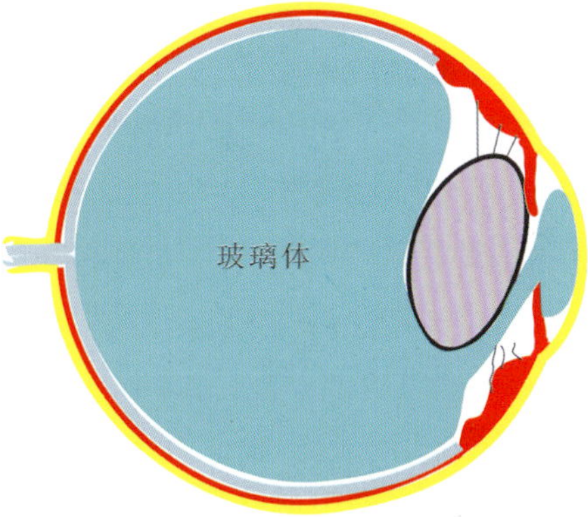

B 晶状体半脱位，玻璃体疝示意图

图 1-8-2 前房玻璃体疝对眼压与角膜内皮的影响

五、晶状体摘除与玻璃体切除

闭角型青光眼存在前后房与玻璃体的平衡问题，存在前后节的压力平衡的解剖基础，对闭角型青光眼的白内障手术，有人主张联合小梁切割术，有人主张不联合小梁切割术。关键问题是房角的关闭与粘连的程度。但是，关于此问题的争论提示了玻璃体有怎样的作用机制？玻璃体于有形与无形的变化中，支撑眼的层状结构，也会对前房产生压力，晶状体的摘除与较薄的人工晶体的植入，会余留一些空间，可能会缓解这种压力。玻璃体手术解决眼前节的临床问题：解决影响视觉的问题，处理玻璃体的问题，造成房水与玻璃体的分离，解除房水的产生流动与流出的问题，等等。

睫状环阻滞性青光眼是玻璃体手术眼前段适应证，其目的是切除前部玻璃体皮质，解除房水向前引流阻滞，使高眼压得到控制。实际上是解决前后节压力的平衡问题。玻璃体手术还没有应用于前节的时候，对于睫状环阻滞性青光眼的处理，面对高眼压、浅前房，晶状体混浊，采取抽出部分玻璃体降低后节的压力，前房注入消毒空气，将晶状体后移的方法，同样有效。那么，玻璃体前部切除的目的，就是将黏稠的前部玻璃体水化，使之容易流动，房水自后进入前房，前房恢复深度，达到前后节的平衡。原理是相同的。从这一点来看，玻璃体的黏稠特性也有负面作用。

第六节 小稳态的动态维持与大稳态

一、眼的稳态的动态维持

内环境处在正常调节与代偿性调节中，一旦调节失代偿，就会导致疾病。内环境的任何变化，都会引起机体自动调节组织和器官的活动，并产生一些反应，以缓解与适应这种变化。

玻璃体的稳定是至关重要的，玻璃体是眼内环境的“湿地”。相对于眼前节的虹膜、晶状体、睫状体的联动与耗能，相对于视网膜组织的神经传导的高耗能，玻璃体是较为安静的组织。但是，其也潜藏一种“暗流”，就是它是组织间的特殊结构，有组织液的流动。视网膜、晶状体、睫状体等的组织液、代谢产物会扩散到玻璃体，再扩散到前房，通过房角滤帘流出。

前面提到血液循环的动态、眼压的动态、房水循环的动态，而与这三种动态关联的，就是生物体机械式动态联动。光刺激或者视物（注视某一定的目标）产生虹膜瞳孔收缩，睫状体肌肉的改变与晶状体的变形。这一系列改变一直持续地适应外界的刺激。

睫状体牵动晶状体的变形，晶状体牵动玻璃体的变形，对视网膜产生压力，对视网膜中央动静脉系统产生压力，对脉络膜视网膜产生压力的波动，对眼内灌注的血管产生类似于按摩的作用，改善眼内的血液循环，促进因用眼产生的物质的排出与营养的供给。

其中，与这种联动关系最为紧密的就是脉络膜，为什么脉络膜血管神经调节较少？生物在演化过程中形成的一种不多不少、恰到好处的机制：眼是通过这种联动，通过眼内压产生对脉络膜的挤压，调节眼的灌注血管的灌注压，调节脉络膜的血量。原来，脉络膜本身不需要神经调节，而是依赖于眼球整体的压力变化来调节的。它不需要自主的调节，而是需要一种顺应性，顺应眼的整体对血液的需要。

而这种顺应的动因就是眼压的波动，眼压高，脉络膜受压，血量减少，房水分泌减少；眼压低，脉络膜受压力缓解，血量增加，房水分泌增加。而正常情况下，生物体机械式联动的动态就是一种功能的需要，一种功能性的按摩作用。

在一些研究中，尤其是 24h 的眼压波动的研究中，发现正常人夜间眼压偏高。因为接受光的刺激，或者对光的反应较为敏感，联动效应在清醒状态时较为活跃，而睡眠时较为迟钝。

在睡眠时，这种联动静止。虹膜肌肉舒张或者处于一种较弱的收缩状态，房角恢复自然状态，相对静止的状态下，具有闭角解剖特点的眼，就会眼压升高。这时，玻璃体处于自然的膨胀状态，对晶状体与房水空间产生压力，加上年龄的因素、代谢的因素，晶状体自身膨胀，产生对后方玻璃体的压迫与对前方虹膜及房角的压迫，产生房角的阻塞，引起眼压的升高。而在清醒时，接受光的刺激，虹膜恢复张力，房角开放，眼压恢复正常。长久反复的结果，产生了房角功能与结构的异常，而导致了房角狭窄的闭角型青光眼。

在眼的血液循环方面，眼压是血液循环稳定的一个重要因素，很多循环紊乱的疾病与眼压有关，如青光眼、慢性单纯性青光眼，正常眼压性青光眼、缺血性视神经病变等与眼压升高有关，而低眼压则会引起的脉络膜循环紊乱并导致脉络膜脱离。

而另一方面，循环的紊乱也会造成眼压的紊乱，这是相互作用的、彼此依赖的。如新生血管性青光眼，新生血管的不完整性使得血液成分不断漏出，房水量的增多，加上房角新生血管膜的形成，房水流出受限，眼压进一步升高。但如果房角流出通畅的话，这种流出是有一定储备的，不一定引起眼压的升高；如糖尿病患者，虹膜的血管已出现障碍，有血液的蛋白成分渗出，有时会见到房闪，有时会发现瞳孔无法散大，这是渗出造成的虹膜后表面与晶状体前表面粘连的结果。这种情况下，眼压可以长期保持稳定，这说明房角的流出有很强的代偿能力，但这种代偿是有限度的。

二、隔离与联系

神经 – 体液 – 免疫调节网络的调节机制是稳态的新理念。免疫部分清除异物，是维持眼内环境稳态的重要环节之一。除了神经系统的作用，内环境稳态的调节机制还强调 3 种细胞外液之间的联系，即内环境就是由血浆、组织液和淋巴共同组成。

内环境就是血液、组织液、淋巴。稳态就是三者之间稳定，保证身体正常运行。眼球与人体其他系统与器官是隔绝的，但是，又是联系的，这种联系就是血管与神经。

眼参与人体的大稳态，但是眼本身也有一个小稳态。眼从内到外的完整性是这个小稳态稳定的前提。人体在发生休克时，由于自身的调节作用，输入大脑的血运增多，其中也包括眼的血运，由于眼有内外屏障，因此大循环的休克对眼的稳态的影响较小。

由于眼内腔组织的低代谢，低代谢导致低需求，眼内腔外的组织，层状结构和虹膜睫状体血运又很丰富，因此，大循环的休克的缺血状态对眼的影响较小。

体循环休克会影响视网膜和脉络膜循环，这两支脑血管血运的分支在休克的早期或是短期内，由于自身的调节或脑血运的增多，加上在视网膜血管入眼处，具有自身的局部调节，对眼的血液灌注不会造成影响。这种血管的自身调节机制是当局部的代谢产物堆积时，血管就会扩张，以促进眼内的灌注，这样看来，如果发生体循环的休克时，眼和大脑一样，是最后受到影响的组织器官。

在体循环休克时，由于屏障的存在，在眼内的改变较为稳定。首先，临床上没有发现有类似于 RRD-ChD 房闪、渗出物的出现，而且玻璃体也是清亮的，眼内组织的代谢也没有明显的改变，只有在死亡时，才能看到人眼的黄斑是黄色的；死亡很长时间，才会出现晶状体和角膜的混浊等。这从另一个角度和方面证明了眼内腔组织的低代谢率与代谢缓慢，这样才能在血液停止循环后，仍能保持一个较长时间的组织代谢，保持相对的安静。

而在眼内部发生的“休克”呢？也同样，对全身组织影响较小或根本没有影响。主要是因为眼组织器官之小，而体循环之大，进入眼的循环的血量是全身血量的比是一个显微数字，再经过睫状体突的滤过和分泌，进入眼内腔的血液成分是少之又少。另一方面的原因是，虹膜通透性改变，一些蛋白通过滤帘，又随房水进入血液，这种改变又石沉大海一样没有产生全身体循环的改变。因此，眼与休克这一概念，长期被忽视，好像眼与休克这一概念没有关联。但眼与全身各器官组织一样都受着血液循环的影响，只是眼休克的血循环的改变，在体循环休克中较少或者说没有表现而已。

三、屏障与渗漏

对于眼的稳态，有多方面的相互作用，但最重要的是外部血液循环的隔离；较为典型的如葡萄膜炎和伴脉络膜脱离孔源性视网膜脱离（RRD-ChD），表现出大量血管渗漏。在临床上，RRD-ChD 由于血液成分的进入，产生严重的房水混浊，玻璃体混浊。而在房水生成减少和流出过多时，如外伤性睫状体脱离，包括 RRD-ChD 的脉络膜脱离，房水生成减少，而在孔源性视网膜脱离时，通过裂孔 – 视网膜色素上皮细胞 – 脉络膜通路，又使眼内液过多的流出，就会导致低眼压和脉络膜的脱离。

无论是玻璃体液进入脉络膜，还是脉络膜血液进入视网膜与玻璃体，除外视网膜色素上皮细胞的功能性作用，在正常情况下，是通过扩散的方式，也就是，在屏障完整时，是通过玻璃体 – 视网膜 – 脉络膜的途径扩散方式完成的。但是，在视网膜裂孔和孔源性视网膜脱离的情况，视网膜神经上皮的屏障作用不同程度的削弱，尤其是视网膜脱离的情况，玻璃体液绕过视网膜这一屏障，通过裂孔进入视网膜神经上皮下，造成视网膜神经上皮与色素上皮的分离。玻璃体与脉络膜的联系方式发生改变，成为了玻璃体 – 视网膜色素上皮 – 脉络膜途径，相对于玻璃体，脉络膜的高渗状态、微孔结构、网状结构的融合状态，加上视网膜色素上皮的吸收与吞噬功能，从方式上也发生了改变。玻璃体液快速地进入脉络膜，造成眼内压的后续的变化。

屏障与隔离成就了眼的稳态，这归功于眼的屏障——眼的结构。眼的层状结构本身就是很好的屏障，对于眼的稳态，造成了这种隔离。也就是说，眼的屏障是一个整体的概念，不只是视网膜色素上皮细胞层与视网膜中央血管系统 2 个孤立的结构，眼的屏障是由眼的结构与功能决定的，层状结构构成屏障与功能的联合体，层中的血管又具有与其他组织不同、结构更加紧密的血管壁，层状结构的屏障与层间屏障相结合，构成环环相扣的格局。层状结构的中心指向什么？指向眼球的中心？指向玻璃体？意味着眼的稳态、眼的稳定、眼的功能，等等，一系列的人为的概念与想法，无论是抽象的，还是具体的，都无法概括眼的这种层状结构的玄妙。

四、眼与血管

就视网膜中央静脉阻塞而论，虽然眼球有完整的屏障，但是，眼与全身又是联系的，除了神经联系之外，还有组织液与血管血液的联系。血管的一个重要的功能与条件，就是通畅。

视网膜静脉阻塞为多因素致病。与高血压、动脉硬化血液高黏度和血流动力学异常等有密切关系，外伤、口服避孕药或过度疲劳等均可为发病的诱因。总之，视网膜静脉阻塞发病既有血管异常也有血液成分的改变或血流动力学异常的因素。

视网膜动脉硬化在视网膜静脉阻塞发病中占重要地位，有 80% ~ 95% 的患者同时有动脉硬化。最常发生阻塞的部位在筛板区和动静脉交叉处。在这 2 个部位，视网膜中央动脉和静脉靠得很近，相邻血管壁共有一外膜，被同一结缔组织膜包裹。动脉硬化时，受硬化外膜的限制，静脉受压管腔变窄且管壁内皮细胞受刺激增生，管腔变得更窄，血流变慢，甚至停滞导致血小板、红细胞和纤维蛋白原沉积而形成血栓。当同时有高血压、糖尿病或血液病时，更易加重这种变化。

视网膜静脉本身的炎症或炎症产生的毒素也可使静脉管壁增厚，内膜受损，内皮细胞增生，表面电荷发生改变，以致血小板聚集，纤维蛋白原网络血液细胞成分而形成血栓。静脉的炎症可来自病毒感染、结核、梅毒、败血症、心内膜炎、肺炎、脑膜炎、鼻窦炎以及其他全身免疫病或血管病。外伤使静脉管壁直接受损也可产生这些改变。

人们发现血液成分的改变特别是黏稠度的改变与视网膜静脉阻塞的发病有关。在正常情况下，红细胞表面带有负电荷，故彼此排斥而能悬浮于血液中。当高脂血症、高蛋白血症或纤维蛋白原增高时，这些脂类和纤维蛋白原可包裹于红细胞表面而使其失去表面的负电荷，因而容易聚集形成团块并与血管壁粘连。同时由于纤维蛋白原含量增加或脂蛋白及其球蛋白含量增多均可增加血浆黏稠度和全血黏稠度、使血液变黏稠增加血流阻力，更易形成血栓。视网膜静脉阻塞患者有高脂血症者占 61% ~ 82%，也有人报告本病患者血液黏度、纤维蛋白原、血浆黏稠度增高。此外血液中凝血系统和纤溶系统不平衡，任何原因使血小板聚集性和释放反应增强 β 凝血蛋白和血小板第Ⅳ因子含量增高均可促使血小板聚集性增强，均易形成血栓。

视网膜中央静脉阻塞表现为血管的闭塞与出血，视网膜组织的缺血与坏死，血管通透性改变，出现渗漏，导致组织水肿，尤其是黄斑水肿，无论在短期，还是长期，都会造成视力的损害。中晚期出现的新生血管，是由于组织缺血缺氧，刺激产生，是反复出血的原因，也是后期新生血管性青光眼产生，视力丧失，甚至摘除眼球的主要原因。

黄斑囊样水肿是血管异常的表现，血管的渗漏积集于黄斑，是视网膜静脉阻塞最常见的并发症，也是本病视力降低的主要原因之一。黄斑囊样水肿发生的时间根据病情轻重而有不同，病情严重者发生较早，可在静脉阻塞后 1 个月发生，有的在发病后数月始出现，形成数个较大囊泡，其周围尚可见蜂房样小泡。荧光血管造影晚期呈典型花瓣状或蜂房状渗漏。囊样水肿消退很慢，数月到 1 年不等，个别可长达 2 年不吸收。数年后黄斑囊泡变平，呈暗红色花瓣状图形，或有色素和纤维增殖，或形成囊样瘢痕，严重影响中心视力。

五、眼的自稳

新生血管是视网膜静脉阻塞最常见的并发症，常导致玻璃体反复出血而视力严重受损。新生血管产生的时间最早者为发病后3个月，新生血管常发生在无灌注区的边缘，或远离缺血区的视盘上或视盘附近的视网膜上。其形态最初呈芽孢状，逐渐长大呈丝网状、花圈状或海团扇状。大量血管渗漏。最后导致新生血管的蔓延，大量的血管渗漏，导致眼压升高，发生新生血管性青光眼。

关键问题是缺血，血管阻塞造成组织的缺血缺氧与坏死，缺血造成血管营养的缺氧坏死，造成血管破坏、通透性改变，导致出血。缺血又刺激并促进新生血管的产生。眼内腔是低代谢率，但是视网膜组织是高代谢率，无灌注区边缘组织产生的血管刺激因素造成血管乱生，玻璃体的无血管状态被缺血应答反应为缺血的无灌注区造成新生血管的长入，新生血管在玻璃体环境无法正常生长并达到血管壁的完善，造成反复出血，导致长期不能吸收的玻璃体积血，甚至牵拉性视网膜脱离。而新生血管长入玻璃体要通过的屏障就是玻璃体视网膜界面。这一屏障的破坏，还是血管出血产生的张力与缺血产生的物质。否则，新生血管如何穿透较为致密的内界膜组织？

血管有一种“惯性”，血流进入眼内的惯性，这是其功能决定的。可是，由于屏障的隔绝，只有少数物质被选择，血液与血管的运动，心脏的波动，压力的变化，产生血液与血管壁的冲突，产生惯性与阻力的较量。这种较量与对抗就是自稳的行为过程。

眼有一种天然的阻力，血管或者血管中的血液实际上也是隔绝在眼的屏障之外的，血液的流动的惯性与血管的病变发生冲突，最后，阻塞或者渗漏与破裂，缺血与出血，构成了眼的血管疾病。但是，惯性的结果都是对阻力的冲破，屏障被破坏又是新的平衡的开始，新的稳定的开始。悟到这个道理，理解手术也是创伤，术后水肿的恢复就是重新稳定的开始。炎症如此，视网膜静脉阻塞的自限，也是如此。

屏障与隔离，隔离与联系，联系变破坏，这也是度的问题。这种度，在正常情况下是自稳的行为过程。血管运输营养，这一过程是惯性，营养要按照一定的规则被吸收或者进入营养的组织，种种原因导致了规则破坏，屏障破坏，过度或者过多，就会发生后面要讨论的问题——眼的休克问题，组织与血管通透性的问题。

中篇　眼的休克及休克状态

上篇说眼的自稳，中篇说眼的自稳的破坏。休克是一个宏观和微观结合的产物，从宏观上说，是眼压低，脉络膜脱离，前房大量的渗出物与漏出物；从微观上说，是脉络膜血管中的血液成分浓缩，或许会有DIC，也未可知。

体循环的休克是什么样子？看不见，而眼，却是一扇窗户，可能让你看清楚里面是什么样子；告诉你体循环休克，发生时的样子。只是，需要我们换一个角度，换一种思维方法。两者一个共同的特点是通透性改变与屏障破坏。

眼的休克是眼的自稳严重破坏的表现，与体循环休克类似。RRD-ChD是脉络膜渗漏，后来发现视网膜中央动静脉系统的微血管的渗漏是玻璃体混浊的原因。

玻璃体不单纯表现为浓缩，还有混浊，这些都是从哪里渗出的呢？因为不只是玻璃体浓缩，还伴有视网膜血管的血液成分的渗漏，因而表现为玻璃体浓缩与混浊。

第一章　伴脉络膜脱离的孔源性视网膜脱离（RRD-ChD）

第一节　发现与认识

一、历史回顾

现有的资料显示，对伴脉络膜脱离的孔源性视网膜脱离（rhegmatogenous retinal detachment associated with choroidal detachment，RRD-ChD）的发现始于 1876 年 Schnabel 的描述。高度近视眼，突然的眼压下降，当时还以为是后巩膜葡萄肿的破裂，1916 年由 Leber 确立为一个特殊的临床病种，1929 年 Beigelman 认为其发生是玻璃体液突然自裂孔排出导致了眼压的突然下降，是刺激性的葡萄膜炎的发展（图 2-1-1）。

有限的资料提示，孔源性视网膜脱离发生后，发生大幅度的眼压下降，而且，最早发现时与高度近视有关，与葡萄膜炎有关。

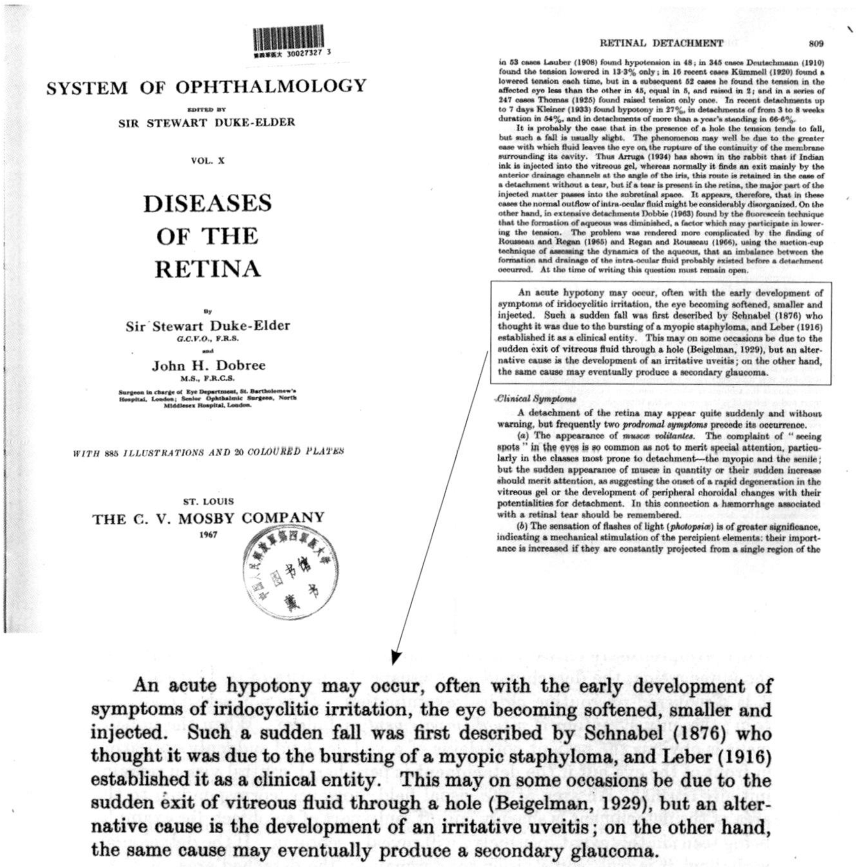

SYSTEM OF OPHTHALMOLOGY

EDITED BY

SIR STEWART DUKE-ELDER

VOL. X

DISEASES OF THE RETINA

By

Sir Stewart Duke-Elder

G.C.V.O., F.R.S.

and

John H. Dobree

M.S., F.R.C.S.

Surgeon in charge of Eye Department, St. Bartholomew's Hospital, London; Senior Ophthalmic Surgeon, North Middlesex Hospital, London.

WITH 885 ILLUSTRATIONS AND 20 COLOURED PLATES

ST. LOUIS

THE C. V. MOSBY COMPANY

1967

RETINAL DETACHMENT　809

in 53 cases Lauber (1908) found hypotension in 48; in 345 cases Deutschmann (1910) found the tension lowered in 13·3% only; in 16 recent cases Kümmell (1920) found a lowered tension each time, but in a subsequent 52 cases he found the tension in the affected eye less than the other in 45, equal in 5, and raised in 2; and in a series of 247 cases Thomas (1925) found raised tension only once. In recent detachments up to 7 days Kleiner (1933) found hypotony in 27%, in detachments of from 3 to 8 weeks duration in 54%, and in detachments of more than a year's standing in 66·6%.

It is probably the case that in the presence of a hole the tension tends to fall, but such a fall is usually slight. The phenomenon may well be due to the greater ease with which fluid leaves the eye on the rupture of the continuity of the membrane surrounding its cavity. Thus Arruga (1934) has shown in the rabbit that if Indian ink is injected into the vitreous gel, whereas normally it finds an exit mainly by the anterior drainage channels at the angle of the iris, this route is retained in the case of a detachment without a tear, but if a tear is present in the retina, the major part of the injected matter passes into the subretinal space. It appears, therefore, that in these cases the normal outflow of intra-ocular fluid might be considerably disorganized. On the other hand, in extensive detachments Dobbie (1963) found by the fluorescein technique that the formation of aqueous was diminished, a factor which may participate in lowering the tension. The problem was rendered more complicated by the finding of Rousseau and Regan (1965) and Regan and Rousseau (1966), using the suction-cup technique of assessing the dynamics of the aqueous, that an imbalance between the formation and drainage of the intra-ocular fluid probably existed before a detachment occurred. At the time of writing this question must remain open.

An acute hypotony may occur, often with the early development of symptoms of iridocyclitic irritation, the eye becoming softened, smaller and injected. Such a sudden fall was first described by Schnabel (1876) who thought it was due to the bursting of a myopic staphyloma, and Leber (1916) established it as a clinical entity. This may on some occasions be due to the sudden exit of vitreous fluid through a hole (Beigelman, 1929), but an alternative cause is the development of an irritative uveitis; on the other hand, the same cause may eventually produce a secondary glaucoma.

Clinical Symptoms

A detachment of the retina may appear quite suddenly and without warning, but frequently two *prodromal symptoms* precede its occurrence.

(*a*) The appearance of *muscæ volitantes*. The complaint of "seeing spots" in the eyes is so common as not to merit special attention, particularly in the classes most prone to detachment—the myopic and the senile; but the sudden appearance of muscæ in quantity or their sudden increase should merit attention, as suggesting the onset of a rapid degeneration in the vitreous gel or the development of peripheral choroidal changes with their potentialities for detachment. In this connection a hæmorrhage associated with a retinal tear should be remembered.

(*b*) The sensation of flashes of light (*photopsiæ*) is of greater significance, indicating a mechanical stimulation of the percipient elements: their importance is increased if they are constantly projected from a single region of the

An acute hypotony may occur, often with the early development of symptoms of iridocyclitic irritation, the eye becoming softened, smaller and injected. Such a sudden fall was first described by Schnabel (1876) who thought it was due to the bursting of a myopic staphyloma, and Leber (1916) established it as a clinical entity. This may on some occasions be due to the sudden exit of vitreous fluid through a hole (Beigelman, 1929), but an alternative cause is the development of an irritative uveitis; on the other hand, the same cause may eventually produce a secondary glaucoma.

图 2-1-1　显示较早的有关视网膜脱离伴随低眼压的文献资料

20 世纪 70 年代，人们对 RRD-ChD 的认识就是术前发生的、原因不明和具有自发特性的特殊类型的孔源性视网膜脱离（rhegmatogenous retinal detachment，RRD）。临床上可见：眼压极低，前房闪辉（+++），前房深，瞳孔不易散大，虹膜震颤，晶状体晃动，玻璃体浓缩，眼底常见随着脉络膜的脱离，视网膜下液减少，临床上手术成功率低，术前糖皮质激素治疗有效。20 世纪 80 年代，我国先后报道多例，称之为脉络膜脱离型视网膜脱离，提出早诊断、在激素治疗的同时尽早手术的治疗原则；20 世纪 90 年代末又有人尝试用玻璃体手术治疗 RRD-ChD，并收到较好的疗效。

二、发生与裂孔的关系

RRD-ChD 的发生一直是眼科界关注的问题。RRD-ChD 与内眼术后的脉络膜脱离的原因极其相似，但是在临床表现上却有不同，前者前房深，后者变浅，这种空间上的差异，可能是玻璃体浓缩所导致的，而与裂孔关系密切。因为裂孔产生的眼内腔另外的水分流出途径，尽管脉络膜脱离，占去了眼内腔的体积，但玻璃体浓缩，没有产生后部的压力改变，因此前房较深，而内眼术后的脉络膜脱离占去玻璃体空间，没有裂孔这一眼内腔水分流出途径，会对前房产生压力，加上睫状体突房水分泌下降，导致前房深度变浅或不变。而且临床上强调 RRD-ChD 封闭裂孔对手术效果的重要性，裂孔封闭后，随着视网膜的复位，脉络膜脱离和前房闪辉消失。有研究发现视网膜脱离复位后，前房的蛋白浓度急剧下降。因此，裂孔是 RRD-ChD 发生的关键因素。裂孔和脉络膜脱离可能存在这样的因果关系：即裂孔—视网膜脱离—玻璃体浓缩—眼压下降—脉络膜通透性改变—脉络膜脱离。

我们在临床上尝试两种外路的非凝固的手术方法：针对裂孔的不放视网膜下液手术和针对视网膜下液和裂孔的放视网膜下液手术。

放液与不放液手术的比较：放液手术，22 例，复位率 88.9%；不放液手术，24 例，复位率 91.4%。放液手术的并发症：出血，新裂孔。放液手术方法：术前大剂量激素治疗，炎症消退，眼压回升，脉络膜脱离减轻或者消失，视网膜下液增多，术中放出视网膜下液，不冷凝，外路封闭裂孔。不放液手术方法：术前不用激素治疗，阿托品散瞳，包双眼，不放视网膜下液，不冷凝，从外路封闭裂孔。不放液手术的优点：不放液手术充分利用了 RRD-ChD 眼压低、视网膜下液少的临床特点，从外路顶压裂孔，操作简便，并发症少。

通过对 2 种手术方法进行比较观察发现，放液手术存在出血和感染的不利因素，出血多见于放液时眼压的突然下降与脉络膜的损伤，还有产生医源性裂孔的风险。而不放液手术存在裂孔封闭不严漏水，脉络膜脱离不改善影响视网膜复位的不利因素。而较早的病例，不放液手术效果较好。两组一些病例，裂孔顶压不实在，脉络膜脱离术后没有明显改善，裂孔的激光效果不佳，常常需要再次手术，术中冷凝封闭裂孔。

两组病例在选择上强调较为早期的病例，而且确认裂孔并且单一，大多数为一个裂孔。这项临床观察研究说明了只要裂孔封闭，视网膜脱离复位，脉络膜脱离也能复位。只要封闭裂孔，视网膜脱离和脉络膜脱离都会改善。RRD-ChD 与孔源性视网膜脱离是同原因的，与裂孔有关。

三、治疗与存在的问题

在治疗方面有 3 个问题值得考虑：手术治疗前是以争取时间为主还是以激素治疗为主？首选外路手术还是玻璃体手术？是否根据 PVR 选择手术方式？

根据是否放出视网膜下液将手术分为放液和不放液手术。既然是脉络膜渗漏，术前糖皮质激素治疗对于病情是非常有利的，但是 RRD-ChD 治疗的关键是封闭裂孔。以往术前糖皮质激素治疗长达 2 周到 2 月以抑制其发展，常因牵拉形成而影响视网膜的复位。在手术方面，手术医生可以根据具体情况选择手术方式，但是尽早封闭裂孔才是关键。

如果术前使用激素，视网膜下液就会增多，这样有利于放液的视网膜脱离手术。与不放液手术相比，放液手术的风险较大，如术后脉络膜出血、感染等，尤其在 RRD-ChD 时，血管通透性有改变的情况。不放液手术具有外眼手术的特点，而且术前不进行激素治疗，视网膜下液少和低眼压均是手术的有利条件，并发症少一些，而且可以缩短激素治疗的等待时间。

RRD-ChD 的难治就在于随着脉络膜脱离的发生较早出现玻璃体的增殖牵拉，而影响视网膜复位，屏障的破坏和葡萄膜渗漏和 PVR 的形成，对于 PVR 发展较快，玻璃体等屈光间质较混浊，就诊较迟的病例，玻璃体手术是较好的选择。

但是，还有几个疑问：玻璃体除了牵拉视网膜使之脱离，同时又有支持和支撑视网膜的作用，玻璃体的去留常常要在两者之间权衡；如果 RRD-ChD 的表现只是玻璃体水分的减少，那么过早实施玻璃体手术就是不可取的。

同时，如果 RRD-ChD 是屏障的破坏和葡萄膜渗漏，玻璃体手术中对眼内扰动的负面影响，会不会加重病情呢？因此，手术的方式和时机选择应该是非常重要的。在现在玻璃体替代物的现实面前，对于较为早期的病例慎重地实施玻璃体手术是很有必要的。

第二节　临床表现与临床观察

一、临床表现

RRD-ChD 的临床表现：炎症表现明显，前房闪辉（+++），瞳孔散不大，晶状体晃动，虹膜震颤，眼压极低 打扑症，玻璃体混浊，视网膜下液减少。

对 RRD-ChD 的认识就是术前发生的、原因不明和具有自发特性的特殊类型的 RRD，临床上可见：眼压极低，前房闪辉（+++），前房深，瞳孔不易散大，虹膜震颤，晶状体晃动，玻璃体浓缩，眼底常见随着脉络膜的脱离，视网膜下液减少。临床上手术成功率低，术前糖皮质激素治疗有效。

（一）低眼压

眼压极低，日本学者描述为，打扑征。眼压计可以检测不出，修氏眼压计一般低于 2mmHg。我的观察，压迫眼球，压力很低，角膜瞳孔变形（图 2-1-2）。

自然状态下的 RRD-ChD，眼压很低，轻压，瞳孔变形，同时，压迫部位的虹膜明显塌向瞳孔的中心。炎症反应重，睫状充血不明显，睫状体部压迫患者无痛感或者没有压迫感，这是与其他眼内炎症表现不同的地方。瞳孔小，只是一定大小，有时也能散大，但是，由于眼压低，戴三面镜检查时，瞳孔就变小（图 2-1-3）。这是由于低眼压，虹膜失去与晶状体的正常的接触所致。瞳孔小，常常与眼压有关，当戴三面镜时，瞳孔就小了，是眼压太低的原因。眼压很低，轻压，瞳孔变形，同时，压迫部位的虹膜明显塌向中心。

其实，有的病例瞳孔也能散大，但是，在压迫时，瞳孔就变小，因为眼压低，还有虹膜失去与晶状体的正常的接触所致。瞳孔不粘连，也只是表现在早期，病情拖延，病程较长的病例，也会发生粘连。这里有一个时间与程度的不同。早期的病例即使粘连，经过糖皮质激素结合散瞳治疗，也能散开，病程长的病例，晚期的病例，瞳孔就无法散开。同时，也根据渗漏的成分而有不同，与通透性改变的轻重而有不同。纤维素渗出物多的，容易粘连；而浆液成分较多的，蛋白成分少的，瞳孔就不易粘连。

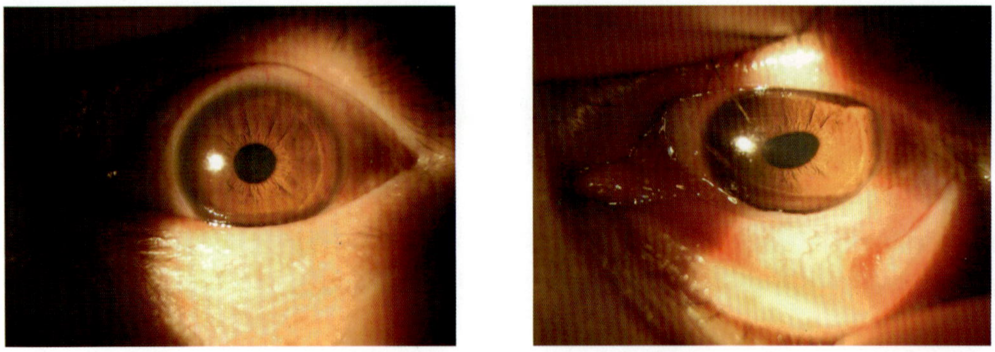

自然状态下的 RRD-ChD（A），眼压很低，轻压，瞳孔变形，同时，压迫部位的虹膜明显塌向中心（B）。在压迫过程中，患者无痛感与压迫感。

图 2-1-2　RRD-ChD 的低眼压

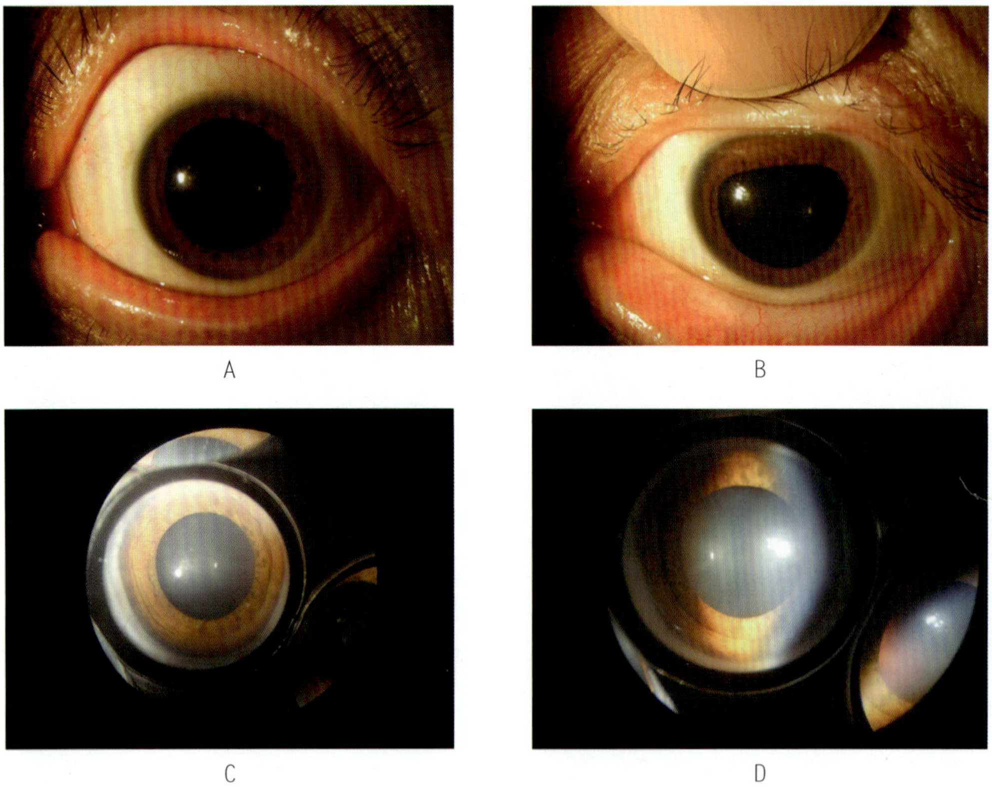

图为一位患者，瞳孔能散大(A)，由于眼压低，压迫，虹膜移向中心，瞳孔变形并可见角膜皱褶(B)。戴三面镜时，瞳孔明显缩小，虹膜均匀移向中心（B 及 C）。不同侧面表现的虹膜阶梯（C 及 D）

图 2-1-3　RRD-ChD 的低眼压戴三面镜的表现

（二）前房及瞳孔

前房反应较为明显，前房闪辉（+++），前房深，角膜后 KP（-），浮游细胞（+）（图 2-1-4）。有的表现为：虹膜的同心圆阶梯状后移，部位一般在虹膜分界的外环上（图 2-1-5）。

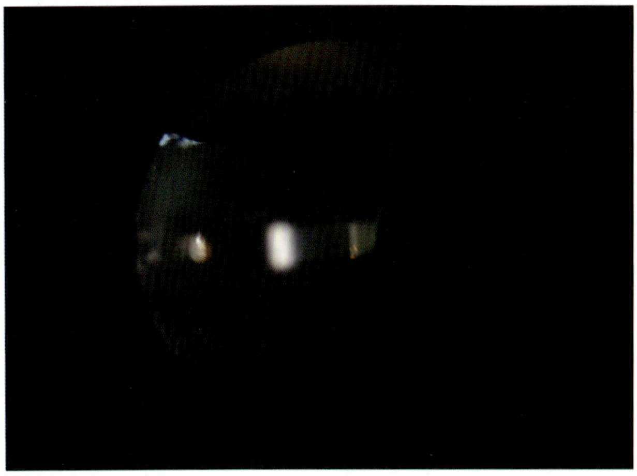

A

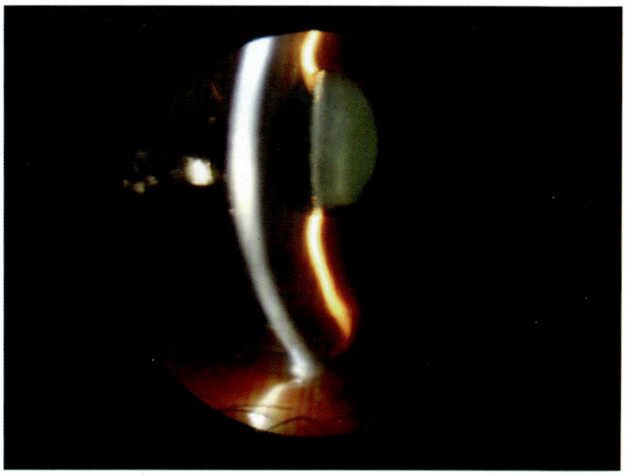

B

前房闪辉（+++），前房变深，浮游细胞（+）（A），虹膜的同心圆阶梯。病程较长，瞳孔粘连，无法散大（B）

图 2-1-4　RRD-ChD 的前房

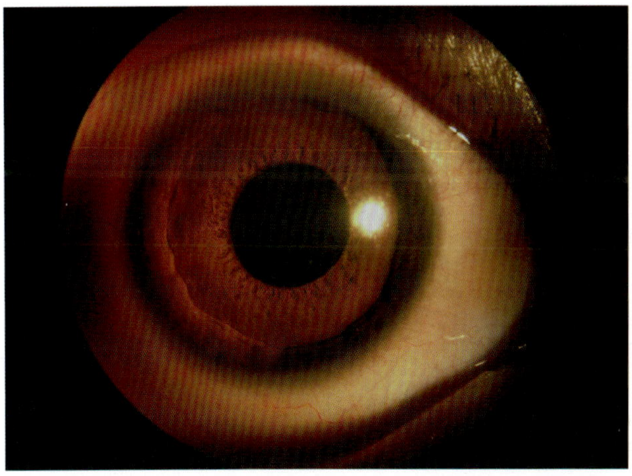

A

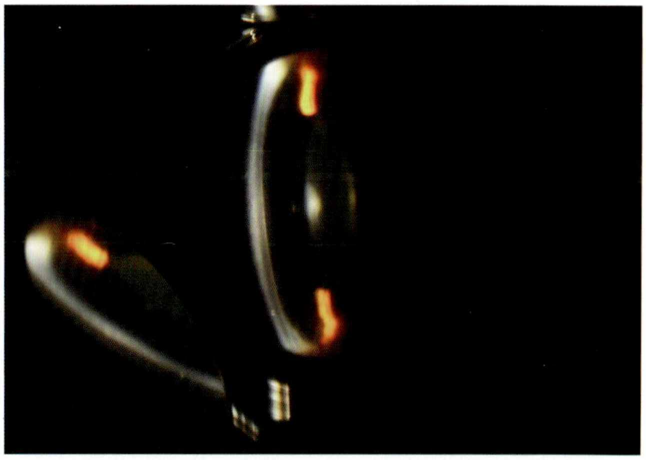

B

病程较短的病例，虹膜同心圆阶梯（A），三面镜下同心圆阶梯（B）

图 2-1-5　RRD-ChD 的瞳孔同心圆阶梯

房角的根部虹膜可见波浪状起伏与睫状体脱离。与外伤性腺状体脱离的房角相比，房角相对较为平滑，无房角后退与腺状体裂隙（图 2-1-6）。

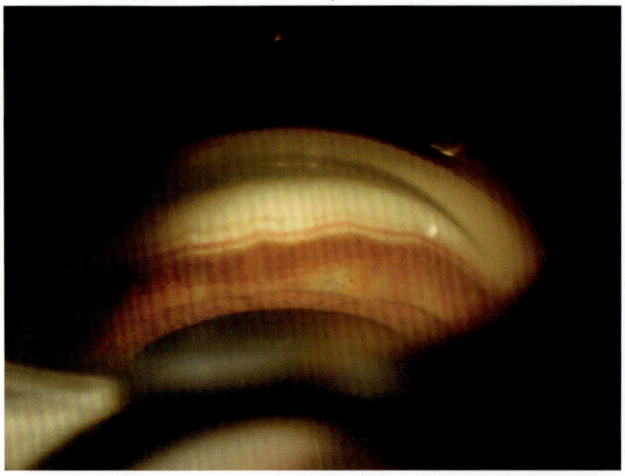

A

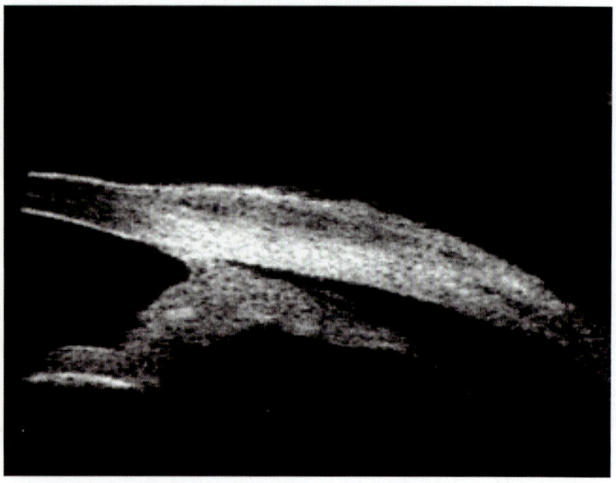

B

房角的根部由于低眼压，虹膜及房角可见波浪状起伏，静脉反流的充血（A），UBM 图片显示 RRD-ChD 表现的睫状体脱离、变深的前房及向后退的虹膜（阶梯）（B）

图 2-1-6　RRD-ChD 的房角及 UBM 的表现

（三）玻璃体浓缩

实际上，云雾状玻璃体是玻璃体中的渗出物。视网膜周边部可见视网膜的血管白鞘及血性渗出。混浊的另一方面，就是玻璃体浓缩。裂隙灯可见大量的细胞成分，色素颗粒。以色素颗粒的活动度，观察玻璃体的活动度，玻璃体活动度下降（图 2-1-7）。

这种情况，与 Coats 病的玻璃体大量血液渗漏比较，Coats 病这种血管异常眼病，造成了血液成分的渗漏进入玻璃体。玻璃体较为黏稠，色较黄，少量灰色颗粒。

RRD-ChD 的玻璃体浓缩，呈胶冻状，活动度降低，这种情况与低眼压伴随。经过手术治疗后稳定的玻璃体，遗留下较一般视网膜脱离术后更加混浊的玻璃体。虽然这种混浊活动度较大，但是密度也较大。

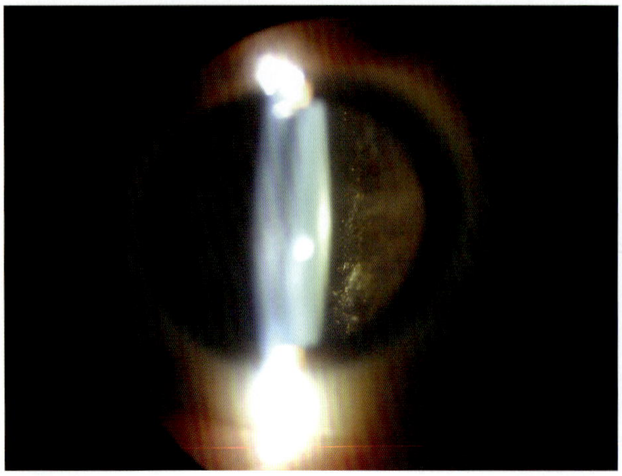

A RRD-ChD 的云雾状混浊

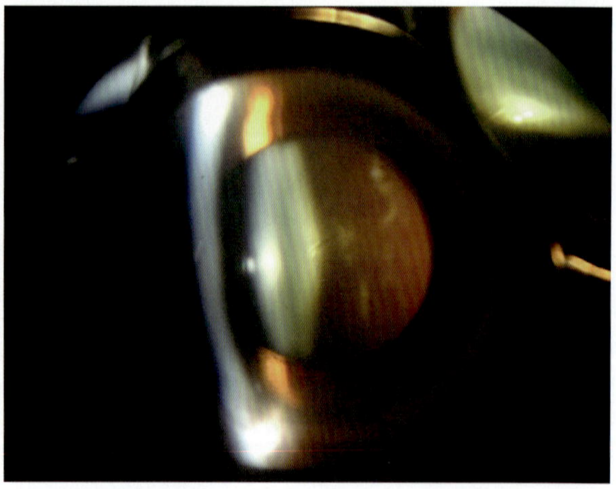

B 三面镜见玻璃体渗出物的混浊

图 2-1-7　RRD-ChD 的玻璃体表现

玻璃体这种混浊是浓缩，还是增殖？增殖不会如此快地表现出来，有时发生在视网膜脱离后一周。在住院患者的观察中发现，这种变化在1~2d，很快发生浓缩与混浊；时间拖延长，混浊加重。正常玻璃体是透明的，如果是单纯的浓缩，也就是液体的减少，也应该是透明。但是，实际不是这样，术前术后的临床观察，证明有渗漏物质。云雾状玻璃体，实际上是玻璃体中的渗出物，周边部视网膜可见血管白鞘及血性渗出。

这些表现提示，在玻璃体中，除了玻璃体浓缩、玻璃体增殖之外，还有渗出和漏出。这些渗漏物质，尤其是纤维素渗出物，可能是裂孔撕裂时的血管出血或者渗漏，或者是血管通透性改变造成的渗漏；这些渗漏物质会在术后和病情稳定后，在玻璃体留下机化团状或者棉絮状的混浊。

糖皮质激素治疗后，睫状突分泌房水改善，玻璃体恢复液化状态，渗出渗漏物吸收，血管通透性部分恢复。

（四）眼底改变

RRD-ChD发生在眼底的表现，很有特征性，视网膜下液的减少（图2-1-8）。

早期，发生较为急骤的病例，看见球状的隆起，而视网膜下液很少；发生较为隐匿的病例，视网膜下液减少，周边部看见视网膜皱褶（图2-1-9）。

一部分早期病例，视网膜脱离，除了视网膜表面表现为潮湿感外，视网膜是平复的。这个时候对贴附的裂孔进行激光是一个机会，但是由于没有解除裂孔部位的牵拉，常常会再次牵拉起裂孔或者在原裂孔的对面出现新的裂孔。

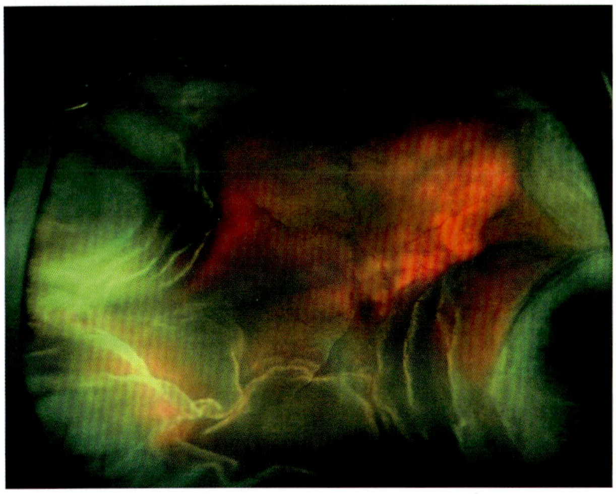

A 眼底视网膜及脉络膜脱离

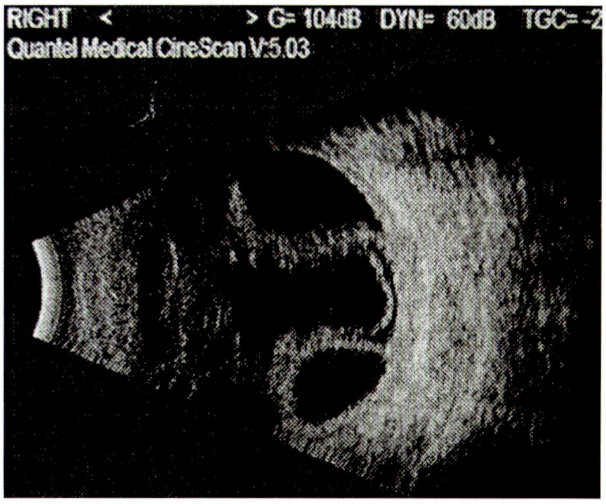

B B超图像

图2-1-8　RRD-ChD的眼底与B超

一部分病例，一般时间较长，1个月到3个月左右，会表现出上方的视网膜潮湿感，但是表面是复位的，下方球状的隆起，为视网膜下液。仰卧位，视网膜下液汇集于后极部。这时就会发现其实上方视网膜也是脱离的，只是较少的视网膜下液汇集于眼球的低点。这种情况与继发视网膜脱离的随体位改变相类似。

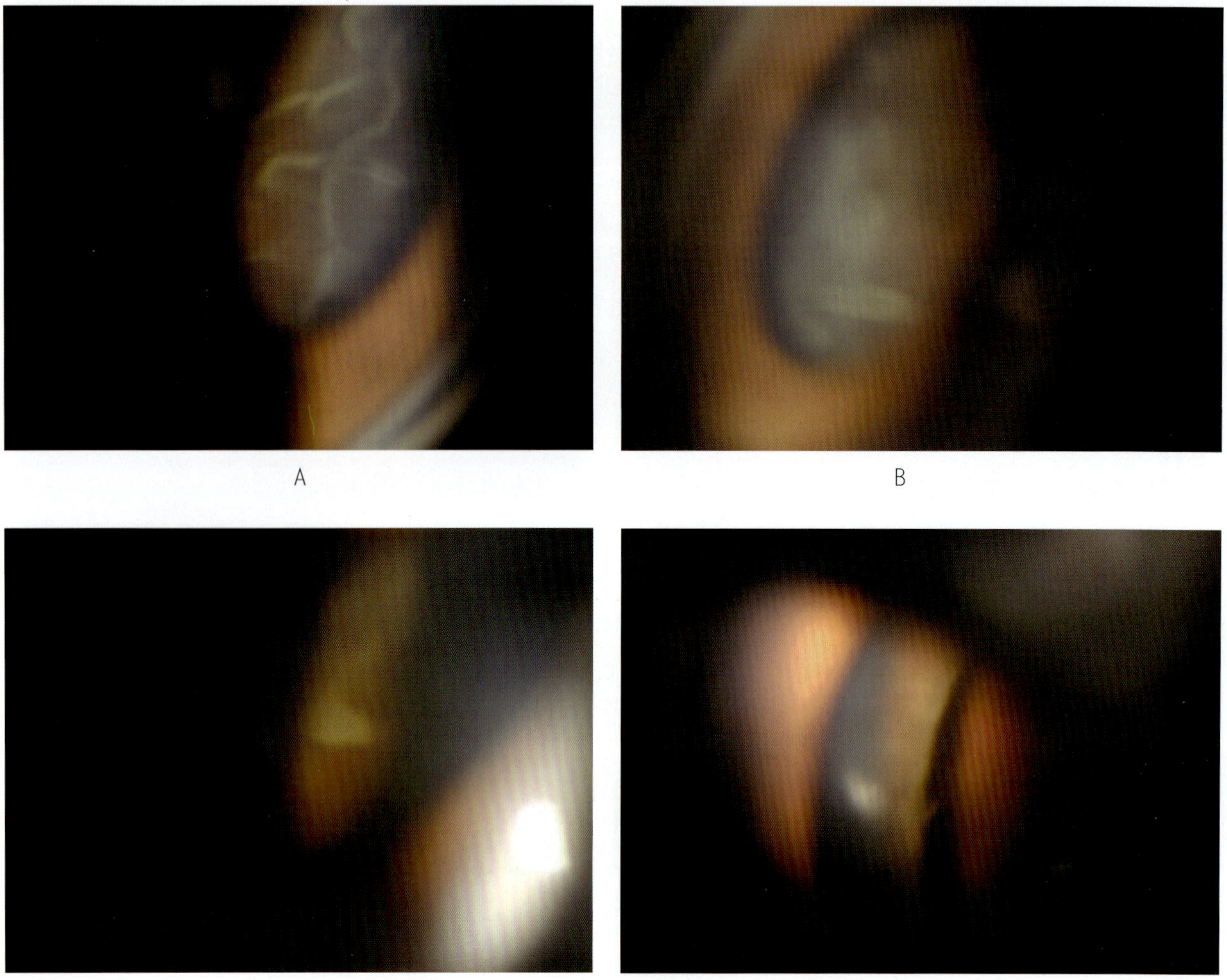

A　B　C　D

由于脉络膜的隆起，视网膜形成皱褶。A 脉络膜脱离区视网膜的皱褶。B、C 隐藏于皱褶中的裂孔盖及裂孔。D 视网膜复位后，人工嵴上的裂孔

图 2-1-9　RRD-ChD 的周边视网膜皱褶及皱褶中的裂孔

1. 皱褶中的裂孔

RRD-ChD 手术成功率低的一个原因就是裂孔问题，一是裂孔较为隐蔽；二是周边部牵拉明显，产生的多裂孔现象；三是术后长期存在视网膜下液的不吸收或者脉络膜渗漏。图 2-1-9 显示周边视网膜皱褶中的裂孔，以及裂孔在术前术后的表现。

脉络膜脱离的眼底，因脉络膜隆起的高低表现不同：隆起较低，较扁平，就会在周边视网膜形成皱褶；隆起较高，呈球状，则突入玻璃体腔。临床上，2 种情况常常同时出现在患眼不同的部位，球状隆起，多见于赤道后及赤道，扁平状隆起多见于周边部。与白内障青光眼等内眼术后的无裂孔的脉络膜脱离比较，后者球状隆起较为多见。

视网膜皱褶与球状隆起，不应该是 2 种类型，应该是 2 种表现，临床上，常常用环扎外垫压来缓解视网膜的紧张，脉络膜的隆起也是这个道理，扁平的隆起，较为均匀的隆起，多出来的视网膜形成皱褶，

而隆起较高的，突入玻璃体腔，占用玻璃体腔的体积。

2. 临床观察

如下为几个临床观察结果：

第一项观察，糖皮质激素的使用，使得一部分病例，眼压回升，瞳孔散大，视网膜下液增多。

第二项观察，术中眼压低，注入生理盐水，发现视网膜下液增多，视网膜活动度增加。

第三项观察，术中扎紧环扎带，瞳孔散大。

为什么术前大量激素治疗后，术中玻璃体腔注入生理盐水后，视网膜下液增多？脉络膜脱离后，视网膜下液减少。Gottlieb 推测可能是隆起的脉络膜象外垫压一样封塞裂孔，但是，不能解释临床上多裂孔、裂孔不在脉络膜脱离区和睫状体脉络膜环状脱离等情况。

有一种可能是脉络膜脱离使玻璃体腔变小的力量与这种支撑作用相抗衡，使视网膜下液减少；同时玻璃体的浓缩使得晶状体后移，虹膜失去支撑而震颤，前房加深。激素治疗后，睫状体突分泌房水增多，不能维持在玻璃体胶体中的水就通过裂孔进入视网膜下。

因此，这些表现可能是低眼压、玻璃体浓缩以及脉络膜脱离使玻璃体腔缩小等多因素所形成的一种病理状态，与玻璃体水分的突然减少有关。玻璃体具有吸引、保留水形成凝胶的功能，具有胶体的渗透压在玻璃体浓缩低眼压时，这种渗透压维持玻璃体体积以支撑眼的外形。

瞳孔不易散大，虹膜震颤，普遍认为是由于瞳孔后粘连。Gottlieb 只提到发生虹膜后粘连的危险性。刘忠人等先报道 11 例，均无虹膜后粘连，但后来报道的 62 例中发生虹膜后粘连的情况占 20%。程景宁等报道 15 例，4 例有虹膜后粘连；我们报道的较早期的病例中均无虹膜后粘连，但是瞳孔仍然较难散大。术中观察：在手术中，适度扎紧环扎带后，术前不易散的瞳孔就逐渐散大，为什么？考虑为环扎带使眼压的回升和促进睫状体脉络膜与球壁的附着。另一种可能，玻璃体浓缩，晶状体位后移，加上睫状体脱离，晶状体悬韧带松弛，晶状体与虹膜失去接触和支撑，因而产生虹膜震颤，晶状体晃动（在虹膜后粘连的情况下较少发生）和前房变深和瞳孔不易散大（就像无晶状体眼瞳孔不易散大一样），而环扎带可能通过挤压玻璃体而使虹膜恢复支撑而已。

第三节　立体构象

对伴脉络膜脱离孔源性视网膜脱离（RRD-ChD）研究和临床观察所见：前房闪辉（+++），前房深，角膜后 KP（-），浮游细胞（+），较少见纤维素渗出。但可见虹膜后粘连，虹膜震颤，晶状体晃动，玻璃体浓缩，混浊，渗出物。前节的表现，前房深度，晶状体平面，睫状体无裂隙的脱离，脉络膜脱离，视网膜脱离，玻璃体急性浓缩，这是发生的关键，也是区别于外伤性睫状体脱离的关键，玻璃体浓缩，混浊是渗出物，血管通透性的改变。浓缩导致玻璃体牵拉，整体的、全方位地向中心牵拉。伴脉络膜脱离孔源性视网膜脱离（RRD-ChD）所表现出来的立体构象与其特有的疾病特点相关。

一、角膜形态改变

从眼外整体观察，眼球内陷，眼球整体缩小。检查见眼压低，角膜皱褶，眼压一般为 2~8mmHg，指压眼球变形，瞳孔变形。眼轴明显较对侧眼缩短与缩小。

角膜皱褶与眼压的改变，眼压很低，除了前面图示的指压后瞳孔变形外，还表现为角膜的皱褶，自然表现出来的角膜皱褶，与三面镜压迫表现的相类似（图 2-1-10）。

正常眼及正常眼压，压迫是不会产生皱褶的。角膜皱褶分为非压迫的角膜皱褶与压迫的角膜皱褶。非压迫角膜皱褶分为由于低眼压而形成与由于炎症而形成两种情况，而 RRD-ChD 这种角膜皱褶的突出表现是角膜厚度没有改变。令人费解的是，炎症表现突出的 RRD-ChD，患者没有明显的刺激症状，结膜充血也不明显，压迫眼球也无明显的压痛，三面镜检查操作中，压迫眼球时，也与正常三面镜检查患者的感觉无异。

种种表现提示，这种角膜的皱褶与眼内炎症的角膜皱褶与角膜自身的炎症表现的局限性水肿增厚的角膜皱褶不同。也与眼球萎缩表现的角膜皱缩及角膜外伤后瘢痕的不均匀收缩不同。前者除了眼压低外，还伴有眼球缩小及角膜直径的缩小；后者则常常眼压正常，出现角膜后弹力层的皱褶。

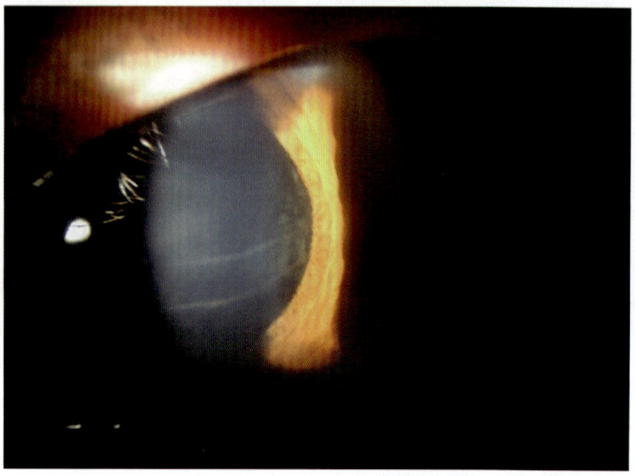

图 2-1-10　低眼压引起的角膜皱褶（非压迫）

图 2-1-10 显示自然的低眼压状态，没有压迫的状态，偶尔可以看到角膜的皱褶，这种皱褶较大较长，可以与眼内炎症和角膜间质炎症引起的角膜皱褶区别。

二、前房空间形态

图 2-1-11 显示前房虹膜平面的改变。前房深度的改变，前房加深，关键的是虹膜平面的改变，裂隙灯的切入，可以发现虹膜的角度深度的改变。

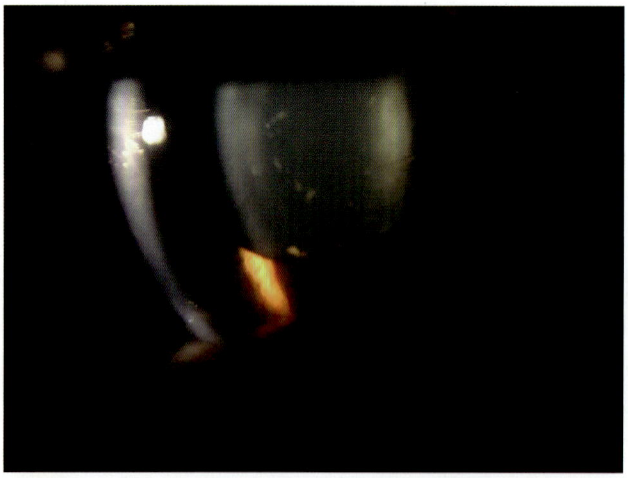

图 2-1-11　前房深度及虹膜平面的改变

早期瞳孔不易散大，但是，原因不仅是粘连，也取决于虹膜与晶状体的关系，到了晚期，或者时间长的病例，出现粘连的瞳孔。与虹膜睫状体炎前房比较，后粘连，虹膜膨隆。而 RRD-ChD 正好相反，较少发生粘连，虹膜不膨隆，反而向后呈反弧形（图 2-1-12）或成角（图 2-1-11，图 2-1-13）。

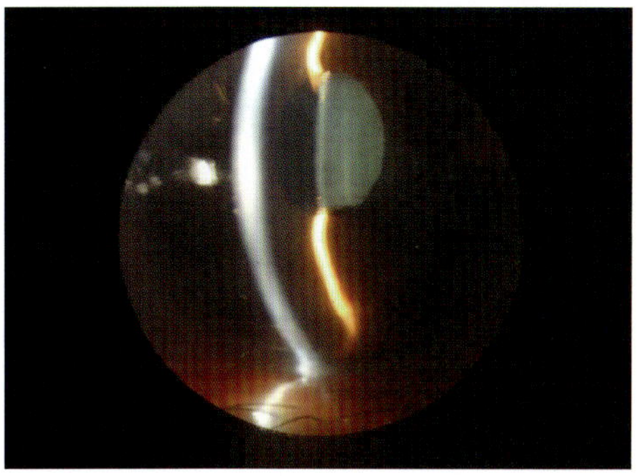

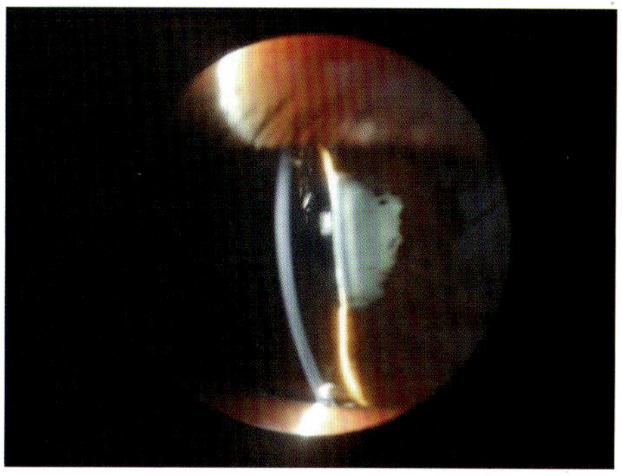

A　RRD-ChD 变深的前房和虹膜光带角度的改变　　B　虹膜睫状体炎前房，**虹膜后粘连**，虹膜膨隆

图 2-1-12　RRD-ChD 与虹膜睫状体炎的虹膜瞳孔对比

与高度近视深前房比较，虽然深，但是虹膜角度正常，有正常的角度，图 2-1-14 显示一例高度近视深前房 RRD-ChD 的患眼与对侧眼前房的比较。

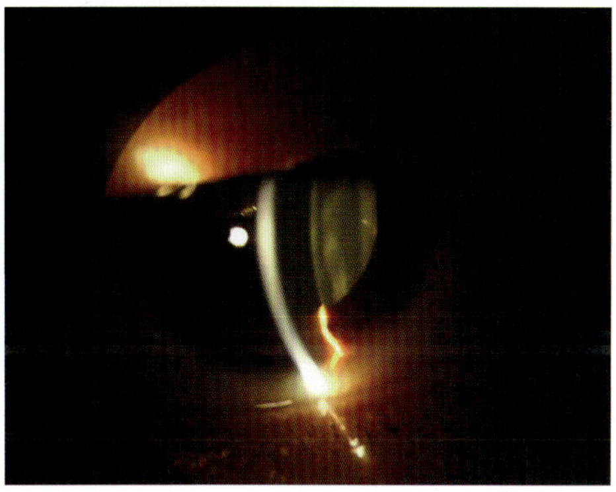

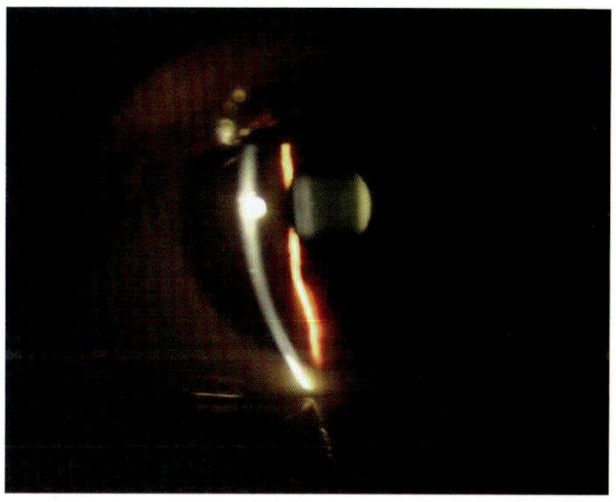

A　　B

一例 RRD-ChD 的患眼（A）与对侧眼（B），与正常对侧眼的前房深度后虹膜角度与弧度的比较。

图 2-1-13　RRD-ChD 眼与对侧眼虹膜瞳孔对比

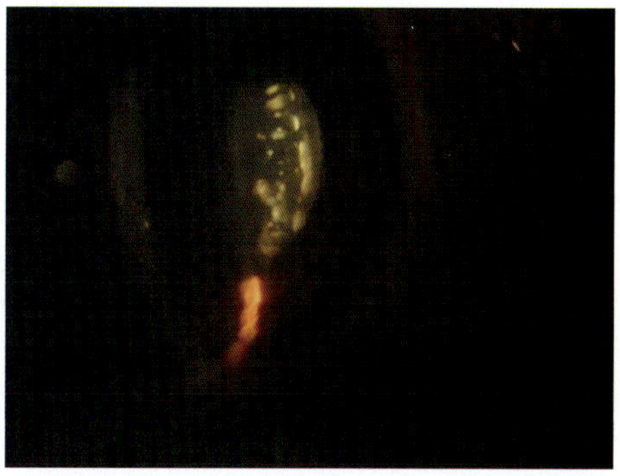

A　　B

一例 RRD-ChD 的患眼（A）与对侧眼（B），高度近视的深前房，虽然深，但是，虹膜的弧度与角度均改变。

图 2-1-14　一例深前房患者 RRD-ChD 眼与对侧眼虹膜瞳孔对比

三、眼内液的移位

玻璃体浓缩不是增殖，视网膜脱离不是飘浮在水上，视网膜下是隆起的脉络膜，脉络膜上腔是水性的液体。

脉络膜下是脉络膜上腔液体，有的是浆液，有的是纤维素渗出，有的是血性的。血性的少见，见于脉络膜上腔的放出液中，有的为淡红色，有的为柏油色。

RRD- ChD 的眼轴，较对侧眼明显缩小，眼轴缩小，眼内向中心汇聚，这时，你会想到玻璃体在眼内的重要作用。水分的过度的流失，缺水的玻璃体，而在较低的眼压下，眼内液发生了移位。视网膜脱离是眼内液进入了眼球壁的层状结构的层间，视网膜隆起较高，而脉络膜脱离也是眼内液进入层状结构的层间。图 2-1-15 显示了睫状体脉络膜上腔的液体。

在一定的眼压下，玻璃体浓缩，眼内液位移到了视网膜下和隐性脉络膜上腔，眼压低，玻璃体浓缩，但是仍然保留一定的眼内液，维持玻璃体的外形，脉络膜上腔的液体占了巩膜眼环（眼球）的空间，视网膜下液受到双面的挤压，视网膜下液减少，视网膜隆起度降低。

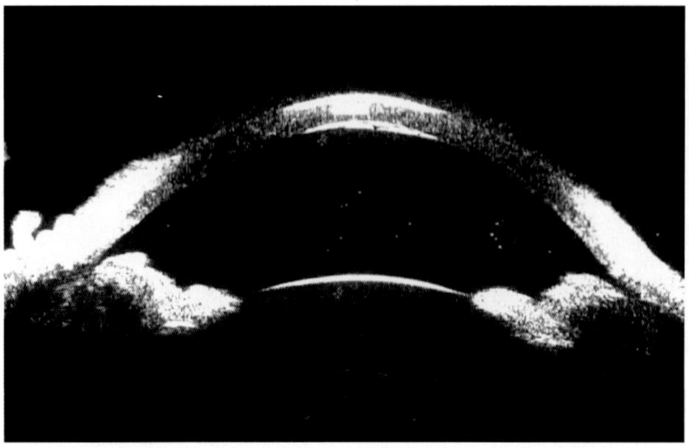

A　RRD-ChD 的 UBM，晶状体后移，前房加深，虹膜阶梯

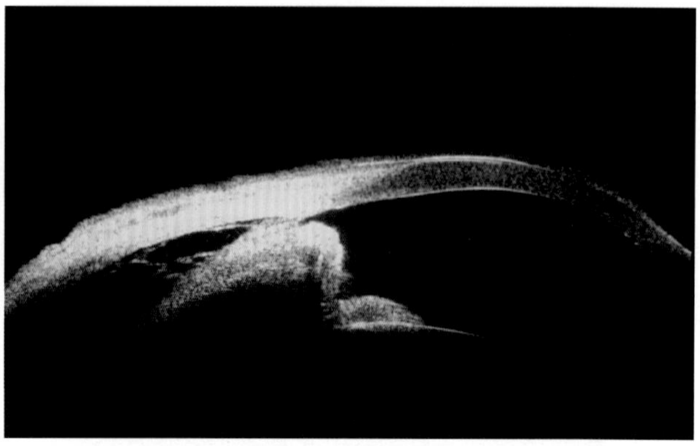

B　UBM 睫状体脱离与虹膜阶梯

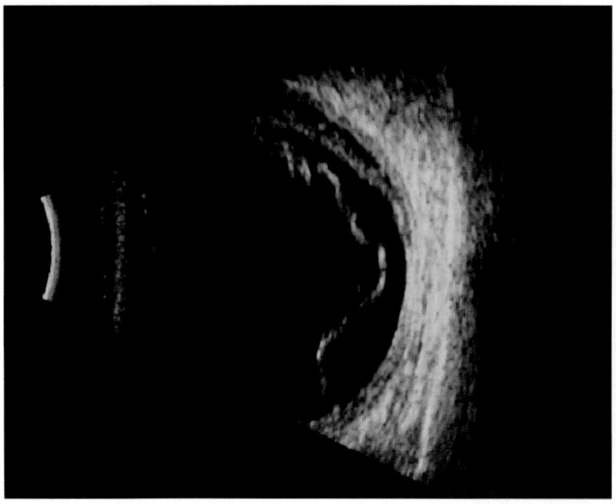

C　早期视网膜脉络膜脱离的 B 超

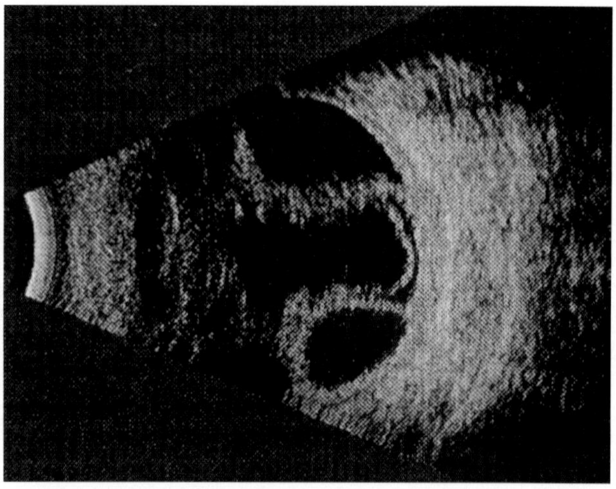

D　病程时间长及加重的 B 超，玻璃体浓缩混浊加重

图 2-1-15　RRD-ChD 的 UBM 与 B 形超声图像

四、RRD-ChD 的立体构象改变

RRD-ChD 表现为眼压低，眼球变形，前房变深，虹膜震颤，虹膜平面后移，睫状体脱离，晶状体晃动，后移，向睫状体脱离对侧偏移；脉络膜脱离，呈球形，浓缩玻璃体的可以向后膨胀，视网膜下液较少，隆起度不高（图 2-1-15）。糖皮质激素使用后，眼压回升，脉络膜脱离睫状体脱离改善，房水分泌增多，视网膜下液增多，视网膜活动度增大（图 2-1-16）。

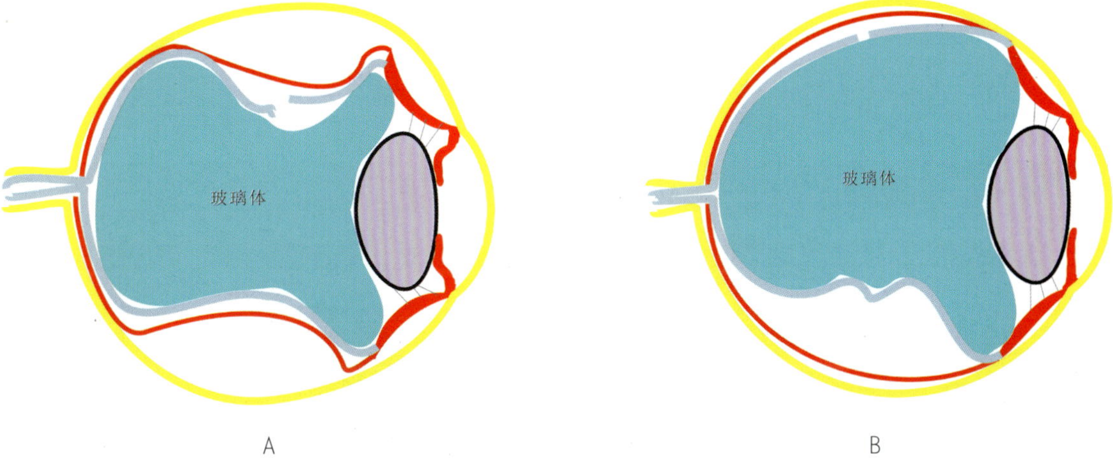

眼压低，浓缩玻璃体的可以向后膨胀(A)，糖皮质激素使用后，眼压回升，脉络膜脱离睫状体脱离改善，房水分泌增多，视网膜下液增多，视网膜活动度增大(B)

图 2-1-16　RRD-ChD 的立体构象与糖皮质激素的使用

五、外伤性睫状体脱离的立体构象

不同的病情会产生不同的立体构象。一般外伤性睫状体脱离，房水流入睫状体漏口，或者说睫状体裂隙，睫状体脱离，晶状体悬韧带松弛，出现假性晶状体半脱位表现，脉络膜脱离，玻璃体受压，压力向前，向晶状体释放，前房变浅。而这种表现及状态是在一个较低的眼压条件下维持的，低眼压的形成是由于睫状体漏口的存在，增加了房水的流出途径。

前房浅，这是在低眼压的状态下产生的一种异常的构象，也是一种病理平衡。如果 RRD-ChD 的低眼压就是休克的话，那么睫状体脱离是不是休克？外伤性睫状体脱离是不是眼的休克？其实，这只是一种眼的低眼压状态，还不属于休克状态。血管通透性改变不明显，只是多了一条或者说是增加了一条房水流出途径，或者，称之为房水漏或者房水瘘，而无明显的屏障破坏，向外流出的途径，还是被排除在屏障之外。就像消化系统一样，穿过人体，但是，与外界相通。玻璃体只是城外的沼泽，调节城内环境的肺。两者关键的区别就在于对玻璃体的影响不同。

后面章节要讨论眼的休克，如果低眼压就是休克，如果 RRD-ChD 的低眼压是眼的休克，那么睫状体脱离是不是眼的休克？两种肯定有本质的区别，这种区别就是渗漏——血管及类血管的渗漏。

第四节　外伤性睫状体脱离

一、外伤性睫状体脱离

外伤性睫状体脱离（traumatic cyclodialysis,TCD）是眼球受钝挫伤后睫状体与巩膜突分离，前房与脉络膜上腔沟通，引起低眼压为主表现的一组综合征。临床表现为：视力下降，眼压低，前房浅，眼底表现为视网膜皱褶，尤其是黄斑区的皱褶，B 型超声波与超声生物显微镜（UBM）检查提示，睫状体脉络膜脱离（图 2-1-17）。同时伴有扩瞳症、房角后退、虹膜根部离断、晶状体脱位、晶状体混浊、玻璃体积血等临床表现。外伤早期表现为外伤性虹膜睫状体炎，随后炎症消退，前房趋于安静，但是，前房浅，低眼压。是由于前房与睫状体脉络膜上腔相同的漏口或者裂隙（cleft）所致。

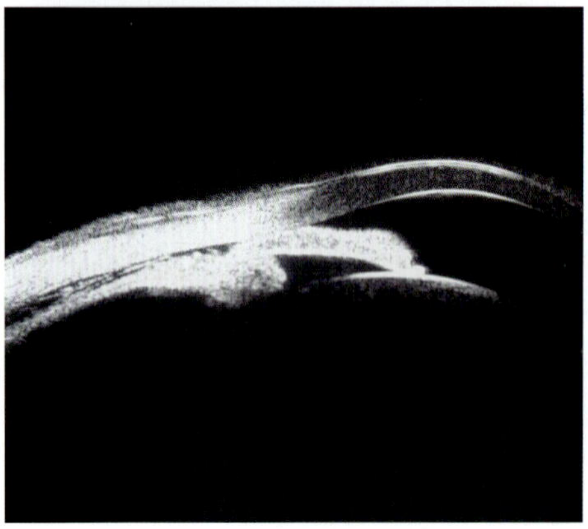

A　TCD 的 UBM：睫状体脱离有漏口，虹膜平面无角度改变，前房变浅

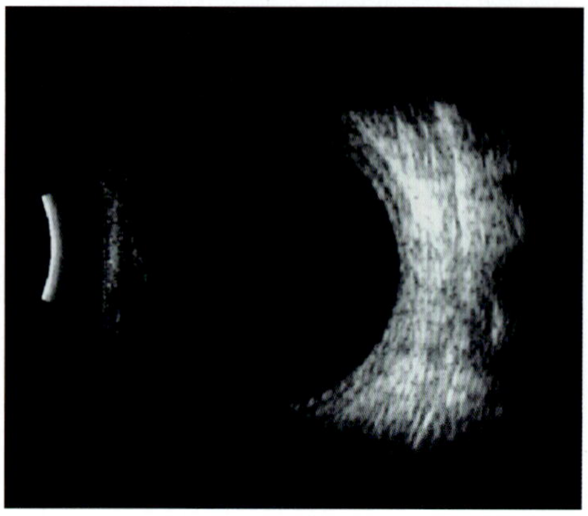

B　TCD 的 B 超：脉络膜浅脱离

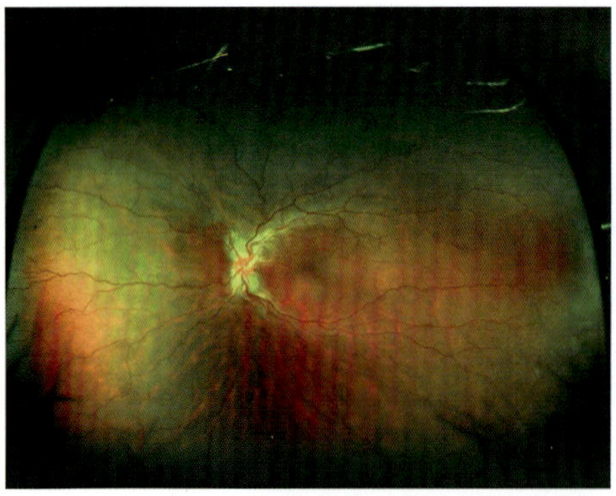

C　TCD 眼底可见血管迂曲后极部视网膜皱褶

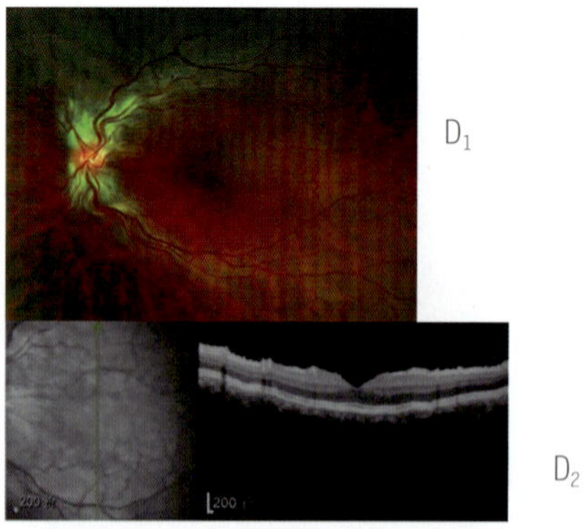

D　TCD 视网膜的皱褶（D_1）及黄斑 OCT（D_2）

图 2-1-17　TCD 的 UBM 和 B 超、黄斑 OCT 及眼底表现

房水从漏口流出，眼压低，一周睫状体脱离，晶状体悬韧带松弛，被玻璃体推向前方，前后房不相通，虹膜与晶状体贴的更紧，前房浅，前后房水在低眼压下不通畅。

部分睫状体脱离的立体构象，在临床上，外伤性睫状体脱离同时伴有扩瞳症的病例，虽然眼压低，但是前房深度的变化不明显或者变化较小，其机制是房水流出增多，但是前后房相通，在低眼压下达到一定的平衡，故前房不浅。如果机制如此，那么对外伤性睫状体脱离的治疗——散瞳治疗就很必要，大多数病例前房深度改善，一小部分病例会痊愈。但是，大多数不会因散瞳而痊愈，也有一小部分，散瞳后前房不会不明显。这说明外伤性扩瞳症的瞳孔大与药物的作用可能存在不同的机制（图 2-1-18）。

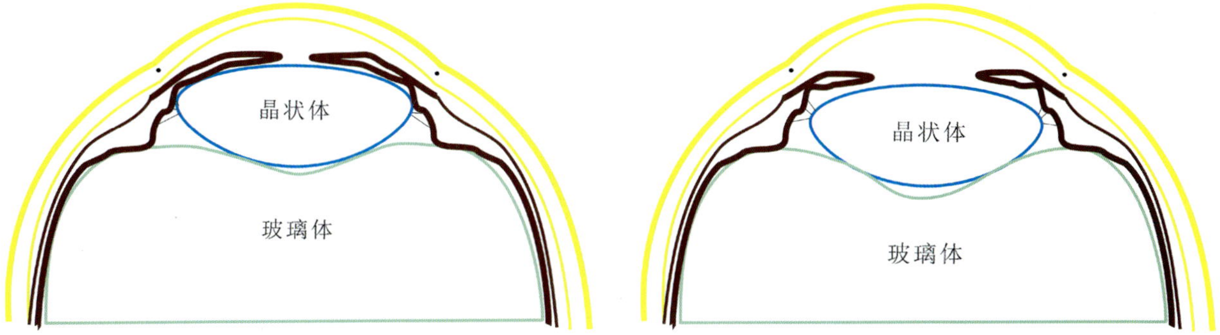

A　睫状体脱离立体构象　　B　伴有扩瞳症的睫状体脱离立体构象

图 2-1-18　两种 TCD 前节结构对比

二、RRD-ChD 与 TCD

RRD-ChD 的临床表现可以总结为：眼压低，眼轴短，结构皱。RRD-ChD 的立体构象，可以形容为眼球的急性萎缩，皱缩。眼压比作血压，可以形容为眼的休克状态。就休克状态而言，就是很快表现的功能丧失。那么从整体从立体看，RRD-ChD 发生后，眼的构象是什么，也可以这样理解，急性的眼底重构，眼的智慧表现出的能动性的表现。外伤性睫状体脱离也表现为低眼压，但是，两者表现不同，可以总结为：眼压低，前房浅。后者没有或者只有轻微的通透性改变，血管的渗漏也不明显，突出表现为，前房水从睫状体裂隙流出，流到睫状体脉络膜上腔（图 2-1-19）。

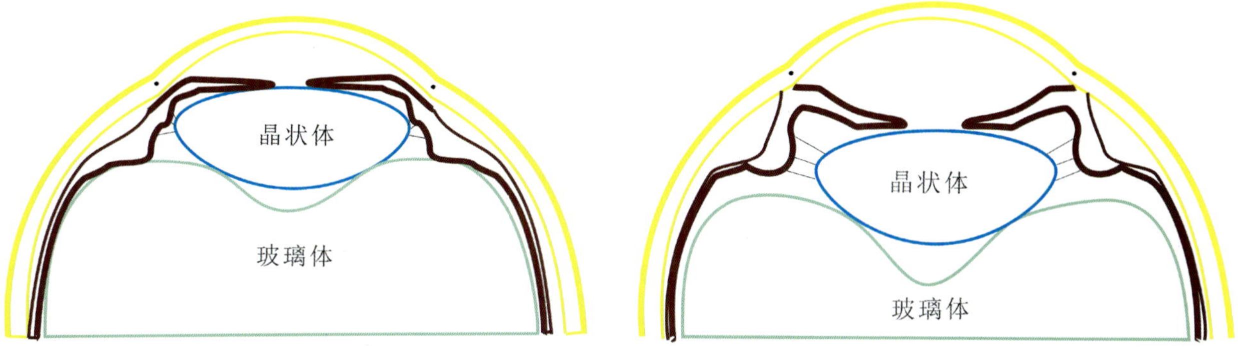

A　TCD 房水从裂隙孔流入睫状体脉络膜上腔，睫状体脉络膜脱离，晶状体悬韧带松弛，玻璃体受压，压力向晶状体释放，前房变浅

B　RRD-ChD 玻璃体液从裂孔流出，玻璃体浓缩，睫状体、脉络膜脱离，晶状体悬韧带松弛，晶状体后移，前房变深

图 2-1-19　RRD-ChD 与 TCD 前节结构对比

从立体构象上看，RRD-ChD 眼球向心性皱缩，而睫状体脱离，则一般表现为向前移位（图 2-1-20）。如果将眼球比做一个大血管腔，那么，RRD-ChD 就像一个慢性失血，而睫状体脱离，则表现为血管夹层。从裂口的角度阐述两者的立体关系，一个是视网膜裂孔，一个是睫状体裂隙口。

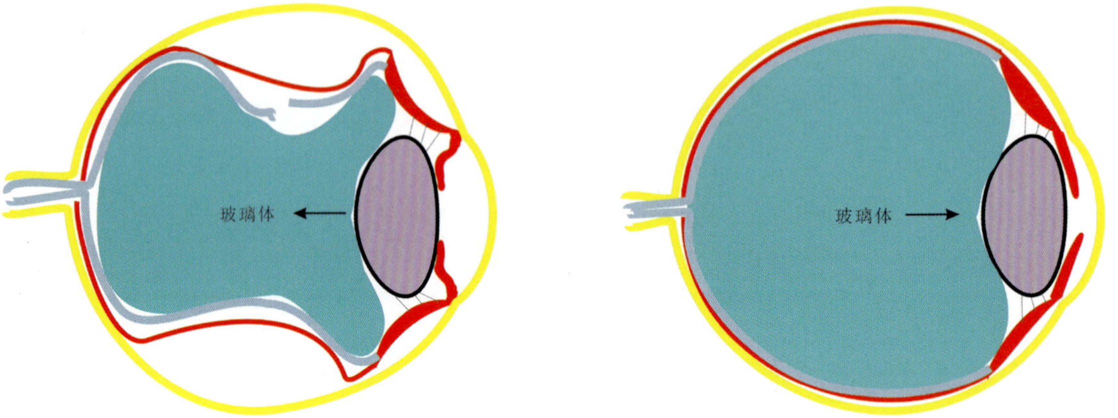

A　RRD-ChD 表现为以玻璃体为作用中心的向心性收缩，同时产生对后极部视网膜的压力

B　TCD 表现为由于房水的自裂隙流向脉络膜上腔，玻璃体自身并不收缩，而是向前产生推力

图 2-1-20　RRD-ChD 与 TCD 玻璃体力的作用

三、RRD-ChD 与 TCD 的临床对比

前面关于两者的比较，关键的区别就在于血管通透性的改变。一个是急一个是缓，一个是急性与渐进性的恶化表现，一个是缓慢的耐受的或者是重新调整的表现。临床上，睫状体脱离除了眼压低以外，甚少发生急性渐进性的恶化和眼内组织血管的通透性的改变。血管通透性改变也是休克发生的根源所在。血管通透性的差异是两者预后差异的关键。表现就在于 RRD-ChD 血管渗出或者漏出大量的血管成分，同时恶性循环的结果不可静止。两者均表现为低眼压，但是，外伤性睫状体脱离，只是产生了漏口，即多了一条房水和眼内液流出的途径。瞳孔正常时，会表现为前房浅；伴有扩瞳症的情况，前房可以不变浅或者不明显变浅。两者同样是低眼压，同样是多出一条眼内液流出途径，或者多出一条眼内与外界的交通的途径。

为什么 TCD 不发生或者少发生类似于 RRD-ChD 的恶性改变？与 RRD-ChD 比较，前面章节提到视网膜也是屏障，而且是最后的屏障，而两者最关键的区别就在于 TCD 的发生，只是眼内液（房水）进入了层间，与血管系统是分离的，如果将眼球看作一个大血管，只是进入了血管的层间，屏障并没有破坏。在脉络膜上腔这个无血管间隙中，脉络膜的最外层是大血管层，有完整的血管壁，也是一道屏障。房水进入这个间隙，只是血管间隙的水分增多而已，加上玻璃体的支撑和眼的层状结构的层层屏障，故而能够达到较长时间的稳定，只是房水流出增多，眼压较低而已。

两者对比，TCD 的改变明显较轻，没有血管的渗漏，后面提到的内眼术后的脉络膜脱离，也是这样，没有明显的血管渗漏（表 2-1-1）。

表 2-1-1　RRD-ChD 与 TCD 两者对比

项目 / 分类	RRD-ChD	TCD
眼压	2 ~ 7mmHg	6 ~ 9mmHg
视力	严重的视力下降	一定程度的视力下降
眼内液流口	视网膜裂孔	巩膜与睫状体的裂隙
组织损害	视网膜脱离、睫状体脉络膜与巩膜分离	睫状体脉络膜与巩膜分离
眼内液走形路线	穿越眼内层状结构的关键的视网膜与脉络膜	眼内层状结构的最外层，睫状体脉络膜上腔
眼内血管改变	眼内血管通透性与眼的屏障的破坏	较少眼内血管通透性与眼的屏障的破坏

第五节　术后的脉络膜脱离

一、内眼术后的脉络膜脱离

RRD-ChD 区别于其他类型的脉络膜脱离的概念是：无明显原因，强调自发性脉络膜脱离的概念，视网膜脱离发生后的术前的、自发的脉络膜脱离。

但是临床上还有白内障、抗青光眼术后的脉络膜脱离，两者与 RRD-ChD 在临床表现上有着很大的区别。白内障、青光眼术后的脉络膜脱离前房较浅，前节反应或重或轻，而 RRD-ChD 前房深，前房反应重，为什么呢？这些不同是由什么造成的呢？

从原因来考虑，白内障、青光眼手术中，眼压下降，眼内容的运动方向是向前的，由于玻璃体对眼内容组织的黏附，眼内容向前移动时，对后部产生拉力，但总的方向是向前的。脉络膜脱离后，占用了玻璃体腔的空间，挤压玻璃体，产生向前的推力（图 2-1-21）。

这种力量的产生，是由于手术时，上方切口释放了眼压的能量。这时前房房水流出，眼内腔结构前移，玻璃体能量的释放，也顺着和切口的部位相一致。这样就对切口相对应的部位产生了牵拉力，而这种牵拉力就对脉络膜循环产生了影响，就像人为地对这一没有神经调节的异化的血管压缩放松一样。在这一过程中，局部的血液流量突然增加。就在这一刻，发生了血管通透性的改变，而这种切口造成的眼内压力的释放，就成了脉络膜脱离的原始动力，加上人个体之间的差异，有些人就没有发生，而有些人就发生了，有些只是浆液性的脉络膜脱离，有些是血性的，甚至发生驱逐性出血。这时的眼压常常不低，只有同时伴有睫状体脱离时，房水分泌进一步下降时，才出现明显的眼压下降。

而两者与 RRD-ChD 的区别，关键是眼压力的释放部位。RRD-ChD 的前房深是因为眼内压力的释放部位发生了改变。首先，RRD-ChD 的裂孔，是眼内液流出的又一通路，加上由于脉络膜脱离的发生，睫状体水肿和脱离，房水分泌的明显下降，使后部眼内液明显减少。在临床表现上可见玻璃体重度浓缩，晶状体晃动，虹膜震颤，前房变深。也就是说，整个眼后节浓缩，缩小，牵拉前部结构后移，其中由于脉络膜睫状体脱离，晶状体悬韧带变松弛，更有利于晶状体后移。由于眼压的下降，实际上房水静水压是低于静脉压的。这样的话，前房就成为一个死潭（相对而言），房水不但不能顺静脉（房水静脉）向外走，而且相对于房水静脉呈负压反流（如前节图 2-1-6 所示）。视网膜色素上皮细胞细胞吸收视网膜下液进入脉络膜，是一种负压的作用，这样 RRD-ChD 的恶性循环就形成了。

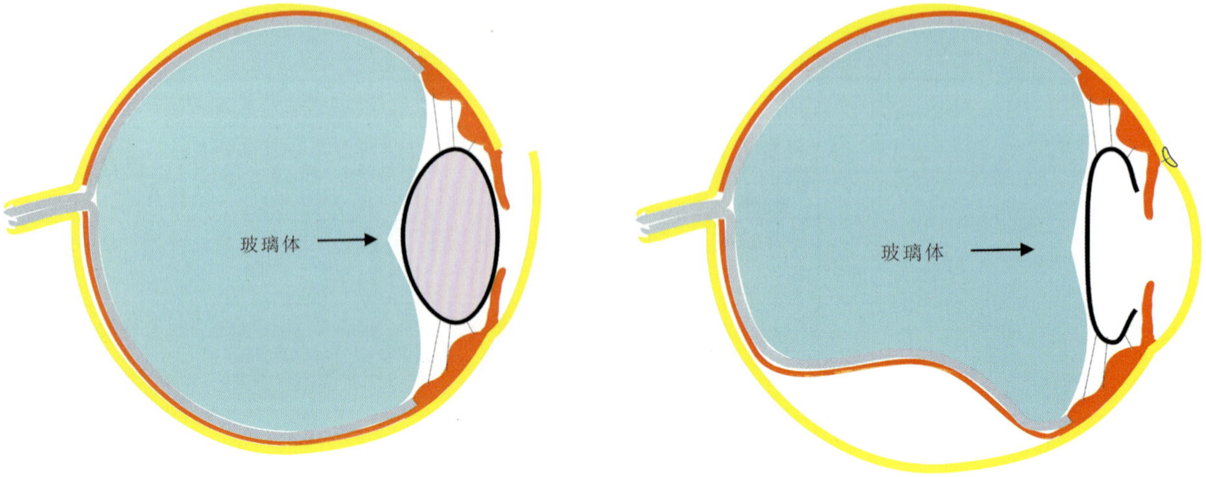

A　手术时，上方切口释放了眼压的能量　　B　脉络膜脱离后，占用了玻璃体腔的空间，挤压玻璃体，产生向前的推力

图 2-1-21　术后脉络膜脱离

二、RD 术后的脉络膜脱离

内眼术后脉络膜脱离，如白内障、青光眼术后的脉络膜脱离，由于上述的原因产生脉络膜脱离后，脉络膜的隆起，在眼后节产生压力。虽然房水分泌减少了，但脉络膜脱离隆起占用了玻璃体水分减少的空间。这时，前房静脉压与房水静脉压是平衡的，这样就维持了这样一种状态而不变，前房正常或较浅。

而 RRD 术后的脉络膜脱离呢？由于术中放液，眼压的下降，压力的释放方向是向后的，也常致前房变深。

前部缺血，裂孔未封闭，术中术后的反应较重，术中放视网膜下液，眼压突然降低，或者术中低眼压持续过长，扣带综合征，涡静脉受压迫，术后激光反应的脉络膜渗漏，还有术中放液引起的急性与迟发型脉络膜出血等。由于种种不同的原因，视网膜脱离术后的脉络膜脱离，表现各异，眼压有低的、高的、正常的。组织渗漏的情况也有差异。

取硅油术后的脉络膜脱离，玻璃体切除后，水的缓冲能力，问题取硅油术后，常常会因为发生脉络膜脱离而导致视网膜脱离。玻璃体水化与临床上的液化玻璃体不同，后者均质表现变性，但仍然有黏滞性；与高度近视液化玻璃体不同，后者玻璃体液化不均质；与正常玻璃体不同，缺少了玻璃体的特性。

临床上表现千变万化，应根据临床实际进行鉴别。在脉络膜脱离时，所伴随的前房、玻璃体等变化，是根据其发生的根本原因形成的。如由于裂孔形成的原因，在 RRD-ChD 形成后，玻璃体所呈现的有色素颗粒，有灰色、尘状炎症颗粒，还有类似于渗出的物质，而白内障、青光眼术后呢？没有裂孔形成，虽然眼压下降，可能前房房闪阳性。尽管玻璃体是浓缩的，但玻璃体是清亮的，或只是少数炎症性颗粒，因此，在鉴别时，应该综合各个方面来分析。

第二章　RRD-ChD 的发生

第一节　定义 RRD-ChD

一、定义 RRD-ChD

如何定义 RRD-ChD？定义与发生有关。RRD-ChD 是一种急性发生的，在孔源性视网膜脱离后发生的，短时间或者发生时间不清的脉络膜脱离和睫状体脱离，或者是孔源性视网膜脱离后合并的眼内血管膜层的脱离。关键问题就出在血管膜，包括脉络膜脱离，睫状体脱离，虹膜变形与移位，也可以称之为脱离，同时合并这 3 个相连又有功能区别组织的形态与血管通透性的改变。由于功能的需要，眼组织体现的特殊智慧，而表现出与其他组织血管通透性改变所不同的表现。

与视网膜脱离的晚期的脉络膜脱离不同。晚期增殖表现已经明显，增加了增殖与时间的因素，与眼球萎缩时的视网膜脉络膜脱离不同，后者是许多眼疾与眼外伤的转归，不可恢复，或者说，不可自行恢复；而 RRD-ChD 则表现为急性经过，尤其是早期，增殖表现不明显。

二、发生时间的隐匿性

对于 RRD-ChD 的发病时间，均以视网膜脱离为起止病程时间，脉络膜脱离发生的时间在大多数病例是模糊的。RRD-ChD 的发生有这样的一种规律，就是先发生孔源性视网膜脱离，后发生脉络膜睫状体脱离，这一点在刘忠人的研究文献中观察到了 6 例，我们观察到了 7 例，得以证实从眼压开始下降到玻璃体明显的浓缩只需 1~5d 的时间。RRD 发生时患者感到视力下降和黑影，而在随后发生的睫状体脉络膜脱离却没有明显的可预测性和症状。细心的患者会发现视力有一定程度的提高，这是由于脱离的脉络膜使屈光度降低和由于视网膜脱离下液减少而使视网膜变平展所导致，而这只能使患者误认为病情好转而不会及时就诊。脉络膜脱离发生在视网膜脱离后最早 6d，较迟在患者发现视力下降 3 个月，甚至半年。病史较长的病例来就诊时，已经是虹膜后粘连，房水闪光强阳性，玻璃体混浊，眼压低，视网膜脉络膜脱离。而一般均在 2 周左右，而我们现在文献上所说的发病时间，实际上是视网膜脱离发生的时间，而不是 RRD-ChD 中脉络膜睫状体脱离的发病时间，如果将这种情况看作一种疾病的加重，也是合理的，但是对更深入了解和认识其发生原因是不妥当的，或者说，是不全面的，还需要细致的观察。

三、感知的错位

发生时，出现一些反常的症状：RRD-ChD 发生发展过程中，没有疼痛感，没有刺激症状，或者刺激症状不加重；患者会感到视力好转，或者突然视力好转；眼压很低，患者却感觉不到，主观感觉产生错觉。病情会发生急骤的变化，需要连续、细心观察，但是，求医的患者，会找不同的医生，产生专业观察上的断层，疾病的病程连续性常常被医生所忽视。

其实，脉络膜脱离是一个逐渐隐匿进展的过程。视网膜脱离中有脉络膜睫状体脱离，脉络膜脱离有视网膜脱离，两个相邻的组织互相影响。脉络膜的渗漏会影响 RPE 细胞对视网膜神经上皮层的黏附与吸附。视网膜脱离与脉络膜脱离的相互影响是一个隐蔽的、潜移默化的过程。

四、发生特性

病程发展迅猛和脉络膜脱离较为隐匿是 RRD–ChD 的特点，脉络膜脱离发生的时间在大多数病例是模糊的。以视网膜脱离为起止病程时间，那么，视网膜脱离和脉络膜脱离，哪一个发生在先？

经过临床观察发现，RRD–ChD 的发生是孔源性视网膜脱离在先，脉络膜睫状体脱离在后。国内文献观察到 13 例，从眼压开始下降到玻璃体明显的浓缩只需 1~5d 的时间，而且脉络膜脱离没有明显的症状，有些患者会发现视力有一定程度的提高，可能是由于脱离的脉络膜使屈光度降低和视网膜下液减少使视网膜变平展所致，眼压较低，高度近视眼轴也可以缩短等；RRD–ChD 的脉络膜脱离发生在 RRD 自然病程的某一时段，在 RRD 的晚期会发生由于牵拉所导致的脉络膜脱离。RRD–ChD 常发生在 RRD 后 6d~2 周，在脉络膜的脱离前没有明显的增殖，后者是有明显的增殖，和眼内各组织功能衰竭的表现，这种晚期发生的 ChD 应与 RRD–ChD 有所区别，因此，RRD–ChD 的脉络膜脱离具有原发的特点，其发生原因有待于研究。

加上 RRD 发生后产生的一些细胞因子，如前列腺素和 VEGF，不但造成屏障破坏而且造成血管的通透性改变。因此，可能的反应链是：玻璃体缓冲能力的下降 – 眼压的下降 – 脉络膜血液循环的改变 – 血管通透性的改变；表现在临床就是脉络膜渗漏。

RRD–ChD 的病程是患者发生 RRD 的时间。患者来就诊发现伴脉络膜脱离。当然有时临床上可以观察到，RRD 发生，来就诊，这时还没有发生脉络膜脱离，而第二次就诊时，脉络膜脱离就发生了。由于不能较准确地区分 RRD 发生的同时，随着病程的进展，何时发生了脉络膜脱离。临床上的表现无特征性，因此不够准确。

在 RRD–ChD 中脉络膜脱离发生的同时，患者视力有好转，常见于天幕状脱离，脉络膜脱离发生后，后极部变平坦，患者感到视力突然好转。同时脉络膜脱离发生后，会伴有玻璃体中的渗出和重度前房闪辉，可能有些患者会感到视力下降，很少有患者会注意到眼压下降和是否眼痛或者其他不适。

这个问题就是何者为始动因素，由于事物变化发展的潜移默化并相互关联，才使得这个世界扑朔迷离。正是疾病的潜移默化与相互关联，医患对疾病的感知与职业的差异，才使得区分视网膜脱离与脉络膜脱离的时间失去意义。

五、RRD–ChD 发生的 2 种情况

在治疗方面有 3 个问题值得考虑：手术治疗前是以争取时间为主还是以激素治疗为主，首选外路手术还是玻璃体手术，是否根据 PVR 选择手术方式。

朱剑峰等对 188 例 RRD–ChD 的术式按照 PVR 选择手术适应证，是一项较有价值的回顾性研究，其中 C1–3 69 例，D1–3 42 例，认为 C1–3 和 D 级均较适合于玻璃体手术对于早期病例与我们的临床观察相符。如果就治疗而言，按照 PVR 的分级进行手术选择无可非议。

有早期的和晚期的 2 种情况，前者就是定义的 RRD–ChD，而后者就较为复杂，如果按照前述脉络膜脱离发生的不可预测的特性，怎样确认脉络膜脱离（ChD）和增生（PVR）的因果关系？根据 RRD–ChD 的发现和对此病的观察，RRD–ChD 不是 RRD 和 ChD 的“伴发”或“合并”简单的组合，有其联系和发生的关系，怎样的联系和关系才构成一个病种。

如果 PVR–D 级 RRD 和 ChD 的组合不能说明其来源，PVR–D 级即使有 ChD，也不能称其为 RRD–ChD 的 PVR–D 级，反之，如果 RRD–ChD 以 PVR 分型不妥，那么，也就失去了其 PVR 分型的意义，只好将它作为一种特殊类型，如果将 ChD 作为 RRD 发生后视网膜外屏障破坏的严重表现，就应作为一种并发症，也就勿谈特殊类型了。

一个是急性发病的情况，一个是眼球萎缩的最终结局，时间与空间的展现，一目了然。一个是急性衰竭状态，类似于体循环休克，一个是慢性衰竭状态，像一个多病而衰竭的老人。

PVR 是一种组织损伤修复过程，是组织增生与异常增生的一种现象，是一个较为缓慢的过程，因为这一过程有血管长入过程，合并有组织血管通透性的改变，因此，RRD-ChD 的血管组织通透性与屏障的改变，会促进 PVR 的过程，并使这一过程加速。

第二节　无晶状体眼与 RRD-ChD

一、从病例的选择说起

那么为什么 Gottlied 和 Seeleud（两位国外学者）要把无晶状体眼 RRD-ChD 归为 RRD-ChD，因为无晶状体眼 RRD 有其特征性的原因，当然与眼压的变化有一定的关系。由于眼内腔缺少了晶状体后，剩余的空间为房水和玻璃体填充，玻璃体水化腔扩大了；脉络膜脱离后，较少受到晶状体和瞳孔等对以虹膜为界的压力的阻隔。

但是问题是，无晶状体眼 RRD 的脉络膜脱离的发生是否与 PVR 有关呢？这里是指在 RRD 发生前，由于手术摘除晶状体而产生的增殖，而不是特指的 RRD 发生后的 PVR。

这两种情况区分开，一种是无晶状体眼，RRD 发生前就存在的增殖，另一种情况是无晶状体眼，RRD 发生后的 PVR。而且 20 世纪 60 ~ 70 年代晶状体的摘除的方法与 20 世纪 80 ~ 90 年代的方法迥然不同，晶状体皮质和囊膜的残留是眼前节增殖的一个因素。在 20 世纪 90 年代末报道的有无晶状体和人工晶体的 RRD-ChD 的病例，而文章中均没有交代，会不会有睫状体环收缩的因素呢？

如果 RRD-ChD 的发生，除了眼压的变化而造成之外，还有睫状体环收缩这样一个原因的话，那么就像前面所说的那样，所有的 RRD-ChD 都有一种 RRD 病程“末日”的感觉，因为睫状体环形增殖的收缩常是 RRD 最后的结局，那时，睫状体脉络膜因为环形收缩而不能复位，眼球逐渐缩小。

如果这一点是成立的话，就要搞清楚，在 RRD 中，是由于睫状体环收缩而导致睫状体脱离、脉络膜脱离，还是 RRD 发生脉络膜脱离后，“炎症”重，刺激的 PVR 形成，睫状体环形收缩，导致眼球萎缩。

二、无晶状体眼与高度近视

RRD-ChD 发生的原因未明性，就在于 RRD 发生后，没有明显的 PVR 和其他原因导致的增殖。在 RRD 发生后，（患者出现视力下降和眼前出现象限性黑影后），较短的时间里，发生了脉络膜脱离。脉络膜脱离发生后，加重了血管通透性的改变，血液的渗出成分促进了 PVR 的进展。如果是 PVR 和其他原因所导致的增生，导致了脉络膜脱离的发生，那么，需要怎样长的、怎样短的一个病程呢？如果将此作为 RRD-ChD 的原因，RRD-ChD 的概念将是无限泛化，因为还有玻璃体积血继发裂孔性 RD，还有外伤牵拉和外伤增生，眼内异物所导致牵拉性 RD，等等。

PVR 就是 RRD 产生的，其他血管的，其他原因的增殖，不称之为 PVR。随着各方面的进展，其各有各的所称，RRD 也是这样，只有重新更清晰地界定其含义及概念，才能更有效地促进对其进一步的研究。

孔源性视网膜脱离的裂孔的产生，常常与牵拉有关，有些萎缩孔也会因牵拉而发生视网膜脱离。那么，牵拉是裂孔和视网膜脱离产生之源之一。但是，不是所有的牵拉都会产生裂孔，例如，牵拉性视网膜脱离。

一旦牵拉产生裂孔，性质就改变了，就成为孔源性视网膜脱离。因为，视网膜神经上皮破裂，视网膜是眼球壁的最后一层屏障。这一点，可以与中心性浆液性视网膜脉络膜病变比较。当脉络膜病变导致视网膜色素上皮病变时，则表现为渗出性的视网膜脱离。

那么，牵拉性视网膜脱离，因为没有视网膜裂孔，故只要解除牵拉，视网膜就可以复位。从这方面考虑，从牵拉的角度出发，孔源性视网膜脱离与牵拉性视网膜脱离以及渗出性视网膜脱离的区别就是薄薄的视网膜，视网膜裂孔就是薄薄的纸上破了个洞。因为无晶状体眼周边部玻璃体改变及牵拉较为明显，故有此论。

20 世纪 70 年代，在 Gottliled 和 Seelenfreud 报道的 病例中，有大量的无晶状体眼，就连 20 世纪 90 年代报道的病例中也少不了无晶状体眼。问题是无晶状体眼 RD 属不属于 RRD-ChD。看看 RRD-ChD 的概念，见 Seelenfreud 文中，视网膜脱离术前发生的裂孔性视网膜脱离，并发脉络膜脱离。从这一点看，无晶状体 RD 就属于 RRD-ChD。问题是无晶状体常常伴有高度近视，但是有一个前提，就是 RRD-ChD 是无明显原因而导致脉络膜脱离的 RRD。那么，无晶状体是不是脉络膜脱离发生的原因呢？那么，高度近视是不是脉络膜脱离的原因呢？无晶状体状态肯定是异常的。白内障摘除这种前节的手术，会不会对睫状体环及前部和基底部玻璃体造成影响呢？ IOL 眼的病例的 RRD-ChD, 有没有前节的增生呢？

临床上虽然发现 RRD-ChD 的裂孔位置较前，多位于赤道前，那么还有很多黄斑裂孔，尤其是高度近视黄斑白孔的视网膜脱离发生或者合并脉络膜脱离，是不是与眼球扩张、脉络膜功能下降有关呢？

第三节　高度近视与无晶状体

一、高度近视与 RRD-ChD

从 RRD-ChD 的发现可以联系，高度近视和后巩膜葡萄肿，当时以为是自发性眼球破裂。就像膨出的大动脉夹层及破裂一样。如果将眼的多层结构与大动脉的层状结构类比，那么，RRD-ChD 的发生与大动脉夹层破裂有相似之处。只是，实际上是玻璃体液通过裂孔进入视网膜下，又通过一些方式与途径进入脉络膜，脉络膜血管通透性改变，渗出和漏出的液体进入脉络膜上腔，造成脉络膜的脱离。而外伤性睫状体脱离所表现的类似于大动脉夹层。

从 RRD-ChD 的发现来看，与高度近视关系密切。后来发现，这是一种较为普遍的表现，表现为脉络膜睫状体的脱离。裂孔与牵拉，何者为主？还有高度近视的脉络膜功能问题等。

二、晶状体的摘除

晶状体摘除之后，会发生眼内环境的改变，会发生玻璃体的增殖，增殖部位常常发生在基底部玻璃体，常常发生牵拉的裂孔，裂孔部位常常在周边部或者更前的部位，发生晶状体摘除后的和人工晶体眼的视网膜脱离。

玻璃体自身的组织智慧要求一种吻合，玻璃体与玻璃体腔的吻合。这种吻合是一定范围内的贴附、连接与支撑，以适应眼球内部与外部环境的改变。晶状体摘除后的改变，玻璃体连接与牵拉因素起了负面的作用。

三、高度近视与无晶状体状态

晶状体缺失的空间，高度近视玻璃体液化空间，牵拉因素，还有更微观的方面。如果高度近视，眼球扩张，存在脉络膜功能问题，那么，无晶状体眼牵拉，还有看不见的眼内自稳的调节物质，这种物质是晶状体独有的，晶状体的消失导致了自稳机制中的”弃权”。

晶状体损伤后去与留的发现，一些晶状体分泌的物质，对视网膜的保护作用，可见其对眼内环境稳定的作用，于是，晶状体摘除与人工晶体眼的视网膜脱离的联系就不奇怪了。

第四节　RRD-ChD 裂孔分布

一项较大样本的 RRD-ChD 的裂孔分布情况的分析，其发生可能与眼的血管结构及眼周围组织有一定的关系。此项研究也揭露了一些视网膜脱离的特征。比如，视网膜脱离范围的问题，其实在一种渗漏状态，坐位为二分之一脱离的，仰卧位会发现为全脱离。眼压低，视网膜与脉络膜之间出现渗漏物质，那么两层组织的黏附发生改变。为什么裂孔在下方，而脉络膜隆起在上方，与裂孔部位不相干现象，实际上是脉络膜渗漏的部位不同，显示了眼球整个层面的反应。

一、临床资料

我们对 1988 ～ 1997 年就诊的 218 例 RRD-ChD 的 PVR-A~PVR-B 级病例进行临床观察及回顾性分析，占同期视网膜脱离住院人数（2644）的 8.25%。为了便于统计及排除干扰因素，除去双眼同时发病者 1 例，有明显外伤史者 19 例，伴脉络膜缺损者 1 例，无晶体眼 2 例，复发性视网膜脱离 1 例，裂孔较大包括巨大裂孔者 25 例，还有裂孔查不清者 5 例，实际参与裂孔统计的共计 165 例。其中男性 89 例，女性 76 例；右眼 96 例，左眼 69 例；最低年龄 18 岁，最高年龄 68 岁，平均年龄 46 岁。以出现症状至就诊之间时限计算：最早发生时间 9d，最迟 2 月，平均 35d。165 例中一个裂孔的病例 92 例。

二、方法

1. 裂孔按点钟分布的统计原则：对眼球以 12 个点钟计算，黄斑孔另算，对每一病例的裂孔发生部位在 12 个点钟上累积。

裂孔统计方法：①左眼按颞上至鼻上，顺时针统计；右眼按颞上至鼻上，逆时针统计。②为了使裂孔数比较集中，对于两个点钟之间的裂孔，左右眼按其时钟走行方向，过半归后一点钟，不过半归前一点钟。③对裂孔间距离较近，如某一点钟有两个裂孔，归一个裂孔计算。前一点钟过半裂孔与后一点钟不过半裂孔，归一个裂孔计算，归后一点钟。这样每一例中某一点钟裂孔只出现一次。④最后将左右眼按鼻上，颞上，鼻下，颞下 相对点钟数相加。如左眼 3 点对右眼 9 点，左眼 1 点对右眼 11 点，依次类推。

2. 裂孔到角膜缘距离的测量：如脉络膜脱离不高，采用三面镜直接测量及术中顶压定位裂孔；如脉络膜隆起度较高或能看到锯齿缘部，以锯齿缘距裂孔距离，按 PD 换算成毫米，再加上裂孔相对角膜缘距锯齿缘距离。

3. 孔周变性情况的观察。

4. 部分病例的 FFA 及 ICG 检查与眼底的对比。

三、结果

（一）165 例 RRD-ChD 裂孔分布

1. 屈光状态：高度近视 116 例，中度近视 33 例，低度近视 11 例，正视及远视者 5 例。分别占百分比：70.38%、20%、6.66%、3.03%。

2. 裂孔大小：165 例最多裂孔 5 个，最少裂孔 1 个，共计 287 个部位裂孔（参照统计原则 3）；其中小于 1/4PD 裂孔 131 个，1/4~1/3PD 裂孔 20 个，1/3~1/2PD 裂孔 47 个，1/2~1PD 裂孔 45 个，1.5PD 裂孔 19 个，2PD 裂孔 13 个。其中最小裂孔 1/6PD，最大裂孔 2PD。还有黄斑孔 12 个。

3. 裂孔形态：圆孔 117 个，马蹄孔 134 个，不规则孔（鱼嘴状，三角形等）12 个。

4. 视网膜脱离范围：2 个象限 4 例，占 2.42%；3 个象限 12 例，占 7.27%；4 个象限脱离者 149 例，占 90.30%。

5. 脉络膜脱离范围：1 个象限脱离 22 例，占 13.31%；2 个象限脱离 35 例，占 21.12%；3 个象限脱离 19 例；占 11.52%；4 个象限脱离 89 例，占 53.94%。

6. 按上述原则将裂孔分布如下频率图，参照一个裂孔的 RRD–ChD 病例分布。随机抽取视网膜脱离病例 110 例作为对照，按此原则裂孔分布。注：系列 1–165 例裂孔分布，系列 2–92 例单孔病例裂孔分布，系列 3–110 例对照裂孔分布。

（二）165 例中 95 例一个裂孔的 RRD–ChD 的裂孔分布

1. 裂孔按点钟分布情况

屈光状态：高度近视 83 例，中度近视例 5，低度近视 4 例，正视及远视者 3 例。裂孔大小：92 例最大裂孔 2PD，最小裂孔 1/6PD，其中小于 1/4PD 裂孔 35 个，1/4~1/3PD 裂孔 25 个，1/3~1/2PD 裂孔 23 个，1/2~1PD 裂孔 4 个，1~2PD 裂孔 5 个，还有黄斑孔 3 个。裂孔形态：圆孔 6 个，马蹄孔 69 个，不规则孔（鱼嘴状，三角形等）20 个。

2. 裂孔子午线的测量

对 95 例单孔性病例裂孔距角膜缘距离测量如下：7mm 3 例，10 mm 30 例，12 mm 33 例，14 mm 21 例，15 mm 5 例，黄斑 3 例。平均距角膜缘 11.80 mm。除外黄斑裂孔，按角膜缘距赤道部 12~14 mm 估算，大部分裂孔位于赤道前。

3. 裂孔周围变性情况

对一个裂孔的 95 例裂孔周围变性情况观察：圆孔：格子变性 4 例，囊样变性 2 例；马蹄孔：格子变性 2 例，有明显变性者共 12 例（13.44%）。孔周有牵拉或有膜者 33 例（35.87%）。无明显变性及膜者 47 例（51.09%）。

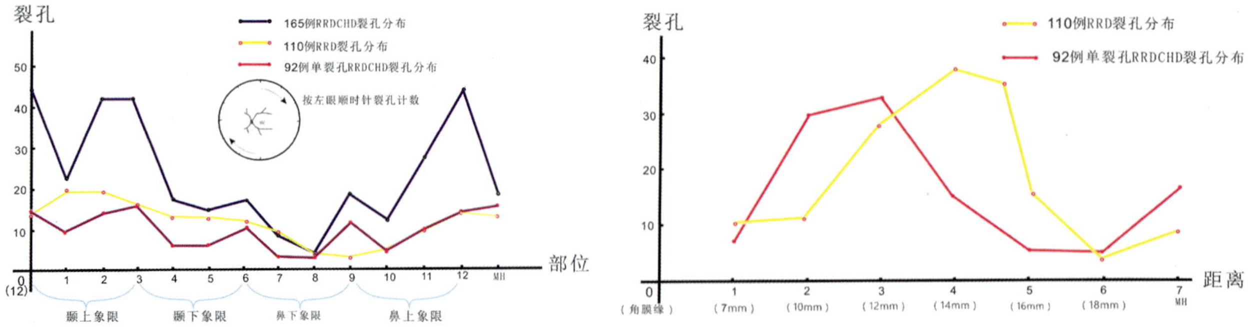

A　裂孔按点钟分布情况　　B　裂孔子午线的分布情况

图 2–2–1　RRD–ChD 裂孔分布特点

4. 对部分病例的 FFA 及 ICG 检查结果

对 5 例 RRD–ChD 病例的 FFA，ICG 检查结果如下：①眼底：后极部视网膜呈浅脱离，周边部可见血管闭锁，白鞘及点状出血。② FFA：周边视网膜血管闭锁，大片无灌注区。③ ICG：视盘周围及后极部脉络膜渗漏，周边部脉络膜无灌注区。

5. 视网膜脱离及脉络膜脱离范围

视网膜脱离范围：2 个象限 5 例，3 个象限 10 例，4 个象限脱离者 80 例。脉络膜脱离范围：1 个象限脱离 18 例，2 个象限脱离 55 例，3 个象限脱离 20 例，4 个象限脱离 2 例。

第五节　RRD-ChD 裂孔分布规律与裂孔周围视网膜改变

RRD-ChD 以重的"葡萄膜炎"，低眼压和较低的治愈率而被称为重型视网膜脱离。其病因可能与炎性递质和前列腺素的释放有关，如糖皮质激素以其阻止炎性递质前列腺素的释放，稳定细胞膜，减轻血管通透性等作用而被广泛用于配合手术治疗 RRD-ChD 。其机制可能是炎性递质与前列腺素从裂孔及其周围组织中释放而通过裂孔进入网膜下液，通过色素上皮重吸收而进入脉络膜，并引起脉络膜血管通透性改变，大量的高分子物质进入血管间而形成高渗状态，促进视网膜下液进一步进入脉络膜，而致脉络膜睫状体脱离而影响房水的分泌，而致低眼压。由于裂孔是这一环节的关键，而且大量报道封闭裂孔在治疗此症的重要性；因此 RRD-ChD 的发生与裂孔有直接关系。本节通过对裂孔部位的分布情况探讨 RRD-ChD 发生的概率以及与其相关的因素。

一、165 例裂孔的分布

RRD-ChD 多发于高度近视，多发于牵拉裂孔，脉络膜脱离部位与裂孔部位无明显对应关系，多分布于眼球运动的方向部位，与眼外肌的眼球附着部位相关。黄斑裂孔与脱离范围与脉络膜的萎缩情况相关，与视网膜脱离的时间相关。

以 3，9 点水平为界分为上方的高裂孔区和下方的低裂孔区，垂直运动及重力作用而易致视网膜脱离。这种作用力可使玻璃体垂直受力，以及视网膜下液的重力作用使视网膜脱离更快，更迅猛。临床上让 RRD-ChD 患者取仰卧位休息就可以减少视网膜下液同时减慢其发展进程。从这一点可以看出 RRD-ChD 的发生与体位及病程的进展快慢有关。

从图 2-2-1 中可以看出，与 110 例 RRD 对照相比，165 例 RRD-ChD 和其中的 92 例单孔病例在裂孔的累积中出现了 12，3，9，6 点 4 个高峰。而这 4 个高峰正是人眼的 4 个主要运动方向。有人认为对于正常玻璃体，眼的运动对视网膜有牵拉，因此对于这些运动方向的部位，一旦有异常的玻璃体视网膜粘连，产生裂孔的概率就高；同时这种运动可加快视网膜脱离的进程。从这点可以看出视网膜脱离的程度与眼球运动有关。同时 4 个部位是 4 条直肌中供养虹膜及睫状体，脉络膜的血运—睫状前动静脉进入眼球的部位。炎性递质及前列腺素可通过房水，裂孔，视网膜下液重吸收进入脉络膜这一循环很快作用于血管系统，由于脉络膜血管以体液调节为主，因此作用于此血管系统而致脉络膜血管的改变。同时 3，9 点是睫状长动、静脉进出眼球的部位，所以在临床上常把 3，9 点作为放液的禁忌区，因此从本组病例裂孔的发生概率上看，与其相对应的血管系统及眼球运动有一定关系。

从本组病例中可以看出颞侧裂孔较鼻侧裂孔多，这与一般视网膜脱离裂孔分布情况相近，眼球颞侧易暴露，对外界的冲击缓冲能力差，同时 3，9 点的高裂孔概率也与眼球在水平位的暴露有关，说明眼的附属器官——眼睑及眶内软组织均对 RRD-ChD 的发生有一定影响；同时也根据水平转动时，不是以黄斑为支点，而是以视神经为支点，这样颞侧杠杆较长，鼻侧较短；水平转动时颞侧运动幅度较大，加上，颞侧视网膜中央血管分支走形较长，发育过程中难免供血不足，因此颞侧裂孔发生视网膜脱离的概率较高。推测眼的运动幅度对 RRD-ChD 的发生也有一定影响。

从图中还可以看出，在 5~6 点处形成一个小高峰或平台。6 点为眼的最低点，受重力及眼运动作用最小，而且病程进展较慢。单孔 RRD-ChD 的图中 5~6 点形成很小的峰，而且 11 例均为马蹄孔与鱼咀状裂孔，且这 11 例孔周无明显变性，且裂孔偏前，牵拉造成的因素较大。

二、95 例裂孔的分布

通过对 92 例单孔 RRD-ChD 病例裂孔周围视网膜情况的观察，以及对裂孔距角膜缘距离的观察，有明显变性者仅为 13.44%，而大部分孔周相对正常或有明显牵拉；且裂孔的位置大多位于赤道前。视网膜损伤能释放前列腺素等炎性递质。相对正常的组织损伤较有变性组织更容易释放出炎性递质，且裂孔位置偏前，这样炎性递质通过扩散刺激虹膜组织释放前列腺素，而与视网膜下液一起被重吸收。而且视网膜及脉络膜造影提示周边部循环障碍，而与之相对应的眼底周边部血管闭塞，可见渗出及点片状出血等类似周边部（中间）葡萄膜炎的改变；且 RRD-ChD 的前部增殖较明显，说明病变主要在周边部，同时伴有后极部脉络膜循环改变 - 大量的血管渗漏。这种表现与 95 例单孔 RRD-ChD 病例裂孔大部分分布于赤道前相吻合，且与 165 例及 95 例单孔脉网裂孔聚集与血管分布相关联。玻璃体与视网膜黏附基底部最紧密，裂孔部位偏前，是与玻璃体的黏附有关，牵拉因素有关。

在临床上对于 RRD-ChD 病例，一方面是视网膜皱褶；一方面是屈光间质混浊，一方面是裂孔位置偏前；常常对裂孔的寻找造成困难。孔周的变化上决定视网膜脱离的形成，有些有变性伴有牵拉，才会形成视网膜脱离。而有意义的是 RRD-ChD 孔周变性为少数推测较为正常的组织撕裂损伤时，更易释放炎症递质。从眼底和 FFA 可说明炎性递质的作用而形成类似于视网膜血管炎的改变。

裂孔不在大小，而在于裂孔发生的部位，视网膜脱离的范围与时间。玻璃体的状态也是一个因素，例如，正视眼 RRD-ChD 较为少见，玻璃体切除后的视网膜脱离，会在短期内发生脉络膜脱离。

RRD-ChD 的实质就是脉络膜循环通透性改变同时合并视网膜中央血管的通透性改变，或者说，视网膜脱离就存在视网膜中央血管的通透性改变，合并了脉络膜循环的通透性改变。也就是说 RRD-ChD 是全眼球的血管通透性改变。

第六节　发生机制的讨论

一、RRD-ChD 的易感性

视网膜脱离不是都会发生 RRD-ChD，也就是说，不是所有的视网膜脱离都会伴有或者合并脉络膜脱离。那么，RRD-ChD 临床发生的易感性值得分析。

临床上常见的病史较长的病例，裂孔较大的病例，高度近视的病例，无晶状体眼的病例，黄斑裂孔的病例等。还有眼球的防卫机制，眼球的运动，裂孔分布与眼肌的止点等，都对眼的内部变化产生正面或者负面的影响。

细胞因子的微观机制与长期不愈的 RRD-ChD，即使裂孔封闭，视网膜下液仍然存在，或者是脉络膜渗漏，或者是还有没有发现的或者无法发现的裂孔。这些病例有些在玻璃体手术中仍然没有发现裂孔，有些在玻璃体手术中发现更为隐蔽的周边部裂孔，术前视网膜的高皱褶与隆起，无法发现和确认的裂孔。或者由于脉络膜的脱离与视网膜的皱褶，影响视网膜的复位等。

眼压的变化与病情恶性循环的关系，但是不是一个方向的，一直往恶化方向发展，也是在对抗中变化的，或许好转，或许恶化。低眼压本身就会影响眼球层状结构的贴附，加上血管的通透性改变，血管的渗漏，使得眼球状态进一步恶化。

病史较长的原因，一方面是高度近视，视力较弱，对病情变化不敏感，另一方面，RRD-ChD 发生后出现，视网膜下液减少，有视力部分恢复和好转现象，也可能是病情延误的一个因素。

裂孔较大的也会发生 RRD-ChD，但是，裂孔较小和裂孔较为隐蔽，未发现裂孔的情况见于一部分病例，只是裂孔较大，尤其是巨大裂孔，发生的比例更高，发展更迅猛而已，除了下方的锯齿缘的大裂孔外，几乎都会发生 RRD-ChD。

高度近视和无晶状体眼，共性可能是眼内液化腔的存在。高度近视的玻璃体液化的存在，玻璃体液化是 RRD-ChD 发生的一个原始的、结构的和条件性的因素，就如，浅前房容易发生闭角型青光眼一样。无晶状体眼的前后相通，玻璃体移动性变大，及玻璃体的改变及变性，对视网膜的异常牵拉。

无晶状体眼还有一个因素，就是手术因素，无论是外伤性的、年龄相关性的，还是眼病或者全身疾病并发的白内障，晶状体摘除，手术本身就是对内环境的干扰。

RRD-ChD 中高度近视占绝对的多数，但是，高度近视又是视网膜脱离的易发因素，很难进行比较。那么，就需要从不同的深度与角度去分析其中的原因。但是一点可以肯定与脉络膜的循环系统功能有关。脉络膜也有一种潜能，脉络膜循环的血液的利用率很低，流出的血液大部分没有进行血氧的交换，那么脉络膜血管适应力的潜能呢？是否因为高度近视眼球的过度扩张而导致血管壁的耐受力下降呢？

有些葡萄膜炎也会产生脉络膜脱离，脉络膜的炎症引起的脉络膜血管通透性改变，就可发生脉络膜血管血液成分的漏出或渗出。

有些内眼手术术中术后也会发生脉络膜脱离，甚至会发生驱逐性出血，脉络膜脱离只是渗漏出一些血液成分，血管通透性改变较轻，而驱逐性出血较重，只是程度不同而已。

对于 RRD-ChD 而言，裂孔是关键。裂孔是脉络膜脱离发生的一个因素，没有裂孔，就没有视网膜脱离，也就没有脉络膜脱离。

脉络膜改变的认识，80% ~ 90% 为高度近视，有时发现黄斑裂孔视网膜脱离发生脉络膜脱离的较多，仔细观察，也不尽如此，脉络膜的功能也是易感因素，黄斑白孔的 RRD 情况较为明显。

玻璃体后界膜与内界膜的认识等，如 RRD-ChD 尤其在重水压平视网膜时，见到的视网膜的皱褶。这些结构在 RRD-ChD 的发生时都有改变。从对视网膜的皱褶的形态来看，不只是周边部的视网膜脱离状态中的皱褶，这些皱褶是玻璃体牵拉的。而后极部的皱褶，表现为玻璃体后界面，甚至是视网膜内界膜的与视网膜的不吻合，不和谐，不贴附，这种异常的动力来自脉络膜，而这时的脉络膜则表现为脉络膜的水肿与脉络膜的脱离。

这些都是 RRD-ChD 发生的相关因素，不一定具有较为普遍的，共同的特点，只是说明一种易感性。正视眼的视网膜脱离也会发生脉络膜脱离，只是较为少见。那么 RRD-ChD 是如何发生的呢？发生的根源在视网膜裂孔，还有其他易感因素，发生的过程是怎样的呢？

二、眼内液反流

有这样一个规律：体循环有血液的流出与回流。房水分泌入眼内腔，回流入静脉。

RRD-ChD 与内眼术后的脉络膜脱离最为突出的区别是房水反流。而反流的关键就是视网膜裂孔。房水由脉络膜循环产生，房水流出进入静脉。由于通过视网膜裂孔房水又返回脉络膜，称之为反流；这种循环是短路，可称之为异常环路，又可称之为偏路。由于屏障的破坏，由于脉络膜的高渗，房水分泌的眼内液通过裂孔进入脉络膜，形成异常的环路。这种情况发生在所有的孔源性视网膜脱离中，只是程度较轻，没有引起明显的眼压变化。

在 RRD-ChD 时，房水产生减少，而房水流出增加了裂孔的通道，不仅仅如此，这个通道又有一种拉力，一种渗透压的力，将房水或者是眼内液离开玻璃体腔而进入脉络膜循环。而出现的房水负压和房水反流。

这里的反流，不只是房角表现的由于眼压过低，导致的房水流出通道的静脉返流，还指一种偏流导致的房水流出的静脉返流。由于视网膜裂孔的通路，偏路，同时伴有通透性改变的 RRD-ChD。眼内液最主要的部分房水，通过玻璃体进入脉络膜，这样造成了更加低的眼压。

反流的关键是眼内压低于流出的静脉压。眼压低也是一种标志，房水循环停滞，组织缺氧。即使是眼内腔的低代谢，也无法维持组织的正常代谢。不但房水分泌明显减少，而且眼内液通过异常的途径流出，眼内压急剧或者急骤地降到一个很低的水平。而这些改变的根源是眼内的屏障破坏与通透性改变。

三、RRD-ChD 的通透性改变

视网膜下液循环：液化的玻璃体，通过裂孔进入视网膜神经上皮层与视网膜色素上皮细胞层之间而形成视网膜下液，视网膜色素上皮细胞对视网膜下液吸收，进入脉络膜。视网膜下液不断进入视网膜下，又被重吸收进入脉络膜。玻璃体对裂孔周围的牵拉，可能是玻璃体液化腔的液体进入视网膜下的一个因素。视网膜色素上皮细胞对视网膜下液的吸收也是有选择性的。如在临床上，病史较长的视网膜下液，较为黏稠，色黄，蛋白成分较高。

RRD 是一个眼内的综合性病变，而 RRD-ChD 表现得更为突出。RRD-ChD 是由于屏障破坏所致，而 RRD 发生时，屏障就已经破坏，那么，为什么不是每一例 RRD 都发生 RRD-ChD？

RRD-ChD 的发生，明显加快了眼球萎缩的进程，机体的反应，眼的自身的反应，就是 PVR 的进程加快，RRD 只是一种屏障破坏的较轻程度的表现。

裂孔源性视网膜脱离，视网膜下液的吸收与不断产生，达到一种病态的动态的平衡。视网膜下液通过视网膜色素上皮细胞重吸收，并没有发生脉络膜的改变；而 RRD-ChD 的视网膜下液不但被重吸收，同时伴有脉络膜的血管通透性的改变，脉络膜水肿，脉络膜脱离；也就是说，RRD-ChD 出现血液与眼内液的过度交换，依通透性的改变程度不同而表现出的程度不同，有漏出液，如浆液，有血性液体，如放出粉红色脉络膜上腔液体，甚至是暗黑色的液体（图 2-2-2）。这些程度的表现，只是在脉络膜上腔液中可以发现，那么在脉络膜内部有怎样的变化呢？脉络膜血管壁的窗孔结构，已经形成脉络膜的高渗状态，如果在 RRD-ChD 时发生通透性的改变，又会怎样？有待于进一步的研究与验证。

正常情况下，脉络膜处于高渗状态，正是这种高渗状态，将视网膜吸附在眼球的层状结构，当裂孔产生后，只剩下视网膜色素上皮细胞层，当其再发生进一步的缺失，眼内腔完全暴露在脉络膜的高渗结构中。

在临床上，视网膜裂孔多年可以不发生视网膜脱离，很多视网膜脱离不发生脉络膜脱离，可能 RPE 细胞是孔源性视网膜脱离的最后一道屏障。

四、RRD-ChD 是一个眼内的综合性病变与眼组织的智慧

RRD-ChD 表现出的复杂性和广泛性，涉及了眼的各层组织，就连最前面的角膜，也发生了改变，方方面面都有表现。除了结膜充血不明显外，眼球（眼环）以内的结构均有改变。如低眼压的角膜皱褶，角膜水肿，虹膜震颤，晶状体晃动，玻璃体浓缩，视网膜脱离，睫状体脉络膜脱离。而且不单单脉络膜表现为血管的通透性改变，虹膜睫状体也表现出前房的大量蛋白成分，甚至纤维素渗出物。还有视网膜中央血管系统的通透性改变，常常见到，周边部血管的出血，白鞘，玻璃体的渗漏性混浊，一方面是浓缩，

另一方面是渗出物。

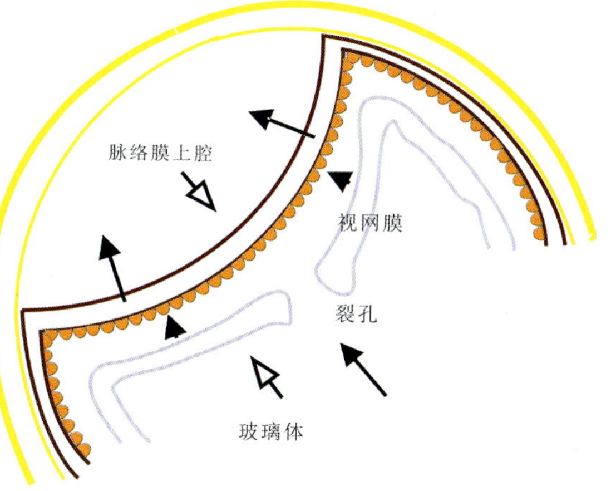

图示：

1. 视网膜下液被吸收入脉络膜，导致脉络膜通透性改变，大量血管液体渗出入脉络膜上腔，导致脉络膜水肿、脱离。

2. 视网膜受到玻璃体的支撑压力。

3. 脉络膜的高渗高凝状态形成，促进玻璃体液进入视网膜下，并进入脉络膜。

4. 玻璃体进一步浓缩，眼压下降，形成恶性循环。（黑箭头指向眼内液走向，白箭头指向力的方向）

图 2-2-2　RRD-ChD 眼内液走向及眼内力的方向

总之，RRD-ChD 发生了眼内血液供应系统的通透性改变。通透性改变就会发生大量的血液成分的渗漏，血管系统内的液体浓缩，出现高渗与高凝状态。

RRD-ChD 是集神经和血管等多系统异常于一疾病的复杂临床表现，很多未知有待于进一步研究和证实。屏障与通透性改变 - 增殖 - 萎缩，这样一个急性过程，而一般的视网膜脱离是屏障 - 增殖 - 萎缩，这样一个较为缓慢的病程。血管通透性的改变比屏障的破坏表现更为强烈。从眼的智慧角度，通透性改变 - 渗漏是为了什么？说是葡萄膜炎，不合适，说是单纯的渗漏，由于脉络膜血流流入流出不平衡，也不合适。是组织对视网膜脱离各种导致因素的超强反应，较为合适。视网膜裂孔周围的表现，也证明了这一点。

视网膜脱离，不只是 RPE 细胞吸附视网膜，更重要的是脉络膜。RPE 细胞的自主性反应：它需要顶极的接触，如果不能满足它，它就要走，要去寻找这种接触，这不仅仅是它生存的需要，而且是一种功能的需要。因此，它增生、移行、游走、黏附、转化、收缩，在允许的空间，它执着地伸展、伸长、黏着，在此同时，它的内部结构和功能也发生了改变。结果是，黏附后，纤维化，收缩，牵拉（见上篇第一章第一节）。

狭义的通透性改变，就是视网膜色素上皮的屏障破坏。就像一般的孔源性视网膜脱离的表现一样。而广义的通透性改变，就是伴随脉络膜虹膜睫状体，视网膜，还有视网膜中央血管系统的屏障破坏与通透性改变。

视网膜脱离表现出来的组织智慧的体现之一，就是脉络膜脱离。隆起的脉络膜顶压闭塞裂孔，就像 PVR 的形成过程中 RPE 细胞的智慧表现一样，而脉络膜脱离部位并不都与裂孔位置对应，是一种通透性改变的泛化的表现，而表现的是眼球缩小、眼压低、玻璃体浓缩，眼内腔缩小，皱起的脉络膜与隆起的脉络膜一样对裂孔有堵塞与阻止作用，在这一过程中，视网膜下液不是没有进入视网膜下，而是进入了视网膜下的同时进入了脉络膜。

总之，RRD-ChD 是一种急性的眼球缩小的状态。那么为什么外伤性睫状体脱离不发生或者少发生类似于 RRD-ChD 的恶性改变？与 RRD-ChD 比较，前面章节提到视网膜也是屏障，而且是最后的屏障，而两者最关键的区别就在于 TCD 的发生只是眼内液（房水）进入了层间，与血管系统是分离的，如果将眼球看做一个大血管，只是进入了血管的层间，屏障并没有破坏。在脉络膜上腔这个无血管间隙中，脉络膜的最外层是大血管层，有完整的血管壁，也是一道屏障。房水进入这个间隙，只是血管间隙的水分增多而已，加上玻璃体的支撑和眼的层状结构的层层屏障，故而能够达到较长时间的稳定，只是房水流出增多，眼压较低而已。

第三章　局部与整体

第一节　通透性与屏障

一、局部与整体

如果将眼球作为一个血管组织，那么就可以这样理解，通透性是血管层面的概念，屏障就是整体的、宏观的、功能的通透性的概念。屏障破坏就是整体与宏观概念的通透性改变。就像临床上告诫的不能头痛医头，脚痛医脚一样，局部与整体的关系。眼球整体是一个微循环系统，或者说是异形的微循环系统。

休克是一个宏观和微观结合的产物，宏观是低血压，微观是血管的 DIC 与器官组织缺氧，眼的休克从宏观上说，是眼压低，脉络膜脱离，前房房闪（+++），从微观上说，脉络膜血管成分浓缩，大量的血管中的血液成分的渗出或者漏出，或许会有 DIC, 也未可知。

体循环的休克是什么样子，活体看不见。而眼，却是一面窗子，可能能够告诉我们里面是什么样子，或者使我们类推体循环休克发生时的样子。

二、界定通透性与屏障

房水是清亮的，RRD-ChD 的房水是混浊的，大量的浮游细胞，渗出蛋白，甚至渗出的纤维素样物质。玻璃体是透明的，玻璃体浓缩也应该是透明的。但是，实际上不是这样，RRD-ChD 玻璃体大量的色素颗粒和混浊的渗出物与漏出物，使得玻璃体混浊。

RRD-ChD 是一种急性发生的，在孔源性视网膜脱离后发生的，短时间或者发生时间不清的脉络膜脱离和睫状体脱离，或者是急性的合并或伴发的或者孔源性视网膜脱离后的眼内血管膜层的脱离。关键问题就出在血管膜，包括脉络膜脱离，睫状体脱离，虹膜失去弹性，同时合并这 3 个相连又有功能区别组织的形态与血管通透性的改变。由于功能的需要，眼组织体现的特殊智慧，而表现出与其他组织休克（血管通透性改变）所不同的表现。

其实意义与含义相近，屏障并不是不通，只是一种界限。通透性是指通的程度，即具有屏障含义的组织通的程度。体循环休克时，血液进入组织液，是血管通透性改变，血液成分进入组织间，甚至是出血，也是血管通透性改变。血管通透性改变也可以说是血管屏障破坏。体循环休克时，导致各个脏器损害，如消化道出血，脏器屏障破坏。是指组织的界限被打破，屏障破坏了。循环系统与消化系统相通了，或者说是直接相通了，两个系统是间接联系。眼内的休克也是如此。

第二节　眼的 DIC

一、弥散性血管内凝血

弥散性血管内凝血（disseminated intravascular coagulation， DIC）：是多种原因致弥漫性微血管内血栓形成，继之因凝血因子及血小板被大量消耗及纤维蛋白溶解亢进而发生的出血综合征。本病亦称消耗性凝血病或去纤维蛋白综合征。以下原因均有可能引起 DIC: ①妊娠并发症：羊水栓塞，先兆子宫破裂；②严重感染；③大量组织损伤与手术；④肿瘤及血液病；⑤心、肺、肾、肝等内脏疾患。DIC 是临床极其危重的疾病并发症，因其血栓和弥散性出血，极容易导致休克和死亡。休克并不直接引起 DIC，能引起 DIC 的疾病都较为严重，所以应该说是并发休克的一种表现。

系统休克中的 DIC 是什么样子？微循环通透性发生改变，大量血液成分，尤其是血浆进入组织间，血管中的血液被高度浓缩。浓缩的血液会发生怎样的变化？血液流动速度减慢，血液血凝与血溶的关系发生改变，凝血较快，血流速度进一步减慢，以至于 DIC 的形成，同时，进一步加重休克。看来，DIC 不是休克，但是与休克的关系密切。

二、眼的 DIC

血液凝固与血流速度的关系是血液浓缩，黏稠。到现在为止，还没有发现这个血管有 DIC，为什么呢？这与眼的结构有关，眼的血管比较集中，而营养靠睫状体突的房水分泌；另一方面，眼内腔的组织具有低代谢率的特点，这种低代谢率的组织对缺氧具有较强的耐受性。比如它除了房水给氧外，还有组织与细胞之间的间隙连接供给营养，这是微观的。即使脉络膜睫状体血管发生了 DIC，对氧也有较强的耐受，而不引起我们宏观的注意。

另一方面，我们把脉络膜和睫状体组织，加上虹膜看成一个血管瘤，血管四通八达，DIC 会发生吗？就像我们说的血管是融合的，这里（血管）阻塞了，其他（部位的血管）是通的。我们在摘除眼眶内的血管瘤时，常有复发，这是因为血管瘤是切不干净的，用硬化剂也常常复发，手术会刺激血管瘤的生长。

休克和 DIC 可互为因果，形成恶性循环，弥漫性凝血加重休克。DIC 是在某些病因作用下，机体凝血系统被广泛激活而引起的以凝血功能障碍为主要特征的复杂病理过程。休克是机体在各种有害因子作用下发生严重的急性循环障碍，特别是微循环障碍、组织细胞受损，以致各重要器官功能代谢紊乱和损害的一种全身性病理过程。

与 DIC 的发生有关系的内容有：血流缓慢与淤滞，组织缺氧，血管通透性改变。前者与血液循环和供养有关，注重病（休克）的导致脏器衰竭的原因；而休克注重于器官的危害。

DIC 是一种严重的病理改变，临床见到的 RRD-ChD 的前房大量的渗出，漏出，包括出血性脉络膜脱离，都是血管通透性改变的结果。眼压极低，是功能丧失的表现，是一种发展较快的眼球萎缩。同时，脉络膜脱离、脉络膜水肿也是血流淤滞、通透性改变的结果。

通透性改变的程度依脉络膜漏出的成分判断，有浆液，有纤维素渗出，有淡红色的血浆成分，还有出血。临床上，我们放出的 RRD-ChD 病例的睫状体脉络膜脉络膜上腔液体为淡黄色、黄色、粉红色（洗肉水样）、红色，甚至是黑红色的血。

临床上用大剂量糖皮质激素治疗，改善血管通透性，效果显著。临床上有时用甘露醇静脉点滴，扩容作用，有时也很有效。临床上有时用尿激酶静脉点滴，扩容作用，有时也很有效，等等。

三、远达性视网膜病变与 DIC

DIC 是眼内血管渗透性改变，血液高度浓缩的表现。远达性视网膜病变，是不是血管内凝血？而体循环休克，即使发生 DIC，却没有类似于远达性视网膜病变的表现。

远达性视网膜病变又称为 Partscher 视网膜病变，是因车祸、地震、房屋倒塌等所引起的、对头胸腹部的急性挤压伤，可引起一眼或双眼的视网膜病变，视力下降。本病也称“远距离创伤性视网膜血管病”“脂肪栓子综合征”。迄今为止，对本病的发病机制尚不完全清楚，不同学者从不同的角度以不同的方法进行研究，结论看法不甚一致，根据不同的病因，其假说如下：①颅脑淋巴瘀滞；②静脉内流体压力增加；③栓塞；④微循环障碍。对本病患者观察，是由远距离外伤，如头部、躯干、四肢部受挤压、骨折等，引起视网膜血管特有病变而表现视力锐减，眼部并没有受到直接外伤的病史。

与外伤有关的视网膜病变，除了远达性视网膜病变外，还有Terson综合征和Valsalva视网膜病变，等等。

Terson综合征：由急性颅内出血引起的玻璃体、内界膜下或玻璃体后出血。

Valsalva视网膜病变：腹腔内压力(如咳嗽、呕吐、举重、大便用力)突然升高，可使眼内静脉压上升到足以使黄斑的毛细血管破裂，出血位于内界膜下。

还有类Purtscher视网膜病变，在没有外伤的情况下，其他一些疾病凡能激活补体的，也可引起类似的眼底改变。因Purtscer视网膜病变原描述为与外伤有关，这种病变则称为“类Purtscher视网膜病变”。例如，急性胰腺炎引起的视网膜病变，还有胶原血管病，如系统性红斑狼疮或分娩。

第三节　病变与机体的反应

一、临床上一个有趣的现象

从以上几种眼疾病的描述中可以看出，通透性改变是眼病的发病关键。任何原因或者因素，如损伤、缺血、炎症等都可以导致血管通透性改变而致病。缺血对血管屏障与组织屏障的影响尤其突出。

20世纪80年代发现，外伤，高度近视，视网膜色素变性，脉络膜缺损，长期反复发作的葡萄膜炎等伴有视网膜损害的疾病明显避免了糖尿病视网膜增殖性病变（proliferative diabetic retinopathy PDR)的发生。视网膜状态较差的患者，在患糖尿病时，糖尿病性视网膜病变（diabetic retinopathy DR）进展缓慢。

高度近视的糖尿病患者较少的发生、较晚的发生DR，而且较少发生增殖性改变。研究表明，在血糖控制在正常的情况下，中度和高度近视较迟发生DR和DR的增殖性改变。

临床上视网膜中央动静脉阻塞，多见于正视眼与远视眼。视网膜中央静脉阻塞偶见于高度近视眼，表现病变较轻，病程较长，病情发展缓慢。

临床上糖尿病性视网膜病变，多见于正视眼与远视眼。高度近视的糖尿病性视网膜病变，发生较晚，发展较慢，发生增殖性改变的较少。脉络膜缺损、视网膜色素变性较少发生糖尿病视网膜病变增殖性改变。我们还观察到相同屈光状态的糖尿病视网膜病变，晶状体混浊重的一侧较混浊轻的一侧眼底改变轻，可能是眼内存在一种病理的平衡，其中机制有待于进一步研究。

对缺血，组织会做出反应。正常组织会对缺血更为敏感，而慢性缺血组织，对缺血耐受，不敏感，有病变的组织，需氧量减少，对缺血不敏感。病变就是在病因与组织的反应中产生的。我们所见到的出血与渗出，新生血管及新生血管膜等都是缺血导致的组织反应的结果。图2-3-1显示一例双眼屈光参差糖尿病视网膜病变眼底与B超像，右眼正视眼，眼底出血，玻璃体积血，左眼高度近视，糖尿病视网膜病变表现轻微。

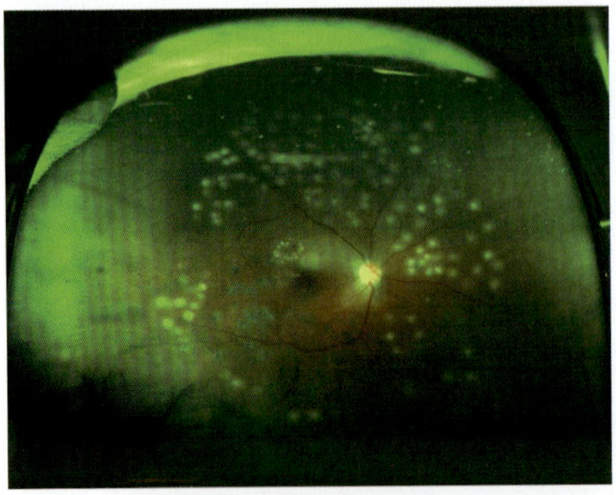

A　右眼术后的眼底像

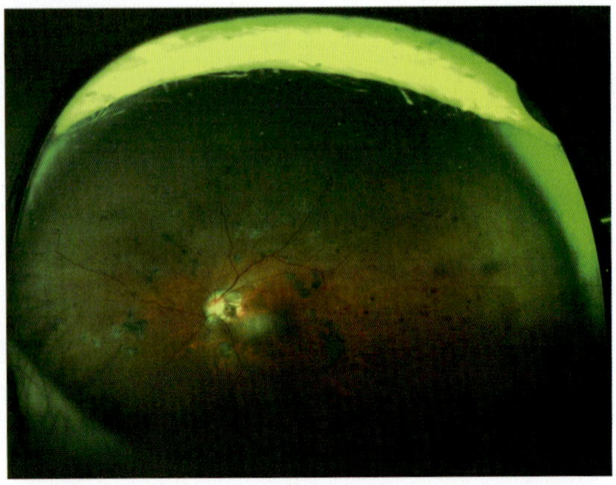

B　左眼眼底像

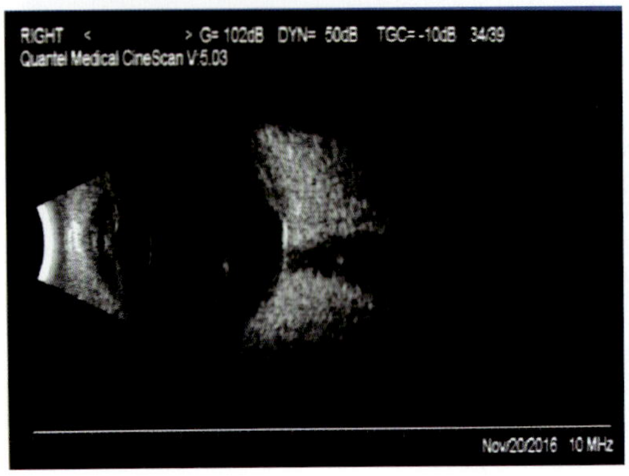

C　右眼术前 B 超，眼轴 23.5mm

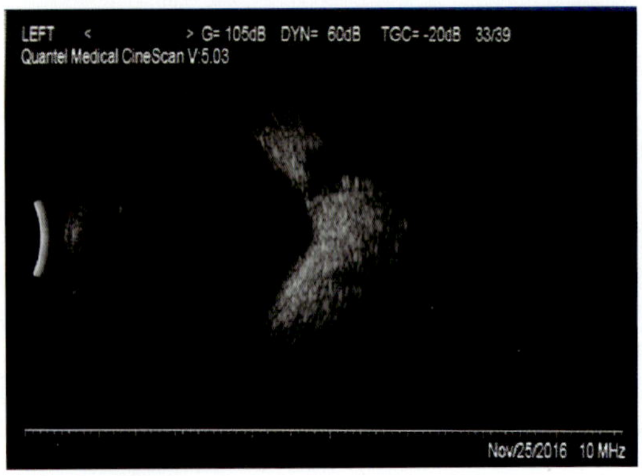

D　左眼 B 超，眼轴 25.8mm，后巩膜葡萄肿

图 2-3-1　屈光参差糖尿病视网膜病变的差异

二、病变的土壤问题

缺血如此，损伤亦然。正视眼和轻度近远视眼的 RRD-ChD，常常表现为孤立的马蹄裂孔，周围没有明显的组织变性。高度近视，尽管是发生 RRD-ChD 比率最高的，但是，也是 RRD 发生率较高的。

对 165 例脉络膜脱离型视网膜脱离的周边视网膜情况观察，发现，95 例单一裂孔的 RRD-ChD,80% 周边没有明显变性改变，而且以牵拉孔为主，而且裂孔 80% 为小于 1PD 的裂孔，为什么没有变性呢？这使我们联想到 DR（糖尿病性视网膜病变），增殖性糖尿病视网膜病变的患者中高度近视、脉络膜缺损和玻璃体后脱离较少见（图 2-3-1 C、D），这是视网膜土壤问题造成的，如果病变新鲜，而且病变组织较健康，它对损伤的反应就较重，组织损伤分泌一些因子，对于较为健康的组织，这种能力和修复能力可以更强（图 2-3-1 A、C）。

一种概念，炎症是损伤修复反应，也是一种能力。这种能力，具有两面性。在遇到外界和内部的变化时，反应强烈也会造成更大的损伤。宏观地讲，如“非典”（SARS），对病毒的超高反应，都可以导致器官衰竭。微观地讲，除了高度近视、脉络膜缺损、视网膜色素变性较少发生糖尿病视网膜病变增殖性改变外，视网膜裂孔损伤后，产生炎症介质和炎症因子，这些因子进入视网膜下液后经视网膜色素上皮细胞细胞进入脉络膜，引起敏感的脉络膜血循环的改变，通透性增加，导致脉络膜循环改变。器官组织缺陷，会导致组织对调节机制，尤其是局部调节机制的不敏感。组织器官的病变，本身就存在缓慢的组织缺氧，会产生对缺氧较强的耐受性。组织器官的异常，会降低对进一步病变损害的反应力，而增强耐受力。

视网膜与脉络膜，在损伤过程中，充当了不同的角色。视网膜是需养与需氧的，脉络膜是供养与供氧的。视网膜在缺氧时，会做出一种反应，动员周围的救护机制。其一，就是促使视网膜中央动静脉系统的新生血管的产生；其二，就是促脉络膜循环系统做出反应，使脉络膜血流进一步缓慢，使视网膜组织吸收更多的养分与氧气。

RRD-ChD 的发生大多为高度近视，如果在较健康的视网膜上牵拉出裂孔，那么产生的组织反应就会很重，包括组织损伤产生的组织胺缓激肽、前列腺素等，这些活性物质经过裂孔到脉络膜，在高度近视这种脉络膜状态下，就很容易造成血管通透性的改变。这种情况是：孔周较为健康，而脉络膜血管组织较为薄弱，这样产生了脉络膜血管通透性改变的基础。

大量的证据证明，视网膜色素上皮细胞（RPE）有这样的一种功能，将视网膜下液及其中成分，渡到脉络膜，并随血循环运输走。同时，视网膜缺血，会导致视网膜黏附功能减弱，会对损伤反应减弱，但是，RPE 的慢性缺血与改变，会导致 RPE-Bruch 膜屏障减弱，使得其两侧的通透性增大，两侧的渗透压使得眼内液渡到脉络膜。

第四节　眼的外部保护机制

一、临床上的规律

临床有这样一类规律：

凡活动度大的，而且不是规律的、向心性的器官都有较为柔软和松弛的外皮，如四肢，有多层且可再生的修复的上皮和皮下脂肪垫等，质韧与柔软。

凡暴露的组织或器官都应该有坚硬的外壳，这是常理。

凡暴露或突出的组织或器官都应该有坚硬的外壳，如脑，在骨性的外壳下。

凡重要的组织与器官都有较为坚硬的外壳，如脑与眼

凡组织或器官都应该适应其功能的需要，如四肢。在骨性的支架下，有较为柔软的皮肤（图 2-3-2A）。

二、眼的外壳保护

胫骨的前面，没有肌肉组织，皮肤，皮下组织及骨，我们在这个部位，作为检测组织水肿的一个指标。而这种情况，只是代表一种水分的组织沉积现象。

眼的器官之珍贵也在适应中演化出大量的保护作用和适应性作用的组织附件。如眼眶，骨性的保护，眼睑的质韧、质密的结构组织和肌肉的保护和适应作用，眼有巩膜角膜等坚硬的外壳（图 2-3-2B），眼眶内的脂肪垫，还有适应性作用的 6 条眼外肌。

眼球的周围实际上是骨性的保护，在眼球与骨性结构之间又有软组织作为一种缓冲，同时掺入了许多与眼球运动相关的眼球外肌肉、与眼球血液供给的血管、与眼球视觉功能相关的神经等。

巩膜是眼球最外层的质韧的组织。其保护作用显而易见。但是有利有弊。其他组织可以表现为水肿（如图 2-3-2A 水肿时骨性胫部的皮肤压迹是水肿的标志），而眼组织可以表现为高眼压，这种高眼压会影响眼球的血液供给，无论是脉络膜循环还是视网膜中央动静脉系统，都会受到影响，而导致供给血液减少而导致眼球的缺血、包括眼球层状结构重要组织。还会机械压迫视网膜组织、视神经组织，造成组织损伤。

其他组织表现为脱水与皱缩，而眼组织则表现为低眼压，而这种低眼压是不是一种防卫的机制呢？

防止由于休克的发生而导致的水肿高眼压？而随后的表现，由于眼的分层结构，却导致了低眼压。

第五节　眼压与眼循环

一、眼压与巩膜

胫骨前面的压痕，表示组织水分的沉积。皮肤是柔软的，眼球的外壳不同。巩膜是坚固质韧的，水分的沉积，就会导致眼压升高（图 2-3-2）。

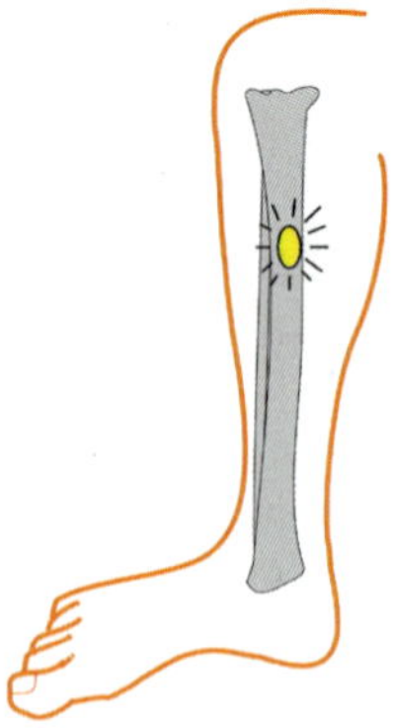

A　水肿时骨性胫部的皮肤压迹

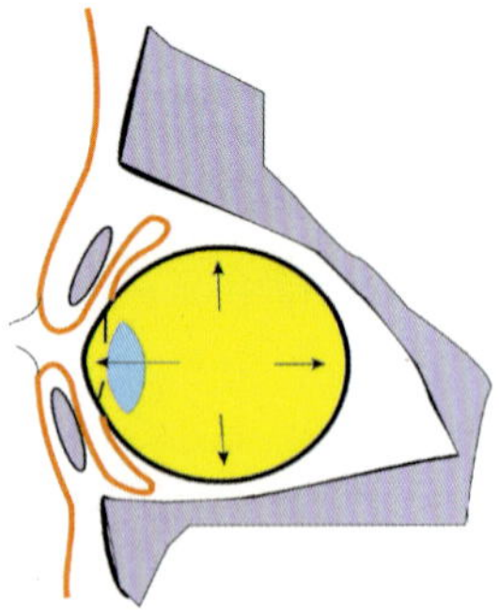

B　眼的骨性与致密组织的保护

图 2-3-2　组织水肿与组织保护示意图

休克发生就像是水分沉积于体位较低处，如脱水时，胫部皮肤会皱起，水肿时，胫部前部有压迹。

当眼内组织间水分增多时，眼球有坚硬的外壳，它不会胀大，这样多余的水分使眼压升高，一方面对眼内腔组织产生压力，造成机械上的损害；另一方面会影响眼内腔组织的血液的供应（供养），影响视网膜中央动静脉系统的血供，而视网膜中央动静脉系统的血供是供养视网膜内 5 层的，直接影响神经节细胞的营养，因此，造成青光眼的结果。另一方面对脉络膜产生压力，脉络膜一方面对视网膜外 5 层供血，实际上是视网膜的光感受器一层细胞，脉络膜还起着海绵垫的作用，保护视网膜的作用，防止视网膜机械上的损害。脉络膜受压到一定限度，也出现供血问题了，视网膜光感受器也会缺血。

而在眼压低时，就像胫部皮肤会皱起一样，在眼球坚实的外壳内会发生什么呢？就像 RRD-ChD 这样的结果：眼环（壳）褶皱，角膜皱褶、房角呈波浪状、虹膜的同心环状阶梯、晶状体平面后移、玻璃体浓缩、视网膜皱褶、脱离的脉络膜向球内反向的球状隆起。

还有白内障，青光眼等手术后的脉络膜脱离，为什么会发生呢？在坚硬的外壳内，眼内组织是这样的脆弱，这就是为什么会有巩膜角膜这样的外壳。

二、眼压与血运

眼内压也是人体和眼器官的智慧，因为外壳内的组织是那么的脆弱和精密。因为没有外壳，脉络膜睫状体没有依附和不能成形，这是从宏观来看，从微观来看，脉络膜睫状体的血管，与一般的血管又不同，它需要这种依附，而且血管的调节能力很差，对眼压的变化适应性很差，没有神经调节，血管壁也没有像正常血管那样完整，因此，对眼压的变化非常敏感。

虽然睫状体脉络膜的血管对眼压的变化较为敏感，在正常的稳定状态下，光对眼内的刺激，产生的虹膜睫状体的联动，会产生眼压的正常波动，会调节睫状体脉络膜的血液循环，尤其是脉络膜的循环，由于这种联动与眼压的波动，才使得脉络膜血管的神经调节逐渐的退化。

当手术时，眼压大幅度波动，加上手术对虹膜、睫状体的刺激，就会发生血管通透性改变，发生脉络膜脱离，甚至出血，发生出血性脉络膜脱离。

同时，视网膜中央动静脉系统也受眼压的调节，通过对血管壁和视盘血管进入眼内部分的压力，控制进入眼内的血量。眼压高时，进入的血量减少；眼压低时，进入的血量增加。

将脉络膜血管再与视网膜中央动静脉系统相比，就会发现人体的智慧。视网膜中央动静脉系统构成眼内的屏障，其血管壁比一般的血管壁还要坚固，并且有神经调节。

如果这屏障破坏，血液成分进入玻璃体导致玻璃体积血，眼内增殖性改变等会接踵而至，眼内自稳受到影响。

而脉络膜则不需要，因为它外有坚固的巩膜作为外膜，内有 Bruch 膜和视网膜色素上皮细胞。可以把这两者作为脉络膜的加固结构。

具有智慧的人体认为，脉络膜它不需要完整的血管壁，不需要像视网膜中央动静脉那样敏感，自主的神经调节，脉络膜血液进入眼内腔有 Bruch 膜和视网膜色素上皮细胞这外屏障遮挡。血流量的调节可以通过眼压的波动而调节，为了适应脉络膜大量的血液量，好像一切都可以省略，包括较完整的血管壁和神经调节。但是，眼压的调节也有一定的限度，超出了这个限度，就会发生改变。内环境的发生改变，自稳受到影响，重新调整。

第六节　玻璃体的防卫机制

玻璃体是眼中心的缓冲区城。玻璃体存在的目的，就是产生对神经组织的保护。就如脉络膜组织一样，从眼的中心部位对视网膜进行缓冲，无论是压力还是组织行使功能等方面。

玻璃体是组织间的支撑之物。眼球的多层结构，以及眼的功能等与眼压关系密切，眼压的维持对于眼内的血液灌注，眼内组织的营养，眼内组织的黏附黏合、连接与结合起着关键的作用。而玻璃体又是眼压维持的关键，关键在于它的组织间的作用，这种突显的支撑作用对于眼球这样一个器官至关重要。

玻璃体腔的几种状态有：远视眼与正视眼状态，近视眼与高度近视眼状态，无玻璃体状态（玻璃体切除眼）。

就近视眼与高度近视眼状态而言，液化玻璃体，玻璃体流动性增加。前章提到，玻璃体的潜能不同程度的释放。玻璃体与玻璃体腔不吻合，而视网膜脱离手术的外加压手术（包括环扎术、外垫压术），就是缩小玻璃体腔，消除玻璃体液化腔，恢复玻璃体的潜能。如视网膜脱离术后，视网膜复位后环扎带能不能去？按常规不能去，取的时候要考虑玻璃体的情况。

就玻璃体切除眼而言，眼球的眼压维持，只能依赖于眼球的层状结构的完整性，尤其是视网膜的完整性。例如，有玻璃体眼与玻璃体切除眼的视网膜脱离的形态及眼压有明显的不同。

外伤性睫状体脱离的前房浅表现，是因为低眼压状态下，小瞳孔的前房的阻隔，房水过量的进入睫状体脉络膜上腔，玻璃体的自然支撑膨胀作用所致，玻璃体力是离心的，前房变浅。而 RRD-ChD，玻璃体浓缩，力是向心的，前房加深。

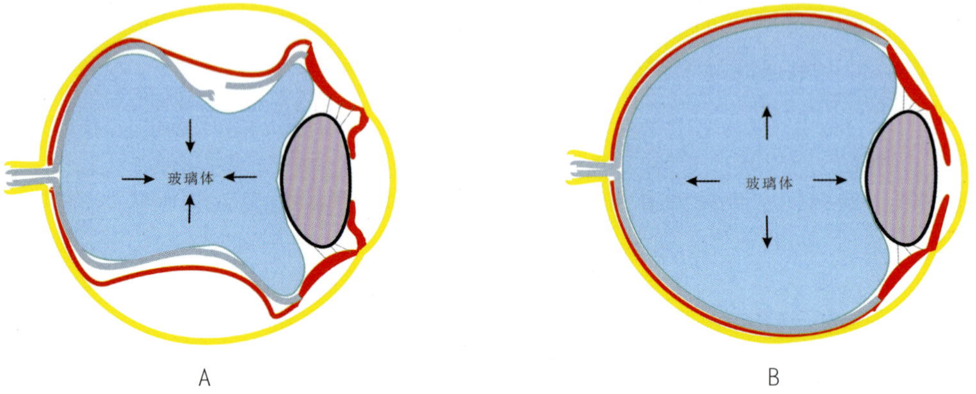

RRD-ChD，玻璃体浓缩，前房加深（A），玻璃体力是向心的。而睫状体脱离，前房浅，玻璃体力是离心的（B）

图 2-3-3　RRD-ChD 与 TCD 玻璃体的对比

示意图 2-3-3 显示，RRD-ChD，玻璃体浓缩，前房加深（图 A），玻璃体力是向心的。一个是膨胀力，一个是收缩力。一个是推力，一个是拉力。而睫状体脱离，房水过量的进入睫状体脉络膜上腔，玻璃体的自然支撑膨胀作用突显，前房变浅(图 B)，玻璃体力是离心的。就如，RRD-ChD 的低眼压状态下，浓缩的玻璃体对后极部视网膜的顶压，而产生的视网膜下液减少的现象，视网膜呈现浅脱离状态，患者也感到脉络膜脱离后，视力反而提高一些。即使玻璃体的浓缩，仍然凸显玻璃体的作用。

第四章　体循环休克与眼的休克

第一节　体循环休克

一、何为休克

（一）休克

休克是指各种致病因素作用引起有效循环血容量急剧减少，导致器官和组织微循环灌注不足，致使组织缺氧、细胞代谢紊乱和器官功能受损的综合征。血压降低是休克最常见最重要的临床特征。迅速改善组织灌注，恢复细胞供氧，维持正常的细胞功能是治疗休克的关键。休克是一个从组织灌注不足发展为多器官功能障碍至衰竭的病理过程。

（二）体循环休克的分类

1. 病因分类：心源性休克、脓毒性休克、低血容量性休克、过敏性休克、神经源性休克。

2. 始动环节分类：低血容量性休克、心源性休克、血管源性休克。

3. 血流动力学分类：低排高阻型（低动力型休克“冷休克”）、高排低阻型（高动力型休克“温休克”）。

4. 病理生理分类：低血容量性休克、阻塞性休克、分布性休克、心源性休克。

（三）病理生理机制

体循环休克的病理生理改变主要包括：微循环障碍，代谢障碍，内脏继发性损害。就是说，微循环障碍导致全身组织器官的代谢障碍，进一步发展导致各脏器损害及功能衰竭。

微循环是指微动脉与微静脉之间微血管的血液循环，是循环系统最基本的结构，是血液和组织间进行物质交换的最小功能单位，主要受神经体液的调节。任何组织器官都具备微循环，那么任何组织与器官的微循环障碍均可导致代谢障碍与器官的继发性损害。也就是说，任何器官组织发生微循环障碍，均可发生体循环休克的改变。

休克分为休克早期（缺血性缺氧期、代偿期），休克期（淤血性缺氧期、失代偿期），休克晚期（微循环衰竭期、难治期）。

二、体循环休克的表现

（一）微循环障碍（少灌少排）

1、早期（代偿期，微循环收缩期）

血液容量下降，动脉血压下降，组织器官血液灌注下降，细胞缺氧，机体代偿机制调节和矫正所发生的病理变化，微循环收缩，动静脉短路开通，血压基本恒定，保持重要脏器血供。

2、休克抑制期（多灌少排）

组织灌注不足，代谢产物大量堆积，微循环血管扩张，毛细血管前括约肌舒张，后括约肌收缩，微循环只进不出，毛细血管内静压升高，血浆外渗，血液浓缩和血液黏稠度上升，回心血量下降，心排量下降，心脑灌注不足，休克加重。微循环的特点是广泛扩张。

3、不可逆休克期（DIC）（不灌不排）

广泛淤滞在微循环中的黏稠血液在酸性环境中处于高凝状态，红细胞和血小板聚集，血管内形成微血栓，弥散性血管内凝血，缺氧加重，细胞溶酶体破裂，多种酸性水解酶溢出，细胞自溶并损害周围其他细胞，大片组织器官功能受损。

（二）代谢变化

1. 能量代谢障碍：细胞缺氧，无氧代谢，糖酵解，ATP 生成下降，产能下降。

2. 酸中毒：微循环障碍，代谢产物清除下降，肝对乳酸代谢力下降，乳酸堆积，酸性代谢产物产生增多，早期：心率上升，心排出量增加，血管收缩。晚期：心率下降，心排出量下降，血管扩张，呼吸深快，血红蛋白氧合能力下降。

3. 细胞各种膜的功能下降 :Na–K 泵失灵，细胞内外离子分布出现异常，溶酶体膜破裂，细胞自溶。线粒体膜功能障碍，能量不足，影响细胞某些受体的生成，激素功能下降。

（三）内脏器官的继发性损害

1. 肺：肺泡正常结构功能依赖于充足灌注，通气血流比例适当 (正常通气 / 血流 =0.8)，休克时，低灌注和缺氧，损害毛细血管内皮细胞，肺泡上皮细胞，肺泡表面活性物质生成下降，肺泡表面张力上升，肺泡萎陷，肺不张，通气 / 血流比例失调。临床表现为进行性呼吸困难 (ARDS)。

2. 心：代偿期无明显变化。抑制期：心排出量下降，主动脉压下降，冠脉灌流量下降，心肌缺氧，舒张压下降，低氧血症、代谢性酸中毒 导致心肌损害。

3. 肾：血压下降，肾血流量下降，肾小球滤过率下降，尿少，抗利尿激素分泌上升、醛固酮分泌上升，水，Na 重吸加强导致尿少，近髓短路开放、皮质外层血流下降，肾小管坏死，肾衰。

4. 脑：血压下降，脑灌注不足，脑缺氧，脑水肿，酸中毒，血脑屏障破坏，血管通透性上升，脑水肿。

5. 胃肠道：血压下降，肠黏膜上皮细胞屏障受损，胃肠道缺血及再灌注损伤，胃黏膜受损，肠道细菌移位。

6. 肝：肝缺血，缺氧，肝细胞受损，肝解毒能力下降，肝小叶微血栓形成小叶坏死，代谢能力下降。

三、体循环休克的本质

各种类型的休克，无论是继发于感染与炎症的感染性休克，还是因大量出血或体液丢失，或液体积存于第三间隙失血性休克；大血管破裂的低血容量性休克，还是损伤和大手术，失血，血浆丧失的创伤性休克。均表现为器官组织缺血缺氧、屏障破坏与通透性改变。

休克也是一种人体自主性应激反应，具有明显的目的性。开始就是由于大脑对缺氧的敏感性引起微循环改变，目的是更多血量供应大脑等重要器官。这种调节，存在一种阶梯，根据人体器官的重要性而产生次序。

休克的关键是通透性改变。各个器官均表现屏障破坏与通透性改变，缺血缺氧导致的屏障破坏与通透性增强。无论是感染性休克，还是失血性、低血容量性休克，均表现为微循环障碍，随后的组织缺氧，导致屏障的破坏与通透性改变，通透性改变进一步加重了休克。

第二节　关于休克的对话

一次，我与一位眼科医生、一位心血管医生在一起交谈，谈及休克及休克的表现。血压降低，合并微循环障碍，或者有效血流量减少，导致周围组织的缺血缺氧。即使血流量不减，循环速度减慢，也会造成供养组织的缺血缺氧。那么，什么是休克的本质呢？

一、何为休克

眼科医生问：何谓休克?

心血管医生答：休克是微循环障碍。

眼科医生问：微循环什么障碍？发生在哪个部位?

心血管医生答：微循环血管通透性改变。血液的成分大量的、超量的、失去控制的进入组织间。休克是发生在微动脉和微静脉之间的改变。血液中的营养成分流出，有效血量减少，不能供养组织及器官的营养。

眼科医生又问：微动脉和微静脉之间怎样改变?

心血管医生答：微动脉扩张而微静脉收缩，流入的多，流出的少。打个比方：本来 40% 流通，大家把钱存银行了，只有 5% 流通，造成社会问题了，有些职业或者单位生产的东西滞压，产生通货膨胀了。现在称金融风暴通货膨胀，休克就是人体的通货膨胀，经济风暴。休克的种类很多，充血性休克，缺血性休克等，最后，都表现为微循环障碍，组织缺血、缺氧，最后，造成组织器官的损害。

二、眼的休克

心血管医生问：休克对眼有无影响?

眼科医生答：体循环较大，眼科会诊中很少有眼底的改变。循环停止或停滞后，眼底才有改变。由于眼的屏障，除了血液流入流出，供养与排废以外，与周围组织是相对隔绝的。再者，与体循环比较，眼球的血流量较少，影响较小。还有，眼的结构特殊，很大的空间都是低代谢率，甚至与血液血流是隔绝的。而主要的血流，即脉络膜血流，就像一条不穿过村子的河流，绕了一圈就走了。只是对村子周边河边的土地进行灌溉，如视网膜组织、睫状体组织、虹膜组织等，但是，即使这样，眼内腔的低代谢状态，也足够了。

心血管医生问：那么，眼球，眼组织自身就没有休克的改变了吗?

我答：休克的本质是微循环障碍，只要发生微循环障碍，并发生代谢障碍与组织器官损害，就可以称之为休克。如 RRD-ChD, 发生脉络膜渗漏，虹膜渗漏，血管的通透性改变，就连玻璃体都见到血管的渗出物，这种渗出物来自视网膜中央动静脉系统的微循环改变，我们常常会见到，在视网膜脱离病例中，周边视网膜血管的白鞘、出血点等。

心血管医生问：那么，在体循环正常状态下，眼会不会发生休克这种急性的循环障碍呢? 还没有相关的证据。一般休克是血压下降，那么眼球哪里来的血压下降呢?

我答：如果眼压就是血压的话，低眼压就是低血压，就容易理解了。

眼科医生问：微循环改变如果是休克的话，那么，葡萄膜炎、急性视网膜坏死等都是微循环发生改变的疾病，是不是休克呢?

我答：早期，视网膜在位，没有发生视网膜脱离时，是一种早期的表现。发生视网膜脱离时，就是发生了休克，或者出现了休克状态，因为在这种状态，发生了眼内组织的代谢障碍与器官的损害。表现在视网膜脉络膜等组织发生了移位，发生低眼压。而在正常情况下，视网膜与脉络膜的黏附与贴附，依赖于眼内压的维持。

如果定义眼的休克，眼压应该是一个条件，标志着眼球整体状态发生了改变。就如感染会发生休克，可是具体脏器的感染没有波及全身并没有发生全身脏器的微循环改变，也不能称之为休克一样，道理是相通的。就如术后的脉络膜脱离，眼压可以是正常的，就不能称之为休克。

三、休克的本质

眼科医生问：休克的本质是什么？

我答：休克的本质就如病理生理证明的那样，有微循环障碍，代谢障碍，内脏继发性损害。关键是微循环障碍，由此导致了组织细胞的代谢障碍，全身脏器的损害。一般组织器官是既有屏障隔阂又有与环境的物质交换，而微循环障碍突出表现为屏障（隔绝、隔阂）与交换的紊乱。由于隔绝条件下的交换，发生紊乱了，才导致了休克。

眼科医生问：那么，眼球有没有类似的表现呢？眼球有没有微循环障碍呢？

我答：有，答案应该是肯定的。RRD-ChD 表现的前房的渗漏，玻璃体的混浊，视网膜脱离，睫状体脉络膜脱离，是眼内各个组织发生的通透性改变。

眼科医生问：眼球有没有代谢障碍与眼内组织器官的损害呢？证据在哪里呢？

我答：有，前房的渗漏表现，玻璃体除了浓缩伴随的混浊，脉络膜的隆起等都是眼内血管微循环障碍的表现，视网膜脱离，脉络膜睫状体脱离，房水分泌减少，眼压急剧下降，伴随的角膜变形，晶状体后移，虹膜震颤，眼球缩小等早期改变，到了晚期发生 PVR，发生眼球萎缩。反过来说，活体的休克是什么样子？微循环改变是什么样子？只有从眼球才能够看到。

事物的规律是隔绝、交换与相通有序的分布。如果人体这个有序性发生紊乱，就会导致疾病。体循环休克亦然，眼的休克亦然。血管的运输营养与代谢物的供应功能发生了问题，本来是交换的，从程度上变为相通，隔绝的变为交换或者相通的了，这样的次序或程序改变，血液的成分紊乱地、无序地进入组织间，造成血管中的血液浓缩、淤滞，失去运输的能力，而器官却得不到营养，也不能将代谢物运输出来。一方面组织无营养来源，一方面代谢产物排不出去造成组织的损害。故而导致微循环障碍，代谢障碍，内脏继发性损害。

第三节　眼的组织异形

一、宇宙观与生物演化

前面探讨了眼内血管系统的异形，现在谈谈眼的组织结构异形。这种异形是与功能相关的。一次，与一位搞天体物理的同学谈空间，谈到黑洞，谈到空间扭曲，空间可以扭转，时间可以在这种扭转中倒转，到现在，还是似懂非懂，还是不可想象。

一次，与一位生物学同学谈空间，谈到人体染色体的折叠与扭曲、扭转，在复制过程中再展开，那种场景，真是无法想象。我们人类只是去发现，无法主观的想象并使之成为现实。生物学同学如是说：“我们的染色体，就像麻花的制作一样，折叠，扭转；再折叠，再扭转；只是不是加热膨胀，而是压缩。”

我们的染色体就是这样被折叠、扭转、压缩，再折叠、扭转、压缩无数次被装在细胞核与质粒中的。“真核生物基因组 DNA 通常与蛋白质结合，经过多层次反复折叠，压缩近 10,000 倍后，以染色体形式存在于平均直径为 5μm 的细胞核中。”宇宙就是如此，道是如此。

就如双眼视网膜变性裂孔的规律，裂孔与变性存在一种双眼对称的规律，要么是左右对称，要么是上下对称，要么是对点（钟）对称。即要么右眼颞侧上方裂孔，左眼的鼻侧上方或者下方出现裂孔，同向或者同向上下对称，等等。是不是染色体等位基因扭曲的结果呢？

就如眼球的血管，随着眼球功能的需要，发生改变，发生扭曲，适应性与顺应性变形，如脉络膜血管结构，如眼前节的复杂的虹膜，晶状体及睫状体结构，等等。

视网膜色素上皮细胞平铺一个弧形平面，像一个接收器。视网膜设计构成神经元，在这个弧形平面的基础上，层状结构的分级构成。根据眼球功能的需要，血管变形后，脉络膜增加了缓冲减压功能等。

生物在演化过程中，功能引导形态的变化与变形与移形异形，从人类的双手的分工，到直立行走，都在沿着一种规律在变化。看来，这是个普遍规律。

二、眼的血管结构与眼的结构观

我们可以做如下假设：

如果眼球不需要屏障，如果眼球没有致密的巩膜外壳，如果眼球不需要暗室效应……

如果眼球不是视觉器官，那会怎样？眼球只是一个泡状物，就像胚胎时期一样。

如果眼球是一个血管的断面，一节或者一段血管，那么，脉络膜血管被挤向一边。

如果眼球是一个分泌器官，那么，睫状体就是一个分泌腺，

如果眼球是一个分泌腺体，那么睫状体房水分泌细胞就是分泌细胞，眼球或者眼内腔就是分泌腺泡。

如果眼球结构没有如此的复杂，是个实性结构，血管像树枝状长入，也就没有眼球的复杂的功能了。除外眼的视觉功能，可以把眼球比喻为分泌腺，眼球，或者可以称之为眼泡的构成：血管供给－组织腺体－分泌场所（空间）。

按照血运－分泌腺－分泌场所（空间）的思路，绘制了人眼的示意图（图 2–4–1）。发现这个示意图很像人体最大的神经分泌器官－脑垂体。血管供养，脑垂体分泌激素，到周围空间，或进入血管运输至全身，行使远达的全身调节功能。如果将眼压的变化形容为脑垂体神经激素分泌与调节，那么房水的分泌就像脑垂体激素的分泌一样重要。眼球的组织具有很强的顺应性，顺应眼球的功能与形态，围绕着视网膜的功能而产生顺应的力量。

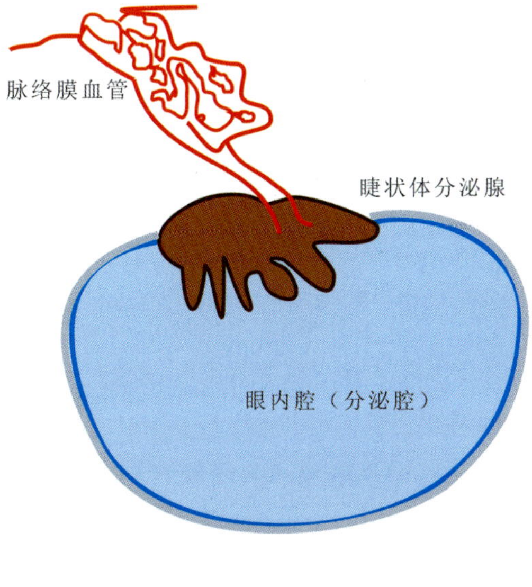

A　眼球的血管供给－腺体－分泌场所

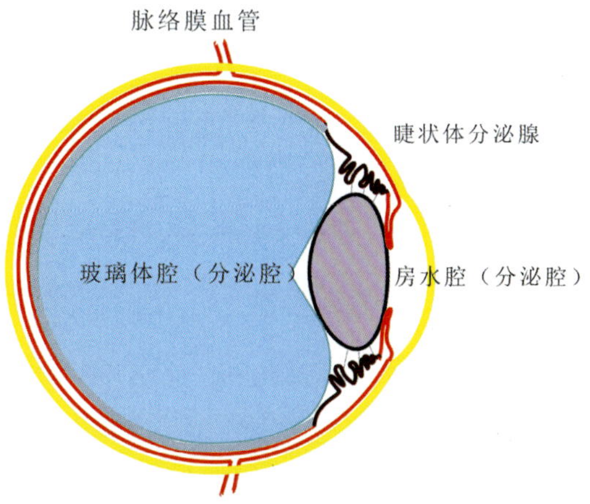

B　眼球结构异形后的血管供给－腺体－分泌场所

图 2–4–1　眼球分泌功能示意图

如果从房水分泌的角度，眼球是一个分泌器官。反过来，眼球是一个视觉器官，除了血液供应，流入排出，外形的维持，它要完成精密的视觉功能；于是，有血运，有巩膜，有葡萄膜，有暗室，有瞳孔，

有被动变形功能、被称之为镜片的晶状体等。

有人说，玻璃体是水，眼内液是水。眼内腔也存在一种水的阶梯，房水，玻璃体，视网膜和血管膜组织的阶梯。组织的结构与水的密度密切相关，房水、与玻璃体，不能仅仅认为是水，应该是水中的，或者水样的结构。以此推之，我们的眼球，也是水中的结构；一切生物体，都是水样的组织构成的。顺应眼的功能，房水与玻璃体，那样一种迂曲的水样结构，加上眼球的层状水样结构，眼的结构就形成了。

自然界具有一种这样的力量，引导着生物的器官组织的演化，这种自然力在时空变化中，不断地做出选择，以适应环境的变化。这种选择，是自然的选择，我们无法捉摸，无法揣测，无法预测，更无法掌控。

第四节　RRD-ChD 与休克

一、急性功能衰竭

如果将眼看作一个一般的组织器官，那么，血液循环的改变造成的多种眼病的表现就好理解了。这样就产生了眼的休克这一概念。脉络膜循环的改变，尤其在脉络膜脱离时，血管的通透性发生了剧变，大量的蛋白质进入血管间，由于胶体渗透压升高，血管间就会聚集大量的水分，暂且称之为"脉络膜的水肿"，水分进入脉络膜上腔，而使之脱离。另一方面，睫状体的水肿，导致了房水的分泌下降，眼压下降，由于眼压的下降，进一步使眼内血液灌注增多，脉络膜血流淤滞，"DIC"就形成了，"休克"就成立了。要说明这一点，先要谈谈眼这一般组织器官的特点，还是离不开其具有特征性的，光学器官特点的组织部分。

RRD-ChD 是一种急性的眼球结构缩小与大部分可逆的功能丧失。

如果将眼球作为一个血管，那么低眼压，代表了血管压力的过低。

如果将眼球作为一个功能器官，那么低眼压与 RRD-ChD，就代表了器官的功能衰竭。

如果将眼球作为一个分泌系统，那么睫状体的分泌衰竭，就是低眼压的原因，是因为伴随睫状体的脱离。

RRD-ChD 是一种眼球整体改变的一种临床表现，眼球存在结构连接的改变，各层之间的分离，RRD-ChD 三脱离，过去理解为眼内的 3 个脱离：视网膜脱离、脉络膜脱离、睫状体脱离。进一步的 3 个脱离的理解：纤维膜、血管膜、视网膜的脱离。RRD-ChD 是 3 个脱离所导致的眼球急性功能衰竭。

二、综合体与活性

休克是一个系统性概念，又是一个综合性概念。一个活体，一个器官，一个组织，或者统称为综合体，其最本质的特点就是活与活力，或者说具有活性。

活性的概念，不是单纯的某一物质的化学反应，还有更复杂、更综合的含义。原来是从溶液离子的活动度和酶的活性开始，上至高级生命系统和生理结构的功能活动都适用的一种极其概括的非专门术语。活性最初仅仅源于机能或作用含义，但按各具体事例重新下定义后，才作为特定术语来应用。大致可分为 2 种情况：①与休止状态或无活（动）性相对应，仅在定性的意义上使用此词；②作为测定活动强度的尺度来下定义时使用此词。

对赋予活性意义时，一般使用活性化或激活；在指去除活性时，则称之为非活性化或失活。

我们用活性一词来深挖休克的含义，发现休克不是静止与休止。从组织器官而言，是功能的衰竭，从疾病角度，从生存角度，在发生一种质的变化。当然，最后的结局，一切生物的结局是死亡。

休克，只是生物的生与死的一种变化趋势，器官的功能的活力走向了一个病的方向，器官活性与活力降低了，但是还在变化中。

血液循环的营养与氧的供给是这一综合体生存与保持活力的关键。大量的渗漏或者渗出，其中从血管中漏出不同成分，因成分不同分为：浆液、渗出液、血液细胞成分的洗肉水样，甚至血液。眼的休克是血液循环的障碍造成的代谢障碍与功能损害。

三、正常眼压与血管功能

视网膜脉络膜的脱离与分离，睫状体脱离，房水的分泌下降，眼压下降，眼压低到一定程度，进一步影响眼内器官组织的功能，如联动的功能，晶状体移位，虹膜移位，联动功能失去作用。视网膜脱离导致的视力丧失，视网膜复位后，表现的视力低下，等等。

正常眼压是眼的调节功能，视觉功能，还有血管功能的保证。脉络膜与睫状体可能是很关键的部位，是造成代谢障碍与功能损害的关键部位，低眼压，脉络膜血液流入与流出出现淤滞，营养的组织发生缺血缺氧。

低眼压就是休克吗？而在外伤性睫状体脱离的情况，眼压低，除了视力受到影响，眼球可以长时间维持低眼压状态而不发生改变。而 RRD-ChD 则表现出除了低眼压之外的大量血管渗漏，并进行性的眼球组织的缺血损伤，甚至眼球萎缩而失明。可以说明，RRD-ChD 就是休克，就是一种休克状态。

第五节 巩膜与眼压及休克

一、巩膜是界限

巩膜是眼球最外层的纤维膜，也是个软组织，占眼球纤维膜的后 5/6 。巩膜由外向内分为：①巩膜上层；②主质层；③巩膜下层。主要由弹性纤维等组织所构成的坚硬外壳，保护眼球。

巩膜是眼球壁的最外一层，由致密的胶原和弹力纤维构成，其结构坚韧，不透明，质地坚硬呈磁白色。血管很少，前面与角膜，后面与视神经硬膜鞘相连。巩膜表面被眼球筋膜和结膜覆盖。巩膜包括表层巩膜、巩膜实质、和棕黑层。表层巩膜血管丰富，易形成变态反应性病灶，巩膜深层则血管及神经很少，不易患病。

巩膜的致密与韧性是眼球的界限，与周围组织明显分界，巩膜不仅仅是眼球保护的需要，无论从坚硬或者坚韧的外壳角度，还是眼球内部结构的角度，还是眼球水分或者眼压的维持，都是必需的。

经过眼球周围的软组织，肌肉、筋膜、Tenon’s 囊，眶隔膜、脂肪垫，眼球才能与骨性、坚硬的眶壁接触。这是一个很大的缓冲地带，具有很好的保护作用。

虽然圆形是较稳定的结构，如果没有巩膜（纤维层），或者巩膜没有这样坚韧，那么，眼球随眼外肌的转动都会发生变形。如果没有这层纤维层，眼球的轻微受压或外力的冲击，都会发生变形与损害。

二、巩膜是眼压的需要

巩膜是眼球保护的需要，也是眼压的需要。眼球的代谢与功能维持，需要眼压，层状结构的贴附，需要眼压，眼的视觉功能，调节，配合，眼内器官的联动等，需要正常的眼压。眼压对于维持眼球的功能，至关重要。

休克发生就像是水分沉积于体位较低处，如脱水时，胫部皮肤会皱起，水肿时，胫部前部有压迹。

当眼压高时，就像组织间水分增多，在胫部前有压迹，而眼球有坚硬的外壳，它不会胀大，这样多余的水分使眼压升高，一方面对眼内腔组织产生压力，机械上的损害；另一方面会影响眼内腔组织的血液的供应（供养），尤其会影响视网膜中央动静脉的血供，而视网膜中央动静脉的血供是供养视网膜内 5 层的，直接影响神经节细胞的营养，因此，造成青光眼的视神经损害的结果。

而在眼压低时，就像胫部皮肤会皱起一样，在眼球坚实的外壳内会发生什么呢？就像 RRD-ChD 这样的结果。还有白内障，青光眼等手术后的脉络膜脱离，为什么会发生呢？在坚硬的外壳内，眼内组织是这样的脆弱，这就是为什么会有巩膜角膜这样的外壳，这是人体和眼器官的智慧。因为外壳内的组织是那么的脆弱和精密。因为没有外壳，脉络膜睫状体没有依附和不能成形，这是从宏观来看。从微观来看，脉络膜睫状体的血管，与一般的血管又不同，它需要这种依附，而且血管的调节能力很差，对眼压的变化适应性很差，没有神经调节，血管壁也没有像正常血管那样完整，因此，对眼压的变化非常敏感。

第六节　眼的休克本质

一、眼的休克的本质

RRD-ChD 可以描述为急性的眼球功能衰竭与眼球缩小；而其他类似的情况，如葡萄膜炎都可以定义为眼球的功能慢性衰竭。

休克是一个宏观和微观结合的产物，微循环通透性改变，微循环障碍，微循环衰竭，最后导致组织器官的功能衰竭。

眼的休克也是宏观与微观的产物，只是增加了可见性与可视性。

从宏观上是眼压低，脉络膜脱离，前房房闪（+++），从微观上说，脉络膜血管成分进入血管间，一般是浆液，脉络膜血管血液浓缩，或许会有 DIC, 还未可知。

“眼的休克”是一个综合性与概括性的概念，RRD-ChD 的低眼压、瞳孔缩小、不易被药物散大、前房房闪的重度改变是一种由于血管通透性及屏障破坏的综合性的表现。而眼的特殊结构使人们将其与一般的组织器官分离开来，以往只认为眼是一个特殊的光学器官，却忽视了它还是一个一般的组织器官。那么它有什么特点呢？我们对它的认识看似清楚，实际又模糊。清楚的是它作为一个光学器官，已被我们研究了再研究，清楚了再清楚；模糊的是它作为一个组织器官是怎样布局的。

二、屏障与通透性

首先，眼球的组织是隔离的，具有眼的内外屏障。内屏障是眼视网膜中央动静脉的血管壁，外屏障是视网膜色素上皮细胞。这是教科书记载的，实际上，眼球是层层屏障，先是分层，进一步呈网络。

眼球壁的层状结构，加上脉络膜血管的网状分布于巩膜，脉络膜与视网膜之间的结构，视网膜层状结构中的血管网络，呈树枝状的血管网络。这层状及网状结构，除了血供与营养组织以外，除了满足眼球器官的视觉功能之外，如果眼球是层状及网状屏障，最后在保护什么？眼内腔，玻璃体，房水的腔隙。只有这个腔隙安静与稳定，眼球就稳定。安静与稳定，就能够保持透明。并且，我们可以以眼内腔的透明性来推测屏障及血管通透性的情况，尤其是渗漏情况。

这种复杂的屏障结构，使得眼球独立起来，与外界分开，即使在体循环休克时，最后受到影响的是眼内腔，甚至不受影响。但是，眼自身的问题或者全身与眼的血管的问题，却会引起屏障与通透性改变。

这样使眼内组织细胞与血管或者说与血管中的血液分离。这样眼内腔的透明性较少受到血管通透性的影响，使血液中的成分，不能进入玻璃体腔和前后房（眼内腔）。

血液成分进入玻璃体腔，会造成玻璃体的混浊，引起玻璃体的增殖；如糖尿病性视网膜病变、Eales病、Coats病等，在产生新生血管的同时，引起玻璃体的增殖。如高血压眼底病变、视网膜中央静脉阻塞等。因为血液和人体内现已发现几万甚至更多活性因子，血液中的成分多，而且较为复杂。在PVR的动物实验中，兔玻璃体中注入兔自血，就可以引起明显的、显著的玻璃体增殖。

脉络膜循环的网状结构，海绵状构成，层状分布，加上Bruch膜和视网膜色素上皮细胞层的层状分布，适应视网膜的光感受器的分布；视网膜中央动静脉系统网状结构，供养同时对视网膜组织起支撑与加固作用。眼的光学功能的透明性等。在生物的演化过程中，眼有如此的特殊的结构，这么丰富的内涵，在我们开始认知以前，就已经存在，超出了我们的想象力。

三、体循环与眼循环

到现在为止，还没有发现这个血管有DIC，还没有对眼的血管DIC引起注意和足够的关注。其实，DIC造成的影响是血液的流动性，广泛的血管内凝血，导致血管中血液淤滞。

血液流动的本质是血液的凝与溶的平衡。凝血与溶血达到一种平衡。血液流动减慢与浓缩就会促进凝血。通透性的改变，导致的结果就是血液浓缩。

血液过稀薄，流动性增加，会产生对血管壁的冲击；血液过黏稠，流动性减弱，会影响组织的血液供给。

玻璃体与血液的比较，如果眼内腔是血管，玻璃体就过于黏稠，但是眼内腔的组织低代谢，适应玻璃体的环境。玻璃体不是血管，是组织间；组织间由于有其特殊的功能，如支撑、传输等，于是，得出结论，凡组织间都较为黏稠，凡组织间接触面都是低代谢。

这与眼的结构有关，眼的血管比较集中，而眼内腔的低代谢特点，营养靠睫状体突的房水分泌；另一方面，眼内腔的组织具有低代谢率，这样低代谢率的组织对缺氧是具有较强的耐受性的，就像有关眼内腔组织的间隙连接一文所述的，它除了房水给氧外，还有组织与细胞之间的间隙连接供给营养，这是微观的。即使体循环休克发生对脉络膜睫状体血管造成影响，发生了DIC，眼内腔对氧也有较强的耐受，而不引起人们的宏观的注意。另一方面，我们把脉络膜和睫状体组织，加上虹膜看成一个血管瘤，血管四通八达，DIC会发生吗？就像我们说的血管是融合的，这里阻塞了，其他是通的。我们在摘除眼眶内的血管瘤时，常有复发。临床上常见视网膜血管系统的阻塞，但较少发生脉络膜循环的自发性阻塞，就血管而论，管状的血管易阻塞，网状的血管（或者说是海绵状的血管）不易阻塞。

四、眼的休克与RRD-ChD

体循环休克的本质就是体循环的微循环发生通透性改变。为什么说到眼的休克就说RRD-ChD？讲休克，为何选择RRD-ChD？这是个很好的问题。眼的休克的通透性改变概括为3个方面：①脉络膜循环的通透性改变；②视网膜的通透性改变（其中包括视网膜色素上皮的通透性改变）；③视网膜中央动静脉系统的通透性改变。

如中心性浆液性视网膜脉络膜病变，脉络膜循环的障碍，当然有情志上的因素，脉络膜循环障碍导致视网膜色素上皮的破坏，导致局限性的视网膜脱离，引起视功能的损害，就是一个眼的休克的例子。只是，这种疾病，较为局限，影响面较小，只能说是脉络膜循环障碍，局限性的通透性与屏障改变。

如葡萄膜炎，可以发生脉络膜血管的渗漏与渗出，而导致脉络膜水肿与脉络膜脱离，临床上表现为高眼压、正常眼压与低眼压，前房渗漏与渗出等。虽然影响到视网膜，但是，视网膜结构完整，经过药物治疗，通透性改善，眼内会表现出逐渐稳定的状态。

而 RRD-ChD 不同，发生了视网膜裂孔，又发生了视网膜及脉络膜睫状体及虹膜的屏障及通透性的改变，即眼的层状结构屏障及通透性发生改变。或者说，由于眼的层状结构中屏障的破坏导致了急性的结构及血管通透性的改变。

其实，渗出性视网膜脱离，渗出性的眼内血管疾病，也会发生类似于眼的休克的表现，但是视网膜结构完整，发展缓慢。如 Coats 病，视网膜中央动静脉的血管改变，异常血管扩张，通透性改变。所以说，眼的层状结构整体就是屏障，视网膜整体就是屏障，其中发生的任何通透性的改变，都可以发生类似于眼的休克的表现。只是，病程比较缓慢，较为隐匿而已，发展到视网膜，影响视力，还可以用药物治疗，可以恢复或者维持、接近正常状态。晚期病例，也会发生类似于眼的休克的表现。后面章节会逐项讨论休克状态。

第五章　眼的休克状态

第一节　葡萄膜炎与类葡萄膜炎表现

概念是人为的，表现可以相同，病因可以不同，但是可以通过一条相同的途径。眼的休克是全眼球的，通透性改变也是全眼球的。

RRD-ChD 所表现的炎症反应，也引起我们的注意，那就是葡萄膜炎的发生所具备的临床条件，在临床上见到的变态反应性的葡萄膜炎急性经过较少发生在高度近视，早产儿视网膜病变，视网膜色素变性等有眼底疾病和脉络膜较为薄弱的组织。即使伴发葡萄膜炎，也多表现为慢性经过。是否是脉络膜的功能问题而表现出反应能力问题？那么，脉络膜组织对炎症的反应性应该是最为关键的，不仅如此，还有针对脉络膜循环的改变，发生一系列的反应。而较为薄弱的，也就是土壤较差的组织，对这种反应是迟钝的，或者是低调的。为了说明这一点，对葡萄膜炎的屈光状态进行一次临床观察，发现高度近视的葡萄膜炎，慢性炎症经过与后部表现为多。

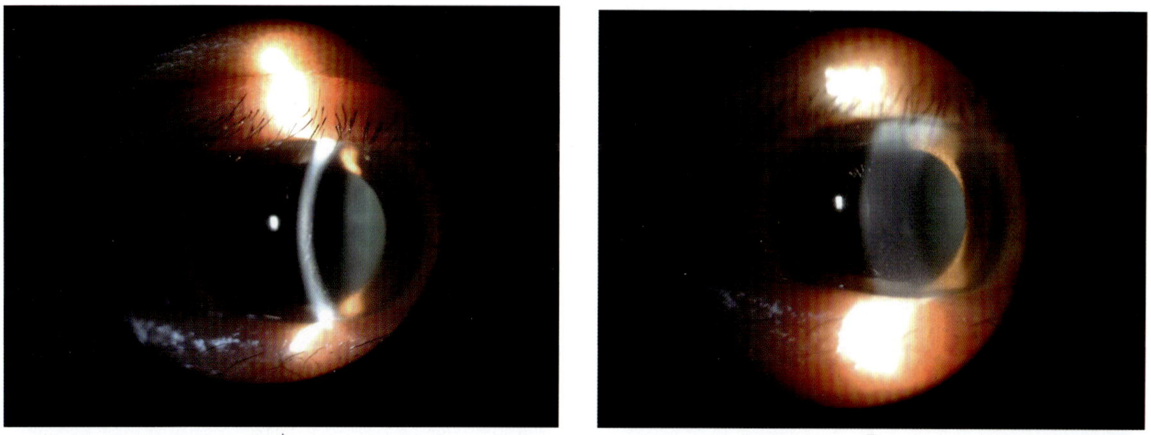

A　B

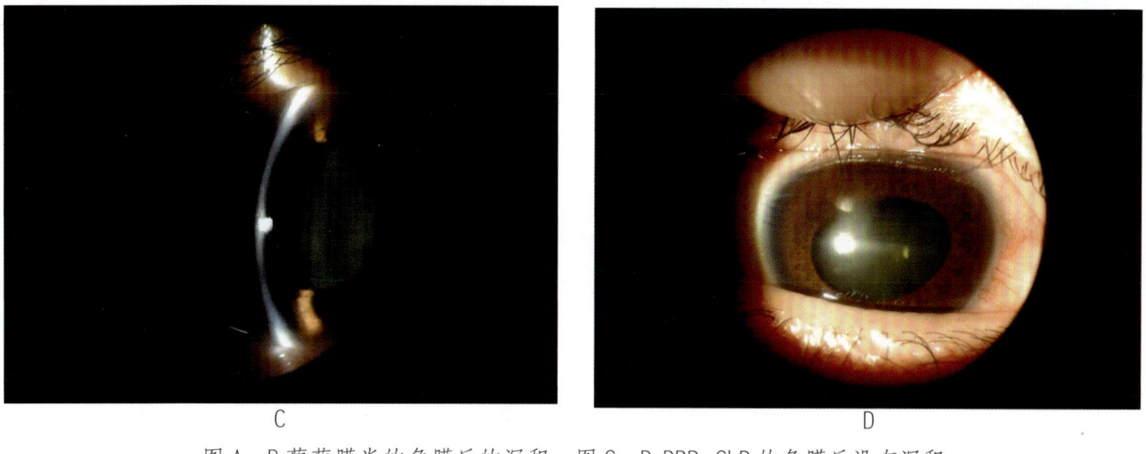

C　D

图 A、B 葡萄膜炎的角膜后的沉积，图 C、D RRD-ChD 的角膜后没有沉积

图 2-5-1　葡萄膜炎角膜后的沉积

前面说到 RRD-ChD 虽然有较重的葡萄膜的反应，前房房闪（+++），浮游细胞（+），但是早期很少发生角膜后沉积与瞳孔后粘连，这使我们重新审视 RRD-ChD 的葡萄膜炎（图 2-5-1）。而 RRD-ChD 的葡萄膜炎，多见于高度近视，前房大量蛋白，较重的葡萄膜炎表现，可能是由于脉络膜功能较弱，对眼压及通透性的变化适应力较差。这种反常现象，提示，RRD-ChD 不是一般葡萄膜炎，也与免疫反应无直接关系。

葡萄膜炎分为急性、亚急性和慢性。只有慢性才不会留下后粘连的证据，这里包括 Fuchs 综合征，角膜内皮虹膜萎缩综合征、青光眼睫状体炎综合征等。

如此说，RRD-ChD 的葡萄膜反应不是葡萄膜炎，那么 在说到 RRD-ChD 时，“较重的葡萄膜炎”的说法就不恰当了。反过来说，如果认为这就是一种葡萄膜炎，而是表现的类型不同而已，是另一种类型的葡萄膜炎，这也不恰当。虽然前房的炎症较重和炎症过程的留证不是绝对的必然关系，但是我们根据临床上的观察，很显然不能解释为什么会是如此。

第二节　RRD-ChD 是通透性改变

那么我们只好从理论和临床现象去推测，很显然，脉络膜血管对炎症的刺激反应较敏感，常常是渗出液，但在角膜后也会有沉积物等证据，而 RRD-ChD 则没有（图 2-5-1）葡萄膜炎 KP 阳性，而 RRD-ChD 的 KP 是阳性。反过来说，RRD-ChD 的前节不是炎症所致，结合低眼压，血管渗出、玻璃体浓缩应该是血管和血液改变的证据了。这也是眼的休克的一个根本的证据。首先，就是眼前节的反应不是炎症造成的，而是“休克”造成的。是血管因素、眼压因素、血液与组织的微激素或者活性物质（细胞因子）等诸多因素导致的。

陈旧性视网膜脱离的新生血管性青光眼，前房积血，新生血管的不完整性，血管通透性异常，屏障功能消失，使血液漏出。那么，眼的休克与全身的血管改变造成的休克，有什么必然的联系吗?

从 RRD-ChD 的证据来说明，首先上述说到的，前节的“反应”，其实是血管通透性改变的结果。脉络膜脱离，大量液体在脉络膜上腔积存，也是血管通透性改变的结果。全身的休克是血管通透性改变，大量血液成分外漏，造成血管中血液成分的浓缩，这种浓缩，造成组织的水肿，血管中血液流速减慢、血液淤滞，发生 DIC，造成组织的缺氧。这一特征发生在眼，就是组织的缺氧水肿。如睫状体水肿，视网膜的水肿，睫状体突分泌房水能力下降，玻璃体浓缩，等等。从这一点来看，如果我们把眼作为一个分泌腺体，前面章节按照血运 - 分泌腺 - 分泌场所（空间）的思路，绘制了人眼的示意图。发现这个示意图很像人体最大的神经分泌器官——脑垂体。又可像人体最小的分泌器官——皮脂腺。道是如此，无论大小总有相似之处。

如果抛开眼的主要器官功能——视觉功能这一概念，将眼比作一个分泌器官，以睫状体分泌腺为中心，将睫状体作为一个腺体，这个腺体分泌房水，脉络膜血管是供应腺体的血管，睫状体是分泌腺，而眼内腔是腺体分泌物的腺泡，这样就好理解了。由于缺氧水肿，睫状体突分泌功能下降或停止，眼内腔水分的外出，通过房角和睫状体上腔，加上视网膜裂孔增加的出路，使得玻璃体进一步的浓缩。

再要说明一点是：由于脉络膜睫状体上腔有漏出蛋白成分，胶体渗透压较高。尽管由于眼压低，通过房角滤帘的静水压低，通过此途径的水分会减少。但是通过这种上腔的胶体渗透压，会增加房水从此路径流出。眼内液另一出路，裂孔出路，由于脉络膜血管间的漏出蛋白和血管融合现象，使得胶体渗透压增高，加上视网膜色素上皮细胞细胞的胞饮作用，使得水分较快的通过外屏障，进入脉络膜层。同时，由于缺氧的因素，视网膜色素上皮细胞细胞间的紧密连接由于分泌的蛋白减少而破坏，使得RPE作为一道屏障形同虚设，水分会顺利地通过RPE这一屏障进入脉络膜层。

脉络膜血管的窗孔结构，网状的、海绵状的、分层的血管分布结构，缓慢流动的脉络膜血流，只有1%的血液被利用，那么99%的多余的血液流经眼球，流经脉络膜，有什么用途呢？

这些喻示着一种自然的含义与智慧：脉络膜结构与血流，产生的渗透压对眼的层状结构产生吸附力。脉络膜像一个钵状的吸盘，将Bruch膜、视网膜色素上皮细胞层和视网膜神经上皮层，紧紧地吸住，眼球不仅仅需要玻璃体的支撑，也同时产生与脉络膜吸盘的对抗力。眼压、眼球的压力，就是在这样的平衡中维持的一种状态。

RRD-ChD的发生，就是裂孔，屏障破坏，视网膜脱离，视网膜下液进入脉络膜。脉络膜血管通透性也发生改变，大量血液成分漏出血管，进入血管间质，产生更高的渗透压，玻璃体液减少，玻璃体浓缩。脉络膜漏出成分进入脉络膜上腔，脉络膜凸向玻璃体腔，顶起裂孔，加上玻璃体腔变小，产生视网膜下液减少，造成视网膜复位与视力提高病情好转的假象。

第三节　RRD-ChD的葡萄膜炎之不同

一、脉络膜渗漏与葡萄膜炎

通透性改变是一个具有普遍意义的临床表现，葡萄膜炎不是唯一引起血管通透性改变的眼病。炎症是一个因素，眼压高与低的变化导致的渗漏与出血，也是通透性改变。

眼压的变化会加重渗漏，渗漏又可影响眼压。如RRD-ChD，渗漏伴有睫状体脱离与房水分泌功能的下降，同时增加眼内液的流出，眼压下降。如新生血管性青光眼，血管的异常渗漏，导致难治性青光眼。如手术中眼压的变化，发生的驱逐性出血，常常发生在高眼压突降的手术中，或者眼压变化的手术中。

许多血管性疾病，如视网膜血管炎、Coats病、Eales病、糖尿病视网膜病变等，都可表现类似于葡萄膜炎的房水闪光与瞳孔粘连等表现。

二、治疗及手术实践

RRD-ChD的手术中，封闭裂孔后，通过玻璃体腔注入消毒空气，术毕时升高眼压，手术效果较佳。

RRD-ChD的又一个重要表现，就是眼的层状结构的分离，玻璃体浓缩，玻璃体腔变小，视网膜脱离，脉络膜睫状体脱离。玻璃体浓缩了，不能行使支撑的功能，消毒空气能够起到这样的作用，而且，容易吸收。但是，前提还是封闭裂孔。

糖皮质激素治疗后，通透性改变，较快地减轻了血管的渗漏。问题是封闭裂孔后，随着视网膜的复位，血管的渗漏逐渐消失；而激素治疗，即使改善了渗漏，甚至脉络膜脱离消失，裂孔没有封闭，渗漏的改善也是暂时的。这说明了脉络膜对裂孔的敏感性，对眼压的敏感性。

脉络膜对眼压也具有敏感性。糖皮质激素治疗后，血管通透性改善睫状体突的血供恢复，房水分泌增多，眼压回升。RRD-ChD的外路手术中除了封闭裂孔外，就是升高眼压。术毕时升高眼压效果好，只能有一种解释，就是，脉络膜血管对眼压的下降是敏感的，这种敏感是有什么感受器，还是其他什么途径，还有待于进一步研究，需要进一步解释。内眼术后的前房炎症反应，也应该是一种因手术导致的屏障破坏，通透性改变，修复过程要经历一段时间。

三、伪装综合征

较重的“葡萄膜炎”是较为突出的表现，但是裂孔封闭后，前房闪辉就消失了。研究者用仪器检测出，视网膜复位，脉络膜脱离消去后，前房蛋白浓度急剧下降。而且，脉络膜脱离时，脉络膜上腔液为浆液；前房较少见纤维素渗出，而且没有明显的角膜后沉着物等，表明不是免疫和纯炎症概念上的“葡萄膜炎”。

炎症只是血管渗漏的原因之一。伪装综合征(masquerade syndrome，MS)是一种广泛概念的临床综合征，包括动脉粥样改变引起的似颞动脉炎的症状、局部麻醉药物引起的类似阿米巴角膜炎和高度近视引起的斜视假象等掩盖了实际病情的临床症候群。尤其指外眼、内眼和转移肿瘤引起的类似炎症等的脉络膜渗漏。

脉络膜渗漏的伪装综合征：临床所见的眼肿瘤，脉络膜黑色素瘤、脉络膜血管瘤、眼的转移肿瘤。除了肿瘤以外，还有 RRD-ChD 的脉络膜渗漏，类似于葡萄膜炎的表现。因此，RRD-ChD 的类似葡萄膜炎引起了玻璃体混浊、前房的大量蛋白漏出和脉络膜脱离，可能是掩盖了葡萄膜渗漏实质的 MS 的一种表现。

总结 RRD-ChD 的伪装综合征，除了假性葡萄膜炎，临床上还有假性视网膜复位，假性视力提高，假性眼球萎缩，假性晶状体脱位，假性玻璃体浓缩。临床上 RRD-ChD 表现为眼压低，眼轴缩小，但是，是可逆的；玻璃体浓缩不是单纯的，还有血管的渗出与渗漏成分等。

四、假性晶状体脱位

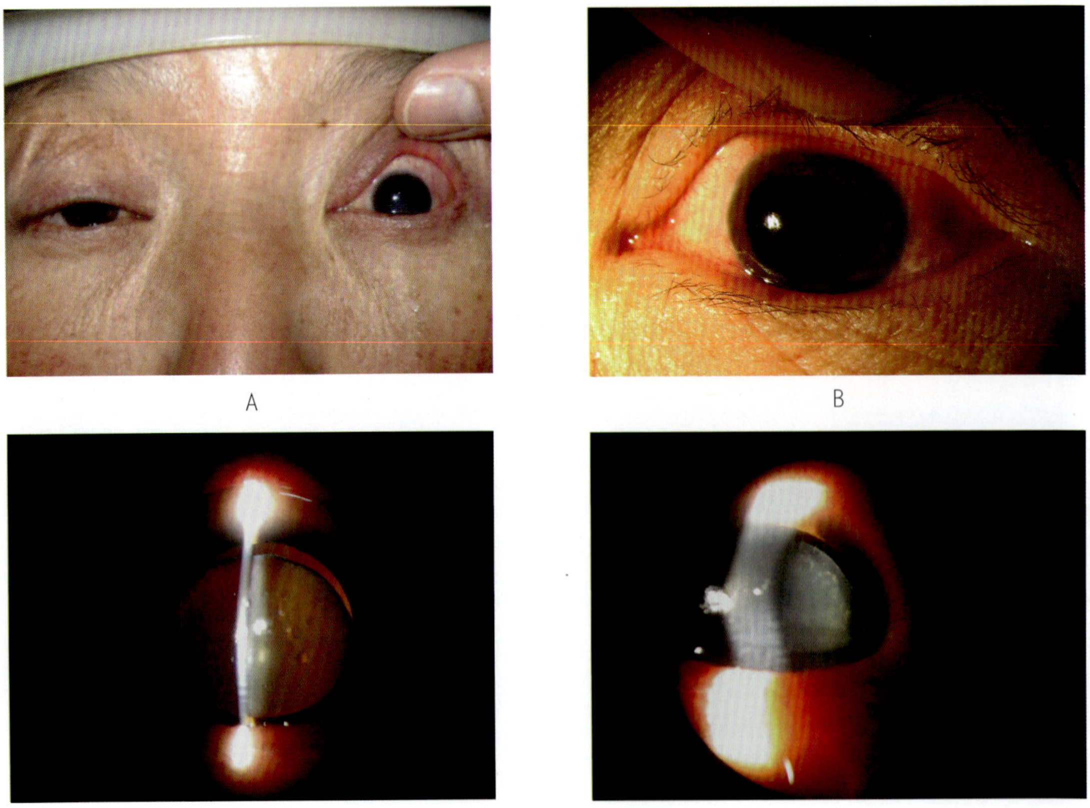

A　B　C　D

图片显示一例 RRD-ChD，高度近视，无外伤史，表现的低眼压(A、B)，晶状体下沉，随体位改变(C)，图中可见下沉晶状体赤道部及悬韧带(D)

图 2-5-2　RRD-ChD 表现的假性晶状体半脱位

临床上，不仅表现出晶状体的晃动，还表现出晶状体半脱位的征象。图 2-5-2 可见一例 RRD-ChD，高度近视，眼压低，前房深，KP（-），房闪（+++），晶状体晃动，晶状体下沉，随体位改变，下沉向重力一方，散大瞳孔可见晶状体上缘，眼底视网膜脉络膜脱离。

第四节　脉络膜渗漏与炎症

一、关于炎症的启示

浆液渗漏，RRD-ChD 的表现不是一般概念的葡萄膜炎，渗出液少，漏出液多，浆液性多，偶尔见前房的渗出。表现出一种血管通透性增加的程度与范围。一般的葡萄膜炎，表现比较有针对性，免疫应答的部位，可能局限于虹膜或者脉络膜等，血管通透性改变也有急性与慢性的区别。

要说明 RRD-ChD 是漏出液，浆液性漏出液还是炎症，要从整体来看待，脉络膜脱离是浆液性的。如果正如研究证明的那样，脉络膜脱离是浆液性的，那么就像中心性浆液性视网膜脉络膜病变一样，说的是视网膜下液液体成分是一样的，那就是说，脉络膜睫状体浆液性漏出。

那么，前房的“炎症”，所谓的“炎症”就不应该是炎症了，也应该是浆液性的，这就可以解释为什么前房“炎症”如此之重，却没有或很少有后粘连，角膜后也没有炎症细胞的沉积。但是说浆液，只是说液体的成分，含蛋白质多，而含纤维素少，并不是没有纤维素成分。如果血管通透性改变较大，会有极少数病例含有一定比例的纤维素渗出，而导致瞳孔粘连。这样理解就会明白 RRD-ChD 的前节的“反应”，与炎症（真正的炎症）所导致的葡萄膜炎的区别。血管通透性改变，就连炎症导致葡萄膜炎也有区别。如慢性葡萄膜炎，就很少有瞳孔的后粘连，但将之与 RRD-ChD 的前节的表现比较，就可以看出，房闪是不同的，慢性葡萄膜炎，房闪程度常常只有（+）或是可疑（±），常有些粉尘状的 KP，也有羊脂状的，而 RRD-ChD 的房闪常常是（++）或（+++）以上，而角膜后 KP 却没有，表现出急性的浆液性渗漏；有时也有不同程度的纤维素渗出，表现出通透性改变的程度上的差异。

可见 RRD-ChD 前节的改变是一种蛋白成分的漏出，这样就可以认定 RRD-ChD 是一种较为单纯的血管改变，“炎症”因素有没有，只是一种外观的景象，实际上是一种眼压变化引起的血管通透性（眼内血管组织）改变，就像体循环休克一样，只是一种单纯的休克，血流量及血液成分的外漏，而导致眼的休克的发生。

RRD-ChD 表现出较为均匀、均一的血管通透性增加，而以浆液为主，范围波及眼球。临床所见的脉络膜脱离，表现却是全眼球的血管通透性的改变，局限的脉络膜隆起或者广泛的隆起，伴随着视网膜下液的减少，视网膜中央动静脉系统血管末梢的渗出与出血，前房反应明显，眼压极低，等等。这说明，病变的关键部位不在血管膜，而在视网膜裂孔；不是炎症，却表现如炎症；不是炎症，却有炎症因子参与。

炎症是十分常见而又重要的基本病理过程。具有血管系统的活体组织对损伤因子的防御性反应称为炎症。体表的外伤感染和各器官的大部分常见病和多发病（如疖、痈、肺炎、肝炎、肾炎等）都属于炎症性疾病。

二、微炎症

炎症与血管的改变关系密切，血管对损伤的反应就是炎症，那么视网膜裂孔的损伤视网膜脱离的损伤，就会发生眼内血管及周边组织的反应。

如果 RRD-ChD 的发生过程是炎症，那么体循环的休克也是炎症，只是什么性质炎症的问题，也就是说，只是炎症性质不同（不是免疫反应性与感染性的损伤）。

有这样一组相对的概念，感染性休克与感染引起的血管通透性改变、低血压性休克与血压降低引起的血管通透性改变、失血性休克与血流量降低引起的血管通透性改变，等等。这组相对的概念与 RRD-ChD 的低眼压与前房及眼内的大量的血管渗漏表现相对应，提示 RRD-ChD 的眼内所见，正是人活体体循环休克的局部再现。

休克是血管通透性改变，血管通透性改变都有炎症细胞因子的参与。微损伤产生微炎症，可以称之为微炎症。炎症因子是具有多种功能的生物活性因子。也许这些活性因子正是生物与非生物的一个关键区别点。生理机能是通过它们来调节的。

三、休克概念的转变

主要参与的微炎症介质：①扩张血管：组胺，缓激肽，前列腺素（PGI2，PGE2，PGD2，PGF2a），NO；②增加血管壁通透性：组胺，缓激肽，C3a 和 C5a，白三烯 C4、D4、E4，PAF，P 物质；③趋化作用：LTB4，C5a，细菌产物，阳离子蛋白，化学因子；④发热：IL-1，IL-2,TNFa，PGE2；⑤疼痛：PGE2，缓激肽；⑥组织损伤：氧自由基，溶酶体酶，NO。

如果说，任何疾病，都可以从微观角度用组织损伤来解释，那么，引起的血管反应与组织的损害，都可以称之为微炎症。微炎症的表现就是血管通透性改变与血管营养的局部组织缺血。那么，休克的概念又要重新描述。

休克概念的转变：一种或者一个组织疾病损伤通过组织的反应，一种由血管参与的微炎症反应，导致了其他或者重要脏器的损伤或者损害。

因此可以看出，RRD-ChD 的发生炎症也有一定的因素，只是情况与葡萄膜炎不同而已。反过来思考，有损伤就有炎症，炎症无处不在。

视网膜脱离术后的脉络膜脱离，那么有没有炎症因素呢？手术中的创伤，冷凝，电凝的炎症反应，放液的眼压变化，这些炎症刺激，可以认为是与葡萄膜炎症完全不同的，不像葡萄膜炎那样有“后劲”，有持续的、反复复发的作用。那种损伤性炎症的造成通透性的改变，是短暂的，只要因素除去或是经过糖皮质激素治疗，就会消失，就会使通透性恢复。但是如果不加治疗，就会任其发展，至大量血液成分通过屏障进入眼内，引起 PVR 而进一步恶化。

四、组织静水压

而眼压就是眼内的静水压，当眼压突然降低时，就发生有效滤过压的改变，发生血管的渗漏，导致脉络膜脱离，甚至发生脉络膜出血。

静水压就是指液体所产生的压强，生理学上的静水压就是机体某部位积聚的液体对其周围组织产生的压强。

首先明确 4 个压力各自的方向：毛细血管压和组织液胶体渗透压促使液体由毛细血管内向血管外滤过；组织液静水压和血浆胶体渗透压则使毛细血管将组织液重吸收回血管内。

组织液静水压是指组织液在静止状态下，自身受到周围力量的挤压，而为保持自身的相对静止状态，则必须有相同大小的反作用力来抵消自身所受的挤压力量，这种反作用力即静水压。

有效滤过压 =（血压 + 组织液胶体渗透压）-（组织液静水压 + 血浆胶体渗透压）。

组织静水压应该是一种组织间对血管外壁的压力，产生压强，对相邻组织及脏器产生压力，故而，眼内压就是静水压。

RRD-ChD 的静水压的变化是与葡萄膜炎重要的区别之一，静水压就是组织间的压力，就是对抗血管内压力的一种力，血管壁是一个屏障，血管内外压力的抗衡有一定的度，超越了这个度，就会发生血管壁通透性的改变。

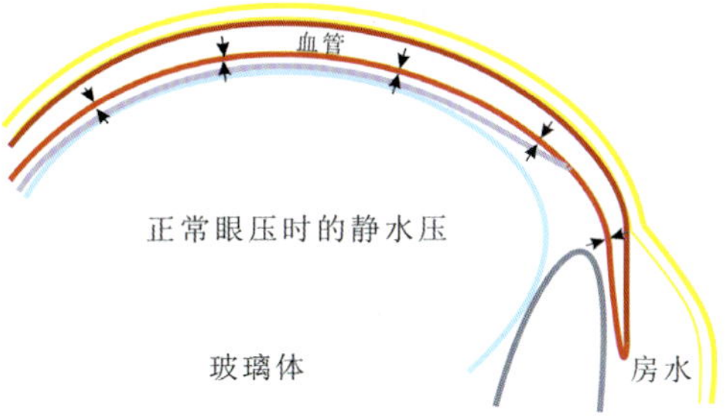

A 正常眼压时的眼球壁的层状结构

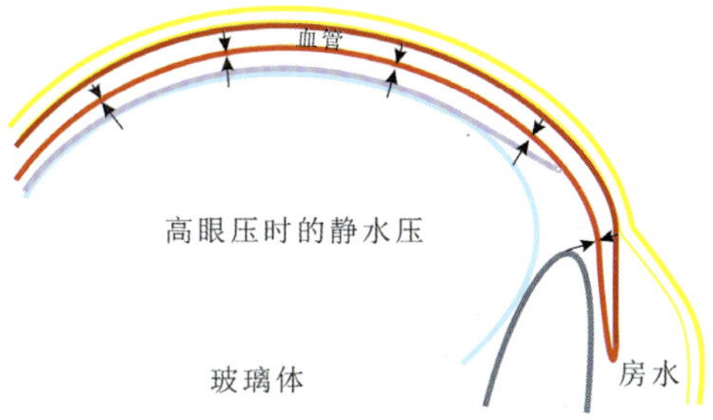

B 高眼压时眼球壁的层状结构，血管膜被压缩变薄

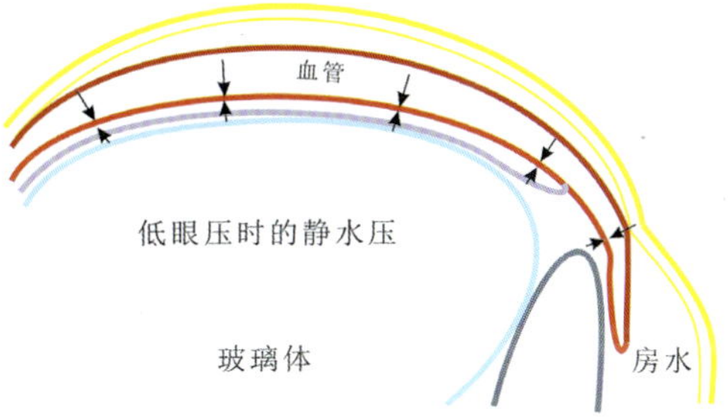

C 低眼压时眼球壁的层状结构，血管膜增厚（屏障完整，类似于外伤性睫状体脱离）

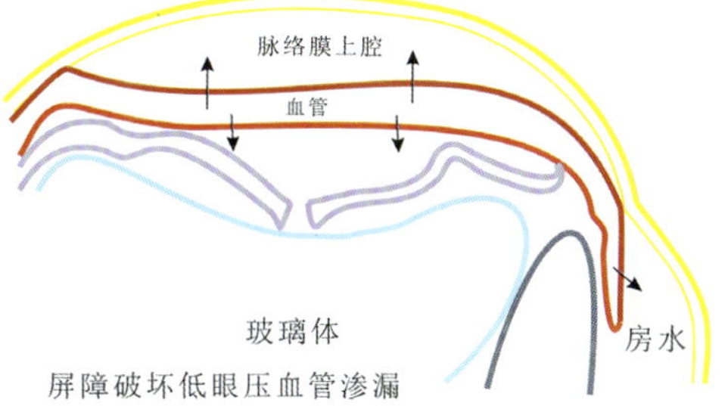

D 低眼压伴屏障破坏时，静水压就低了，血管中的成分不但向玻璃体和房水中渗漏，同时也向脉络膜上腔渗漏

图 2-5-3　眼内静水压变化的示意图

图 2-5-3 显示了：在正常眼压情况下（A），在高眼压情况下（B），在低眼压情况下（C）和在低眼压伴屏障破坏情况下（D）眼内结构的变化。对于血管的通透性来说，是血管内压和血管外的静水压力，在 RRD-ChD 时，这种静水压就是眼压，眼压低，就是静水压低，这样血管的水分和蛋白成分就会不断地从血管出来，因此，手术恢复眼压是关键，但是只恢复眼压，而不去除去导致眼压下降的关键因素——裂孔，也是不行的，达不到对因治疗的目的。

就像把脉络膜看成一个血管，眼内腔为血管和组织间，眼压低，也就是组织静水压低，血管就不断外漏。

对于裂孔来说，就等于增加了一个眼内腔液体流出的途径，它是导致眼压降低的原因。通过手术封闭了裂孔，再加上术毕时，玻璃体腔注气，升高了眼压，这种情况就发生了改变。视网膜复位了，脉络膜脱离就消失了。

把眼球看成一个有坚硬外壳的组织，脉络膜和睫状体看作一个血管，玻璃体和房水是血管组织间。

当眼压低时，组织静水压就低了，血管中的成分不但向玻璃体和房水中漏出或是渗出，同时也向脉络膜上腔漏出或渗出。本来贴附在外壳的血管，由于血管成分的漏出或渗出而占据空间，占据了脉络膜和睫状体上腔，血管与外壳就分离了，也就是说，脉络膜睫状体脱离了。

RRD-ChD 具有炎症性质的脉络膜渗漏，这种炎症因素，可能来自视网膜脱离损伤的炎症因子，血管改变过程中，浆液漏出液、渗出液，包括渗血出血，只是血管破裂的程度上的区别，而无实质上的差别，RRD-ChD 的脉络膜上腔也有血性的液体。

第五节　玻璃体浓缩与增殖

一、RRD-ChD 的玻璃体浓缩

总结 RRD-ChD 的伪装综合征，假性眼球萎缩，假性晶状体脱位，假性葡萄膜炎，还有假性玻璃体浓缩。RRD-ChD 玻璃体浓缩附加的混浊。这种混浊不同于单纯的视网膜脱离的色素颗粒。玻璃体浓缩应该是透明的，为什么玻璃体如此混浊？

RRD-ChD 的玻璃体浓缩还伴有一些血管的渗漏与渗出物质，被定义为 PVR。如果定义为 PVR 就太早了，因为有的患者发生视网膜脱离一周内就发生脉络膜脱离。同时伴有周边视网膜血管的白鞘与出血点。

RRD-ChD 的玻璃体改变 - 浓缩，很容易使我们联系到玻璃体增殖。我们在 7 例住院患者中，观察到玻璃体从液化到浓缩，这一过程只需要 3~5d。观察的最早病例发生在发现视力下降的第 8d，来就诊时，就已经是 RRD-ChD；如此之快，用玻璃体的增殖来解释就不合适。这一点来看，很难与 PVR 形成相联系和解释，从动态讲，肯定是某种机制导致了这种改变。

我们在手术封闭裂孔后，一部分患者从浓缩又转为液化，在糖皮质激素治疗的病例中，也有很多转为液化，这说明了一点，那就是说，部分患者，尤其是刚刚发生的病例，这种浓缩的改变是可逆的，也就是说，是由于玻璃体水分的减少所导致。试想，脉络膜、睫状体脱离，睫状体突水肿，水分分泌减少，加上房角、裂孔和睫状体眼内水分的流出，睫状体脉络膜上腔眼内水分的积蓄，就使得眼内腔水分的减少，玻璃体浓缩形成。糖皮质激素治疗和手术封闭裂孔后，脉络膜脱离改善或消失，睫状体复位，睫状体突房水分泌增多，眼内腔水分又恢复了，玻璃体又转为液化。

玻璃体的水分到哪里去了？睫状体脱离，晶状体突分泌房水下降，或者说减少，这是眼的休克造成眼的组织功能下降的表现。眼球内液出的多，产生的少，眼压很低，B 超和眼球的 CT 提示眼轴及眼球的皱缩及缩小，表现出一种急性的眼球萎缩征象。

二、玻璃体浓缩与 PVR

玻璃体浓缩不是玻璃体增殖。但是，这种状态是不会长久的、持久的，随着血液成分的渗出，炎症因子的作用，使得 PVR 很快形成，或是促进和加快了 PVR 的进程，对于 RRD-ChD 病史较长的病例，这种浓缩会很难恢复，可能是 PVR 参与之故，因此，我们在治疗中提倡早发现、早诊断、早治疗。

RRD-ChD 玻璃体的浓缩使玻璃体活动度减小，加上渗漏，使玻璃体透明度明显下降造成玻璃体增殖，眼内组织向中心聚集的表现。问题关键在于玻璃体是浓缩的。那么为什么晶状体晃动，除了与虹膜失去依附外，还有一个原因，那就是悬韧带，由于睫状体、脉络膜的脱离，睫状体环直径缩小了，悬韧带自然就松弛了。还有另一方面的原因，那就是悬韧带与晶状体矢状轴的角度发生改变。

在正常情况下，玻璃体是膨胀的，有一种向前的推力，又由于晶状体后表面较突凸，对晶状体最佳牵拉力与矢状轴平面成一定角度，这一角度较好地将晶状体拉得变薄。当玻璃体浓缩时，晶状体后移，悬韧带这种角度也就消失了，自然也就松弛了对晶状体的牵拉。

还有一部分较为早期的病例，视网膜复位后，玻璃体遗留一些类似于玻璃体增殖的丝状物和棉絮状物，考虑是眼内血管渗漏的纤维素成分的遗留。

PVR 是一个缓慢而渐进的过程，玻璃体浓缩却发生在短时间，提出问题，RRD-ChD 出现了一个 RRD 病程的快通道，一种加速类型，也就是休克。

眼的休克，就是眼内弥漫的渗漏。这种渗漏与一般的眼底血管出血不同，后者是局限性的，而前者是弥漫的、广泛的，玻璃体的浓缩与血管成分的漏出。这成为一个过程，也成为一种状态，在自然病程中，可以持续很久，重新调整为一种新的状态，一种稳态；只是这时，眼压仍然很低，眼轴缩短了，视网膜呈浅脱离状态。这种病例表现为，裂孔较小。另一部分，由于裂孔较大，较多，很快形成增殖，视网膜向中心集中。

第六节　RRD-ChD 的虹膜

一、虹膜的缺血

RRD-ChD 的虹膜表现是特征性的，也是眼的休克特征性的表现，虹膜功能下降，缺血所致？而休克的本质是血管渗漏，组织缺血。

有 2 个方面，一个方面，虹膜的渗出成分的因素，血液成分都渗漏出来，虹膜的营养出现问题，发生缺血表现。另一方面，就是在 RRD-ChD 时的虹膜状态，虹膜震颤，是没有支撑物的表现，也说明了虹膜与晶状体在此时的关系。

20 年前遇到的一例前部缺血，发现一种情况，印象很深。那是一例从外院转来的患者，视网膜脱离外路术后 5d。这是个双眼高度近视患者，术眼视力光感，眼压很低，前节反应与 RRD-ChD 相同，房闪（+++），前房加深，虹膜阶梯圆环，虹膜向后贴附于晶状体前表面。只见晶状体晃动，没有虹膜的震颤，完全一种无力的状态。玻璃体混浊，眼底见脉络膜脱离，视网膜浅脱离。术中发现环扎外垫压位置偏前，环扎带过紧，压迫四条外直肌的眼球附着部，关键是裂孔并没有封闭。提示前部缺血时，造成睫状体虹膜的缺血，睫状体突分泌减少，玻璃体浓缩，混浊，晶状体后移。

这一例，再次手术后，虹膜和瞳孔恢复弹性，也没有发生粘连，但 3 个月来就诊，眼压高，视力 CF/40cm，考虑为点用含糖皮质激素滴眼液所致。

这些表现与 RRD-ChD 有如此相似，但为什么虹膜后贴附于晶状体前表面呢？很多 RRD-ChD 病史较长的病例，虹膜的这一表现尤其明显。只有一个可能，那就是缺血造成虹膜失去肌性的弹性，虹膜失去了弹性，甚至于失去了肌力，除了虹膜失去了晶状体的支撑，除了玻璃体的浓缩，除了睫状体脱离对虹膜的影响，除了渗出物和漏出物导致的粘连，是不是还有缺血的因素呢？血管通透性改变，发生渗漏，血流淤滞，组织缺氧，虹膜组织缺氧呈现的瘫痪状态。

二、联动效应的瘫痪

RRD-ChD 的瞳孔是很有特征的，它不像葡萄膜炎那样瞳孔缩小，而是呈阶梯形的。虽然 RRD-ChD 前节的渗漏也很重，但是多为浆液性的，故很少有粘连。对于葡萄膜炎，只要瞳孔不粘连，点用散瞳药后，瞳孔会散得很大，而 RRD-ChD 则否，点散瞳药，瞳孔散大 3~4mm，瞳孔周围的肌力紧张。很显然脉络膜睫状体脱离后，对瞳孔的影响是很大的，至少失去了睫状体与巩膜的附着。

光刺激导致了睫状体与虹膜的联动，拉动晶状体（晶状体被动的联动），向前，引起前房深度的变化，促进房水的循环，向后，按摩挤压玻璃体视网膜及脉络膜，促进脉络膜循环和视网膜中央动静脉系统的循环。

而RRD-ChD睫状体脱离，虹膜失去支撑，晶状体悬韧带松弛，眼压低，玻璃体浓缩，房水循环出了问题，房水产生减少，房水淤滞，脉络膜循环及视网膜循环淤滞，眼内处于严重的功能衰竭状态，低氧低营养状态，营养瘫痪状态。

这种情况，与 RRD-ChD 表现是否是一种程度的区别呢？虹膜睫状体的缺血水肿，睫状体的脱离，虹膜失去与晶状体的接触，总之，瞳孔表现的特殊性是虹膜与睫状体失去支撑与接触的表现。器官功能损害的表现，睫状体分泌功能下降，眼压进一步降低。

第六章　RRD-ChD 的转归

第一节　RRD-ChD 的变化趋势

RRD-ChD的立体构象已经叙述了病情的变化趋势，玻璃体浓缩，伴随着眼的结构向中心聚缩，眼压低，眼轴缩短；也就是表现为急性的眼球萎缩。

RRD-ChD 与 PVR 的关系，就像体循环休克与 DIC 一样，关系密切与联系紧密。

就像系统休克一样，微循环障碍导致组织器官功能障碍。RRD-ChD 的发生也导致了眼的功能障碍。

一种观点是 PVR 无处不在，只要 RRD 发生，PVR 就存在，这是从微观的角度上说，因为视网膜色素上皮细胞的改变，就标志着 PVR 的发生，RRD 的发生就标志着 PVR 的启动，只是程度的不同。但是从宏观上讲，我们要看效果，要看到 PVR 的增生条索，要看到睫状体环状的收缩的动力，而 RRD-ChD 没有看到，病史 2 周 ~1 月，PVR 形成可见的条索，时间太短了，我们的观察发现，脉络膜脱离后 2~5d，玻璃体就是浓缩改变，玻璃体中出现异常类似于纤维素样的物质，这不是 PVR，而是“炎症”的渗出或是血管改变引起的漏出造成的玻璃体有形成分中的血液成分的附着。

如果将 RRD-ChD 不作为 PVR 的代名词，不臆断其为 PVR，只是一时的血管通透性改变。看法就会完全不同，玻璃体浓缩不是 PVR，2~5d，PVR 的形成是不可想象的。从这些来看，凭什么要对 RRD-ChD 施行玻璃体手术呢？

RRD 是一个眼内综合改变，而 RRD-ChD 的表现更为突出。一方面，RRD-ChD 是由于屏障的破坏。而 RRD 时，屏障就已经发生破坏。为什么不是每一例 RRD 都会产生 ChD 呢？可能是程度不同罢了。另一方面，ChD 的发生是血管通透性改变的表现与结局。RRD 这种综合改变在 RPE 促进 PVR 的同时，ChD 的发生，更如釜底加薪一样，促进 PVR 更明显、更快地形成。

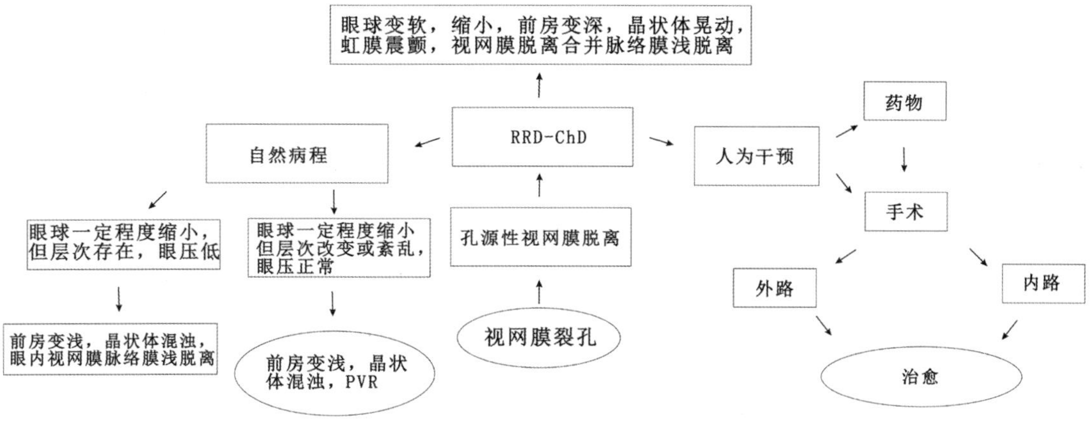

图 2-6-1　RRD-ChD 的变化趋势示意图

如图 2-6-1 所示，我们说的血视网膜屏障 (blood retinal barrier,BRB) 改变，其实就是血管通透性改变。

对眼球而言，屏障就是血管，屏障破坏，就是血管通透性改变。可以这样设想，RRD 的发生，只是一种屏障破坏的较轻的程度，而 ChD 的发生，也就是 RRD-ChD，出现大量的血液与眼内的交换，这又是一种程度。而 PVR 在两种情况都存在，只是程度的差别。ChD 发生后，大量的血液的成分，会刺激 RPE 增生和 PVR 更迅猛形成。

第二节　周边视网膜皱褶

要说明这样的道理，使我想到了新生儿那多皱的皮肤。新生儿肥胖的如莲菜节一样，因小儿的体表面积大，而他们体积小，所以表面皮肤多皱。

当视网膜脱离时，由于玻璃体中的液化腔的水分进入视网膜下，而没有液化的玻璃体对视网膜的支撑，这时，虽然玻璃体腔变小，但是对玻璃体体积影响较小，脱离的视网膜占用了液化腔的体积，并没有引起视网膜的皱褶。

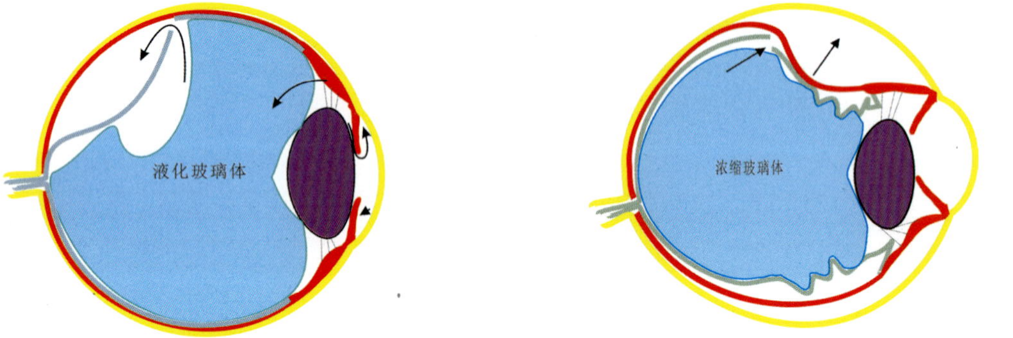

A　视网膜脱离，玻璃体液化，水进入视网膜下（黑箭头表示眼内液的走向）　　B　视网膜脱离，脉络膜脱离，玻璃体浓缩，巩膜张力下降，视网膜剩余而出现皱褶

图 2-6-2　视网膜皱褶形成示意图

当脉络膜脱离后，逐渐占用了玻璃体的体积，玻璃体腔的体积变小，本来适合于脉络膜复位时的视网膜产生了多余的面积。也就是说，体积缩小了所需要的表面积就应该缩小，而这时的视网膜还适合于原来的体积。眼压低，眼轴的缩小，脉络膜脱离，玻璃体浓缩，玻璃体腔变小，后极部视网膜呈平坦的浅脱离，周边部的视网膜起皱（图 2-6-2）。周边部的视网膜皱褶说明这时的视网膜没有皱缩。

在伴有严重的 PVR 的视网膜脱离手术中，常会遇到由于视网膜的皱缩而使视网膜不足，手术中视网膜无法复位，只好做视网膜切开。而这种情况，不是由于玻璃体腔缩小，而是由于视网膜长期脱离缩短所致，与以上情况正好相反。

而在 RRD-ChD，由于玻璃体的浓缩，压迫后极部视网膜使之变平，而周边部脱离的脉络膜，睫状体向中心突出，产生向心力，占用前部玻璃体空间。由于玻璃体胶体特性，吸收部分水分浓缩，产生了对后极部的压迫，并使视网膜平展，就显得周边部视网膜多余而起皱褶。

我们在观察 RRD-ChD 时发现，RRD-ChD 发生的当天或 1~2d 内，视网膜由高高隆起，转为平铺在球壁时，最先表现出如薄纱飘落到地的景象，随后表现为后极部平坦，而周边部视网膜多皱褶，从视觉上会觉得眼内腔空间狭窄（图 2-6-3）。

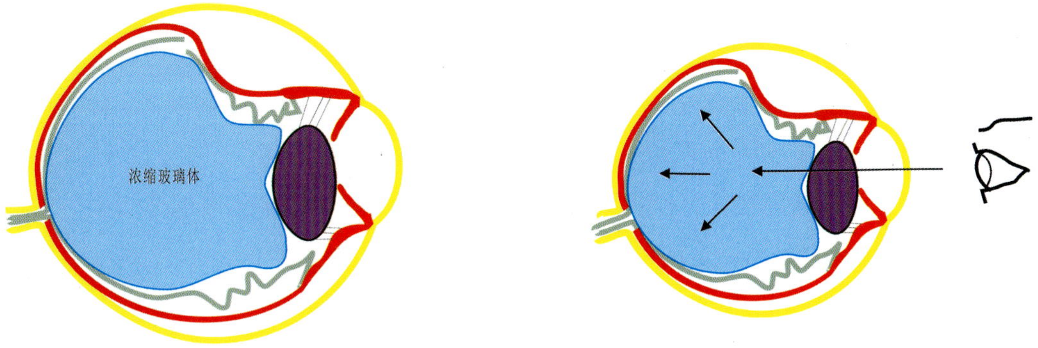

A　RRD-ChD 时由于睫状体脉络膜的脱离，悬韧带松弛，患者在坐位时表现的晶状体下沉

B　RRD-ChD 后极部平坦，而周边部多皱褶，从视觉上会觉得空间狭窄

图 2-6-3　RRD-ChD 的眼内腔空间狭窄感

这种空间狭窄感，是浓缩的玻璃体与脱离的脉络膜占用玻璃体腔空间，眼球低眼压皱缩 3 种力量相抗衡所产生的，长椭圆形的腔。因为，如果脉络膜不脱离，这个腔原来应是圆形的，宽的，无空间狭窄感的腔。皱褶均表现在周边部视网膜。

为什么脉络膜脱离多发生在周边部而不发生在后极部呢？是由于涡静脉的限制。还有一些因素，这个部位是睫状体突分泌房水减少的发生部位，是 4 条睫状动静脉进入眼球的部位，是 6 条眼外肌运动着力的部位？还是房水进入睫状体脉络膜上腔的部位呢？如此众多的因素说明，脉络膜脱离就发生在这里，这里是脉络膜脱离发生的多发区。

我们对裂孔部位的统计发现，黄斑孔（单纯的黄斑孔）发生 RRD-ChD 的并不少见，也以伴随孔形式出现。在临床上单纯的黄斑孔发生 RRD-ChD，表现为脉络膜是大片后极部萎缩灶者，多为高度近视，

第三节　眼压与玻璃体浓缩

一、玻璃体浓缩隐匿的含义

玻璃体浓缩，临床上观察眼底很模糊。但是从概念与理论上玻璃体浓缩应该是清亮的，虽然有 RRD 的色素颗粒，但是，RRD-ChD 所表现的混浊程度提示玻璃体浓缩还有含义。玻璃体水分的丢失或者流失产生的低眼压，低眼压产生的低静水压，低静水压产生的血管通透性改变，通透性改变导致的血管渗出与渗漏，等等。因此，表现的混浊是眼内血管渗漏或者、甚至是渗血与出血的表现。所以 RRD-ChD 的玻璃体浓缩是综合作用的结果。

二、房水、玻璃体与眼压

眼压同血压是维持眼功能的条件，血压的波动会影响眼内血液的灌注，眼压是眼的视觉、屈光、代谢等功能的重要条件。眼压的维持与房水的分泌流出及玻璃体的状态有关。玻璃体在眼压中起关键的作用，

缓冲眼压变化，支撑眼球。

房水充填与走行的空间前房与后房又是这一作用的缓冲地带，起过渡部分的作用。就像湿地调节我们的环境，肺对血液进行吐故纳新，房水对玻璃体及眼内腔的代谢起着关键性的作用。房水产生及流出，也需要缓冲，就如湿地的河流，安静或者是静静地流淌，不像大的河流那样汹涌。玻璃体是眼内腔储存水的缓冲地带，不仅仅维持眼压，不仅仅有很多与其特性相关的功能，玻璃体对眼内水分的保持，房水的循环，起着缓冲的作用（图 2-6-4）。

完全水性眼内腔，眼压波动较大，没有缓冲，比如玻璃体手术后的水化玻璃体的眼。玻璃体手术后，发生的视网膜脱离，脉络膜脱离，与有玻璃体的眼的视网膜脱离与脉络膜脱离比较，病程进展迅速。没有玻璃体的眼，或者玻璃体切割术后眼，发生视网膜脱离，很快发生低眼压，很快发生脉络膜脱离。可见玻璃体胶体对眼压的维持与调节作用，机制微妙与神奇。

眼压的维持与房水的分泌流出及玻璃体的状态有关。RRD-ChD 的玻璃体浓缩是脱水的一种表现，玻璃体浓缩后眼压低，维持一段时间或者较长时间的低眼压状态。但是，不像外伤性睫状体脱离，单一的睫状体脉络膜与巩膜的分离，不伴有血管通透性改变，与血管及血液系统隔离。RRD-ChD 的病程还会进展与恶化。

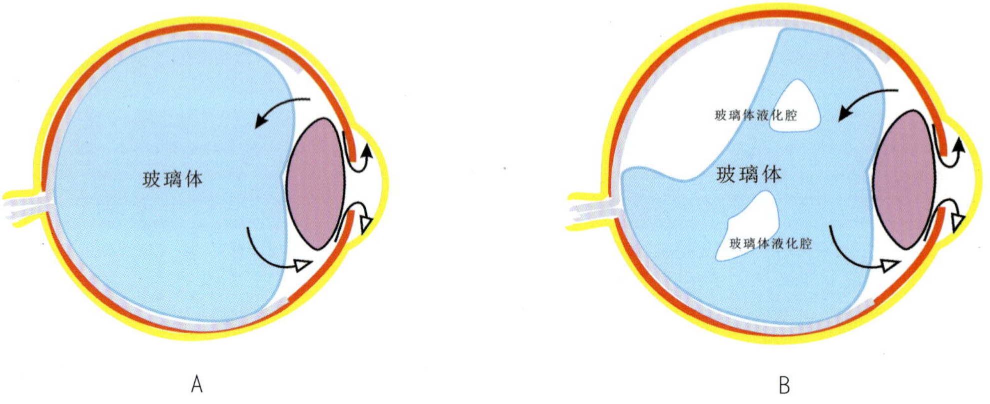

玻璃体在眼压中起关键的作用，缓冲眼压变化（A 正常玻璃体，B 玻璃体液化及后脱离），箭头代表房水的流动方向

图 2-6-4　玻璃体缓冲眼压的作用

RRD-ChD 表现出贯穿眼球层状结构全层的，或者说是眼球整体的病变。血管通透性的改变、屏障的破坏，其他因素会起作用而导致后续的变化。血液成分的渗出，炎症因子的作用，使得 PVR 很快形成，或是促进和加快了 PVR 的进程，对于 RRD-ChD 病史较长的病例，这种浓缩会很难恢复，可能是 PVR 参与之故。因此，在 RRD-ChD 的治疗中，普遍认为应早发现、早诊断、早治疗。但是，就早期的表现而言，还是血管的渗漏、水分的流失，视网膜脱离损伤等综合作用的结果，虽然渗出过程也参与了 PVR，但是病期不同，不同的阶段有不同的表现。

三、液化玻璃体

液化的玻璃体还是玻璃体，还不是水，只是一种玻璃体变性，只是玻璃体的流动性增加了。临床上一次超硬核的白内障囊外摘除，所发生的眼压下降，瞳孔的变化，值得思考。挽核时发现眼后节没有压力，并发现瞳孔有角；后用棉签压迫赤道部眼球以增加后部的压力，挽出晶状体核，核挽出后，瞳孔恢复圆形。

流出来的液化玻璃体还是丝状物质。这样想：玻璃体、液化玻璃体、水化玻璃体、玻璃体腔水，是一种阶梯变化。实际上，从玻璃体的结构来看，就存在差别，中心部位较为稀薄，可能与玻璃体的纤维构成有关，稠密的周围部分与较为稀薄的中央部位。这样看来正常的玻璃体就分为很多层，玻璃体后界面前界膜，玻璃体皮质，玻璃体纤维稠密区与稀疏区，柱状中心部位的流动区等。

组织状态与概念不同，眼压的调节与波动，是有利于眼内的循环，时时处于变化的状态，概念可以概括说明眼压的变化。从哲学的角度，状态变化是本，概念认知是标，前者是因，后者是果，前者是客观的存在，后者是主观的认知。组织状态本来存在，人类的概念存在整体、全面、准确、正确地认知问题。

液化玻璃体，就其流动性而言，肯定不能替代房水。晶状体囊外摘除手术，切口较大，往往针对的都是较大的黑核，黑核也常常伴有液化玻璃体。挽核时出现的眼压下降是与流动的液化玻璃体有关，这种情况与玻璃体切割术后的情况类似，但是程度不同。后者眼压降低较为迅猛，更具有风险性。

房水的作用，又像是组织间液将组织代谢物运到血液，将血液的营养及氧气运至组织。问题是低眼压时，玻璃体怎样作用于视网膜？玻璃体视网膜的界面的压力下降，就会造成血管的扩张，对于视网膜循环而言，乳头的自调节作用下，血管扩张，眼压下降，就会造成血液的淤滞。对于脉络膜循环而言，眼压的下降，就会造成脉络膜血流的增多，而流出并没有改变，这样就造成了血液的淤滞，DIC 就会发生。因此，玻璃体液体的减少，就会大大地影响眼压，从而影响眼的血液循环。因为玻璃体的后界膜和前界膜与视网膜和晶状体相接触的。

四、渗透压是玻璃体浓缩的动力

眼内层状结构除了玻璃体膨胀的压力的作用以外，还有渗透压的作用。玻璃体的渗透压是固形的，即维持玻璃体形态的。还有一种渗透压，与玻璃体渗透压相对，脉络膜的渗透压。玻璃体固形的渗透压与脉络膜的渗透压，还有一部分视网膜中央动静脉系统的血管渗透压，共同作用，产生了眼球的维持状态，眼球的压力。

尤其是玻璃体渗透压与脉络膜渗透压，这 2 种压力的对抗也是视网膜贴附的保证，也是眼球层状结构维持的保证。

眼内腔液正常的循环分为房水循环与眼内液的扩散，房水循环主要是指房水产生通过前房角滤帘的流出。还有虹膜的吸收与扩散、睫状体脉络膜上腔间隙的出路，也属于扩散。这属于流动较快的眼内腔液。还有一部分房水进入玻璃体并与玻璃体液交换，这部分房水还通过扩散的方式进入视网膜、脉络膜，扩散的动力可能来自眼内压、视网膜的渗透压以及脉络膜的渗透压（图 2-6-5A）。

临床上常用静滴 20% 甘露醇和口服醋甲唑胺（碳酸干酶抑制剂）降眼压。甘露醇的脱水作用使得血液浓缩，加强了层状结构，玻璃体浓缩，降低眼压。甘露醇与碳酸干酶抑制剂降眼压表现不同，甘露醇降压药速度快，但是促进房水的分泌，会导致前房加深或者不变，很快眼压回升；而碳酸干酶抑制剂抑制房水的分泌，会导致前房变浅，降眼压速度慢，作用时间较长。两种药物同时应用才会产生降低眼压较好的效果（图 2-6-5B）。

甘露醇产生高渗脱水作用，达到降低眼压的作用，眼球屏障完整，层状结构紧密，玻璃体的水分是通过组织扩散进入脉络膜和虹膜睫状体，进入血管系统和视网膜中央动静脉血管系统。而且，甘露醇的高渗脱水作用使得层状结构更加紧密。

视网膜脱离，玻璃体液进入视网膜下，产生向后流出的眼内液通道（图 2-6-5C）。而 RRD-ChD 发生时，情况就不同，视网膜脱离后组织的反应应该是有一种使之复位的自然恢复之力，这种力被视网膜脱离损伤刺激激发而加强，RPE 对视网膜下液的吞噬力，脉络膜本身的高渗压，脉络膜本身的窗孔结构，等等。

玻璃体液通过裂孔和 RPE 层进入脉络膜，眼压下降；脉络膜从来没有接收到如此多的液体，加上高度近视脉络膜功能较差，导致了脉络膜血液成分的漏出，脉络膜脱离，睫状体脱离，房水分泌下降，眼压进一步下降（图 2-6-5D）。

RRD-ChD 发生时，脉络膜产生的对视网膜下液的吸收。脉络膜脱离时，血管通透性改变，5 层血管合五为一，产生较之脉络膜最内层毛细血管层更大的渗透压。由于屏障的破坏，由于眼层状结构的严密性被打破，玻璃体进一步浓缩。

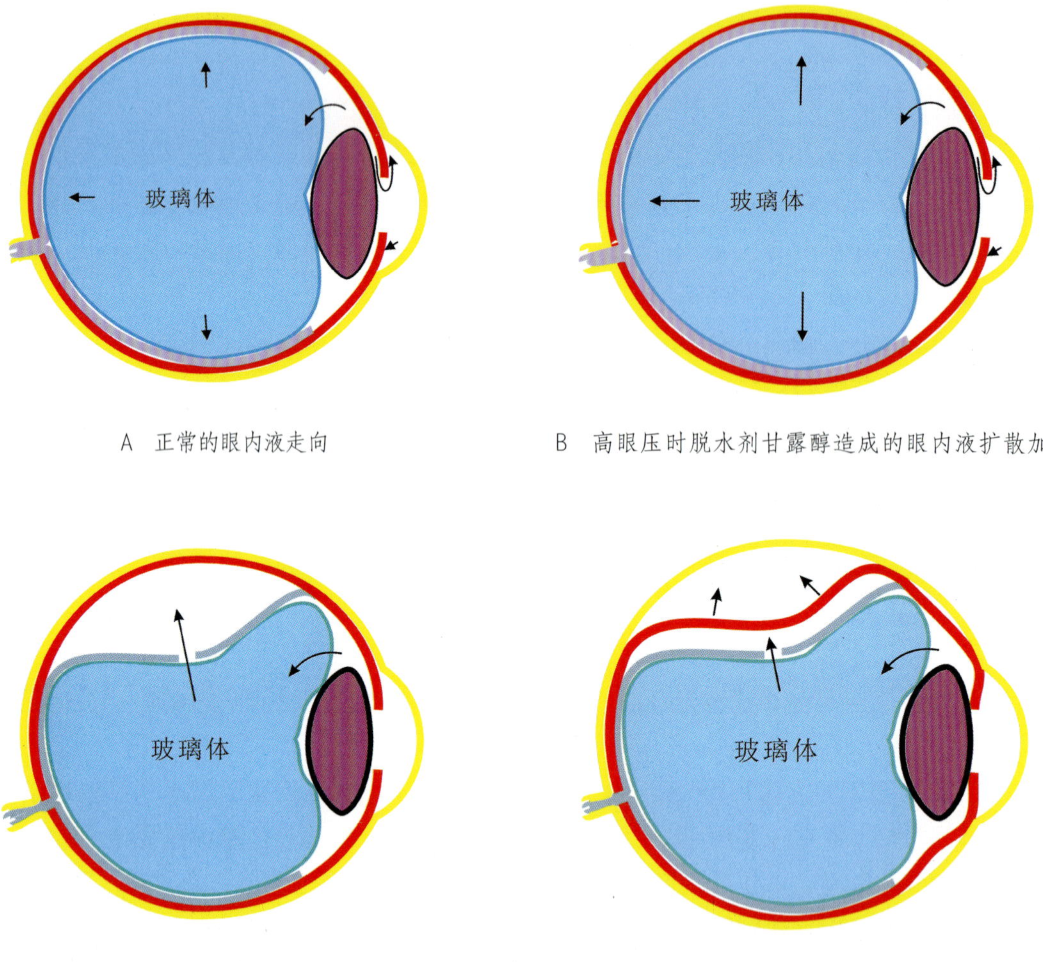

A　正常的眼内液走向　　B　高眼压时脱水剂甘露醇造成的眼内液扩散加强

C　RRD 时眼内液的走向　　D　RRD-ChD 时眼内液的走向

图 2-6-5　高眼压与 RRD 眼内液的走向比较

第四节　RRD-ChD 的脉络膜脱离

一、重温 RRD-ChD 的发现

重温 RRD-ChD 的发现，1876 年 Schnabel 的描述：高度近视眼，突然的眼压下降，当时还以为是后葡萄肿的破裂。这个描述具有一些特点，RRD-ChD 是一个急性经过，高度近视多见，不同一般视网膜脱离的眼压下降，是一种眼压的骤降，这个情况发生在视网膜脱离的初发阶段，这时 PVR 的表现还不很明显。

而临床上的另一种情况，视网膜脱离后，延误治疗，逐渐发生 PVR，玻璃体收缩明显，甚至 PVR-D_2~PVR-D_3，视网膜被拉向中心，脉络膜脱离，睫状体脱离，表现成一种慢性过程。

各种疾病到了晚期，包括眼外伤，眼的出血性疾病，牵拉性视网膜脱离等，都可发生脉络膜脱离。这些情况，是不是 RRD-ChD 呢？是不是休克呢？

RRD-ChD 的一部分病例，长达半年到 1 年保持视网膜脉络膜浅脱离状态，尽管在 B 型超声检查，眼轴明显缩短，这种情况发生在高度近视的 RRD-ChD 病例中，双眼高度近视的病史，一眼眼轴 27~29mm，RRD-ChD 眼的眼轴为 23~24mm，长期处于低眼压状态，常常伴有虹膜瞳孔的后粘连，黄斑裂孔多见。

还有内眼手术后的脉络膜脱离，视网膜脱离手术后的脉络膜脱离。还有玻璃体切割术后视网膜脱离脉络膜脱离，短期内发生立体关系的向心性聚集，这是一种没有玻璃体的眼的休克，急性眼球萎缩，一方面显现玻璃体存在的重要性，另一方面，提示我们从高一层面思考，对眼的休克的理解。眼的休克可以分为：急性休克与逐渐衰竭性休克，那么，RRD-ChD 所表现的眼的休克，与其他情况的脉络膜脱离有所不同。

二、原因机制的再认识

能否将 RRD-ChD 按照 PVR 的分级进行手术选择呢？从治疗的角度，将 RRD-ChD 与 PVR 联系到了一起，将 RRD-ChD 与 PVR 硬生生地套在一起。早期的 RRD-ChD 以血管的渗漏为主，只是加快了 PVR 的进程。如果就治疗而言，无可非议。但是，就疾病的发生与预防角度去考虑就存在一些问题。

因为 RRD 和 ChD 的“伴发”或“合并”有早期的和晚期这 2 种情况，前者就是我们定义的 RRD-ChD，而后者就较为复杂，如果按照前述脉络膜脱离发生的不可预测的特性，怎样确认 ChD 和增生 (PVR) 的因果关系？也就是说，是 ChD 导致了增生？还是增生导致了 ChD? 可能，两者因素均存在；任何一种 RD，无论是孔源性，还是牵拉性的，到了晚期，都会发生 ChD，那么，何者为渗漏引起的呢？根据 RRD-ChD 的发现 . 和对此病的观察，RRD-ChD 不是 RRD 和 ChD 的“伴发”或“合并”简单的组合，有其联系和发生的关系，怎样的联系和关系才构成一个疾病实体 (病种)。

最有说服力的应该是追踪随访，在 RRD 早期某个时段发生了 ChD，经过自然过程到 PVR-D 级，这是不现实的。如果 PVR-D 级 RRD 和 ChD 的组合不能说明其来源，PVR-D 级即使有 ChD，也不能称其为 RRD-ChD 的 PVR-D 级，反之，如果 RRD-ChD 以 PVR 分型不妥，那么，也就失去了其 PVR 分型的意义，只好将它作为一种特殊类型。如果将 ChD 作为 RRD 发生后视网膜外屏障破坏的严重表现，就应作为一种并发症，也就勿谈特殊类型了。在此一点体会，只提出问题和一些假设，离下结论还为时过早，RRD—ChD 是集神经和血管等多系统异常于一疾病的复杂临床表现，很多未知有待于进一步研究和证实。

第五节　关于储备与逆向储备

一、眼球的紧张度

高度近视是眼球扩张达到了眼球的扩张的极限。眼球扩张的潜能，被高度近视趋势的冲击，扩张的眼球，层状结构具有一种紧张度，产生一种回缩的紧张度。可是说来也奇怪，锯齿缘截离常常发生于正视眼，而就锯齿缘裂孔而论，高度近视单纯的锯齿缘截离很少，多为锯齿缘裂孔与巨大裂孔。可能是眼球的扩张，视网膜变薄，视网膜的表面积增大，张力反而减小的原因。而玻璃体在这种极限的眼球扩张中，失去了相对静止、均匀、支撑的特性，产生不均匀性、浓缩与液化的活动性，而相对静止的玻璃体基底部与承受牵拉的赤道部及其前后的视网膜，情况有所不同。

二、玻璃体的潜能

前面的动物实验，大量篇章讨论了玻璃体的潜能。视网膜脱离常常发生于高度近视与中度近视的状态，玻璃体液化腔的形成与玻璃体潜能的释放有关。

三、视觉的屈光储备

人眼的发育伴随着多方面的同步机制，眼轴屈光、眼位眼肌、视觉发育的平衡，方方面面相互作用、相互影响，平衡同步发展。在人的眼发育过程中，伴随着眼轴的改变，视觉发育也发生改变。新生儿出生，视觉只有光与手动，随着对光的感应，眼球的发育，视力逐渐提高，眼球屈光度数也从 +16D 远视到正视，甚至到近视。少数人在发育的阶段，由于种种原因或者机制不明等，一些导致了眼位的不协调而影响立体视觉的发育，一些导致了视觉发育的停滞或者严重滞后，我们称之为弱视。

首先是视觉的正常发育。视觉的发育依赖于或者伴随于屈光的改变，视觉与屈光是相互促进与相互抑制，相互联系的。在正常视觉发育的前提下，从新生儿到儿童 6 岁的时间段，是视觉发育及形成的关键阶段。屈光的改变由高度远视逐渐向近视的转变过程，要求保持相对的双眼平衡、视觉发育和视力提高。

由于生长发育的原因，学龄前儿童形成远视眼的状态，远视度数就是“生理性远视储备”。这种远视随着儿童生长发育和眼球成熟，在 12 岁左右会逐渐减弱或者消失。如果消失得过快，就会趋于近视。正常情况下，3~4 岁儿童的屈光度数应该达到 +2.00 ~ +2.50D，5~6 岁的屈光度数应该在 +1.50~+2.00D，7~8 岁则为 +1.00~+1.50D，8~12 岁儿童正常屈光度数应该达到 0~+1.00D。

弱视的保守的观点，如果 6 岁视力，含矫正视力达不到 1.0，且有远视，就应该进行正规的弱视增视治疗；较为激进的观点认为，儿童的视力发育到 3 岁左右已经大部分达到 0.8 到 1.0，有远视，如果视力偏低，就应该进行增视治疗。

目前认为，+3D，6 岁，0.6 的视力，不建议进行规范的弱视治疗。这个 +3D 是人眼在后续的发育与学习过程中预留的度数，也就是视觉的储备。这种情况不需要过多的人为干预。

四、逆向储备

（一）RRD-ChD 的假面现象（伪装综合征）

从 RRD-ChD 临床现象的发现，当时以为是巩膜葡萄肿的自发性破裂，就有前面假性眼球破裂的错觉。通过进一步的认识，从临床表现上又有假性葡萄膜炎，假性视网膜复位，假性视力恢复，假性晶状体脱位，假性眼球萎缩，假性玻璃体浓缩（或者说玻璃体浓缩还有更深的含义，玻璃体浓缩不能完全表达这一临床现象）；另一方面，RRD-ChD 表现的玻璃体浓缩也被误认为 PVR。临床还可以见到假性晶状体脱位，除了晶状体晃动，虹膜震颤外，还可以见到晶状体下坠（体位为坐位），但是可以看见上方的晶状体悬韧带是完整的。还有下面提到的假性眼球萎缩。

（二）RRD-ChD 术前术后的眼轴变化

健眼与患眼眼轴的比较，健眼高度近视，眼轴常常 27~31mm，而患眼眼轴常常 22~24mm，而患眼发病前双眼均为高度近视。

巩膜储备的病例：一个新疆的患者，女，17 岁，双眼先天性白内障，摘除晶状体 14 年，高度近视。怀孕期间发生视网膜脱离，左眼 RRD-ChD，眼轴 16mm，右眼眼轴 27mm，原来是双眼高度近视，生产后，来做手术，玻璃体切除联合注入硅油，视网膜巨大裂孔，重水压迫复位时发现，视网膜有余。恢复期发现，眼轴不同程度的恢复，反而显得硅油少了（图 2–6–6），经过硅油的支撑，巩膜又恢复一部分紧张度，眼球又趋向高度近视（未发生视网膜脱离）的状态，才在复查时发现眼内硅油量显得不足。

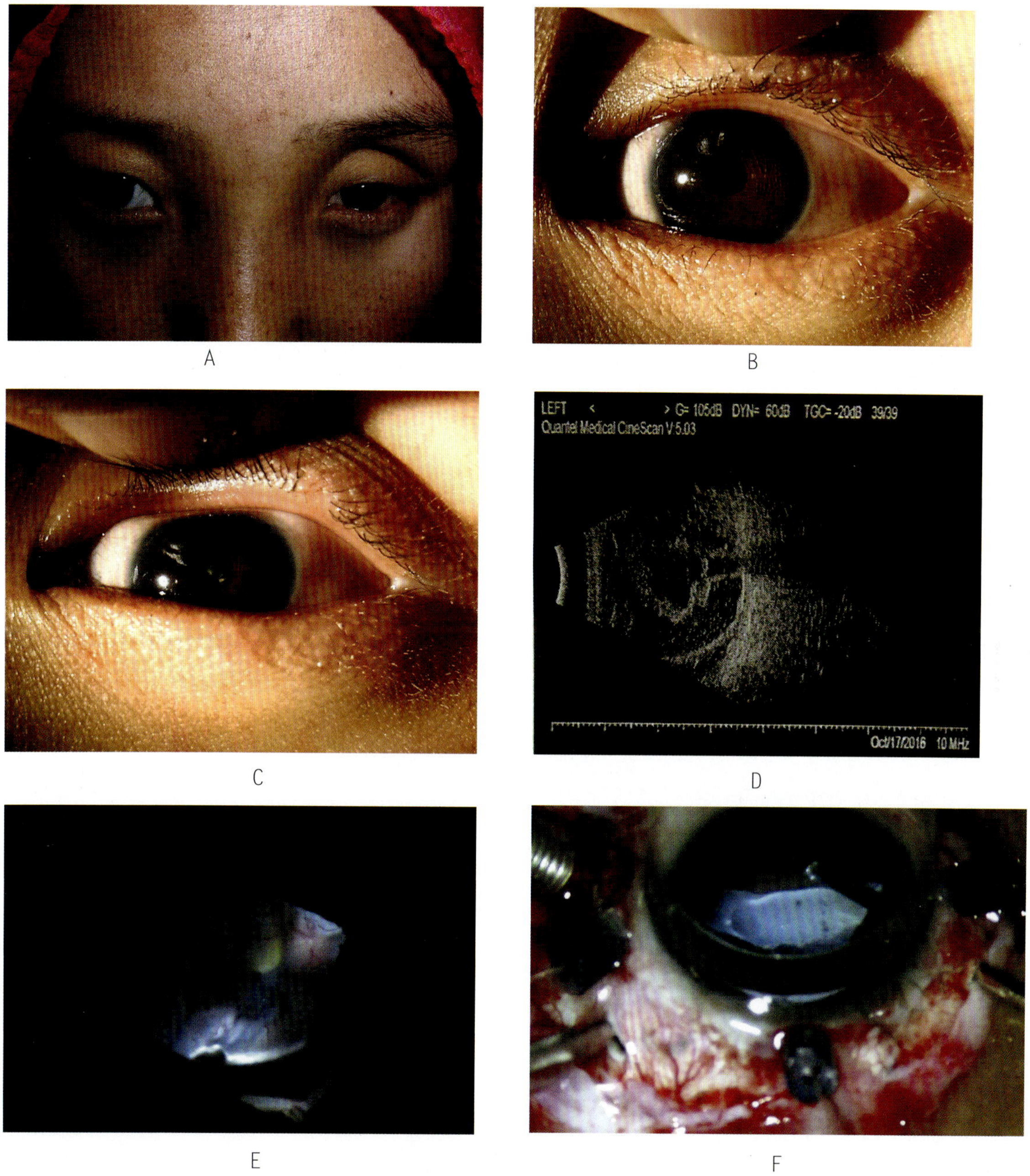

A 左眼明显凹陷，B、C 眼压低的左眼及受压与不受压时的角膜皱褶，D 左眼眼轴直径缩小的 B 超，E 术中虹膜拉钩扩大瞳孔所见的眼底像，F 剥膜后重水压迫下，下方巨大裂孔，显示视网膜有余

图 2–6–6　逆向储备的病例术前与术中所见

那么，RRD-ChD 造成的假性的眼球萎缩，是一种伪装综合征的表现，也是一种逆向的储备。手术后缩小的眼轴有所恢复，注入的硅油量也显得少了。就眼球萎缩而言，通过眼球的缩小，以达到玻璃体的支撑与视网膜平复的平衡，这也是自然的一种调节，一种智慧。

另一方面，这种病例眼轴在 23~24mm，视网膜呈浅脱离状态，术后视网膜复位情况较好。

眼球及眼轴缩小之后，出现了视网膜与眼内腔大小的不平衡，逆向储备开始显示出视网膜多出来的现象，随后，眼轴一定程度逐渐恢复，

视网膜弹性储备：有一些视网膜脱离病例，视网膜紧张，有视网膜全层与视网膜下的增殖，没有孔或者裂孔较小的情况，注入硅油，硅油起支撑作用，经过一段时间的支撑，视网膜逐渐复位，可以期待二期与三期的视网膜复位。

但是眼球能否承受当次和多次的手术，还要看眼球情况。有的术后失去光感，尤其是视网膜切开的情况，是术中电凝？还是视网膜衰弱？让手术医生难以评估这个手术是否应该做。

第六节　PVR 与 PSR 引出的问题

一、PVR

增生性玻璃体视网膜病变（proliferative vitreoretinopathy, PVR）,PVR 是一种眼内增殖的过程。临床表现为玻璃体与视网膜及视网膜下的增殖。在 PVR 的分级中，视网膜的皱缩表现为视网膜前及玻璃体的增殖及牵拉，联合视网膜层间的及视网膜下的增殖与收缩。可以说是全方位的增殖，强调 PVR 的重要，是因为常常失去救治，导致失明与眼球萎缩。

临床表现：视网膜脱离发生的视网膜前膜与视网膜下膜的形成。早期主要表现为玻璃体与视网膜前的牵拉与收缩。晚期合并视网膜下的增殖，如晾衣竿征与餐巾环征，临床处理难度较大，手术损伤较大，效果较差。

二、PSR

PVR 表现在玻璃体对视网膜的牵拉，而如果玻璃体牵拉不很明显，而是主要表现为视网膜的下的增殖，我们称之为增生性视网膜下病变（proliferative subretinopathy, PSR）。

发生的机制：不明。我们的研究发现：多发于 10~30 岁之间，多为正视眼和低 / 中度近视眼，男性多于女性。

（一）临床表现

PSR 较为隐匿，青少年较多，符合这个年龄段不喜表达或者不擅表达的特点，或者是误认为是普通的近视，常常在验光时，视力不提高才来就诊，临床上这种情况很常见。有或者无明显外伤史，发生时间较长，发现时间短，较隐匿。裂孔部位与视网膜下增殖集中部位相对较远，视网膜脱离，隆起度较低，可见较为广泛的视网膜下增殖条索，较为密集与集中，或者粗大的部位，多数与裂孔部位相对。

（二）发病机制的讨论

视网膜脱离之后，发生了视网膜的脱离与黏附的对抗，2 种作用的对抗，产生一种平衡，一种病态的平衡。

临床上见于一些发展较慢的视网膜脱离，产生的色素带，被称之为水位线。常常见于裂孔较小，或

者见于损伤反应较轻的下方的锯齿缘截离，表现为隐匿与慢性经过。

为什么会发生视网膜下增殖与裂孔相对现象？可以很好地解释一个问题，就是联系。视网膜的自身机制是什么？视网膜或周围组织为什么这么做？他们是如何相互联系与配合的。

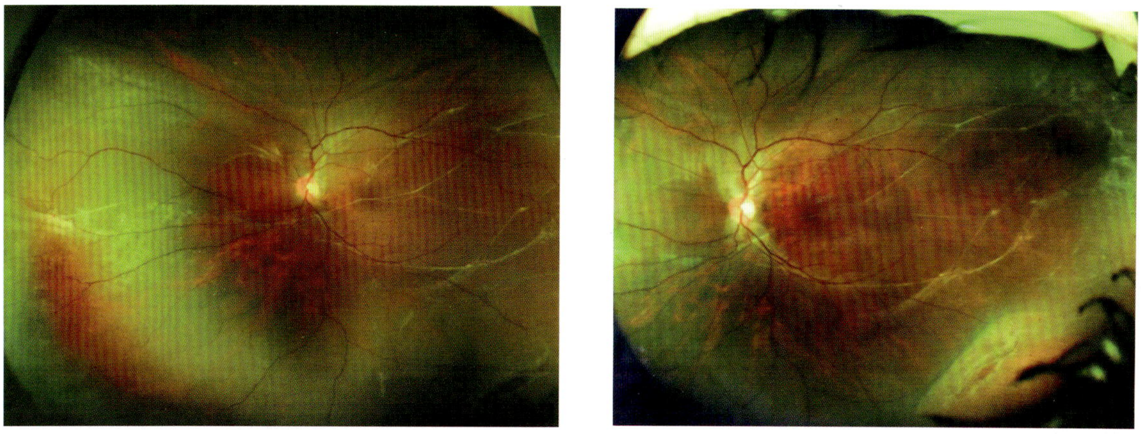

A　　B

一例陈旧性视网膜脱离，男，10岁，发现左眼视力下降一年，矫正视力不提高，检查眼底发现视网膜脱离，图片显示术前（A）术后（B）的眼底（外垫压术后）

图 2-6-7　陈旧 RD 与裂孔关系的证据

在视网膜脱离发生后，视网膜神经上皮与视网膜色素上皮之间发生了一些变化，此之间在发生一种调整，一种平衡，就如上篇第一章第一节中，视网膜色素上皮细胞自主的发生的改变。

视网膜色素上皮细胞在视网膜神经上皮下发生了改变。发生视网膜色素上皮细胞的游走与增生，也可能发生细胞之间的错动，也可能与患者的睡觉的姿势有关，有一部分患者提到睡觉姿势正好侧向裂孔的对侧。或者裂孔的发生，局限的视网膜脱离，会产生整体的视网膜色素上皮的改变。

三、PVR 与 PSR 的病态平衡

PVR 与 PSR 比较，前者是急性经过或者慢性经过转为急性经过，而后者是慢性经过。PSR 的形成是视网膜脱离，裂孔较小，或者病情发展很慢，长期处于浅脱离状态，而产生视网膜下的增殖。

PSR 这类病例，视网膜复位后，大部分病例视力提高缓慢，一部分病例短期内视力下降，或者长期视力不提高。一方面是视网膜脱离后营养受限，时间较长的原因；另一方面是视网膜下的增生条索影响视网膜的复位与增生条索吸收的缓慢与不能吸收；另一方面则是这种病态的平衡被打破而重新建立与调整（图 2-6-7）。

就如一些 PVR-D_3 的病例，手术中视网膜仍不能复位，平衡又被打破，眼球萎缩加速。术中，脉络膜上腔流出的浆液样的液体，参与了平衡，流出来，平衡被打破，再次建立平衡，没有玻璃体了，玻璃体的存在，减缓了视网膜脱离与皱缩的速度，也减缓了眼球萎缩的速度。故而，PVR-D_3 的手术，视网膜如果不能复位，眼球萎缩加速。而如果不做手术，眼球萎缩会很缓慢或者能够长期维持在一定的状态。

临床上还有一种情况，就是单纯的视网膜前的增殖，我们称之为增生性视网膜前病变（proliferative preretinopathy, PPR）。那么，就部位而言，可以将 PVR 再分为 PPR、PVR 和 PSR。前者视网膜玻璃体增殖，可以发生牵拉性视网膜脱离，也可以发展到 PSR、PVR。

那么，牵拉性视网膜脱离是 PVR，还是 PPR 呢？如果虽然是 PVR–D_2~PVR–D_3，但是，视网膜下没有增殖条索，没有“餐巾环”，没有“晾衣杆”，是不是 PVR 呢？

临床上，PPR 合并视网膜脱离，没有裂孔，解除牵拉后，视网膜复位，是不是 PVR（PVR 是增生性玻璃体视网膜病变，是 PVR–A、PVR–B、PVR–C、PVR–D 的总称）呢？PV 时间长的，可以有视网膜的增殖，可以认为是 PPR 合并 PSR，，即表现与孔源性引起的 PVR 明显不同。也许，这些只是增殖的部位强弱不同罢了。

PVR 眼球萎缩，但是会在一定的限度，不再继续缩小，PVR 的玻璃体手术，视网膜没有复位，眼球会继续萎缩。PSR 虽然视网膜下的增殖，但是长期保持较低的视网膜脱离状态。一种病态平衡，其中包含了怎样的含义与组织智慧呢？

第七章　稳态的平衡与突破

第一节　RRD–ChD 的病理平衡

一、低眼压的平衡

RRD–ChD 发生后，房闪（+++），瞳孔散不大，晶状体晃动，虹膜震颤，眼压极低——打扑症，玻璃体混浊，视网膜下液减少。有的病例，发生时就表现明显的视网膜下液减少；有的病例，视网膜下液积于下方，而造成下方视网膜脱离的假象，实际上是视网膜全脱离；这种区别三面镜可以识别。有的病例，脉络膜球状的隆起，一个和多个，一般不超过 3 个。有的病例，始终扁平的平坦的脉络膜及视网膜脱离。一部分病例或者眼压回升，表现为瞳孔粘连，前房变浅，类似于葡萄膜炎及视网膜脱离，这类病例表现为，脉络膜脱离较为局限或者消失，最常见的情况，表现为视网膜浅脱离，而视网膜下的增殖条索。一部分病例，眼压恢复正常，眼内 PVR–D_2~PVR–D_3。

有的病例，维持低眼压状态。如果不做手术治疗，一部分自然病程的病例，长期维持这种低眼压状态，逐渐发生晶状体混浊，前房变浅，指压征（+）。这种情况发生在高度近视的 RRD–ChD 病例中，长达半年到一年保持视网膜脉络膜浅脱离状态，尽管在 B 型超声波检查，眼轴明显缩短，双眼高度近视的病史，一眼眼轴 27~29mm，RRD–ChD 眼眼轴 23~24mm，甚至 15~16mm,，较长一段时期处于低眼压状态，常常伴有虹膜瞳孔的后粘连，黄斑裂孔多见。

图 2–7–1 显示的 RRD–ChD 晚期的病例，男，24 岁，自闭症，左眼 RRD–ChD 的自然病程，晶状体混浊，前房浅，眼底 PVR–D_3，B 型超声波检查，患眼左眼眼轴 18mm，T 形视网膜，视盘看不见的闭漏斗；健眼眼轴 24mm。UBM 检查，与健眼比较，患眼前房变浅，晶状体膨胀，向前凸出。眼压检查，患眼 6.8mmHg，健眼 14.4mmHg。

图片显示，自闭症患者 RRD–ChD，讨论病例时，一部分医生认为，浅前房是晶状体膨胀导致。实际上是，这一临床表现只是结果，其根源在于脉络膜脱离，睫状体脱离，导致房水分泌障碍，房水的质与量都发生了改变，使得晶状体营养缺乏，导致晶状体混浊，晶状体膨胀。患眼表现低眼压，眼轴缩短，眼内增殖，房水分泌下降，久而久之，眼球萎缩。

二、低眼压平衡的突破

RRD–ChD 外路手术术后有一个较长的眼压调整期，表现为高眼压。所谓的眼压调整期是指需要人为进行调整，降眼压。因为，RRD–ChD 外路术后眼压很高，不同于一般的外路手术，眼压常常持续 35~50mmHg。可能原因：裂孔被封闭，视网膜复位，睫状体脉络膜复位，房水分泌产生正常，眼轴缩小之后恢复的过程，环扎后玻璃体腔进一步变小，玻璃体恢复有形体积，加上眼内屏障破坏，血管渗漏物的影响，眼内水分的流出不畅，等等。

我们对视网膜脱离的术后患者眼压变化波动比较，一般类型的视网膜脱离环扎外垫压术后，眼压略高，且较为平稳，一般不需要药物治疗；一部分 RRD–ChD 环扎外垫压术后，一般在 2 周 ~ 1 月之间，高眼压，波动较大。

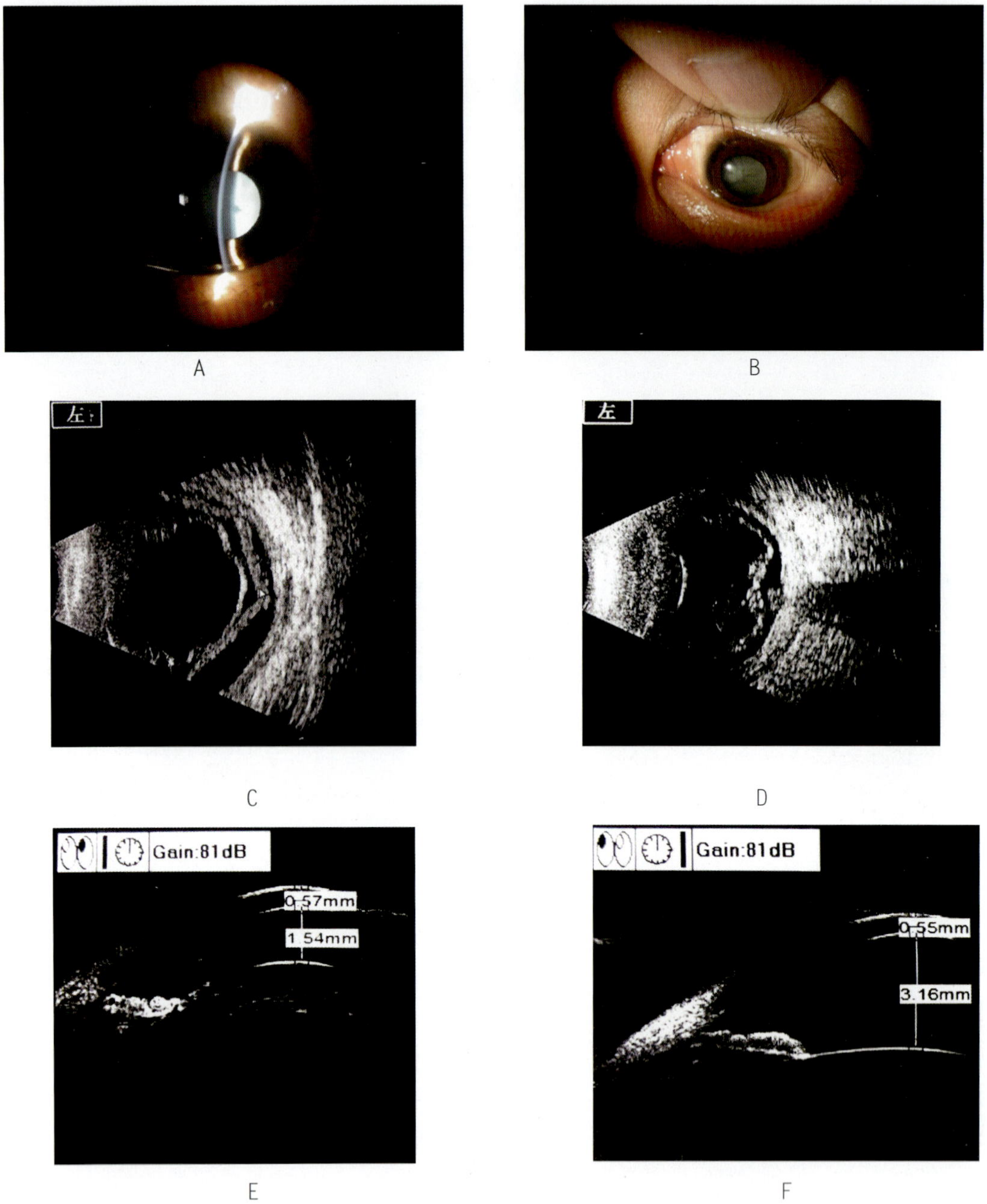

A　前房变浅，晶状体混浊。B　眼压低的状态。C　B超视网膜脉络膜脱离。D　B超眼轴缩小，视网膜呈T形浅脱离。E　UBM左眼（患眼）较右眼（F）前房浅

图 2-7-1　一例自闭症患者的 RRD-ChD 的自然病程

RRD-ChD手术后，视网膜复位，会出现一个高眼压期，需要药物治疗，经过药物治疗而得以缓解。这种眼压的重新调整过程，揭示了RRD-ChD与眼的休克的本质联系，不同于一般视网膜脱离，即眼的通透性改变的本质。

第二节　驱逐性脉络膜出血

一、眼外伤后的高眼压

眼外伤高眼压情况的滤过手术后发现的脉络膜脱离，青光眼术后的脉络膜脱离，常常发生在长期高眼压的病例中。高眼压是一种病理状态下的平衡，一旦要人为的改变，这种状态的改变，也要发生眼内血管通透性的改变。

眼的休克，就是眼的血管通透性发生改变。这种改变表现为浆液、渗出液、含血液细胞和出血等，而显示出通透性改变的程度上的阶梯。那么，术中发生的驱逐性出血，就是一种血管通透性改变的特例，是血液从血管中流出。

术中发生脉络膜出血的经过：外伤后长期高眼压的病例表面麻醉下施行小梁切除虹膜切割术，切通前房，虹膜周切后，患者出现烦躁症状，血压升高，疼痛剧烈，眼内压急剧升高，前房消失，注入粘弹剂被挤出，伤口张力很大。球后注射麻醉后患者安静，缝合巩膜瓣6针，连续缝合结膜。处理方法：镇痛，压迫堵住伤口，止血。高眼压的病理平衡状态的突破，需要整体的观念。球后阻滞麻醉不但能够镇痛，而且能够一定程度的降低眼压。术后第一天，裂隙灯可见晶状体后隆起的脉络膜，彩色B型超声显示血性隆起的脉络膜（图2-7-2所示）。术眼眼压17mmHg。

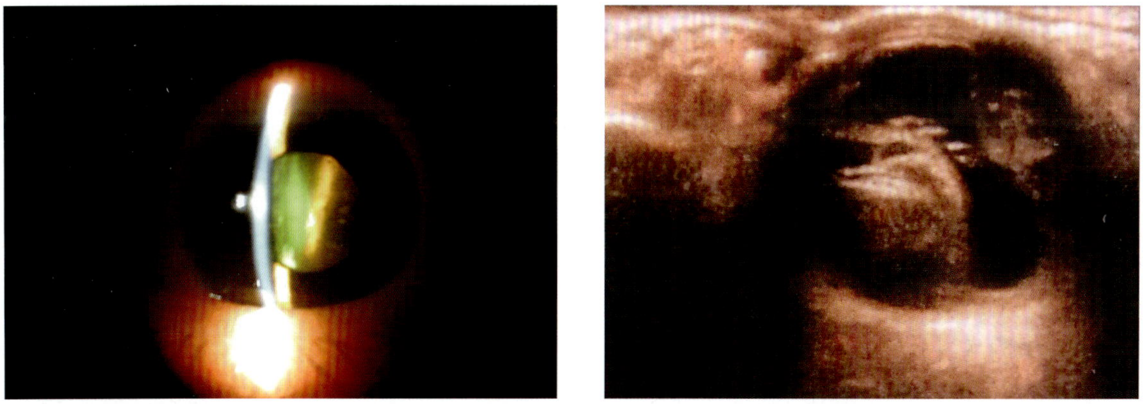

A　　B

术后第1天，裂隙灯下可见晶状体后隆起的脉络膜(A)，彩色B型超声显示血性隆起的脉络膜(B)

图2-7-2　术中发生驱逐性出血

二、硅油眼的青光眼

硅油眼的青光眼常见于长期硅油填充眼的继发青光眼，在取硅油的或者换硅油的手术中，突然发生的脉络膜上腔的出血。

高眼压状态，也是一种平衡，只是一种病理平衡。眼在高眼压下，维持一种组织静压，较高的组织静水压，血管也适应了这种组织静水压，当手术中眼压下降或者骤降时，就会发生血管破裂与出血。这种情况也会发生在眼压正常或者不很高，同时伴有血管功能异常的情况，这种情况会偶尔发生在内眼手术中。

硅油眼的青光眼的临床处理：可以先降低眼压，缓冲 1~2 周。如果眼压降不下来，可以取硅油时抽取缓慢一些，灌注压力提高一些的方法，和术毕注入惰性气体的方法，会减少脉络膜和视网膜出血的风险。

较为安全的方法是先做一个滤过手术，这种滤过手术，维持正常眼压或者较低的眼压两周左右，随后眼压不同程度的升高，一部分病例可以用药物维持，一部分病例效果较差。然后在可以选择的适当时机取出硅油。滤过手术后维持一定的时间的残留视力，视力也是个关键性的问题。但是，关键一点，就是一种缓冲作用，让眼适应眼压接近正常的状态，以便于进一步的治疗，或者取硅油，或者换硅油。

长期高眼压逐渐缓慢降低，这种缓冲意识是对高眼压病理平衡认识的关键。高眼压病理平衡也是一种自稳，如果被突然的改变，就会造成血管的破裂。前四章谈到脉络膜的缓冲眼内压功能，长期高眼压会减少脉络膜的灌注量，也造成脉络膜血管缺血与营养不良。在这时突然降眼压，增加脉络膜的灌注注量，就容易造成血管破裂出血。

第三节　出血与屏障的突破

驱逐性脉络膜出血也会发生在眼压正常或者不很高，同时伴有血管功能异常的情况，这种情况会偶尔发生在内眼手术中。这是一种血管的突破。还有眼底新生血管的出血：视网膜分支静脉阻塞引起的新生血管出血表现的玻璃体积血，Coats 病引起的玻璃体积血，增殖性糖尿病视网膜病变引起的玻璃体积血等。

缺血引起新生血管，新生血管的产生，是在一种或者某种机制下调控的，这种调控已经失去了血管当初生长时的环境，产生的新生血管是不完整的，与现在的稳态是对立的，血管内压力的波动，都会使之出血。

首先，新生血管可以认为是一种屏障的突破。无论是血管壁，还是组织界面，如果这些都可以归类于屏障，新生血管可以认为是一种屏障的突破。如 PDR 形成的新生血管突破了视网膜血管，突破了视网膜内界膜，突破了玻璃体后界膜，形成了很多层膜，最后，由于新生血管的不完整性，血液还是突破新生血管壁进入玻璃体腔，引起玻璃体积血。

另一类由脉络膜新生血管（CNV）引起的眼病，也是如此。中心性渗出性脉络膜视网膜病变、高度近视视网膜病变、AMD、PCV 等。

中心性浆液性视网膜脉络膜病变，先发生脉络膜血管病变，通透性改变，浆液漏出，突破 Bruch 膜，突破我们常常认为的屏障 – 视网膜色素上皮细胞，进入视网膜下，形成浆液性视网膜脱离。

缺血缺氧是稳态改变的原因。因为，从血管的智慧角度，血管的产生是伴随组织的生长，组织的发育生长与营养的需要会引导血管的生长，这是从胚胎时期开始，并在出生后一段时间就形成了，随后进入生长的缓慢期与稳定期。血管是组织营养的依赖，血管自身的营养与完善也依赖于组织。

血管生长的稳定期也可以称之为血管与组织的平衡期。缺血与缺氧打破了这种平衡，于是，就出现了屏障的突破，新生血管的乱生，就像增殖性糖尿病视网膜病变（PDR）一样，那么，胎儿期的组织与血管生长的同步，与成人的血管缺血引起的组织缺血缺氧而发生的血管再生，机制是明显不同的。

早期的同步（胎儿期与生长发育期）是在精密的遗传密码的调理、理顺、正确与准确的引导下进行的，基因的调控与组织的配合，具有整体性，一贯性，同步性，平衡性等特点。局部的组织缺血与缺氧，缺乏早期生长发育与营养的平衡的引导，缺乏一种正确的组织整体的引导，即使长出血管，也是不完整的，异常的。就像神经再生一样，即使神经长出，也是异常的。因为这种状态不符合既定的状态。

血管与神经出现的问题引起我们的思考。就是，一种智慧，一种稳态，一种平衡，既成事实，很难打破。

打破生乱，重新调整，使之稳定下来很难。

第四节　视网膜脱离与占位病变

高度近视，玻璃体与视网膜的不平衡；无晶状体眼，玻璃体与玻璃体腔不平衡。视网膜裂孔与玻璃体的关系就是这样。玻璃体局部的不均衡牵拉，就像面袋子倒面，提着口子，玻璃体液化腔的和玻璃体不能保持的水分进入视网膜下，形成视网膜脱离。视网膜神经上皮与色素上皮（细胞）之间的界面，也是眼的屏障的一部分，两者的分离与剥离，产生液性的隆起，凸向玻璃体腔而产生占位。

脉络膜脱离也可以认为是眼内腔的占位病变，只是液性的，同时也向眼内腔突出，只是没有突破。而脉络膜出血是向玻璃体腔突出与出血的突破，同时伴发的玻璃体积血是血管的突破也是屏障的突破。

视网膜母细胞瘤、脉络膜黑色素瘤、脉络膜血管瘤，眼的转移癌，尤其是脉络膜的转移肿瘤等占位病变，是表现为占位的突破与血管的突破。

肿瘤的突破是指占位于眼内腔，破坏了界限。

血管的突破是指肿瘤或者占位物的血管渗漏，眼内腔表现出来的类炎症表现，以及渗出性、非裂孔性的视网膜脱离，视网膜下液为血管渗出液或者漏出液，如前面提到的伪装综合征。而孔源性视网膜脱离的视网膜下液来自玻璃体腔。

由于没有明显的眼压下降，只是肿瘤或者占位物血管的异常生长，血管固有的问题，导致的血管的渗漏，只是表现为血管通透性的异常。

第五节　眼的内在恢复之力

一、中医的气与水

中医讲的水，水不受气的运化，导致水的紊乱。中医讲的气，眼的活气，光气，水气。那么，休克的本质是什么？是气？是水？

联想人体的休克，休克首先表现为微循环的改变，导致组织缺血缺氧。眼的休克，眼压就是水。开始问题出在水，随后是气。水是一种环境，气代表一种功能。水不能运化，导致眼压低，导致眼内层状结构的扭曲与变形。水不能运化，导致眼内组织的缺血缺氧，影响眼的组织功能。

睫状体脱离的低眼压，视力下降。睫状体功能代表一种状态。很多硅油眼，视网膜复位，因低眼压，硅油不敢取。眼压是硅油取出的一个手术指征。在裂孔封闭的情况下，眼压不能回升，眼内组织行使功能受到影响，问题在水，那就在睫状体的功能。如睫状体脱离。一部分低眼压的硅油眼问题。就在于不引起注意的组织——睫状体，在于睫状体与巩膜附着的密闭性、结构完整性上。

回到原点，自稳与屏障，眼内层状结构的完整性是眼内组织功能的保证。水与气，就是环境与功能，两者的结合，构成了一种生的力量，内在恢复之力。

二、联动效应瘫痪状态

光刺激引发了睫状体、虹膜的联动，以及晶状体被动的联动。这种联动作用，向前，导致前房与房角的改变或者变化，促进房水循环；向后，联动玻璃体，产生对脉络膜的按摩作用，促进脉络膜循环。这种联动产生了眼压的波动，导致一种正常的、动态的平衡，眼的功能与眼压的平衡。这是一种自稳机制。正常状态，自稳状态，眼压稳定，是眼内组织功能的保证。在异常时，产生了功能与眼压的对抗与不平衡。

如 RRD-ChD 表现为眼压低，睫状体脱离、前房深，虹膜失去支撑，晶状体悬韧带松弛，玻璃体浓缩，眼压低。眼内处于低氧、低养状态，或者说，营养淤滞状态。血液淤滞，血流缓慢，眼内组织失去接受营养的能力。

如外伤性睫状体脱离表现为眼压低，睫状体脱离，前房浅，脉络膜脱离，脉络膜视网膜皱褶，影响视力。

如青光眼的高眼压症表现为高眼压，角膜水肿混浊，晶状体混浊，眼底缺血，影响视力。高眼压症是包括青光眼在内的一组以眼压升高为表现的眼病。除了各种类型的原发性青光眼，还有外伤性的继发青光眼，还有硅油眼的高眼压状态，还有硅油取出后的高眼压状态，还有血管疾病的 BRVO、DR、Eales 等引起的新生血管性青光眼等。还有先天性婴幼儿期和发育期表现的不可逆的高眼压状态，这里不包括发育过程中短时期的眼压升高等。高眼压症是一类以任何原因引起的眼压升高的状态。

三、功能与眼压的对抗

功能与眼压就是典型的气与水，也是气与水的代表。

RRD-ChD，眼压低，视网膜贴近，不能说是复位，视力改善。糖皮质激素治疗后，眼压升高，但是，视网膜下液增多，视力恶化。这是视力与眼压的对抗。

对一些晚期的病例观察，高度近视，瞳孔粘连，前房房闪（+++），视网膜浅脱离，眼压低，眼轴缩小。其中，有一种平衡，就是前面述及的眼球缩小低眼压状态。

就机制而言，PVR 是一个缓慢的过程。玻璃体浓缩却发生在短时间，提出问题，RRD-ChD 出现了一个 RRD 病程的快车道，一种加速类型，也就是眼的休克。这种眼的休克，就是眼内弥漫的渗漏，这种渗漏与一般的眼底血管出血不同，后者是局限性的，而前者是弥漫的，广泛的，玻璃体的浓缩与血管成分的漏出，这是一个过程，也成为一种状态。

一部分病例，由于裂孔较大、较多，很快形成增殖，视网膜向中心集中，PVR 形成，失去手术治疗的机会。另一部分在自然病程中，可以持续很久，重新调整为一种新的状态，一种稳态，只是这时，眼压仍然很低，眼轴缩短了，视网膜呈浅脱离状态。这种病例表现为，裂孔较小。这样的病例，为我们的治疗获得了时间与机会。

其实 PVR 这一过程，在 RRD-ChD 发生时就开始了。脉络膜脱离，玻璃体浓缩，视网膜浅脱离，患者感觉视力提高。这只是中间环节，还会向两极发展，一是 PVR 进一步发展，导致眼内组织向心性聚集，结构紊乱，而失去手术治疗的时机。二是维持一种病态的稳定，眼轴缩短了，眼压低，PVR 发展较慢或不明显，由于玻璃体没有被明显的挤压，眼内结构尚清晰，还有治疗机会。

四、病理平衡与自然病程

RRD-ChD 的这种低眼压，视网膜浅脱离状态，由于患者的感觉，部分视力的恢复，由于患者的不愿就诊的意愿，得以自然发展。

这种平衡状态是病理性的，病史可以是半年，也可以是 1 年。表现为：瞳孔缩小，由于病史较长，瞳孔粘连，粘连导致的不能散大，渗漏存在，表现为房闪（+++）；前房可深、可浅，或者与对侧眼相同，晶状体不再晃动，逐渐混浊。虽然一部分病例，晶状体并不很混浊，由于瞳孔小，粘连，及瞳孔的渗出物遮挡，眼底常常窥不清。眼压仍然很低；B 型超声显示：眼轴较对侧眼明显缩小，视网膜及脉络膜浅脱离。

五、PVR与眼内结构的对抗

PVR是一种修复过程，是一种过度修复过程，从过程论是正面的，从结果论是负面的，发生在不该发生的地点（空间）。增殖的结果导致了眼内结构与功能的紊乱，而眼内有一种能力与结构基础对抗这种过度的修复力，眼球还有一种状态或者趋势，或者一种力，维持眼状态结构的能力，这种有形无形的力，维持眼的结构不变、稳定，或者使眼球在增生过程中变化不大，有形的就是眼内腔的结构，晶状体、玻璃体等。无形的就是那些调节的物质，各种活性细胞因子与局部与全身的刺激素

六、玻璃体压力与出血的对抗

息肉样脉络膜血管病变（Polypoidal choroidal vasculopathy，PCV）的脉络膜出血，对玻璃体的挤压，玻璃体对脉络膜出血的支撑，可见一斑。缓慢的过程，缓慢的挤压，占用玻璃体腔的空间；将玻璃体的水分缓慢的挤压，产生玻璃体水分的减少，玻璃体腔减小（图2-7-3）。

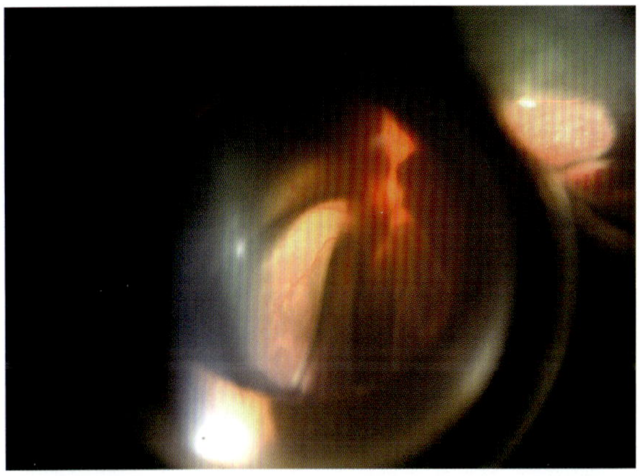

A　三面镜下裂隙切入的状态

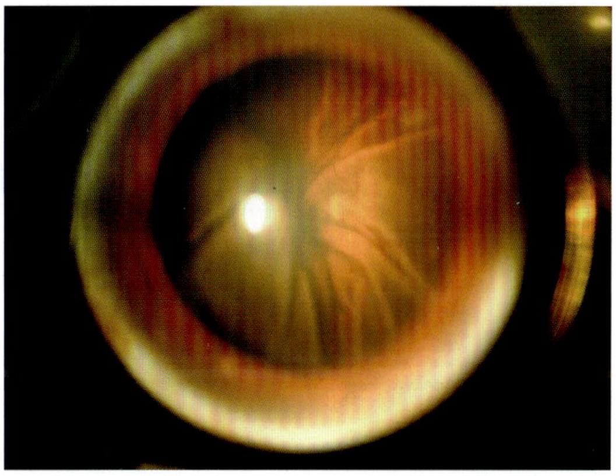

B　三面镜下平照的状态

图2-7-3　PCV自发性脉络膜出血对玻璃体的挤压

而硅油则表现出在这方面的优点，玻璃体能够被挤压，容易被挤压，而硅油则不同，没有透水性、通水性，也就没有缩水性，脉络膜出血产生的对玻璃体的压缩，玻璃体腔的缩小，硅油可以对抗。而玻璃体是组织，一种组织的对抗，玻璃体组织与疾病的对抗，这种对抗在一些病例中显示出弱势。

与驱逐性脉络膜上腔出血一样，玻璃体是组织，这种对抗是有一定的限度的，生物的玻璃体是面对组织的，产生一种整体的接触面的轻抚，产生弹性、抗性与柔性；而玻璃体腔的硅油是替代物，是人工替代物，是非生物之物，它的柔性不及生物玻璃体而产生较之强的弹性与抗性。

在一般情况下的缺点，替代物的缺点，这时却成了优点。硅油的内部的不透水性与通水性，使得硅油能够对抗脉络膜出血产生的对眼内腔的挤压。

PCV的病例，在激光治疗前，伴有玻璃体积血的病例，还是要注入硅油，注入硅油的目的，稳定眼内腔与进一步的激光治疗。

视网膜会出现大动脉瘤，脉络膜就不会出现吗？PCV的结局之险恶，如此之大的压力，对玻璃体进行压缩。在眼外伤的观察中，脉络膜的血性脱离，就会挤压玻璃体，眼内腔没有了空间，玻璃体到哪里去了？玻璃体有与无的特性显现，被挤压了。

这说明玻璃体对眼球的支撑与对脉络膜出血的对抗是有限度的。较大的与持续的脉络膜出血，会挤

压玻璃体。眼外伤发生后，肯定有一个低眼压的过程，才能使得出血持续，并挤压玻璃体。

脉络膜出血的压力取决于脉络膜血管的层次，外层的脉络膜血管粗大，血流压力较大，会产生持续的较大的向内的压力，而且这一层的出血不容易止血。这一点从术中的驱逐性出血，可见一斑。

七、角膜对眼压变化的对抗

角膜是透明的韧性的致密的结缔组织，可以对抗眼压的变化。但是，角膜也是生物的组织，也有一定的限度。

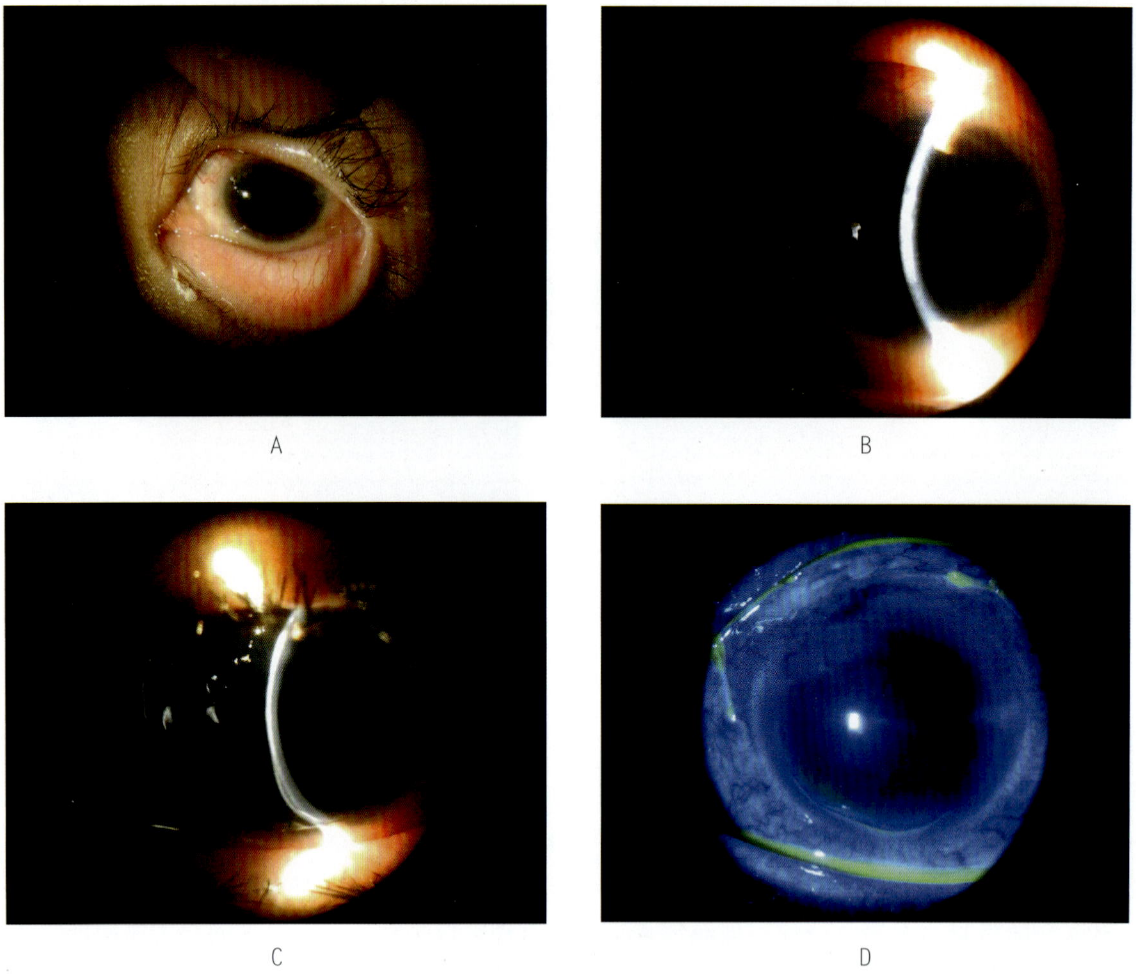

A、B、C、D 中显示眼压变化角膜上皮改变，A、B 术后低眼压状态时，角膜厚度均匀，上皮平滑，C 眼压回升并高于正常时，角膜下部上皮水泡，D 荧光染色时的角膜水泡。

图 2-7-4　术后眼压变化导致角膜上皮剥脱

在眼压波动较大的情况，角膜基质（层）的紧张与松弛，会产生对角膜内皮与角膜上皮附着的影响，产生低眼压后眼压正常与高眼压后眼压正常后的角膜上皮剥脱。

高眼压病例，手术后或者手术中，会出现角膜上皮的剥脱。这是眼球张力变化后，长期处于高眼压状态，眼压正常后或者下降，而出现的角膜上皮与角膜基质层的吻合度的重新调整过程。

图 2-7-4 显示术后一例低眼压时出现角膜后弹力层垂直方向的皱褶，眼压 5mmHg, 眼压升高后，眼

压 41mmHg，出现角膜上皮与前弹力层的分离。

术中也发现，高眼压时，取硅油过程中出现角膜上皮剥离；长期低眼压时，术中恢复眼压，出现角膜上皮的混浊与剥脱。

RRD-ChD 的低眼压病例亦然。短期或者长期低眼压，前房浅，晶状体混浊，术中眼压回升后，在短期内出现角膜上皮的混浊与剥脱。角膜内皮也许也是这样。

下篇　眼的智慧与自稳的呈现

我们向宇宙中的远方寻找生命迹象之旅之艰难，其实是与认识我们自己对等的。

我们在眼病中发现眼的智慧，只有失去才能感受到它的珍贵；组织的消失与替代，它的智慧也消失与转变。

生物随自然环境的变化，引导、发生改变。在变化过程中，自身能动地进行自身结构功能的精细化改造。

我们的眼就是这样的产物。

天地不仁，以世间万物为刍狗。

自稳，耐受了外来的药物去治疗疾病，还会智慧的做出反应，转化之！随着药物的反复使用，这种转化的速度加快，药物就失效了！

眼的自稳显现出自身调节能力，眼的组织是相互联系的也是相互独立的，眼组织之间相互依赖，共同维持眼内的平衡。当环境发生改变，眼组织也会适应性地发生改变，于是……

思考过程中，我感到：妙造自然。

第一章 眼球运动的智慧

第一节 眼球运动的联动

一、血管组织与人体的规律

（一）从血管说起

人体 4 大基础组织，上皮组织、结缔组织、肌肉组织、神经组织。每一种组织又因为功能的需要呈现不同的形态与特点。人体内“所有”结构都是由这 4 大基本组织构成。只不过是由于功能的不同，不同的器官中各种组织所占比例不同。

那么，血管是不是组织？血管包含于不同的组织，除了上皮组织，还有肌肉组织、神经组织等，所以血管应该是器官。就全身而言，血管可以称之为器官与系统，可是就某一个器官而言，血管又可以称之为组织。血管组织是 4 个基础组织必不可少的，是行使运输功能的组织，是任何器官必需的组成部分。

血管组织应该是与神经组织并列的具有特殊功能的组织，从胚胎时期，在胚胎发育过程中血管与神经就是并行的组织，行使对功能器官发育的营养与神经支配。甚至血管自身的而言，也需要血管及神经的营养与支配，这个观点可以在后面章节，尤其是 Terson 综合征章节论述。同时，就神经组织而言，也需要血管的营养。就组织发育而言，如果设定神经组织为基础组织，那么血管组织也应该是组成特定器官的第 5 个基础组织。

（二）功能决定血管的分布

血管根据功能而分布不同，人体的骨组织，血管分布就具有差别。坚硬的骨质，支撑作用，代谢较慢，血管分布较稀疏。而其他代谢快的组织，血管分布密集。

成人的椎间盘基本上是无血管组织，胎儿椎间盘的血液供应来自椎间盘的周围和邻近椎体的血管。邻近椎体的血管通过软骨板到达椎间盘，但不到髓核。这些血管在出生后即发生退行性变化，20 岁以后完全闭塞，除纤维环周边部分有少量血液供应外，椎间盘基本上是无血管组织。椎间盘内部无血管这一特点，充分适应了其抗压力的需要。髓核由于含有黏多糖，而且具有强大的吸水能力，其营养的供给和代谢产物的排除，就是靠这种水分的吸入和排出而实现的。

眼外肌代谢率高，分布丰富的血管组织，并以筋膜与其他组织分隔。眼球巩膜组织坚韧，血管分布较稀疏，结膜组织柔软，伸张力强，血管分布也较为稀疏。眼内腔的低代谢率与内部自身稳定的要求，无形态上的血管供养。较为明显的玻璃体、晶状体和角膜等，都是因功能而将形态上血管排斥在外。这样的血管构成是为了满足眼屈光功能的需要。

组织因功能而呈现不同的形态。如果组织有一个标准的形态，那么组织随功能而改变与异形。前面说到眼球内部的异形，脉络膜、视网膜色素上皮层、被包起来（包裹）的组织间 – 玻璃体等。

转动的器官与组织及部位都是圆形的，弧形的，关节部位是弧形的或者是球形的，如髋关节等。头部是圆形的，拱形的切向力与分力的作用，使得脑部圆形的外壳更坚固。眼球是球形的。球形使得眼球在眼眶的运动与转动更灵活。结膜囊是弧形的。结膜以及 tenons 囊的柔软性与柔韧性，使得眼球转动自如等。

二、眼球的周围空间

人体有这样一种规律：凡暴露的组织或器官都应该有坚硬的外壳，凡暴露或突出的组织或器官都应该有坚硬的外壳，如脑。在骨性的外壳下，凡组织或器官都应该适应其功能的需要，如四肢在骨性的支架下，关节活动处有较为柔软和多皱的皮肤。

眼球是窠臼在眼眶中的。由于眼的器官之重要性，也在适应中演化出大量的保护作用和适应性作用的组织附件。如眼眶是骨性的保护。

眼的周围是骨性的保护。头部脑组织有骨性的保护，眼球的骨性保护有所不同。眼球是可以转动的，眼眶是骨性的保护，同时又是眼球的空间，眼球转动的空间。眼眶内软组织及脂肪垫，还有适应性作用的 6 条肌肉。眼睑具有肌肉和组织较为致密位置固定的睑板和眼睑适应性的瞬目作用的保护，眼内组织有巩膜角膜等坚硬的外壳。

眼球周围是软组织，适合眼球的运动与缓冲外力的冲击。6 条眼外肌，视神经，血管神经等，将眼球悬吊在眼眶的软组织中。6 条眼外肌，在神经支配下，在我们的大脑意识与思想、思维等，有意识与无意识的协调的运动，产生了眼球的转动。

三、眼表的滑动与附着

窠臼关系广泛存在于自然界。如人体的关节，人体关节顺应关节的运动形式而有差别。以髋关节为例，髋关节主要功能为负重，将躯体的重量传达给下肢，同时能做相当范围的前屈、后伸、内收、外展、内旋、外旋和环转运动，且有吸收、减轻震荡的功能。肩关节亦然。膝关节的运动是屈伸，股骨与胫骨腓骨髌骨相接，为了关节的稳定，又派生出了半月板、交叉韧带与髌韧带等结构。就眼的概念而论，存在着很多窠臼关系，如晶状体与玻璃体和眼的层状结构，玻璃体与眼球壁的层状结构。眼球窠臼在眼眶中就如髋关节结构的髋臼与股骨头（窠）。结膜与眼睑板，就好像异化的人体骨关节结构，关节的滑膜对应眼的结膜，关节的软骨结构对应眼睑板。结膜的柔韧性与柔软性，就像人体四肢关节周围的柔软多皱的皮肤，结膜的伸张力，就是从结膜的打折，构成了结膜囊，以适应眼球的转动。睑结膜与球结膜完美的附着，眼轮匝肌及瞬目，有节律地眨眼。

结膜囊缓冲泪液，储存泪液，保持结膜囊的湿润，保持角膜的营养与湿润。泪液的润滑就像股骨头在关节一样，泪液就像关节的滑液。

关节的作用就是顺应人体结构的运动，眼表中的结膜顺应眼球的转动。除此之外，泪液自泪腺分泌，在两层结膜表面（睑结膜与球结膜）之间，泪液与结膜及眼睑的分泌腺的分泌物汇合与混合，内含水分、油脂和黏液，有利于眼球的运动与活动、转动。粘连以后就会影响眼球的运动，如睑球粘连。附着存在问题，如睑内翻，睑外翻等，就会出现眼的刺激症状与泪液的流出不畅而溢泪。

第二节　泪液的产生与流出

一、泪液及泪道

眼球的运动或者转动对表面的润滑的要求。泪液是润滑的保证，泪液是泪液膜的重要组成。泪液是一种弱酸性的透明的无色液体，占其组成中绝大部分（98.2%），并含有少量无机盐、蛋白质、溶菌酶、免疫球蛋白 A、补体系统等其他物质。结膜及睑板分泌的油脂腺，分泌油脂，既能润滑角膜、结膜囊也能润滑泪道。

泪囊位于眼眶内侧壁前部的泪囊窝，为一膜性的盲囊。上端是盲端，高于内眦，下部移行为鼻泪管。泪囊和鼻泪管贴附于泪囊窝和骨性鼻泪管的骨膜。泪囊的前方有眼睑内侧韧带和眼轮匝肌眼睑部的纤维横过，眼轮匝肌还有少量肌束跨过泪囊的深面。眼轮匝肌收缩时，牵引眼睑内侧韧带可以扩大泪囊，使泪囊内产生负压，促使眼泪流出泪囊。

二、泪液的运动

泪液的流出是一个综合性的过程。鼻腔呼吸的虹吸效应，鼻泪管的粗细，鼻泪管鼻腔开口的方向，开口在鼻腔的位置等都会影响泪液的流出。还有泪囊的肌性收缩与舒张，眨眼动作对泪囊的挤压效应。

湿润角膜与眼睑的眨眼动作，眼轮匝肌收缩与舒张，对眼眶软组织的挤压，包括对泪囊的挤压，内眦部的韧带—眼睑内侧韧带。眨眼动作产生结膜囊的液体负压，除了促进贴附，睑结膜与球结膜的贴附，睑外翻和眼睑松弛和眼轮匝肌麻痹等，都会影响泪液的交换与流出。

新生儿泪囊炎患儿大多数是由于小儿在出生时，鼻泪管下端的胚胎残膜没有退化，或是上皮细胞残屑阻塞鼻泪管下端，泪液和细菌潴留在泪囊内引起继发感染所致。新生儿泪囊炎的发病率占新生儿的4% ~ 6%。是新生儿较常见的眼病之一。患儿流泪、流脓、眼角分泌物多，其分泌物多见黄白色，较黏稠。新生儿泪囊炎，过去用冲探泪道的方法，效果较好；现在用按摩的方法也有疗效，只是需要时间。就是通过增加管道对管口的压力，促进管口的通畅。

三、泪道阻塞的替代物

人体组织还有一个规律，坚硬不动的组织，会产生粘连与钙质沉积。如骨组织，如PVR的机化组织，如机化组织的钙化等。在现有的泪道替代物（如支架）中常常会在远期出现泪道的再次阻塞，是不是我们忽视了什么？通过对泪道植入物植入后效果的研究发现其与生物体之间的差别，我们往往忽视的是组织的特性，组织的柔软性与活动性。

泪道阻塞的治疗应该有一个标准：一个是恢复管道的通畅，管口与腔道要足够的大；一个是恢复组织的柔软性与活动性；一个是管道收缩舒张的弹性。柔软性与活动性是生物管道随着周围组织的运动挤压与松弛，如眨眼动作，眼轮匝肌等的节律运动，有利于泪液的流动。管道的弹性，也是管道的肌性，就如肠道的节律性收缩一样，通过舒张与收缩活动，促进泪液流出。这些生物的特性，现在的人工替代物都不具备，很难完全达到要求，也就很难达到长远的效果。

组织性质的泪道具有无法替代的优越性。泪道与泪囊通畅，与周围组织的关系，形成管道与泪囊的柔软与弹性，这是一种联动关系。泪道的阻塞与粘连，就阻塞的部位而言，粘连机化，失去和谐的弹性与肌性，泪道介入物，介入治疗后的并发症，就是阻塞与粘连。

粘连以后组织被固定，失去组织管道运输的特性。同时泪液也是生物性的，也是组织的一部分；泪液不仅仅是水，含有生物组织分泌之物，这些成分会逐渐吸附和沉积在替代物的表面，形成阻塞；替代物被周围组织的包裹，与周围组织粘连。替代物是僵硬的，固定的。替代物无法替代组织的生物的柔软性、伸缩性与亲和性。因为，它们是非生物体，不具备生物体的特性，而且还存在排斥反应等。从自稳的角度，泪道支架只是机械的支撑作用，也不是永久的替代物。既然泪道支架也不是永久的替代物，那么，一种设想就是设计既起支撑作用，又便于及时取出的泪道支架。

就人工泪道植入物这个问题与心血管介入医生讨论，泪道支架为什么阻塞的比例这么高，而心血管与脑血管的介入，再次阻塞的比例万分之几？答案是：首先，血管系统是封闭的，血管压力之大，血流之快，血管肌力动度之大，血液自身的血凝与抗凝之对抗平衡力之大，等等。在这些相关因素方面，泪液与泪道与血液与血管，没有可比性。泪液是开放的，没有像血管系统那样持续的推动力，缺乏抗凝的成分，自身调节力差，依赖眶压与虹吸，泪道的肌力相对较弱，泪液的流动速度慢，压力低，等等，使得人工泪道容易被泪液成分及外界物质沉积而阻塞。

四、泪液分泌的神经调节和激素调节

（一）泪液的产生

泪腺位于眼眶外上方泪腺窝里，重约 2g，男性比女性重，泪腺是由细管状腺和导管组成，分为上下 2 个部分：上部为眶部，也叫上泪腺，较大，形态很像杏仁，大约 12mm × 20mm；下部为睑部，也叫下泪腺，较小。泪腺呈小叶状结构，泪腺有 10 ~ 12 条排泄管，泪液产生后就由这些排泄管排出。在正常情况下，泪腺在白天大约分泌 0.5 ~ 0.6mL 的泪液，起湿润眼球的结膜和角膜的作用，而在人睡觉时，则停止分泌泪液。

泪液的产生是靠神经反射来完成的，有丰富的神经支配：副交感神经来自第七脑神经，也有颈上神经节的细小交感神经纤维。泪腺分泌的主要神经弧起自角膜反射，经第五脑神经到达脑干，然后到达第七脑神经。情感性流泪是经中央旁路到达第七脑神经。来自眼表和鼻黏膜的刺激，经第五脑神经传入中枢，产生的反射经传出神经到达泪腺，引起泪液分泌。情感刺激产生的神经冲动也加入这一反射环中。另外，眼表的慢性刺激，例如：过量蒸发、低湿度或接触镜均可产生慢性的向心性神经冲动，增加泪液分泌。分泌的泪液是靠瞬目运动分布于眼表的，瞬目还可以使睁眼时由于环境污染、水分蒸发而破坏的泪膜进行修复与重建（图 3–1–1）。

视疲劳，产生泪液的分泌。泪液产生为什么不能缓解视疲劳？是泪液的温度。冰水也可以减轻视疲劳的症状，中医学使用的冰片、麝香，具有这样的功效。就是这样的道理。相比较其他种类滴眼液，点用过度，也会影响泪液的成分，引起结膜、角膜上皮的营养问题。但是，不同的是，也可以刺激泪液的分泌，使得泪液成分的改变得以缓解。

（二）泪液的分泌

泪液分泌过多是泪腺功能亢进的结果，但它所造成的流泪和溢泪的含义是不同的。一般情况下，除了不断拭除泪液令人不适和不便以外，无不良反应。少数患者可并发结膜炎、睑缘炎以及下睑湿疹。

引起泪液分泌过多的原因：①生理性反射：由于感情冲动、呕吐、咳嗽、打呵欠可出现泪液过多的现象。②神经性反射：由于结膜或角膜方面受到化学性或物理性刺激，如灰尘样异物，刺激性气体、冷、热、强光等刺激都可引起神经反射性流泪。再如鼻腔，鼻窦、口腔黏膜各方面受到腐蚀性气体，机械性因素等刺激，都可以通过三叉神经引起反射性流泪。③药物性反应：由于应用强烈的副交感神经引起药物性流泪反应。

泪腺分泌功能减退是一种泪液过少而引起干燥性角膜、结膜炎，分为原发性、先天性、麻痹性、中毒性 4 种。

引起泪液分泌减少的原因：①原发性：泪腺本身疾病所致，任何发生泪腺萎缩的疾病，都可以导致泪液分泌减少，如老年性泪腺萎缩、斯耶格兰综合征、米古利兹综合征等。②先天性：先天性泪腺缺如。③麻痹性：支配泪腺的面神经，三叉神经，交感神经发生神经麻痹，尤其外伤，酒精岩浅大神经注射，都可阻断流泪反射，终止泪液分泌。④中毒性：伴有毒血症的疾病如高热，伤寒，急性肠道传染病，以及可能由于泪腺分泌细胞直接受损，如阿托品中毒，食物中毒可引起泪腺分泌减少。

结节病是一种多系统多器官受累的肉芽肿性疾病。常侵犯肺、双侧肺门淋巴结，其次是皮肤和眼的病变，浅表淋巴结、肝、脾、肾、骨髓、神经系统、心脏等几乎全身每个器官均可受累。

Sj'gren–Mikutiez–Heerfordt Syndrome 是结节病的一种特殊类型。可累及泪腺、腮腺和眼，表现为泪腺炎、泪腺和腮腺的无痛性肿大，常为双侧、虹膜睫状体炎，急性葡萄膜炎、角膜结膜炎。

干燥综合征 (Sj'gren syndrome,SS) 是一种侵犯外分泌腺体尤以侵犯泪腺和唾液腺为主的慢性自身免疫性疾病。以泪腺和唾液腺原发性萎缩为主的疾病。主要表现为口、眼干燥，也可有多器官、多系统损害。由于泪液缺乏，可致结膜角膜干燥及反复性角膜上皮剥脱，称为干燥性角膜炎；并伴有口腔、咽部干燥、阴道干燥及多发性关节炎等。

米古利兹(Mikutiez)病是以双侧泪腺和腮腺肿大的慢性炎症，多发性30岁以上，亦可发生在任何年龄，病因不明，多数发病缓慢；临床上以口干、眼干、腮腺与泪腺肿大表现为主。

（三）泪液分泌的调节

1. 神经调节

首先角膜有大量的感觉神经末梢，可以敏锐地感觉到各种刺激，产生神经冲动向中枢传导。同时主、副泪腺、分泌黏液的细胞和睑板腺又都有丰富的神经支配，如泪腺主要是副交感神经（释放介质是乙酰胆碱和血管活性肠肽），较少的交感神经（去甲肾上腺素）和感觉神经（抑钙素基因相关的多肽和P物质）。释放的乙酰胆碱刺激泪腺分泌水、蛋白质和电解质；在结膜上皮基底膜含量丰富的血管活性肠肽，刺激杯状细胞合成和分泌黏液。有研究者提出假设认为：泪腺分泌功能下降不是神经支配的丧失，而很可能是炎症导致功能阻滞，或介质释放阻滞，或细胞对介质反应的阻滞。由于，结膜也具有分泌功能，故而，自主神经的交感与副交感神经的存在是必然的。

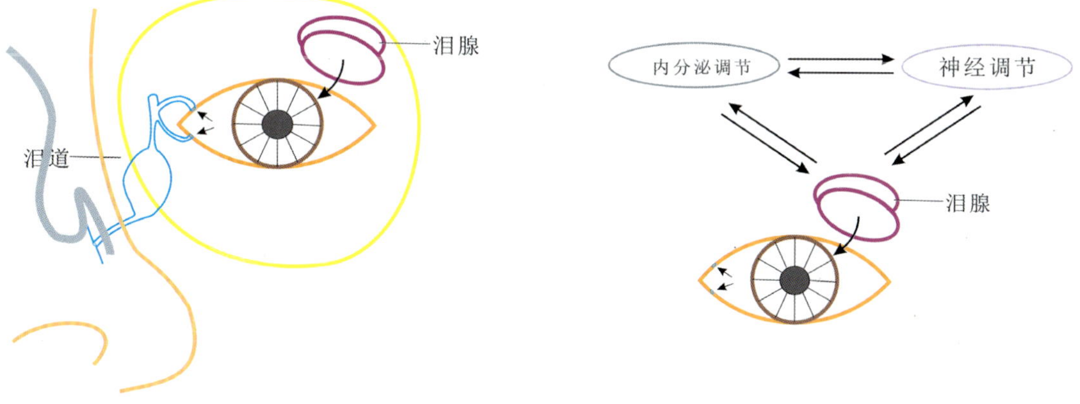

A　泪液的产生与流出　　　　B　泪液分泌的调节

图 3-1-1　泪液的产生、流出与调节

2. 内分泌激素调节

虽然激素对泪腺分泌调节机制还不是很清楚，但性激素对分泌确有重要影响，特别是雄激素对泪腺的形态、生理和免疫都有调节作用。其他还有黄体生成素、尿促卵泡素、泌乳素、甲状腺刺激素、孕激素、雌激素对正常和病变泪腺似乎也都有作用（图 3-1-1B）。

第三节　眼表与眼球的联动

一、泪液膜的构成与功能

泪液是眼内泪腺分泌的无色透明液体。泪液有保持眼球表面湿润，清洗眼球的作用。泪液分泌流入结膜囊，与眼附属结构腺体分泌的油脂物质，经由眨眼的动作而均匀分布，覆盖在角膜结膜表面，就形成了一层泪液层，形成一个润滑保护膜，也称泪液膜。最后泪液经由鼻泪管排除掉。

泪液膜的功能：①保持角膜表面的光滑，形成理想的光学界面；②保持角膜、结膜的湿润，防止干燥，有利于氧气的渗透和细胞的代谢；③冲刷异物与灰尘；④溶菌酶有杀菌活性；⑤较低蛋白浓度，低表面张力，不断分泌排泄。利于湿润及泪液膜自身的稳定。

泪液膜由外而内可分为3层：①油脂层：由眼睑之皮脂腺所分泌，在最外层，主要功用是增加泪液膜之表面张力，延缓水液层的蒸发，润滑眼睑及眼球表面。②水液层：由泪腺所分泌，在中间层，占泪液膜的绝大部分，含营养素维生素及抗菌物质；主要功用是提供眼睛润滑清晰的表面、提供角膜氧气、有杀菌作用、以及清除代谢产物之功用。③黏液素层：由结膜之杯状细胞所分泌，在最内层，主要作用是和角结膜上皮细胞接触，使之变成亲水性，而使得泪液水层能均匀分布在角结膜表面。这3层泪液之组成如果有一层分泌不足或是分布不均匀，都会造成干眼之症状。

二、眼球类关节润滑的联动

凡透明的组织都要光滑，凡光滑的组织都要润滑。

凡运动与活动频繁的关节，都表面光滑并需要润滑。

凡运动与活动频繁的关节，或者说一种关系，需要精密的吻合与润滑。眼球与眼睑就是类似于关节的结构，具有类关节关系的结构。结膜就类似于关节的滑膜，泪液膜与泪液就类似于关节的滑膜液。眼睑的肌肉与眼外肌就是关节的运动肌。临床上角膜结膜与眼睑不吻合、不润滑的情况见于眼睑的变形，睑内翻、睑外翻；角膜结膜的疤痕，结膜的增生（翼状胬肉），睑球粘连，眼球的变形，如角膜圆锥，眼球前部的葡萄肿，角膜结膜的炎症与溃疡。

凡可以活动的都遵循类关节的规律，具有类关节的限制结构。如眼结膜的皱襞，眼睑的睑板等。人体关节结构最复杂的膝关节，也无法与眼作为关节的结构相比。眼球作为类关节，辅助运动的肌肉也是最多的。人体活动范围最大的髋关节，也无法与眼的活动相比。

角膜透明，光学屈光性质需要表面光滑，角膜不但光滑，因为透明，因为暴露，更需要润滑；而且润滑液也是透明的，也参与了角膜的光学屈光。于是，就有一个复杂的系统润滑角膜，泪膜不只是覆盖角膜，还有结膜，不只是保护角膜与结膜，保持角膜的透明性及功能，还有适应眼球的运动功能。眨眼的联动功能，对泪液的均匀分布，保护角膜结膜上皮，润滑眼球的运动至关重要。

第四节　干眼症

一、干眼症

眼球表面的光滑是眼球的转动的要求，角膜上皮完整性的要求，因为，角膜表面富含神经末梢。人体的智慧就是设置一种液体帮助眼球转动与眨眼，泪液膜是眼球转动的保证，眼球转动的润滑剂。

干眼症是指任何原因造成的泪液质或量异常或动力学异常，导致泪膜稳定性下降，并伴有眼部不适和（或）眼表组织病变特征的多种疾病的总称。又称角结膜干燥症。常见之症状包括眼睛干涩、容易疲倦、眼痒、有异物感、痛灼热感、分泌物黏稠、怕风、畏光、对外界刺激很敏感；有时反而刺激反射性泪液分泌，而造成常常流泪；较严重者眼睛会红肿、充血、角质化、角膜上皮破皮而有丝状物黏附，这种损伤日久则可造成角结膜病变，并会影响视力。

目前普遍认为干眼症的病因可分为以下 4 类：①水液层泪腺泪液分泌不足是最常见的干眼原因。②油脂层分泌不足。由于眼睑疾病造成睑板腺功能不良。③黏蛋白层分泌不足。缺乏维生素 A_1 者、慢性结膜炎、化学性灼伤等。④泪液过度蒸发、泪膜分布不均匀。

先天性无泪腺、老年性泪腺功能降低或是一些自身免疫性疾病造成泪腺发炎、外伤、感染、自主神经失调，长期点某些眼药水或服用某些药物都会造成泪液分泌不足；长期戴隐形眼镜者。干眼症与年龄相关，因为多发于中年及老年人，同时伴有白内障，视疲劳，睑缘炎等。干眼症与眼的使用相关，干眼症可以发生在任何年龄，只要过度与不适当的用眼，都会出现视疲劳的症状，同时伴有干眼症的体征。干眼症与角膜的状态与屈光状态相关，角膜屈光手术后的干眼症，是屈光造成的还是角膜发生改变造成的？角膜屈光手术后的正视眼，让时常近用眼工作的人产生不适。

二、视疲劳与干眼症的神经联系

干眼症最常见症状是眼疲劳、异物感、干涩感、其他症状有烧灼感、眼胀感、眼痛、畏光、眼红等。干眼症发生在各个年龄段，不仅仅发生在中老年，也发生在青少年，显示出与用眼的明显关系。长时间视近时，注意力集中，出现的眼酸，眼痛等不适症状，加重后会表现眼干涩的干眼症状，并显示出角膜上皮的破坏。晶状体的调节能力随着年龄的增长而下降，白内障初期表现的畏光、流泪、时好时坏的视物模糊等视疲劳症状，伴随着较为明显的干眼症状与体征。视疲劳症状与干眼症存在着一种联系，这种联系与视觉的神经反射相关。是调节疲劳与疲惫导致了角膜上皮的营养问题。

三、重新认识眼表

眼表有感觉神经和交感神经 2 种。感觉神经来自三叉神经的第一、二分支。从第一支（眼支）起源的有泪腺神经、眶上、滑车上下神经。分别支配上睑、穹窿部、球结膜及泪阜、半月皱襞相应的结膜。靠近角膜缘的球结膜由睫状神经支配，也属三叉神经的第一支。从第二支（上颌神经）起源的眶下神经主要支配下睑结膜和下穹隆部结膜。交感神经纤维来自眼动脉的交感神经丛，是从海绵窦交感神经丛起源的。

角膜的神经支配三叉神经第一支，角膜神经支配丰富，而且种类也不仅仅是感觉神经，还有自主神经，有交感与迷走神经，那么，这些神经有怎样的作用呢？

一位女性患者，25 岁，进行过 2 次脑瘤手术，第二次手术后出现一侧面瘫表现，同侧的角膜反复上皮剥脱，按照病毒性角膜炎治疗，频繁点药，效果甚微。从原发病考虑为神经性、麻痹性的角膜营养不良，点用一般的营养角膜上皮的眼用凝胶治愈。

还有前章提到的张力后的角膜上皮脱离，或者剥脱。一方面是角膜基质纤维张力后与角膜上皮的不吻合，另一方面也存在高眼压时角膜上皮营养物吸收与代谢物排除的代谢问题。

为什么角膜损伤，刺激症状较结膜损伤重？角膜的神经不仅分布丰富，而且功能发达。进入角膜的神经不仅仅分布丰富，而且发生功能形态的质的改变。在胚胎发育过程中血管与神经就是并行的组织，行使对功能器官发育的营养与神经支配。组织有一种规律，一种功能缺失，必然有另一种形式的补偿。角膜透明性的要求，一种组织，无血管，透明，必有一种组织代替血管的功能，除显示出发达的神经外，神经纤维可能行使透明的血管功能。神经纤维内流动的不只是神经递质，还有其他营养物质。吸收血管的营养物质，运送至角膜并分布于角膜上皮基底层。

高眼压时的眼痛、眼胀感，是出自虹膜、睫状体还是角膜呢？从高眼压时角膜的水肿程度与疼痛的相关性推测，角膜可能是眼痛及眼胀感的感觉源之一。而高眼压对睫状体、虹膜组织的压迫，及它们对触痛与牵拉痛、切割痛的敏感，也不能忽视。从视疲劳的症状与干眼症角膜上皮的剥脱与变性的关系来看，视疲劳时出现的眼痛、眼胀感，后来伴随的异物感、眼干涩流泪，角膜上皮的脱落等表现的联系，可能存在虹膜、睫状体及角膜的神经分布与传递的联系。

第二章　角膜智慧的消失

第一节　角膜与眼球萎缩

一、眼球萎缩

眼球萎缩是一个很值得研究的现象，眼内各层失附着，结构紊乱，眼球缩小。一些临床征象提示眼球萎缩与代谢障碍相关联：低眼压，眼球直径缩小；角膜皱缩，混浊，变厚；晶状体混浊；玻璃体浓缩；巩膜变厚，皱缩，手术中发现进针与用刀穿刺，阻力增大。虹膜失去弹性与活动性，睫状体、脉络膜脱离、视网膜脱离等。尤其常常发生在眼外伤，在短期内，眼球迅速缩小，形成眼球痨。

眼球萎缩的表现：患眼失去光感，或者只有光感，患眼眼球缩小，与对侧眼比较，眼球出现凹陷感，较之对侧眼眶明显失去饱满，眼压低，角膜直径缩小，混浊，前房有积血。眼轴缩短，一般比之对侧眼缩小 2mm，就可以确定诊断。眼压很低，多数患者低于正常，眼内结构脱离，睫状体、脉络膜、视网膜的脱离，或者眼内结构紊乱。临床上也可以见到虹膜萎缩，脉络膜萎缩，视网膜萎缩，眼球萎缩时，眼内各个组织运转功能明显下降，各个组织逐渐皱缩，眼内自稳机制崩溃，眼内结构逐渐紊乱。能否逆转是我们应该研究的课题。

二、假性眼球萎缩

眼的假面现象（伪装综合征）的一种，见于 RRD-ChD 的情况，眼压极低，B 型超声波检查眼轴明显对侧眼缩短，眼内结构分离，层次分明，并向中心聚集。尤其在双眼高度近视的病例。

三、角膜萎缩

角膜萎缩常常伴发于眼球萎缩，眼外伤的病例多见，表现眼球萎缩的可见征象，眼轴缩小，角膜皱缩，直径的缩小与混浊皱褶，角膜失去正常的弧度，变厚，变平坦，或有新生血管长入角膜基质层。

如果不伴有眼球萎缩，那么，只是单纯眼压高，单因素疾病所致，只是血管局限的阻塞所致，只是巩膜扩张所致。这些单一组织的损害与萎缩，与眼球整体的萎缩状态有区别，

四、先天性小角膜

先天性小角膜是一种眼球发育未遂、发育不全或终止的征象。角膜缺如、角膜直径较小，眼球体积可大可小，常常伴有眼球震颤和虹膜、脉络膜的缺损。

第二节　角膜变性与变形

角膜发生周边的，中央的间质的、上皮的、全层的变性、变形及混浊，无论是自然发生的，还是人为的，都会造成视觉的改变，而产生对视力的影响与不适症状。角膜自然发生的变性与变形包括先天因素与后天因素，如先天性角膜变性，混浊，白斑；外伤导致的角膜混浊与变形； 人为的，如硅油眼的角膜带状

变性，等等。角膜形态的改变，除了圆锥角膜，无论先天性、发育性、外伤性，也是大多数外伤后的角膜白斑与变形，都是视物模糊，视物变形，眩光，以及视觉疲劳的不适与疼痛的临床症状的根源之一。

一、角膜的要求

自然规律：任何生物都有代谢，任何生物组织都有代谢，任何非生物的替代物没有代谢。

角膜与巩膜都是纤维膜，但是，角膜是相对代谢较为活跃的组织；为了适应眼球的视觉功能，主要原因是屈光性质的要求。角膜首先是透明性的要求；第二，就是强度与韧性；第三，形态的要求。

在病理情况下，人们试图恢复这种自然力。如青光眼时，降低眼压，在 RRD-ChD 时，封闭裂孔。但是在另一方面，在眼球壁发生改变时，有时是人为的，有些是非人为的，比如眼的外伤，尤其是角膜穿通伤时，不但会造成角膜透明性的改变，也会造成角膜形态的改变，所谓的外伤性圆锥角膜。如我所看到的一位患者，13 年前角膜受到外伤，感到受伤眼视力下降 3 年，检查时发现，眼压正常，角膜混浊部位前突，变薄。

老年性角膜变性，产生的葡萄肿，外伤引起的圆锥角膜，发育期的圆锥角膜，就如我们谈到的时间与空间的扭曲，圆锥角膜，看出去的世界，是四维的图像。

二、角膜承受的压力与张力

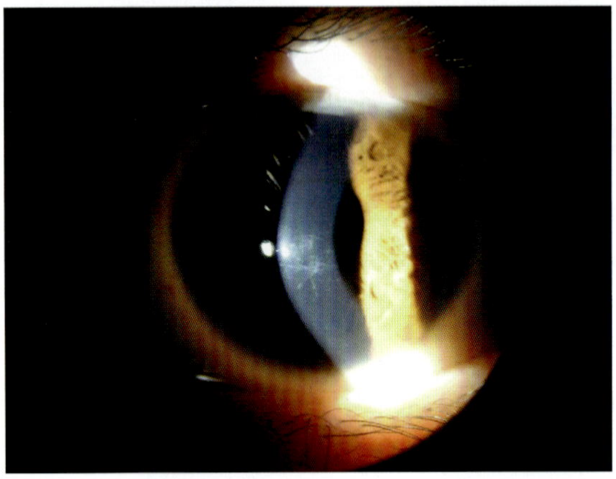

A　裂隙灯下角膜曲率改变与中央部的混浊

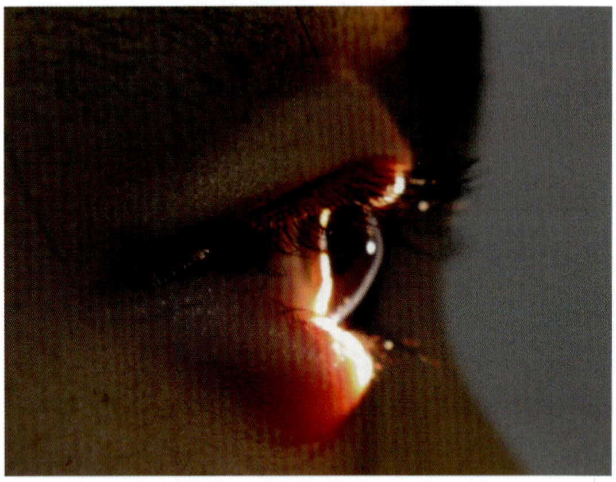

B　侧面观角膜曲率的改变

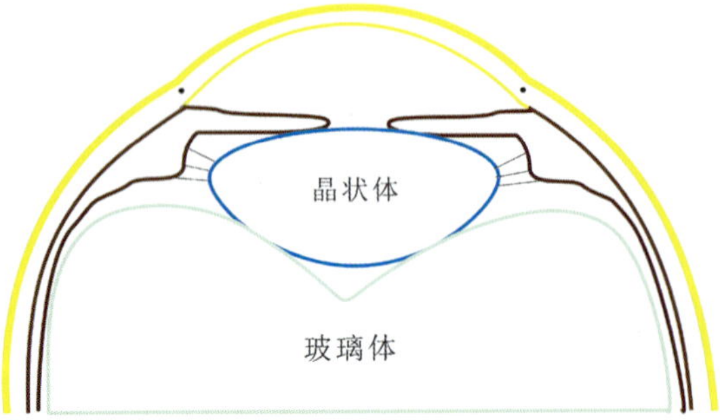

C　正常角膜曲率示意图

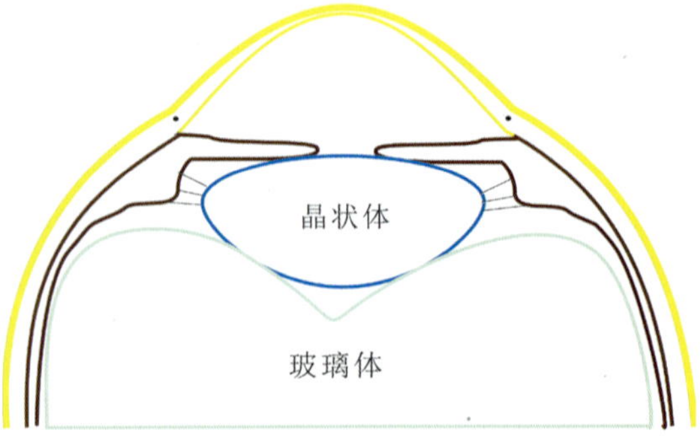

D　角膜圆锥的曲率示意图

图 3-2-1　角膜圆锥

这使我想到 PRK 和 LASIK 手术，这种人为的破坏角膜纤维走向的手术，患者会不会有将来的长久并发症呢？

还有就是角膜变性，遇到这样的病例，男，18 岁，双眼视力明显下降，一年内近视度数由 -1.0D 变为 -7.0D，来检查时，发现角膜中央混浊，明显前突呈圆锥状。如图 3-2-1 角膜圆锥。

为什么这种圆锥角膜的病变都位于中央部呢？可能是中央部承受的压力较之边缘部为大，是不是这样呢？还是这部位组织较为薄弱呢？那么角膜缘是角膜和巩膜移形处，是球壁最薄弱的部位，当受到外力时，这个部位常会发生破裂，造成眼球破裂。也是眼球葡萄肿的易发部位。看来还是角膜中央的病变有关，在较小的压力下，长久作用，就会造成形态的改变。前面章节读到神经血管的异化，是否这种“透明血管”在角膜中央的分布出现了问题？

从组成结构来看，巩膜的纤维组成较之角膜基质而言，巩膜承受力应该较角膜基质强。角膜虽然也属于纤维膜，但它具有透明性的需要，还要适应暴露的环境的需要，因此，它需要较多的水分（与巩膜相比）较少的纤维，还要有上皮的细胞，还要维持其透明性角膜厚度的需要。要达到这样的目的，角膜内皮细胞必须存在，并且要不停地工作；角膜上皮需要不停地代谢更新。因此，角膜虽然属于纤维膜，但它是复杂而且脆弱的。在巩膜向角膜中央部移形的过程中，角膜中央是最薄的，承受持久的张力能力应该较弱。

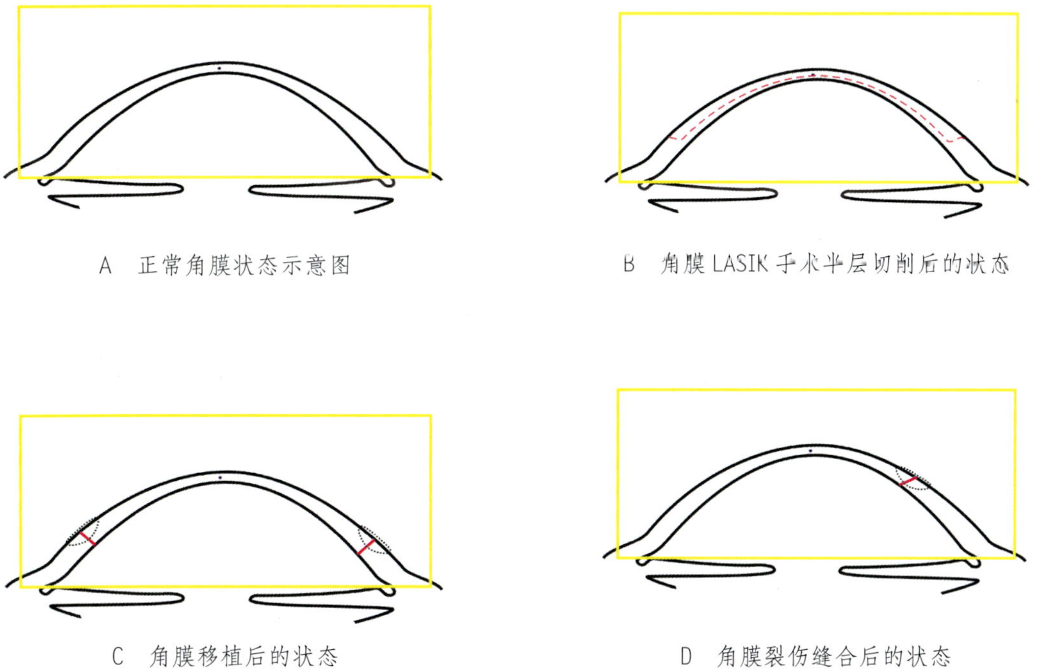

图 3-2-2　角膜纤维断层产生的角膜薄弱

作为众多角膜屈光手术中一项成熟而又占领主流地位的技术，LASIK 的安全性和疗效的可靠性是不容置疑的。但是，这并不表明 LASIK 没有风险（即并发症），LASIK 可能出现的并发症包括：干眼、感染、欠矫或过矫、角膜穿通、医源性角膜散光、继发性圆锥角膜、角膜瓣不规则、瓣游离、上皮植入、眩光等。

PRK 手术应该是使角膜中央部变得更薄，LASIK 手术，使前弹力层和基质纤维断裂，也应该是使中央部得承受张力的能力（强度与韧度）下降。

图 3-2-2 角膜纤维断层产生的角膜薄弱。角膜中央部是较薄的部位，也是较为重要的屈光部位。

LASIK 手术，产生纤维断层，以及眼外伤的角膜白斑产生的角膜变形，原理相同，如果是角膜边缘部位薄弱，会产生角膜中央部位的张力减弱。眼环没有支点，支点在眼环的中心。

第三节　角膜水肿

角膜水肿可以分为：角膜张力性水肿与角膜内皮源性水肿，炎性水肿，还有血管源性水肿和萎缩性水肿。

张力性水肿：角膜增厚或稍增厚，水肿呈细小的空泡。见于高眼压时发生的角膜水肿与混浊。

内皮源性水肿：角膜增厚明显，混浊，角膜基质密集空泡，并形成大泡。见于角膜内皮失代偿与角膜后弹力层剥离。

炎性水肿：病毒细菌等微生物导致的角膜炎与角膜溃疡周围的水肿。免疫源性水肿，见于基质性角膜炎，角膜溃疡的周围。

血管源性水肿：有血管长入，出现角膜混浊，甚至出现血液成分的沉积。

萎缩性水肿：见于眼球萎缩。

第四节　角膜的张力与眼压

一、眼压与角膜张力

为什么基质会水肿呢？按推理，RRD-ChD 时眼压较低，角膜内皮细胞更可以将基质中的水分泵入房水中，但实际上不是这样，在眼压低时，角膜内皮细胞与眼压高时一样，不能正常的工作。这向我们提出问题，对于角膜而言，如果维持其透明性，需要具备哪些条件呢？

如果说眼压状态代表着眼循环的状态，从某种角度可以这样认为，眼压就是眼循环的代名词、标志等。眼压低了，影响组织层的贴附；眼压高了，产生压迫，影响血液供给与功能。

其实，角膜水肿也可以认为是通透性发生了改变，无论是眼压高的因素，还是眼压低的因素，还是角膜内皮数量与功能的因素，还是炎症引起的角膜内皮功能失调的因素，表现是水分过多的进入角膜间质，导致角膜厚度增加，角膜混浊。

临床让我们感觉到眼压在此起着关键的作用。内皮细胞对眼压是有要求的，眼压过高或者过低，均不能维持角膜内皮细胞的功能。

二、眼压是组织功能的需要

眼压是眼内组织功能状态的一个标志。标志着养分的进入，扩散与组织的正常吸收与代谢，标志着组织功能正常运转。眼压的过低与过高，都会影响组织的代谢。

在 RRD-ChD，眼压低，影响了眼内组织的附着，影响了房水的分泌，影响眼内腔组织的营养与代谢。角膜智慧及功能的表现，需要合适的适中的眼压。在眼压变化中，角膜的代谢受到眼压的力的作用，会受到怎样的影响？

（一）眼压变化与角膜基质纤维的变化

用如图 3-2-3 所示，如果张力前网格是方形的，受到张力后，网格变为菱形，这样就缓冲了前后弹力层的张力，可见基质层是可塑的。24h 眼压会发生波动，角膜基质纤维的改变又会有怎样的意义呢？

角膜基质中的水分与营养是通过扩散与内皮细胞的泵进行交换的。那么，眼压的波动与角膜张力的变化会产生挤压作用，更好地促进角膜基质物质的代谢。

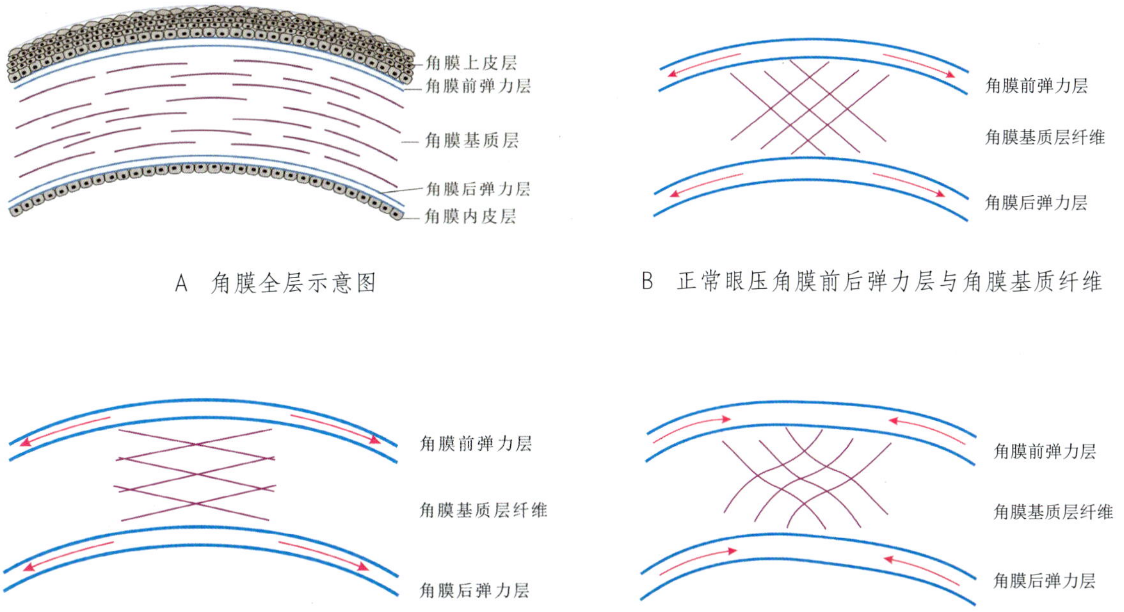

A　角膜全层示意图

B　正常眼压角膜前后弹力层与角膜基质纤维

C　高眼压角膜前后弹力层与角膜基质纤维

D　低眼压角膜前后弹力层与角膜基质纤维

图 3-2-3　眼压变化与角膜基质纤维的变化

另一方面，当张力正常时，前后弹力层被拉紧，对基质产生压力，使得水的潴留空间减少。当压力减低时，这种张力所产生的分力减小，基质纤维形态也发生改变，使得水潴留空间增大。

（二）角膜前后弹力层

在眼压变化时，这里就涉及角膜结构和生理，组织胚胎。我一直在想，角膜为什么有前后弹力层呢？他们到底有什么样的功能和作用呢？现在的 LASIK 手术会对角膜产生怎样的影响呢？看看角膜的结构，就可以看到，依赖前、后弹力层，角膜上皮细胞，角膜内皮细胞可以贴附、依附，就像 RPE 细胞层贴附在（于）Bruch 膜一样。对于眼球环状张力来说，角膜的各层中，只有前后弹力层起这样的作用，在角膜基质中是网状的纤维结构，有伸缩性，它怎样适应和缓冲前后弹力层的张力呢？

前后弹力层，产生眼内压的张力，产生挤压效应，促进网状结构的角膜基质中水与养分与代谢物的流动。24h 的眼压波动，会促进角膜的代谢。如角膜后弹力层的剥脱，时间长了，会发生后弹力层的收缩。角膜内皮失代偿，即发生角膜内皮源性水肿。

角膜前后弹力层，是限制膜，又是滤过膜，是角膜屏障结构的一部分。组织阻止水的通过是依赖于细胞的功能与结构的平衡。

这种结构也见于视网膜色素上皮附着的 Bruch 膜，也见于视网膜最内层的内界膜，也见于虹膜组织的基底膜，也见于晶状体的囊膜。也见于血管的基底膜。

（三）眼压波动内皮细胞改变

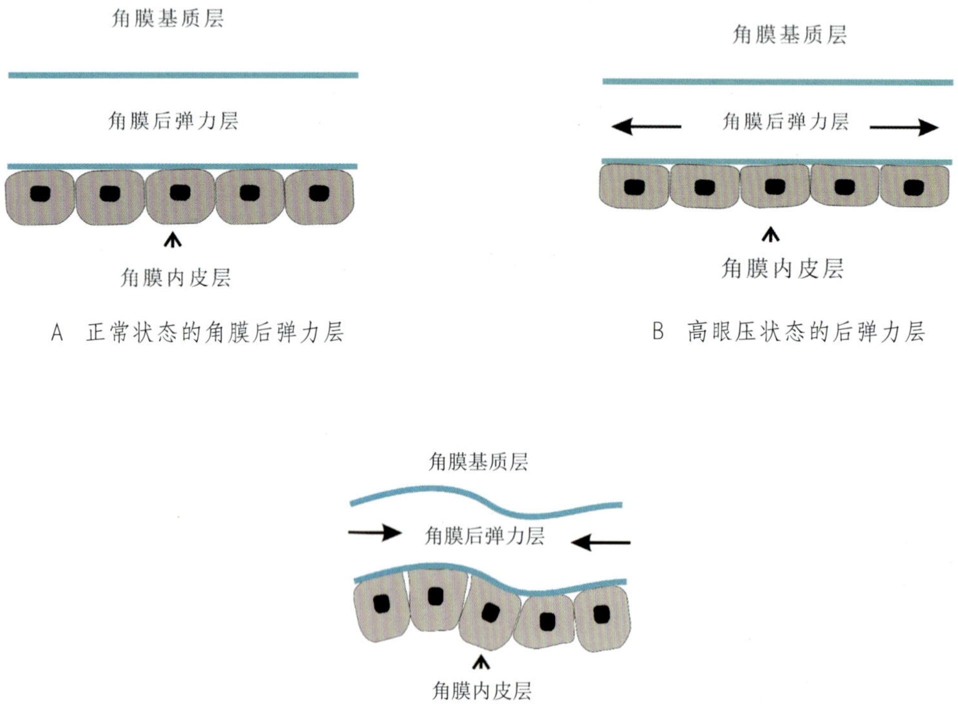

A　正常状态的角膜后弹力层

B　高眼压状态的后弹力层

C　低眼压状态的后弹力层

图 3-2-4　眼压波动角膜内皮细胞改变示意图

有一种平衡，房水不断渗入角膜基质，角膜内皮不断泵水入前房。当眼压变化时，角膜内皮层也会适应后弹力层的变化而变化，只是它与房水压力直接接触，情况较为复杂。首先，在后弹力层受到额外张力前，内皮细胞呈立方形的，在增加张力后，内皮细胞变为扁平（图 3-2-4B）。虽然这种变化是轻微的。

如果这样，问题就来了，这种改变会有怎样的结果呢？增加张力前，比如单位面积上有内皮细胞 100 个，而增加张力后，内皮细胞每平方毫米的细胞数减少了，这样增加张力前 100 个人从池中向外舀水，增加张力后，变为 70 或 90 人，每个人的承担的量增加了，加上前房水的压力，所要承担和花费的 ATP 就要增加了。当达到一定的数量或数值时，当眼内压增高到 30mmHg 以上时，就会失去代偿力，超出了内皮细胞泵水的能力，这只是暂时的失代偿，基质水分增多了，角膜增厚了，角膜上皮代谢受到影响，当达到一定域值时，角膜上皮出现剥脱，就像急性青光眼大发作一样。

那么低眼压时，为什么也会出现基质水肿和角膜后弹力层的皱褶呢？当压力下降时，人体的智慧，使得后弹力层，需要达到一种张力，以维持正常的内皮细胞的黏附，在这正常压力下，每个内皮细胞达到较为适宜的黏附面积和功能以及所需要的细胞形态。当低眼压时，后弹力层皱缩，它的需要的表面积增大，而且这时细胞变得拥挤，当达到一定的限度时，细胞形态和接触面变小，功率反而下降，就造成了基质中的水淤积，就像 100 个人舀水，大家拥挤的使不上劲一样（图 3-2-4C）。

三、眼压与环形张力

眼压产生环形张力，或者说球形张力。这种张力不仅仅作用于角膜，而且作用于巩膜，作用于眼的层状结构。角膜只是环形张力的局部。在正常情况下，由于眼内腔内容物的正常压力，对眼球壁产生了压力，在球壁的每个位点上，产生了向相反方向的力，就整个球壁而言，每一个切面，张力是环形的，并稳定为环形张力。

环形张力表现出一种眼内液的循环的平衡，也是维持眼球层状结构的基础。循环阻滞，流出小于产生，眼压升高，张力就会升高，对眼内层状结构产生过高的压力；流出大于产生，眼压下降，张力下降，影响层状结构贴附。

张力升高超过一定的限度，眼内结构就会发生改变。房水产生于睫状体突，向眼内空间扩散。在从后房向前房的扩散中，阻滞在瞳孔与晶状体，阻滞在睫状体与晶状体，前房变浅，虹膜晶状体平面前移；阻滞在房角，眼内位置结构发生变化。如急性闭角型青光眼的大发作，眼前节拥挤，房角狭窄；如睫状环阻滞性青光眼，睫状环阻滞；如晶状体膨胀性青光眼，晶状体膨胀，压迫房角，等等。

图 3–2–5 显示眼内压产生的环形张力及角膜受力（A），玻璃体及房水支撑产生的环形张力（B）。每一个点的环形张力的方向是相反的，当这种张力发生改变时，也就是在高眼压和低眼压时，这种改变，造成了球壁纤维膜的纤维结构的改变。对于角膜来说，眼压的变化，同样会发生这样的改变，而影响角膜的正常功能。这就是人体的智慧，这种自然力，是不能打破的，如果打破，就会造成病理的结果。

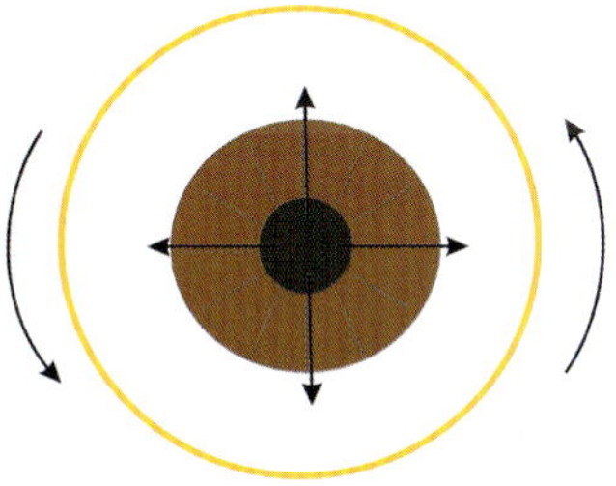

A　眼内压产生的环形张力及角膜受力

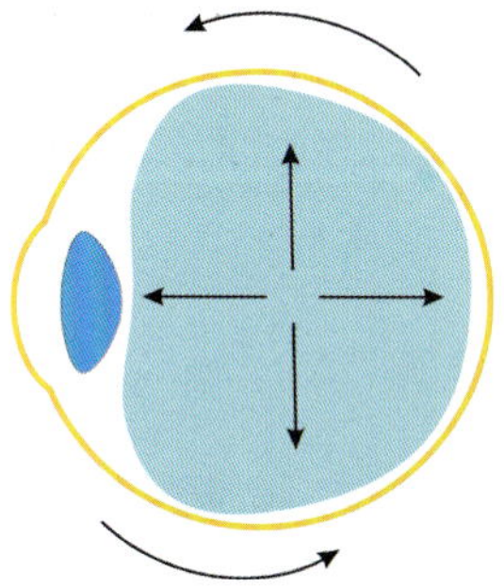

B　环形张力来自眼球中心的玻璃体及房水

图 3–2–5　眼压与环形张力

第三章　虹膜睫状体智慧的消失

第一节　葡萄膜炎与瞳孔粘连

一、葡萄膜炎与瞳孔粘连

葡萄膜炎属自身免疫性葡萄膜疾病。致病抗原（如视网膜可溶性抗原、视网膜光感受细胞间结合蛋白等）诱发异常免疫应答，通过特异性细胞毒作用、免疫复合物反应、迟发型超敏反应等导致葡萄膜炎症和损伤。不同表现的葡萄膜炎有急性的、亚急性的、慢性的，本质上是血管膜（葡萄膜）血管通透性改变的程度不同。

葡萄膜炎按病变部位分类：前部葡萄膜炎、中间葡萄膜炎、后部葡萄膜炎和全葡萄膜炎。前部葡萄膜炎包括虹膜炎、前部睫状体炎、虹膜睫状体炎 3 种。急性与慢性的表现在虹膜血管的病变与损害程度，虹膜睫状体血管通透性改变血管渗漏的程度以及屏障破坏的程度。表现为瞳孔活动度的不同。急性常常表现为大量的纤维素渗出，容易导致瞳孔粘连。

除了葡萄膜炎以外，还有眼内炎，化脓性眼内炎，甚至于一般的眼内炎症，也会发生瞳孔的粘连。有些疾病甚至不表现明显的炎症，表现血管通透性改变，也会发生瞳孔的粘连。如糖尿病的瞳孔粘连，一种新的观点认为糖尿病是一种炎症，表现与炎症相同的伪装综合征。实质上是糖尿病本身的血管改变所致的通透性改变。病史较长的 RRD-ChD，也发生瞳孔的粘连。

甚至，还有后节手术后的人工晶体与囊膜的粘连，与组织相容性相关的问题，见后面的章节。

二、炎症与渗漏

细菌和真菌性眼内炎，会刺激眼内血管产生渗漏；晶状体皮质溶解性眼内炎引起的眼内的炎症反应；糖尿病视网膜病变因血管病变产生渗漏；RRD-ChD 低眼压，产生渗漏，甚至，白内障术后也因血液屏障的破坏产生渗漏。这些情况，都可以产生瞳孔的粘连。只是这些瞳孔粘连，除了一些色素脱失，没有免疫性葡萄膜炎的角膜后灰色与羊脂状的沉积物。

那么，渗漏是一种较为普遍的病理表现，不止限于炎症。但是，外伤性睫状体脱离，长期的低眼压，却不产生渗漏与瞳孔粘连。糖尿病视网膜病变在血管，葡萄膜炎病变在血管，RRD-ChD 病变在裂孔和视网膜脱离。看来还是与病变的部位有关。睫状体脱离的部位在眼的层状结构的外层，房水进入到巩膜与脉络膜之间。也就是说，脉络膜外侧面、虹膜前表面与睫状体外侧面是眼内层状结构影响通透性的外限。

裂孔，就像血管破裂流血一样，眼内液自裂孔流出，眼压下降，还有更多的原因，引起眼的休克的发生，血管通透性发生改变，大量血管内成分渗出，脉络膜睫状体脱离，眼内液的分泌——房水分泌发生障碍，眼压进一步下降，血管通透性进一步恶化，恶性循环形成。

还有一个原因就是，由于眼内压极低（静水压极低），血管组织丰富的虹膜和睫状体，还有脉络膜，其中的血管改变及发生渗漏方向是从血管内向血管外渗漏，加上，虹膜的震颤，晶状体平面的后移，及由于悬韧带的松弛，晶状体的晃动，虹膜并没有与晶状体前表面接触，故不易发生粘连。

前房炎症与渗漏所表现出来的征象，正是虹膜睫状体，这类血管丰富组织的血管通透性改变的结果；而脉络膜脱离则是脉络膜渗漏的结果。

第二节　无晶状体眼的瞳孔

玻璃体浓缩，晶状体位置后移，虹膜失去支撑，这时晶状体前表面与虹膜后表面失去接触。这时，虹膜震颤，前房深，这是虹膜不粘连的主要原因。当然，还有渗出成分的因素。

虹膜不易粘连，结合 RRD-ChD 发生原因、血循环的因素，还有炎症因子的因素，临床上较少见到纤维素渗出，推测这种渗出中成分可能与葡萄膜炎的成分有某种不同。如果是眼压下降，血管通透性改变，渗出还能称之为炎症吗？同时，瞳孔散不大，使我想到无晶状体眼的瞳孔散不大，与 RRD-ChD 的瞳孔散不大是否有相似之处呢？那么无晶状体眼瞳孔散不大是什么原因呢？是失去虹膜后表面的支撑？还是虹膜瞳孔散大肌力的方向问题呢？

这个问题联系到临床上对无晶状体眼的观察，有囊膜和无囊膜的无晶状体眼，有何不同，有无虹膜震颤，有无瞳孔散大，能不能瞳孔缩小。

晶状体的摘除，晶状体空间的水化，没有晶状体的支撑的虹膜，运动的方向发生了改变。没有晶状体的支撑，虹膜被悬在眼内。

玻璃体切除的无晶状体眼，玻璃体与晶状体缺如，虹膜更是没有了支撑，会随着眼内液的流动而波动。

第三节　眼压与虹膜反应

一、虹膜与晶状体的贴附

青光眼高眼压后的虹膜反应：虹膜脱色素，虹膜萎缩，瞳孔散大，失去弹性（伸缩性）。临床上常常见到，无晶状体眼的瞳孔不易散大。青光眼眼压升高，急性升高，瞳孔散大。手术中突然的眼压下降，导致瞳孔缩小。一般情况下，突然的眼压下降，影响虹膜与晶状体的贴附，会刺激瞳孔扩张肌快速地收缩，因为瞳孔收缩，虹膜平面是向后移位的，这也许是一种组织的本能性反应。

这种贴附的重要性还关于手术中的驱逐性出血。眼压波动，但是，不可以波动太大，尤其是长期高眼压的病例，手术中突然眼压降低，导致血管通透性的改变，长期形成的血管外压力与血管内压力的平衡被打破，脉络膜出血，就容易发生驱逐性出血。虹膜对眼压的降低很敏感，而这种敏感就表现在与晶状体的贴附，如果贴附与眼压的关系，与眼压与瞳孔的关系成立，可能存在一种虹膜与晶状体前表面接触的神经反射，接触面就是一种感受器。这种关系是：眼压高时，反应性的减少虹膜的接触，导致青光眼的瞳孔散大。我们在缩瞳时，只是从机械的角度去考虑具有生物特性的虹膜，瞳孔括约肌的收缩可以使房角开张，而忽视了虹膜自身的生物特性，虹膜是生物的组织。

二、虹膜的反馈

虹膜时刻产生组织的反馈。当虹膜与晶状体接触少了，会产生一种反馈刺激，会发生瞳孔缩小；当虹膜与晶状体接触多了，会发生瞳孔散大。瞳孔的变化是对房水及眼内压变化的一种反应。手术中的低眼压常常会发生瞳孔的突然缩小等。无晶状体眼，这种接触反馈消失。

第四节　虹膜睫状体智慧的消失

一、虹膜震颤

虹膜震颤与晶状体与睫状体的关系相关，高度近视，摘除晶状体及囊膜，也发生虹膜的震颤，还有玻璃体切除后的无晶状体眼，一方面是虹膜失去了支撑，一方面虹膜瞳孔平面眼内液的流动。单纯的外伤性睫状体脱离也会发生虹膜震颤；晶状体脱位时，也可以观察到虹膜震颤。

在 RRD-ChD 中，晶状体晃动，虹膜震颤，这种改变主要是由于玻璃体浓缩，晶状体后移，虹膜与晶状体失去正常的接触（图 3-3-1）。虹膜与晶状体的这种关系，使晶状体不晃动，虹膜不震颤，那就是虹膜与晶状体的接触与眼压。这种关系形成了虹膜与晶状体的依附关系，也是眼的智慧篇中组织联动中的一部分。

A　玻璃体正常状态对晶状体的支撑　　B　RRD-ChD 晶状体受力的方向，虹膜失附着

图 3-3-1　RRD-ChD 虹膜震颤示意图

糖尿病或者说是糖尿病眼病，这样命名比糖尿病视网膜病变更宽泛一些，表现的是眼内血管的改变。虹膜血管的渗出及虹膜与晶状体的正常接触，及相对正常的眼压，使得虹膜与晶状体粘连。糖尿病眼病不仅仅表现在视网膜与玻璃体，还表现在晶状体与虹膜，虹膜在正常瞳孔领状态发生粘连与固定，实际上是虹膜血管的渗出导致虹膜后表面与晶状体前表面的粘连。葡萄膜炎表现亦然。

任何事物都有两面性，眼的智慧也是如此。其中表现出来的眼自身的智慧。如 RRD-ChD 发生的早期，前房加深，虹膜震颤，晶状体平面后移，晃动，加上玻璃体浓缩及眼压低，尽管有渗出，但虹膜与晶状体较少发生实质性的粘连。

晶状体悬在眼内。眼压低时，后部压力较大，如内眼术后的脉络膜脱离，睫状体脱离，眼内液出路于前部，晶状体前移。眼压低时，后部压力缩小，眼内液出路于后部，大量的眼内液自玻璃体腔流出，玻璃体浓缩，拉动晶状体后移，虹膜失去贴附。

有晶状体的硅油填充眼，硅油的存在产生后部向前的压力，如果还存在虹膜的渗出，就容易发生瞳孔的粘连，产生虹膜弓背。囊膜存在的无晶状体眼或者人工晶体眼，更容易发生虹膜的后粘连，产生瞳孔阻滞和影响虹膜瞳孔的正常功能。

二、睫状体分泌眼内液

RRD-ChD 发生的一个关键的环节，就是，虽然有裂孔，有视网膜膜脱离，大多数 RRD 病例并不发生眼压的大幅度的下降，是什么启动了大量眼内液流向脉络膜？这种流向的力量远远超出了视网膜色素上皮细胞的吸收转运视网膜下液的能力。脉络膜血管通透性改变，脉络膜的血液成分漏出，进入脉络膜上腔，那么，脉络膜处于一种什么样的状态？脉络膜的网状结构、大血管与毛细血管的层次甚至发生了改变，浑然一体的一个大血管，血液中血浆的胶体渗透压起到了关键性的作用。因为眼内液是由睫状体突分泌的超滤液。这时就产生一种对立，睫状体突分泌的房水与脉络膜的血管胶体渗透压吸收进入玻璃体的房水，一方面，睫状体脱离，房水分泌减少；一方面脉络膜脱离，血管渗漏导致渗透压升高，加上视网膜脱离后屏障的破坏，房水的分泌量，远远低于渗透压的吸收量。于是玻璃体浓缩，拉动晶状体后移，虹膜失去贴附。进一步认识了眼内液的含义，这种稀薄的超滤液体，很容易受到渗透压的影响。而眼内的屏障，层状结构需要具有一种能力与结构，能够保持眼内液只是通过扩散的形式而不是渗透压力形式进入脉络膜循环。

第五节　虹膜对视觉形成的影响

一、先天性虹膜缺如家族

视力发育体现出虹膜的作用。这里探讨一个虹膜缺如的家族（图 3-3-2）。

（一）家庭与患者

先证者首诊于 2013 年 1 月 28 日，一位父亲，带着两个儿子因视力差来就诊。

哥哥，12 岁，视力 OD 0.25，OS 0.15，眼压 OD 16mmHg，OS 15mmHg，双眼虹膜缺如，晶状体清亮，下方晶状体缺损，眼底正常；无眼球震颤。

验光：右眼 -1.00DS ⁀ -3.50DC × 5° → 0.4，左眼 -2.00DS ⁀ -3.5DC × 180° → 0.2

弟弟，9 岁，视力 OD 0.12，OS 0.1，眼压 OD 16mmHg，OS 15mmHg，双眼虹膜缺如，晶状体无缺损，轻度向上脱位，眼底正常；无眼球震颤。

验光：右眼 -6.00DS ⁀ +1.00DC × 100° → 0.4，左眼 -6.00DS ⁀ -1.00DC × 100° → 0.3

父亲视力正常，眼部各项检查正常。

2013 年 2 月 16 日，父亲携哥哥和母亲来就诊。

孩子们的母亲，视力双眼 0.1，眼压 OD 19.1 mmHg,OS 22.2mmHg, 眼球水平震颤，角膜直径 9mm, 较正常人小，晶状体核混浊，表现一种先天性改变，眼底 -16D 可见，豹纹状改变，未见脉络膜缺损。

验光：右眼 -7.00DS → 0.1，左眼 -6.50DS ⁀ -3.00DC × 180 → 0.12

（二）遗传图

就遗传方面的问题进行详细的询问。母亲叙述：其上一辈人，兄弟两人，一人未婚，与她一样的表现，其母亲正常；其为独女，她与前夫生下一女，与她一样患病，比后来的两个儿子表现更严重。女儿两岁时，与现在丈夫结婚，先后生下如上所述的两个儿子，均患病。

这个家系表现出来是虹膜缺如合并晶状体发育异常，可能与染色体多位点的异常或者多位点的联系异常有关。

表现的视力发育问题：为什么无虹膜，接受光强，却影响视力发育？接受光多，为何不能形成黄斑正常的视力？类似的情况，外伤性扩瞳症会表现视力的下降与感觉的不适。视觉的发育，离不开瞳孔的变化。

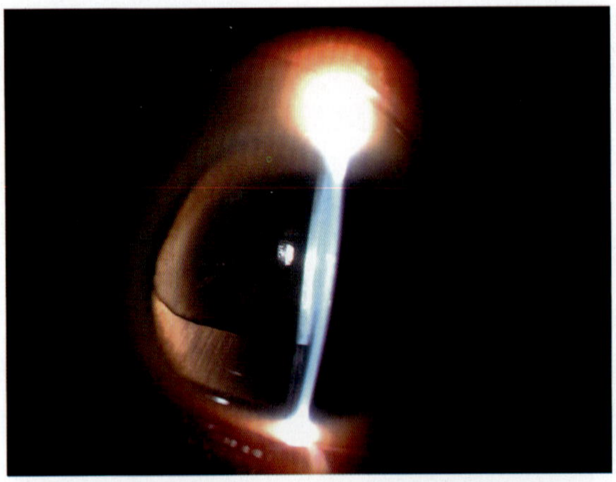

A　哥哥的虹膜缺如与下方晶状体缺损

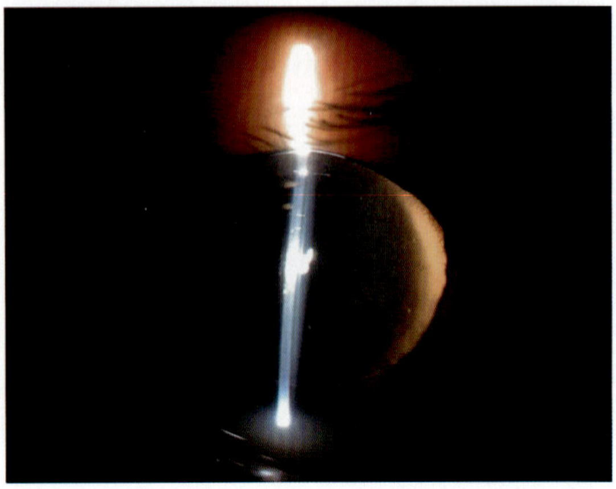

B　弟弟的虹膜缺如与晶状体脱位

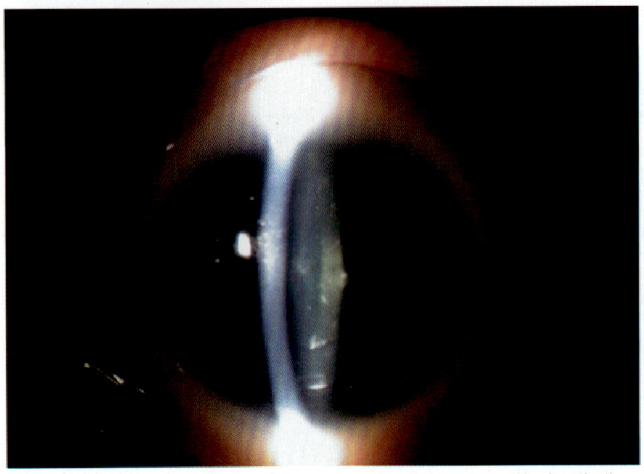

C　孩子母亲的虹膜缺如与晶状体混浊，伴角膜直径小与眼球震颤

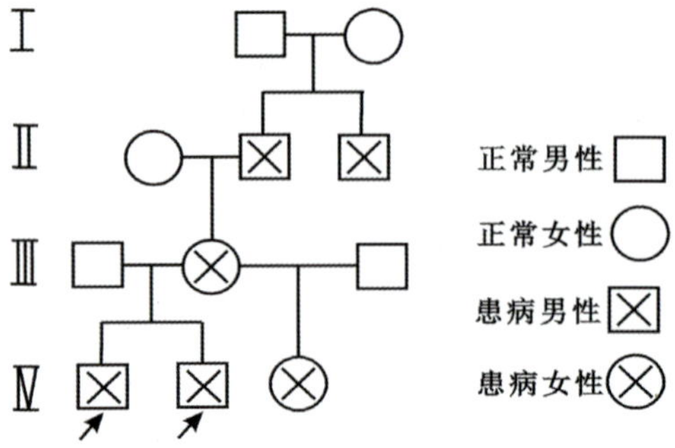

D　先天性虹膜缺如遗传家系图

图3-3-2　先天性虹膜缺如家系图(双眼对称)

二、先天性白内障

先天性白内障，会阻挡和遮挡足够的光进入眼内。后极性白内障，产生形觉乱视，影响黄斑的正常发育。

三、眼球震颤

接受不稳定的光刺激。接受不稳定的图像和物象刺激，影响黄斑的正常发育。

四、虹膜缺损

眼球发育未遂，伴有虹膜缺损，瞳孔不居中和有缺陷的脉络膜。常常伴有眼球震颤。

综合以上几种情况分析，原来视力，即视锐的形成，需要的是光的差异，而且是较为稳定的适量的光刺激。就单眼而言，瞳孔就是形成一种光刺激的差异，瞳孔的收缩，造成了眼球中央部的较强的光刺激，与视网膜黄斑部外后极部与赤道部，还有周边部光的差异。视网膜均匀的较强的光刺激与较弱的光刺激，还有不稳定的光刺激，均会影响黄斑正常的发育。

第四章　晶状体智慧的消失

我想起导师常常说的一句话："眼内安静"。其含义是：通过裂隙灯的检查，眼内没有炎症的表现。可是，目前先进的白内障手术技术与设备，术后效果明显提高。而这种手术之后，视网膜脱离的发生率却明显的提高，并成了视网膜脱离的易发因素或者诱因。

完美的白内障手术也会发生后续的变化。从后续的玻璃体增殖的表现，部位多发生在周边部，裂孔部位也与增殖部位相吻合。那么玻璃体基底部的稀疏的细胞，与晶状体囊下细胞的存在有什么关系？是否在接受晶状体细胞的某种指令，它们之间是否有一种反馈的关系？

智慧要求一种吻合，如玻璃体与玻璃体腔的吻合，而且不仅仅是形态上的吻合，还有晶状体分泌物质的吻合。如糖尿病代谢性白内障，什么机制导致晶状体的混浊？而晶状体的摘除后，导致眼底糖尿病视网膜病变的进展。又如病史较长的 RRD-ChD，会形成晶状体较白色的混浊，晶状体纤维断裂、疏松，甚至呈灰状。这些现象说明晶状体与内环境存在一种代谢与自稳的关系。

第一节　眼内支撑物的消失

一、窠臼

自然有一种规律是窠臼，表现为一种凹凸关系，代表一种稳定。例如，眼球在眼眶的窠臼，我们面临很多疾病，是否摘除眼球，都会慎重的考虑。如果遇到恶性肿瘤，而且视力丧失，我们会考虑眼球的去留，会摘除眼球。但是，即使是视力丧失，我们也会采取措施保留眼球，如很多发现较迟的 Coats 病，小儿视网膜脱离，失去复明的机会，我们也会采取玻璃体切割注入硅油的方法，维持眼球外形。因为眼球外形的保留对小儿的眼眶及小儿面部的发育至关重要。

晶状体与玻璃体形成的窠臼与流动的房水对应，晶状体的稳定表现在窠臼及悬韧带及与虹膜的接触。

晶状体在眼内玻璃体的窠臼，就如关节的窠臼，眼球在眼眶的窠臼一样，晶状体占用的眼内的空间，活跃地产生着生物学的、机械学的、光学的影响，在我们没有发觉中，在动与静中起着作用。

晶状体的摘除会发生一些改变。如玻璃体的改变，会发生牵拉裂孔与视网膜脱离，PVR 是一种慢性的过度修复过程，无晶状体眼易发生 RRD-ChD，而 RRD-ChD 的发生，使 PVR 这一过程加速。

晶状体的消失，导致联动效应的消失，会影响虹膜的活动，玻璃体的活动，甚至眼底的按摩与脉络膜血液循环的调节。即使植入人工晶体，也会面临调节的问题。

眼内有一种能力与结构，维持眼的结构不变。那就是晶状体与玻璃体的存在，无论从晶状体的形态功能与晶状体上皮的分泌功能都是不可或缺的。

二、白内障术后

RRD-ChD 发生，玻璃体浓缩，晶状体隔后移，产生空间的位移。

白内障术后，发生晶状体空间的空缺。即使植入人工晶体，都存在晶状体囊膜及人工晶体与玻璃体的吻合问题。虽然这个空间以房水充满，但毕竟水化腔形成，会干扰玻璃体的功能。

三、人工晶体相关的视网膜脱离

白内障手术，无论如何的顺利，如何的反应轻微，如何微创，如何细致，还是会有一部分患者术后发生视网膜脱离。糖尿病的患者的白内障术后，眼底的糖尿病视网膜病变进展加快。手术本身对眼内环境产生影响，血管通透性的改变等。

首先消失的是眼内的支撑物。手术或者创伤，导致的眼内屏障的破坏及眼内自稳机制的改变。人工晶体只是具有屈光功能，或者说只是屈光镜片，不能完全替代生物的晶状体，以及晶状体作为生物组织的分泌功能。

第二节　晶状体的联动消失

一、生物活性

生物界的窠臼与非生物界的窠臼不同。表现出明显的活动性、运动性、生物的变形性；总之，表现出生物体的活性。如关节的活动性，联动神经与肌肉的活动，关节自身的形态的吻合，以及关节活动的润滑。

眼球在眼眶中的生物活性，表现在与眼外肌联动的活动性与眼外肌与眼眶内软组织共同构成的眼球的稳定性与安全性。

生物活性可以概括为较为宏观的活性和较为微观的活性。就晶状体的宏观生物活性而言，就是晶状体的活动性与变形性或者伸缩性，和与周围结构共同构成的稳定性与安全性。微观的生物活性，就是晶状体自身的分泌功能（见下一节）。

二、晶状体联动活性消失

晶状体摘除后，植入人工晶体，晶状体的联动没有了；即使植入人工晶体，一样存在调节问题。

生物体具有变形性或者伸缩性。生物晶状体的伸缩性，这一伸缩变化，就应变了眼的屈光改变。以适应外界的变化。人工晶体的适应性达不到，术后的不适在所难免。

晶状体是生物组织，具有一种生物的活性。晶状体可以变形，这一特性就说明生物晶状体不仅仅是一个光学镜片，它是无数个镜片组合，不是一个人工晶体片所能替代。人工晶体只是一个镜片，并没有生物活性。

人工晶体眼没有调节力，或者说，调节功能不全，因为对光的反应只有虹膜瞳孔的反应，而睫状体的反应，悬韧带的拉动失去了作用。人工晶体在眼内的空间位置与形态、形状都是固定的。囊袋内的人工晶体，可以随睫状体的运动与悬韧带的拉动而有位置的改变，但是随后的、可能的组织粘连的改变，会减弱这种调节力。

晶状体与周围组织的关系，存在与消失，产生怎样的影响？晶状体变形产生的对眼内组织的挤压与按摩作用，这种作用有利于改善组织的循环，有利于促进组织液的扩散，有利于营养物质的吸收与代谢物的排除，有利于脉络膜的血液循环，有利于视网膜中央动静脉系统的血液循环。晶状体的摘除，这一功能消失，即使植入人工晶体，结果不能改变。因为这一功能的启动在于对光的反应与反馈，是虹膜、睫状体、晶状体悬韧带、与晶状体联合作用的结果，是视路反馈的结果。人工晶体，不能变形，也就没有这一功能。人工晶体眼没有变形力，或者说，联动功能不全，因为对光的反应只有虹膜瞳孔的反应、睫状体的反应，悬韧带的拉动失去了作用，只留下虹膜瞳孔的变化。

第三节　晶状体的分泌功能消失

一、晶状体的分泌功能

晶状体微观的生物活性，就是晶状体自身的分泌功能。

人体有这样一个规律：人体内的任何器官，都具有分泌的功能，从而产生相互影响。就像，人体任何脏器切除后产生的结果一样。如各种原因导致的子宫切除，对女性内分泌的影响。子宫切除后，应答消失了。晶状体亦然，晶状体切除后，应答就消失了。

临床的一个规律：白内障的取出，会加重糖尿病视网膜病变的进程。晶状体较混浊的患者，即使糖尿病十余年，也只是黄白色的渗出与点状出血；即使是正视眼和远视眼（这种屈光状态糖尿病视网膜病变容易发生和进展较快）。晶状体混浊差异的糖尿病视网膜病变也表现出眼底的差异，表现为负相关。也就是说，晶状体混浊重，眼底表现轻；晶状体混浊轻，眼底表现重。

问题就在于晶状体内部的物质，晶状体产生与分泌的物质，我们看不见，但是能感觉到。那就是，晶状体的上述功能之外的分泌功能。

我们的课题研究， 双眼屈光参差的病例，尤其是一侧高度近视的病例，糖尿病视网膜病变表现产生差异，高度近视或者近视眼，糖尿病视网膜病变表现轻，进展缓慢。与晶状体相关部分，一侧晶状体混浊重，眼底表现轻，另一侧，晶状体混浊轻，眼底糖尿病视网膜病变表现重。摘除晶状体，植入人工晶体的病例，糖尿病视网膜病变加重，或者病变发展加快。晶状体混浊重的眼，眼底病变较轻，说明，晶状体的存在也是眼内环境均衡的一个重要因素。

二、晶状体与视网膜的稳定

一项研究提到损伤晶状体对视网膜神经节细胞存活的影响 。Leon 等研究人员研究发现，大鼠视神经的完全性横断损伤，如果同时伴有晶状体针刺样损伤并且在此基础上形成外伤性白内障，可导致大量通过视神经断端的视神经轴突再生。其中的机制未明。糖尿病与眼外伤，发现了同样的问题，就是，混浊晶状体的保留对自稳的作用。

白内障术后表现的周边及基底部玻璃体的改变，提示我们，玻璃体基底部的稀疏的细胞需要晶状体的什么物质，没有这种物质，就会发生改变。晶状体也分泌一些眼内稳定的物质。晶状体摘除后，晶状体分泌的物质没有了，液化空间增大了，加上手术产生的刺激而产生了增殖改变。混浊晶状体的摘除也会促进糖尿病性视网膜病变的进展。

各个正常存在的生物组织，组合在一起，构成器官。像一个大家庭，互通有无，证明自身的存在，不只是空间的存在，还有相互共存与融合。这种相互需求是终身，从一开始就具备的，即使晶状体被摘除，这种生物的记忆仍然存在，表现在晶状体摘除后的不平衡及重新调整，这与白内障手术的创伤炎症反应不是同一问题。

我们的研究，双眼糖尿病视网膜病变，晶状体混浊重的一侧眼，糖尿病视网膜病变较轻；而视网膜病变较重的眼，晶状体较为清亮。同时，切除晶状体的糖尿病视网膜病变的玻璃体积血，尤其是Ⅵ期的病例，术后反应较重。

这个发现有同于或者类似于前面提到的土壤问题。高度近视的眼，糖尿病视网膜病变发展缓慢，眼底伴随疾病的糖尿病视网膜病变较轻。只是这种对立现象机制不同。一个是对疾病、组织做出的反应，血管缺氧，耐受缺氧的能力，表现出眼对全身整体的血管改变做出的反应；因眼疾病状态而反应不同。要求眼内整体自稳的平衡，晶状体的混浊与视网膜病变，既是对立的，又是统一的。随着疾病的进展，晶状体混浊会发生，视网膜病变也发生，病变产生的不平衡。那么，晶状体混浊的并发性白内障是不是针对糖尿病视网膜病变的一种防卫机制呢？

第四节　睫状环阻滞性青光眼

一、睫状环阻滞性青光眼

睫状环阻滞性青光眼在这一章节提到而不是在青光眼章节，是因为，它的发生与晶状体的位移有关。也可以在玻璃体的章节，因为，它的发生是因为晶状体后与晶状体前的压力不平衡造成的。

自 1869 年 Von Graefe 首次提出睫状环阻滞性青光眼的概念以来，关于此病的发病机制已有许多研究。国内外的认识比较一致：一般认为是由于晶状体、睫状体和玻璃体前界膜三者间关系异常所致。

本症多见于女性，男女之比约为 1 ∶ 2，常两眼同时或先后发病。曾有报告双眼发病约占 53.6% 单眼者约占 46.4%。

临床上表现为发生于急性或慢性闭角型青光眼的患者，施行周边虹膜切除或小梁切割术后眼压升高，前房普遍变浅或消失，造成前房严重炎症反应、虹膜后粘连以及高眼压眼底损害等。用缩瞳药治疗会使病情恶化；用睫状肌麻痹药散瞳可缓解病情，加深前房，开放房角，眼压下降，被称之为逆药性反应。

二、UBM 表现

发作前双眼具有眼前节狭小，尤其双眼中央前房深度不对称，较浅眼的眼压亦较高和更易发生逆药性反应；眼轴较短。睫状体较厚、较前位，虹膜－晶状体隔前移睫状突与晶状体赤道部的距离（睫状环）较小。

发作时的早期特点 UBM 检查发现虹膜－晶状体隔极度前移，虹膜从根部到瞳孔缘均与角膜内皮相贴，睫状突非常接近晶状体赤道部或仅有裂隙状距离，后房消失，睫状体水肿增厚睫状突前旋并顶靠着周边虹膜。

三、发生基础

睫状环阻滞性青光眼的患眼存在某些解剖结构异常，容易发生睫状体－晶状体或睫状体－玻璃体阻滞。即在睫状突、晶状体和玻璃体前界膜三者之间（睫状环水平区域）的解剖关系异常。发生在远视眼、小眼球和浅前房的原发性闭角型青光眼术后，具有相对拥挤的眼前节（狭窄的眼前房和厚而前移的晶状体）和相对狭窄的睫状环区。

睫状突晶状体和玻璃体前界膜之间的解剖关系异常，也许是引起房水逆流和玻璃体腔内水囊形成的主要原因。在手术刺激、外伤、炎症或缩瞳剂等因素诱导下，这种解剖关系异常变得非常显著并表现为恶性循环过程。

四、手术刺激与损伤

术中眼压下降，产生的不平衡，眼球做出的反应，因为术中突然降低眼压会发生几种情况：睫状体脱离、脉络膜脱离、脉络膜出血、视网膜血管出血、驱逐性出血。

手术刺激是诱因，大多数睫状环阻滞性青光眼都是医源性的，有前节拥挤的解剖基础，手术中眼压下降，虹膜－晶状体隔前移，术后晶状体未能复位。手术容易忽视的睫状体水肿，手术中的睫状体损伤，损伤后的睫状体水肿与晶状体悬韧带的松弛，应用睫状肌麻痹剂治疗睫状环阻滞性青光眼，就是通过拉紧悬韧带来改善虹膜－晶状体隔的前移。由于术前缩瞳剂、炎症、创伤及一些尚未清楚的原因引起睫状肌痉挛水肿和前移，以及引起玻璃体容积增大的最初事件(玻璃体后部高压发生)。随后，这些危险因素引起晶状体赤道部直接推压周边虹膜及关闭房角，此概念曾被提出称为“直接晶状体阻滞性青光眼”。

这个晶状体阻滞的晶状体是失去变形能力的晶状体，是失去生物学功能的生物镜片，还是与人工晶体的人工镜片有区别，还保留晶状体的分泌功能。

五、玻璃体的潜能

前面章节提到的玻璃体的潜能，实验大白兔的远视眼，短眼轴，视网膜脱离造模后自行复位，为什么视网膜脱离常常发生于近视眼?

为什么此类型青光眼发生在眼轴较短眼，为什么远视眼、小眼球和浅前房的原发性闭角型青光眼术后，具有相对拥挤的眼前节(狭窄的眼前房和厚而前移的晶状体)，和相对狭窄的睫状环区容易发生?为什么这种基础的眼易发生闭角型青光眼?睫状体水肿，睫状体肌痉挛，悬韧带松弛，玻璃体膨胀。为什么发生于远视眼正视眼的浅前房基础的眼?这类人群存在玻璃体膨胀的潜能。

本身就存在晶状体对房角的压迫，而这种压迫的力量来自晶状体后的玻璃体。睫状环阻滞性青光眼是一种多因素、多机制的疾病，在眼部解剖结构的基础上，多种致病因素和多种发病机制参与此病理循环。然而，对于周边部玻璃体与睫状体这一“盲区”发生的细微变化，仍不清楚。不管其发病因素及其机制如何不同，但最后的常见途径是房水阻滞于晶状体后而导致玻璃体的扩张。临床上，采用玻璃体切除缓解这种玻璃体膨胀的力。

六、晶状体的联动瘫痪

晶状体的联动功能，受到位置的影响，晶状体在眼内的异常位置，影响到晶状体的变形，因为晶状体的变形是受到悬韧带的牵拉的，晶状体位置改变，受力方向改变，失去变形空间。

睫状环阻滞性青光眼，是导致眼压变化的，汇集晶状体与晶状体悬韧带的，睫状体的，玻璃体的，多方面的组织改变的一种与晶状体的联动异常相关的临床现象。

晶状体联动的效应的重要意义，除了前面提到的，还有一点，就是晶状体自身位置的稳定。晶状体从结构上，位于眼前节与眼后节之间，处于前后眼压的平衡处，而睫状体突分泌的房水营养眼前节与眼后节，最后，又从前节的房水流出途径流出。前后节之间存在一种压力的平衡，而悬韧带的作用就在于，使晶状体变形，就像一个蠕动的虫子。松弛与紧张，不断地调整晶状体的位置，改变房水从晶状体后进入晶状体前，调整前后节的压力的平衡。

悬韧带松弛时，晶状体变凸，赤道径变小，晶状体前凸，前房变浅；前后直径变大，挤压晶状体后的房水，房水从晶状体后进入晶状体前流量增加，前房恢复。反之亦然。晶状体不但变形，而且在眼内一定范围内移位。在一种动态的平衡中变形与前后移动。

但是睫状环阻滞性青光眼时，悬韧带松弛，玻璃体的压力，将晶状体推向水肿或者脱离的睫状体环，晶状体联动消失，晶状体变形力消失，分泌的房水被阻滞在晶状体后，房水流向发生阻滞，阻滞的房水被具有潜能的玻璃体吸收，产生玻璃体自扩张。阻滞后产生恶性循环，后部眼压进一步升高，前房消失，房角粘连，眼压进一步升高，形成恶性循环。

七、睫状环阻滞性青光眼与 RRD–ChD 和睫状体脱离的比较

睫状环阻滞性青光眼与 RRD–ChD 的对比，共同点是：眼内压力的不平衡（前后节压力的不平衡）。而 RRD–ChD，虽然伴有睫状体脉络膜的脱离，伴有睫状体环的缩小，但是由于眼内液流出有了后部的裂孔出路，玻璃体浓缩，对前节不但没有压力，而且产生负向的拉力，使得前房变深，眼压下降。

而外伤性睫状体脱离，源于房角的睫状体裂隙，房水通过裂隙进入睫状体、脉络膜与巩膜的间隙，类似于堤坝的漏口，导致眼内压降低。与睫状环阻滞青光眼的共同点也是眼内压力不平衡。只是平衡点不在晶状体，而是在视角的睫状体裂隙。

第五章　囊袋相关的阻滞

第一节　囊膜（袋）相关的阻滞

一、晶状体囊膜引发的阻滞

晶状体摘除后，睫状体做什么？悬韧带有何用？如果假设人类一出生就摘除晶状体，那么，睫状体做什么？可能会逐渐萎缩。就像长期瞳孔粘连的虹膜一样，即使解除了瞳孔粘连，虹膜组织也失去了弹性，或者说，失去了虹膜肌力。如果保留晶状体囊膜，那么，悬韧带与晶状体囊膜联合只是一层隔，晶状体联动的主体是睫状体，睫状体会因废用而失去功能。就像在临床上见到的因早期的外伤性白内障手术牵拉的睫状体脱离，再次手术中见到的睫状体缝补不住，很脆，一挂线就脱。

睫状环阻滞性青光眼综合征包含的临床类型分为传统性（经典）和非传统性（与睫状环阻滞性青光眼类似或相关）两大类。

中国学者多主张分为原发性和继发性两大类，原发性者是指发生于具有眼球易感解剖结构异常的原发性闭角型青光眼患眼，可能包括：青光眼术后的经典睫状环阻滞性青光眼，经典睫状环阻滞性青光眼晶状体摘除术后的无晶状体性或人工晶体性睫状环阻滞性青光眼术前采用缩瞳剂或激光治疗引起的睫状环阻滞性青光眼。

另有将其分为有晶状体、无晶状体或人工晶体 3 种类型睫状环阻滞性青光眼，这种分类方法有利于认识玻璃体在睫状环阻滞性青光眼发病机制中的作用。考虑到国际上对青光眼分类有逐渐淡化原发性和继发性分类的倾向，也考虑到现代睫状环阻滞性青光眼的概念包括一组与房水逆流有联系的临床情况。

对于无晶状体或人工晶体，关键问题不在于无晶状体，关键问题在于囊膜，在于人工晶体造成晶状体摘除后的囊袋周边部扩张，前者是囊袋与虹膜的粘连，或者囊袋直径扩大。可以总称囊袋相关阻滞性青光眼。

囊膜扩展（张）是由于睫状体环形肌肉废用而导致的。从机制上说，又与原发性睫状环阻滞性青光眼正好相反，原因也不同，可能并没有睫状体的水肿与脱离，点阿托品不一定有效，本来睫状体肌肉本来就处于废用的松弛状态。

这类睫状环阻滞性青光眼多发生于人工晶体眼，却较少发生于保留囊袋的未植入人工晶体眼。其发生就在于人工晶体袢的支撑与囊袋的扩张，支撑下的扩张本身就造成晶状体隔的前移，这是原晶状体的形状决定的，晶状体窠臼面的弧度较大，晶状体赤道部偏前。囊袋的扩张，影响了房水的循环，房水过多的进入玻璃体而产生后部的压力。

这些特点都与生物特性相关，前者是组织的正反面，囊膜的正反面电荷不同，光滑度不同；后者是本来的窠臼关系改变。目前，人工晶体的设计，顺应囊袋植入的趋势，大袢与长袢的人工晶体少了。因为大袢或者长袢的人工晶体的植入拥挤前房的晶状体囊袋，人工晶体袢的支撑，扩大了晶状体囊袋的直径，增加了晶状体囊袋隔阻滞风险。

另一方面，通过晶状体摘除和人工晶体的植入，缓解玻璃体的膨胀空间与晶状体对房角及虹膜的挤压，以治疗闭角型青光眼。

二、瞳孔粘连引起的青光眼

瞳孔粘连引起的青光眼，多见于葡萄膜炎瞳孔粘连引起的瞳孔阻滞性青光眼。

这一病例，葡萄膜炎瞳孔粘连同时伴有视网膜脱离。术中做瞳孔扩大术（瞳孔成形术）环扎外垫压术。术后扩大的瞳孔粘连，引起虹膜弓背，膨隆的，最后导致前房变浅，晶状体前移。

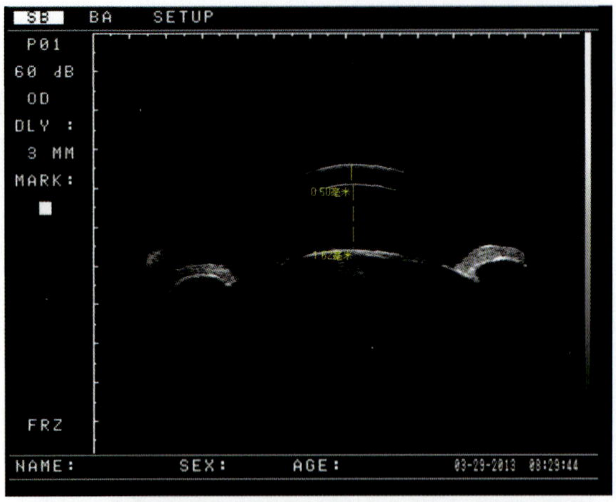

A　UBM 视网膜脱离术后虹膜粘连及弓背

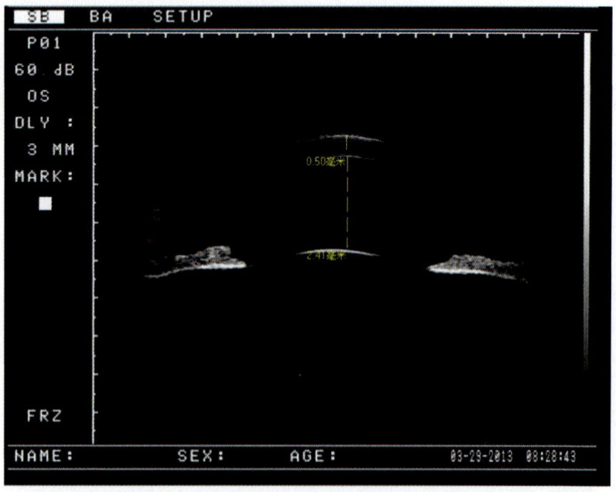

B　对侧眼的 UBM

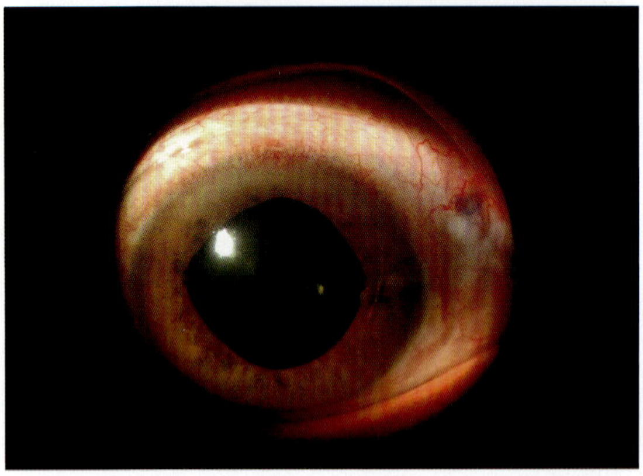

C　术眼虹膜拉钩后的瞳孔粘连

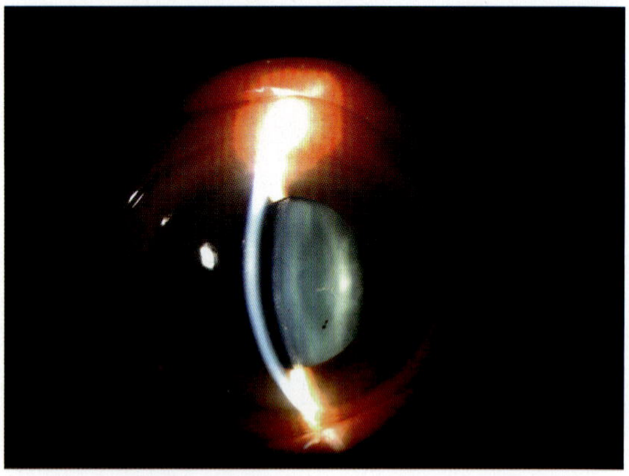

D　虹膜拉钩后虹膜后粘连，虹膜弓背

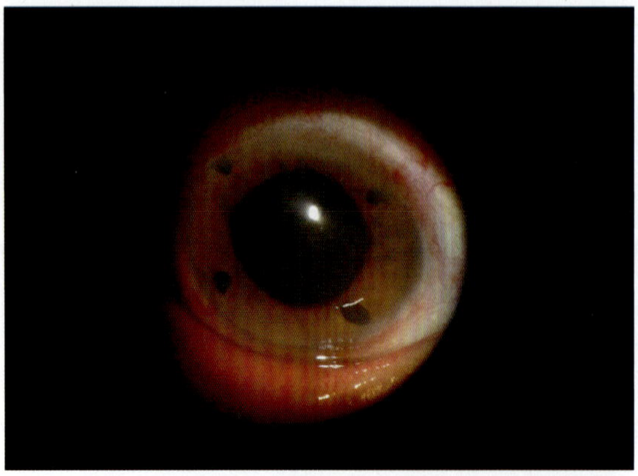

E　虹膜周切术后

图 3-5-1　瞳孔粘连的虹膜弓背

图 3–5–1 瞳孔粘连的虹膜弓背。葡萄膜炎合并视网膜脱离。虹膜拉钩拉开瞳孔联合环扎外垫压术后，瞳孔大，后粘连，虹膜弓背，眼压高，前房变浅，后来虹膜周切术后，眼压下降。很明显，先发生前后阻滞，也就是房水前后阻滞，后来继发晶状体前移，及时处理，没有发生房角的大面积的粘连。图片显示前房较对侧眼浅。

瞳孔粘连是由于炎症所致。由于环扎与外垫压后，玻璃体腔减小，产生玻璃体膨胀的压力；同时房水循环受阻，过量进入玻璃体，促进玻璃体的膨胀。后来，用黏弹剂恢复前房，多点虹膜周切，得以缓解。

三、不植入人工晶体

我们对一部分高度近视黄斑裂孔性视网膜脱离病例，在联合手术时，用超声乳化切除晶状体，皮质清除干净，速度快。保留与不保留囊膜的观察发现：大部分患者不同程度地发生虹膜与残留前囊膜的粘连，一部分还发生青光眼。保留囊膜的好处，减少了硅油对前房与角膜内皮的影响。不保留囊膜，并发症还是少。对比从后路切除晶状体保留完整前囊膜，后来发生的囊膜混浊较多，也有一小部分瞳孔粘连。

前囊膜表面光滑，后入路切除晶状体保留前囊膜常常因囊膜增殖而混浊，但是粘连与发生虹膜粘连较少，继发青光眼较少。而保留后囊膜，囊膜混浊较轻，但易发生虹膜与残留前囊膜的粘连，继发青光眼较多（图 3–5–2）。

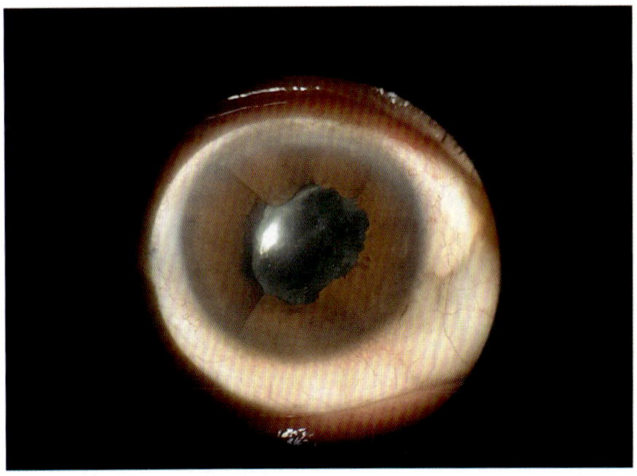

A　虹膜与残留囊膜粘连的硅油眼

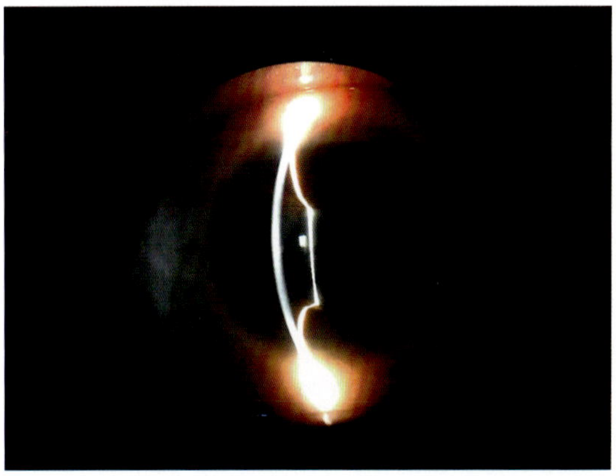

B　虹膜与残留囊膜粘连导致虹膜弓背

图 3–5–2　保留后囊膜引起的瞳孔粘连

四、植入人工晶体

虹膜与晶状体残留的前囊膜粘连，引起的眼压升高，不是睫状环阻滞青光眼。我们常常见到糖尿病瞳孔无法散开的情况，血管的渗出与漏出，产生了虹膜后表面与晶状体前表面的粘连，囊袋内植入人工晶体术后也常常发生。

但是，虹膜与晶状体前囊膜发生粘连并发生青光眼的情况，在临床上见到的葡萄膜炎、糖尿病视网膜病变和视网膜血管炎等，虹膜与残留前囊膜的粘连，都与炎症有关。这些粘连较多的发生于联合玻璃体手术注入硅油的眼。即使硅油取出，高眼压仍然存在。图 3–5–3 显示一例糖尿病视网膜病变玻璃体切割联合的切割手术后的虹膜与前平膜的粘连，取出硅油后的前囊膜与 UBM 像，眼压 36mmHg

（1mmHg=1.33322 × 10^2Pa）。

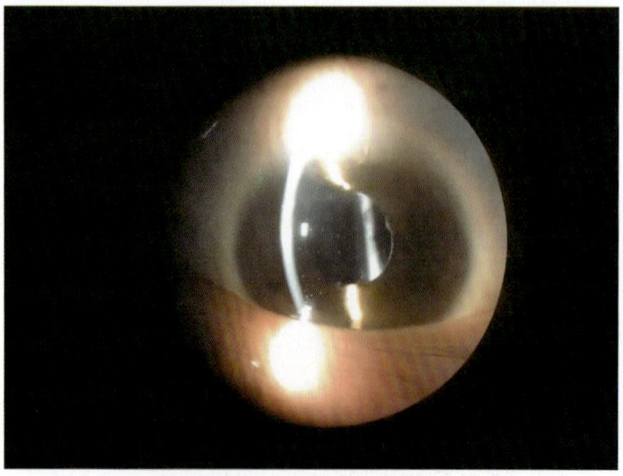

A　虹膜与前囊膜粘连，虹膜弓背

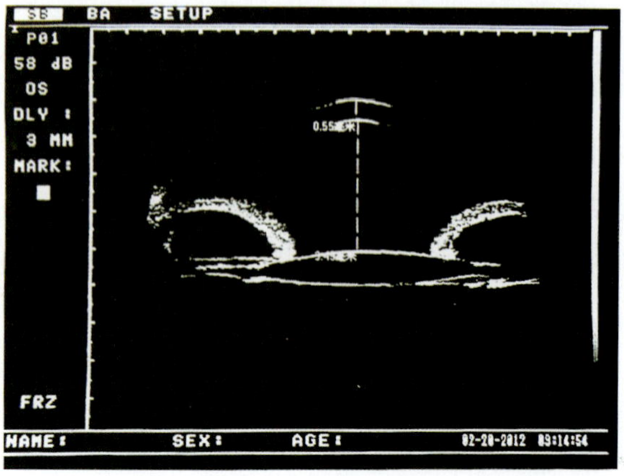

B　UBM 显示虹膜与残留前囊膜粘连，虹膜弓背

图 3-5-3　糖尿病视网膜病变玻璃体切割联合白内障手术后的虹膜与囊膜粘连

第二节　囊袋阻滞综合征

一、术中的囊袋阻滞综合征

晶体囊袋阻滞综合征共同表现为连续环形撕囊术后人工晶体光学面被连续环行撕囊口阻塞，晶体囊袋形成密闭的液性腔，后囊膜向后膨隆。

囊袋阻滞综合征：连续环形撕囊占 90%。是连续环形撕囊前囊膜开口被晶状体核或者人工晶体光学面机械阻塞导致囊袋形成密闭空腔出现液体或半液体物质滞留，由此并发的前房变浅、眼压升高、后囊破裂，晶体核下沉、虹膜后粘连、后发性白内障、近视飘移等一系列眼部改变的综合征。

二、术后的囊袋阻滞综合征

晶状体被人工晶体替代，但是，随后的问题就来了。人工晶体硅油眼所暴露的问题还很多。前面的研究，表现只是虹膜后粘连与膨隆，房水与后房，被虹膜与前囊膜阻滞，无法进入前房，虹膜膨隆，又阻塞房角。而此病例则表现为囊袋阻滞综合征的表现。我们这里遇到的问题与视网膜血管炎有关，与炎症渗出粘连有关，与术中的囊袋阻滞综合征表现相似。

这里表现为一种眼内房水的走向发生了改变，产生一种眼内不同部位压力平衡问题，房水先进入囊袋，然后再扩散入前房。图 3-5-4 示视网膜血管炎玻璃体切割联合白内障手术后囊袋阻滞，注入硅油后及取油后，都呈现鼓胀的后囊膜，眼压高，一直点用降眼压药物。图片可见，晶状体囊膜鼓胀，人工晶体与后囊膜距离变大。虹膜与残留前囊膜部分粘连，并有部分膜状物。激光后囊膜切开后眼压正常。

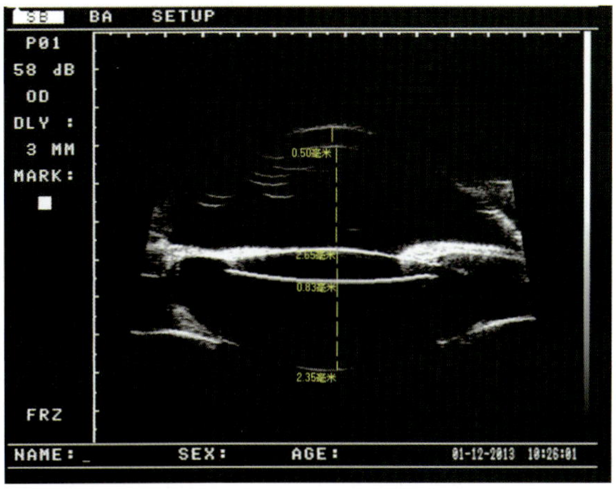

A　取油前的 UBM，虹膜与前囊膜粘连，人工晶体稳定，后囊膜膨胀

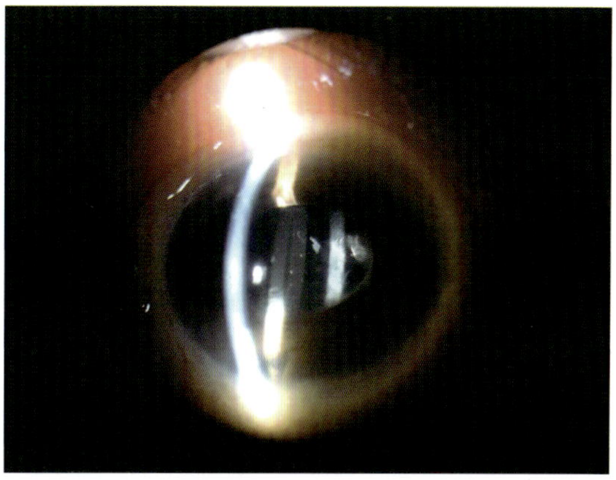

B　取油后，呈现鼓胀的后囊膜，眼压高，一直点用降眼压药物

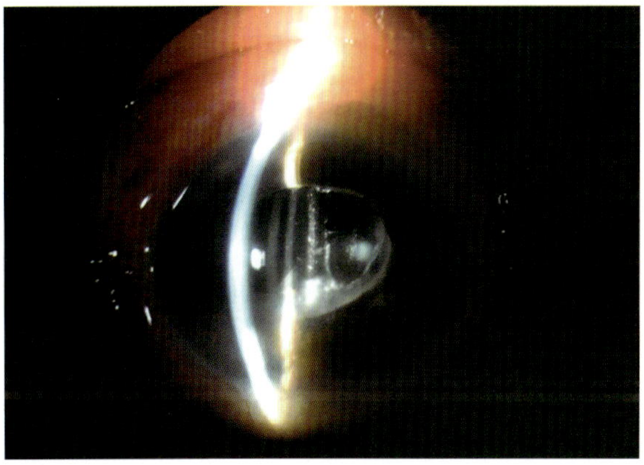

C　后囊膜激光

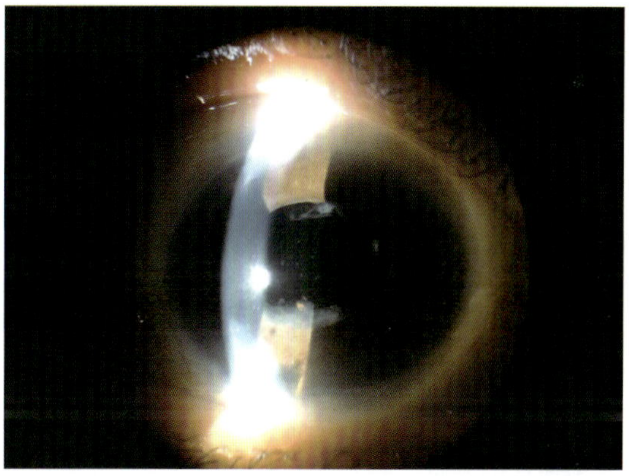

D　后囊膜激光一月复查，已经停用降眼压药物

图 3-5-4　视网膜血管炎玻璃体切割联合白内障手术后的囊袋阻滞

第三节　晶状体形状与植入物和填充物

一、晶状体形状引出的智慧思考

晶状体形状的形成，源于晶状体纤维的排列；而晶状体纤维的排列，源于晶状体囊膜附着的细胞。这些纤维的走向，具有了折射与屈光的功能，具有变形功能，不仅仅是晶状体的形状造成晶状体的屈光特性。

晶状体纤维的变化，顺应悬韧带的牵拉，而睫状体的变化，是拉动晶状体变形的原动力，而这一原动力来源于光的刺激与神经反射，也可以称之为神经反馈。睫状体、晶状体悬韧带、晶状体及晶状体纤维构成类似于肌肉拉动的联合体，晶状体可以比作肌肉的肌腹，而悬韧带可以比作肌腱，这肌腱附着于肌肉收缩与舒张运动的睫状体肌。这个联合体充分满足了光学与视觉的要求。

从光学的角度而论，晶状体需要透明性，需要随自然变化而变形；晶状体自身没有神经，不能自主的变形，它的变形要受到光的刺激与反馈的控制，顺应了环境的变化。也可以这样说，顺应周围环境而产生的适应性、反馈性的统一的能动的变形，这是生物顺应与适应环境与无外限时空结合的产物。对于它的形成，我们只能去认识、感悟它的玄机。这种生物的本质与任何人为的晶状体的替代物不同，晶状体这种生物的本质具有人为无法替代的玄机。这种玄机构成了晶状体的透明形状与变形性。玻璃体和硅油不同，晶状体与人工晶体不同，不同在哪里？注入硅油与植入人工晶体后，才有所表现。

二、晶状体变形空间

眼内晶状体与周围组织的结合，是点线面的结合，悬韧带点的结合，就像一把筷子抗折一样，多点附着的悬韧带，具有很强的拉力；睫状体肌的收缩与舒张，产生了一致性的悬韧带的拉紧与松弛，晶状体变形一致、均匀、居中。

悬韧带发育不良的情况，临床上常见于马凡氏综合征。因为悬韧带的长度与力量的不均衡所产生的球形晶状体；还有局部的悬韧带缺失，表现的晶状体缺损。生物的拉力与抗力，具有维持形状，部位稳定，持续受力等特性。一方面如晶状体的悬韧带对晶状体的稳定与成形的作用；另一方面就如玻璃体的支撑力与牵拉力，不均衡的牵拉力量产生裂孔与巨大裂孔。

玻璃体与晶状体后表面的环形线状结合，便于晶状体的变形；晶状体前表面与虹膜的面的附着，不影响瞳孔的缩小与扩大。

晶状体的变形有利于物质的交换，晶状体的后部形状，有利于附着，有利于晶状体位置的稳定。玻璃体膨胀的力的方向，被晶状体后部的大弧度形成分力而化解。而晶状体与周围组织之间、晶状体与玻璃体之间的液性空间，作为一种缓冲。这种空间的缓冲，也是为了便于晶状体的变形；为什么晶状体不像窠臼一样完全包埋或者深陷与玻璃体窝中呢？因为，晶状体需要变形空间。

三、人工晶体与玻璃体

保留囊膜的情况，无论是否植入人工晶体，囊膜不动，或者相对静止。人工晶体植入后，晶状体囊膜与玻璃体接触的面的弧度发生了改变，囊膜承受的力发生了改变。因为人工晶体薄小，留下了大部分的原来晶状体变形的空间，留下了玻璃体膨胀的空间，玻璃体膨胀对囊膜的力也发生了改变，加上玻璃体的特性，较少发生前房的变浅，或因变浅引起的一些病变。

如果发生了病变，是由于人工晶体袢对囊袋的支撑，使囊袋的直径扩大，阻滞了房水从囊袋后向囊袋前的流通，或者残留前囊膜与虹膜的粘连造成的瞳孔阻滞。前者就是人工晶体袢的晶状体隔平面阻滞的青光眼，而后者就是虹膜粘连的瞳孔阻滞性青光眼（图 3–5–5 A、B）。

四、人工晶体与硅油

与填充物相关的瞳孔阻滞性青光眼。表现出与囊袋相关的智慧。囊袋相关的瞳孔阻滞，硅油眼也发生，并且与硅油有关。常常出现在囊袋内植入的人工晶体，常常发生在前后联合的手术。尤其常常发生在伴有炎症的眼病的联合手术，如葡萄膜炎、视网膜血管炎、视网膜脱离、糖尿病视网膜病变。

硅油与玻璃体比较活动度， 硅油在眼内的活动度大，并且硅油依赖体位，正常前房与瞳孔后的压力不平衡，硅油推向弧度变小与消失的后囊膜，推向前，与虹膜粘连（图 3–5–5C、D）。

囊袋相关阻滞的 2 种情况，眼的表现为前囊膜粘连，眼的表现为囊膜整体的阻滞，硅油眼的表现常常 2 种情况都具备，表现为硅油与玻璃体的区别，容易产生囊膜平面的前移。

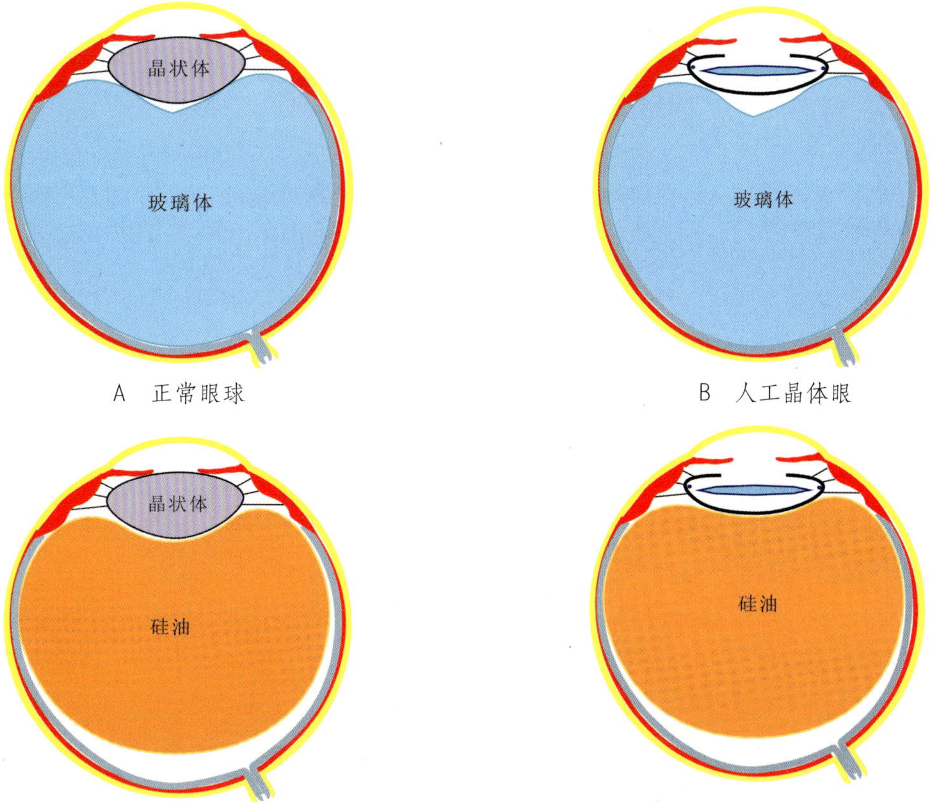

A　正常眼球　　B　人工晶体眼

C　硅油眼　　D　人工晶体硅油眼

图 3-5-5　晶状体人工晶体与玻璃体硅油的结构关系

那么，为什么后囊膜面弧度更大呢？为了较深的嵌入玻璃体，也是为了晶状体的稳定。在与人工晶体的比较中，在与硅油眼的比较中，后囊膜的弧度，产生出更多的功能玄机。晶状体与周围组织有更大的接触面积，玻璃体对晶状体的推动与拉动浑然一体，并且分解了推力与拉力，晶状体赤道部与悬韧带接触，附着于晶状体赤道部的悬韧带与睫状体连接，晶状体悬韧带的拉动与固定作用（图 3-5-6A、B）。晶状体后表面与玻璃体界面的环形接触，这个接触环既是固定稳定结构，又是限制结构。玻璃体与晶状体的接触相互附着、依靠，相互限制。

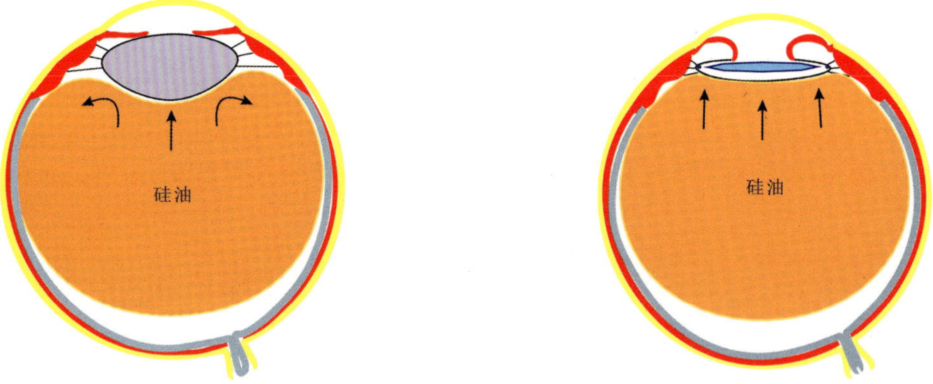

A　仰卧时晶状体与硅油的受力关系　　B　仰卧时人工晶体与硅油的受力关系与虹膜与囊膜的粘连

图 3-5-6　晶状体人工晶体与硅油的力的关系

第四节　囊膜呈现的智慧

我们现在的人工晶体，如果没有后节的问题，如果玻璃体存在，也许我们会陶醉在我们改变世界、美化世界、在提高人们的生活质量的满足中。玻璃体的消失，硅油的注入，就凸显出了问题。

我们的晶状体是存在智慧的，它的智慧就在于它的形态。为什么后表面比前表面凸呢？而我们设计的人工晶体，却只是注重了它的屈光度，而忽视了人工晶体与周围的关系，以及植入后，对眼的其他器官组织的影响。

晶状体的变形，悬韧带的松弛与紧张，玻璃体对晶状体的推与拉，就像太极一样，晶状体后表明的弧度，可以化解玻璃体的推力与拉力。

晶状体的变形需要一种结构，这种结构具备的既连接同时又疏松的结合形式，既稳定晶状体在眼内的位置，又不限制晶状体的变形，这种度，只有自然才能做到，太玄妙了。

晶状体前表面的平滑，玻璃体晶状体界面的玄机，晶状体是扁圆形的，是可以变形的，这种变形使得晶状体在动中，显现出有形与无形的功能。

晶状体囊膜的正反面，也表现出生物的正反区别，如虹膜与人工晶体眼残留前囊膜的粘连，炎症是一方面，另一方面就是组织的正反面。炎症性疾病及伴有血管渗漏的疾病，虹膜与晶状体前表面的粘连是不紧密的，手术中发现这种粘连一拨就开，拉的较紧的原因是瞳孔领区的渗出膜。而虹膜与前囊膜撕开处的粘连、与囊膜内面的粘连却是紧密的，甚至无法分离只能剪除。

晶状体前表面与后表面的弧度具有其特殊的功能与作用。前囊膜弧度小，是为了与虹膜的接触，而便于虹膜的稳定与活动。活动的面，瞳孔的散大与缩小。前面适应虹膜的运动，后面适应于借助玻璃体而稳定。囊膜有一定的直径，人工晶体为了稳定与吻合，为了视觉的稳定会加长人工晶体袢，这样会加大晶状体囊膜的直径。这个度要把握，既要人工晶体稳定，又不要过度的使囊膜直径加大。

晶状体与玻璃体的界面关系，那种智慧连接所包含的无穷的含义，使玻璃体稳定在中心，而不受重力的影响。同时，晶状体具有赤道部一周的悬韧带，与玻璃体的窠臼关系与连接，虹膜于晶状体前表面的接触与限制等。悬韧带与其他接触产生最大限度的力的分解与力的对抗与抵消，使得晶状体在眼内忽略自身的重力与各个方面的缓慢的相关于体位的不均衡力，综合为晶状体不受体位的影响。硅油与玻璃体的差别、晶状体与人工晶体的差别等，是生物与非生物的区别，这些关键的组织智慧是无法以人为替代的。

第六章　青光眼引出的智慧发现

第一节　青光眼的视神经损害

青光眼，是一种发病迅速或者隐匿、危害性大、随时导致失明的常见疑难眼病。特征就是眼内压间断或持续性升高超过眼球所能耐受的程度而给眼球各部分组织和视功能带来损害，导致视神经萎缩、视野缩小、视力减退，失明只是时间的迟早而已，在急性发作期24~28h即可完全失明。青光眼属双眼性病变，可双眼同时发病，或一眼起病，继发双眼失明。

一、视野引出的思考

青光眼的损害是高眼压造成的视网膜神经节细胞的损害，30° 视野占视网膜神经节细胞的66%，30° 视野的神经活动占用了83%的枕叶视皮质，即使损害是均匀的，从感觉上也可以代偿。那么，青光眼的高眼压只是影响视网膜神经节细胞吗？

前部缺血性视神经病变（AION）与青光眼的视野有相似之处，可是机制却不同。前者，眼压正常，与多种因素有关；而后者是眼压升高造成的。

前部缺血性视神经病变是由于后睫状动脉循环障碍造成视神经乳头供血不足，引起急性缺血缺氧而水肿的病变。本病好发于中老年人，常双眼先后发病，间隔数周、数月或数年。一般多由高血压、动脉硬化、糖尿病、血液黏稠度增加严重贫血、血压过低、眼内压增高等因素。其实，前者较后者发病更为普遍，只是这种疾病的认识才刚刚开始。后者的损害也有前者的视神经表现。

还有外伤性视神经挫伤，引起的视野的损害；颅脑损伤导致的视野缺损；颅内出血占位导致的视野缺损，等等，视野显示出多方面的改变。提示：①视野表现的相似性与普遍性，与相同视野原因的多样性；②视野表现的特征性与特殊性，与因素的多样性；③ AION与青光眼有某种联系，这种联系是什么？④青光眼病因清楚，对视觉的损害是多方面的。

二、青光眼视野

为什么视野向心性缩小？为什么周边受损较早？从眼压角度，是不是玻璃体压力不均？还是胶质细胞支撑与保护松散？

还是由于玻璃体的压力不均，加上血管的压力末梢问题，导致的神经节细胞营养产生过度的差异？视神经损害是神经节细胞轴突在视盘瓶颈的分布结合眼压的作用形成的，而神经节细胞的损害又是如何形成的？

第二节　青光眼的视神经视网膜损害

一、青光眼的视神经损害

青光眼是一种全方位损害的眼病。视神经视盘段就是眼内血液供给的瓶颈。视网膜中央动静脉系统的阻塞，可以因为血管和血液黏稠度的改变发生血管的阻塞，青光眼也可以发生同样类似的改变。急性高眼压后常常出现的视网膜中央动静脉血管系统的出血，是一种缺血后再灌注的血管破坏。这一点与后面章节提到的 Terson 综合征的发生原因相似。

NAION(非动脉炎性前部缺血性视神经病变) 和 NOION（非动脉炎性后部缺血性视神经病变）的发生虽然是多因素的改变，眼压与眼内血液灌注的关系是重要的因素。高眼压或者较高的眼压与患者较低的基础血压有直接的关系，影响了脉络膜循环分支对视盘的营养而发生缺血与水肿，压迫视盘段的视网膜神经节细胞的纤维。

既然 NAION 和 NOION 可以因眼压与灌注压的失去平衡而导致视神经的视盘段这一瓶颈发生改变，那么，青光眼的高眼压也可以影响视神经视盘段的血液供给而造成缺血。我们见到的是视网膜神经节细胞的减少与视网膜神经纤维层的变薄。

二、血管末梢压力与玻璃体缓冲

玻璃体是类球形的，对球壁的压力近似均匀的，但是视网膜中央动静脉血管，血管末梢血管的张力与灌注的压力较低。这样，在受到压力时，血管末梢就容易导致灌注缺血。

视网膜中央动静脉系统是树枝状分布，末梢灌注压下降，或者较低。青光眼高眼压时，分布于周边部的血管末梢承受来自玻璃体与眼球内部的压力，影响中周部视网膜的营养。当然，视网膜的任何部位均有血管末梢，只是玻璃体的形态而产生压力的差异。

玻璃体组织本身就是一个缓冲组织，由于玻璃体纤维的分布，产生了膨胀功能强的、玻璃体构型的边缘部，和膨胀功能弱的、对边缘部的玻璃体膨胀具有缓冲的中央部，这个中央部玻璃体是胶体，稀疏的纤维。同样，相对而言，玻璃体中央部又与房水形成梯队，构成缓冲系统。

视野为什么向心缩小？青光眼眼球本身拥挤前房，玻璃体膨胀的潜能起怎样的作用？膨胀产生压力作用于视神经瓶颈，还是作用于视网膜？视网膜血管末梢压力较低，而这时，眼压升高了，血管内压较低，外部压力升高，尽管有内界膜的张力对抗，尽管有胶质细胞的支撑与营养，但是，眼压升高的结果先导致周边部视网膜的缺血。

三、压力的平衡

眼内压机械压迫和对血液灌注的作用对视神经造成影响。这种影响就像前部缺血性视神经病变（NAION）的视野改变一样。

NAION 的发生具有眼压的因素、血流变的因素、视盘直径的因素，还有眼压的因素、只是表现的眼压在正常范围，通常表现为低血压或者高血压用药导致血压偏低的情况。眼内灌注压与眼压的不平衡，加上血管自身的改变与血液黏稠度的改变，导致了脉络膜循环的视盘血管网发生阻塞，而导致视盘的水肿并产生对节细胞轴突纤维的压迫。

这种血压与眼压的关系就是眼灌注压与眼内压的关系。这是一种眼内眼外血管交通的一种平衡，如果发生平衡的紊乱，就会发生病变，较为严重的要属驱逐性脉络膜出血。驱逐性脉络膜出血偶尔见于白内障与青光眼手术中，常常发生于高度近视硅油眼高眼压的取硅油的过程中。这种平衡的自稳，在后面的几个章节还会提到，如 Terson 综合征章节的发病机制的分析。

对于视神经瓶颈，对不同的人，眼压有着不同的阈值，视盘结构的异常、灌注压、血压、血管功能、血管条件、血液黏稠度、性别、年龄等，正常范围的眼压也会出现类似于青光眼的视神经病变。

第三节　视觉保护结构的智慧

一、光感受器细胞排列

光感受器、双极神经元、神经节细胞是视网膜乃至眼球非常重要的核心。它们是如何受到保护的?或者说，保护的智慧是什么?

青光眼的损害是高眼压造成的视网膜神经节和神经节细胞纤维的损害，那么，青光眼的高眼压只是影响视网膜神经节细胞吗?视网膜外层有没有损害?为什么没有表现出，或者说没有发现，光感受器的损害?

光感受器就像一把直立的筷子，有较强的抗压力。光感受器细胞的排列具有较强抗压代偿力，细胞长形，呈圆柱形或圆锥形，密集的排列，能够缓解压力。较为重要的视锥细胞，斜面向内，可以造成分力，缓解玻璃体的压力并且集中排列于视网膜的中央部，对应玻璃体的中央部，较小受到玻璃体膨胀压力的影响。

胶质细胞除了营养视网膜神经细胞，还有支撑与加固视网膜神经元细胞的作用。外界膜很重要，就像捆扎的绳索，就像将一把筷子纵横交错捆绑起来一样。长形细胞是为了视觉与眼压的需要，是为了整齐排列的需要。

圆弧形的视觉平面，分解了一部分眼内的压力，并使眼内压力平衡，均匀受力。视锥细胞就像插入密集的视杆细胞中的楔子，使得弧形平面更加充实。只是这种视锥细胞重要的决定视力。

光感受器可以认为是神经细胞的膨大端的集合，在这个膨大端行使眼球及视觉最根本的功能。

密集排列的需要，单位面积的光感受器细胞越多，视觉精密度越高，被挤压呈长形细胞。

引申：多突出细胞是神经传导与网状结构（支架）的需要。光感受器排列越密集，视觉成像越清晰。光感受器细胞只发出一条纤维与其他神经细胞联系。

二、内界膜与外界膜

内界膜是Müller细胞的基底膜，Müller细胞附着于内界膜的外表面，然后纵深进入视网膜，垂直排列的光感受器细胞（视杆细胞、视锥细胞）被Müller细胞，还有其他的胶质细胞盘绕、“捆扎”，如捆扎的筷子一样，这样排列的组织，能够承受压力。故，外界膜不是膜，而是一种网状结构。外界膜就像捆扎的绳索，就像将一把筷子纵横交错捆绑起来一样，将光感受器细胞联合起来，同时便于营养供给。

内界膜与外界膜，因Müller细胞而关联，视网膜神经节细胞，较直接承受来自眼球中心的压力、内界膜是保护神经节细胞的。内界膜，又被称为内限膜，并不只是界的意义，还有限制的意义，限制眼中心对视网膜的压力，保护视神经和视神经纤维，还有神经节细胞。

临床上见到的Terson综合征的内界膜下的出血，显示出内界膜的界限。外伤的局限视网膜下出血，在玻璃体支撑的协助下，限制出血的扩散。

驱逐性出血是怎样进玻璃体的? PCV的玻璃体积血为何呈现泥沙状?玻璃体的血是怎么来的?有的认为是从视盘间隙，有的认为是从神经纤维间隙，有的认为是锯齿缘，那么，会不会是血色素扩散呢?黄斑裂孔的手术要不要，或者说，需不需要、一定要剥除内界膜呢?

这些问题都提示我们要对视网膜结构及功能的深层的认识。

三、胶质细胞的功能与存在的意义

视网膜内，除上述神经细胞外，还有一种神经胶质细胞，如苗勒氏（Müller）细胞，位于神经细胞之间，细胞呈纤维状，分别向内外伸展，并反复分支，形成致密的胶质细胞及纤维网。对神经元有营养、支持、绝缘、加固和保护作用。

胶质细胞是如何保护视网膜的？视网膜的4层细胞依其分布及其相互间的联系，可由10层结构组成（图3-6-1）。由外向内依次为：①色素上皮层，由色素上皮细胞组成；②视杆视锥层，由视杆和视锥细胞的内外节组成；③外界膜，由苗勒氏细胞外侧突间的连接复合体形成；④外核层，由光感受器的胞核组成；⑤外网状层，由光感受器的终足与双极细胞的树突、水平细胞的突起组成；⑥内核层，由水平细胞、双极细胞、无长突细胞以及苗勒氏细胞的胞核共同组成；⑦内网状层，由双极细胞的轴突、无长突细胞的突起及节细胞的树突组成；⑧节细胞层，由节细胞的胞体组成；⑨神经纤维层，由节细胞的轴突组成；⑩内界膜，由苗勒氏细胞的末端相互连接而成。

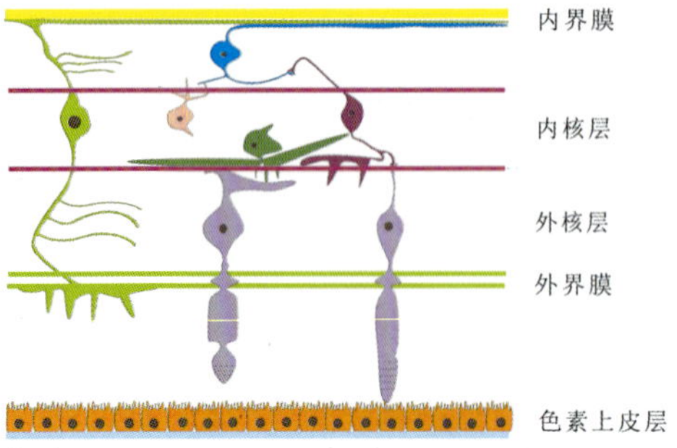

A　视网膜各层及Müller细胞

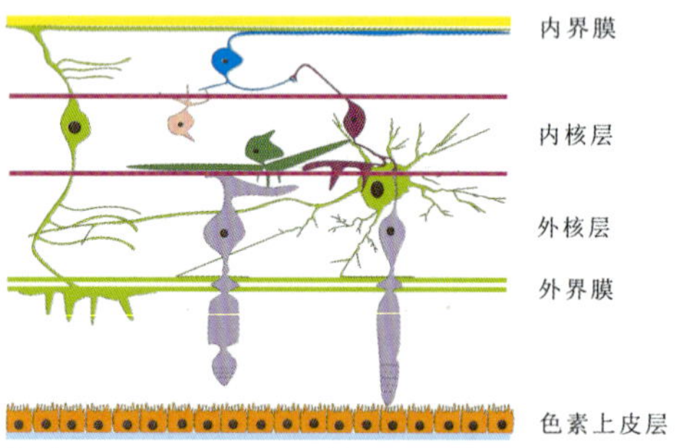

B　视网膜各层及胶质细胞

图3-6-1　内界膜与外界膜的功能

可见视网膜的三级神经元，均受到胶质细胞的保护。当然，除了保护，还有营养，包括信息的传递。

胶质细胞如何对视网膜的三级神经元进行保护的？由于功能的需要，胶质细胞不能或者很少达到视网膜色素上皮细胞，因为这个平面是重要的视觉平面，也是一个视觉弧面。外界膜就是一个界限，到此为止了，就在外界膜以内进行保护，RPE细胞就像一个多项与多极的电插座，而光感受器就像一个多项多极的电插头，很敏感，有没有电，依赖于两层细胞之间的接触。

内外网状层，即为三级神经元沟通、连接的功能区域，又是缓冲区域，缓冲三级神经元之间的压力。其实神经元与胶质细胞之间也没有明显的界线，如无长突细胞也有神经传导功能。

青光眼的神经损害是多层次的。由于结构的特点，表现为光感受器的重要而显示出来的智慧，使得机械压迫与血液灌注受阻的作用比较，机械压迫更凸显对神经节细胞的损害。

四、内界膜与玻璃体

光感受器由胶质细胞的筷子捆扎效应而得到保护，而神经节细胞也有保护，除了其周围的胶质细胞外，内界膜就是一种切向的限制力，只是在高眼压，超过限度时，对神经节细胞保护作用减弱。这种限制的分力应该还和与之接触的玻璃体后界膜有关。

内界膜这种连接的结构也是一种力的分解。玻璃体后界膜与黄斑，玻璃体后界膜和内界膜与视网膜血管的较为紧密的连接处也是限制的结构，内界膜在视网膜血管处相互移形，并与玻璃体后界膜连接。

在黄斑玻璃体后界膜与内界膜连接紧密，在玻璃体后脱离时，有时会发生特发性黄斑裂孔。玻璃体后脱离后，会发生内界膜的收缩与内界膜前的增殖现象。

第四节　光感受器与脉络膜

一、光感受器与视网膜色素上皮细胞

由于功能的需要，胶质细胞不能或者很少达到视网膜色素上皮细胞，因为这个平面是重要的视觉平面，也是一个视觉弧面。外界膜就是一个界限，到此为止了，就在外界膜以内进行保护。RPE细胞就像一个多项与多极的电插座，而光感受器就像一个多项多极的电插头，很敏感，有没有光电反应，依赖于两层细胞之间的接触。

光感受器与视网膜色素上皮细胞、脉络膜是一类结构，在这个结构中，中心围绕着光感受器，光感受器获得一个视觉平面，获得一个营养的平面。在这个平面上，在胶质细胞的帮助下，光感受器细胞垂直并列的排列对抗眼内的压力。

在这个平面上，还有一种结构，对抗眼内压的降低的情况，在一些低眼压的情况，如外伤性睫状体脱离，尽管睫状体脱离、脉络膜脱离，尽管视网膜可见皱褶，但是仍然保持视网膜的贴附与黏附。不能称之为黏附，可以称之为贴附与附着。更确切地说，就是吻合。

黏附可以发生在Bruch膜，与脉络膜其他层，与视网膜色素上皮层的接触，也不能只称之为黏附，应该还有渗透压差产生的吸力将三者结合，可以称之为贴附或者附着。

视网膜色素上皮细胞与光感受器细胞是吻合的结合的。吻合处，视网膜色素上皮细胞顶级大量的微绒毛与光感受器细胞的凸凹面吻合，一方面加强了层间的结合力，另一方面增加了接触面积，便于供给营养。

前面提到，视网膜，包括视网膜色素上皮及Bruch膜可以认为是脉络膜的结构，一种异形的脉络膜血管壁，Bruch可以认为是脉络膜的纤维膜，也可以认为是脉络膜毛细血管层的纤维膜。在这里赋予了其特殊的功能，成了视觉平面的面，一个较为坚实的视网膜色素上皮的附着面，不仅仅如此，Bruch还是个滤过膜，产生视网膜色素上皮与脉络膜的渗透压差，从而将视网膜色素上皮紧紧黏附及吸附在Bruch上。

二、光感受器细胞的光化学

视网膜色素上皮细胞的富含色素，以及富含色素脉络膜构成暗室的结构，进入眼内的光，在这个平面被感应。结构与功能相关，光化学与膜盘的结构特性相关。

视锥细胞和视杆细胞外节内均含有许多膜盘。视杆细胞的膜盘悬浮游离在细胞液中与质膜不相连，膜盘易于互相分离，膜盘具有纵行的沟槽。每个膜盘上只有一层有视紫红质，均匀地分布在膜的表面。视锥细胞的膜盘垂直于质膜，由质膜内褶而成，膜盘互相不易分离。膜盘是在细胞外节的内侧基底部形成，约每40分钟生成1个，生成的膜盘由内向外移动。膜盘是由双层脂蛋白巨分子构成，膜盘间的间隙充满含有可溶蛋白的水液。在细胞内节新合成的蛋白经高尔基复合体结合到膜盘内。膜盘能起波导作用，将入射的光线引向色素上皮侧的顶端。膜盘分解后即由邻近的色素上皮细胞吞噬。

视杆细胞是感受弱光刺激的细胞，所含的感光物质为视紫红质，镶嵌在外节膜盘中，由视黄醛和视蛋白结合而成。视紫红质在光的作用下可分解为视黄醛和视蛋白，并刺激视杆细胞产生神经冲动。在暗处，视黄醛和视蛋白又重新合成视紫红质。视紫红质的合成，需要维生素A的参与才能生成视黄醛，因此，

当维生素 A 严重不足时，视紫红质的合成减少，人在弱光中的视力减弱，即为夜盲症。

视网膜在接受光照或其他图像刺激时，视网膜中会发生复杂的生物电活动。这种电活动产生的电位差可以被记录用于临床分析视网膜的功能状态和视网膜神经传导中发生障碍的部位等。

三、膜盘的去向

视杆细胞分内、外两节，外节是细胞的感光部分，为许多平行排列的膜盘，由外节基部一侧的胞膜连续内陷折叠而成，膜盘基部与胞膜相连，其余部分则与胞膜分离。顶端的膜盘不断脱落，并被色素细胞所吞噬，逐渐进行更新。视杆细胞的内节稍粗，内含大量线粒体、内质网、微管等。此部是合成蛋白质和能量代谢最旺盛的部分。

光感受器的更新以昼夜为节律。视杆细胞膜盘的脱落多在明亮时进行，而视锥细胞多在暗时进行。色素上皮细胞吞噬膜盘亦表现有相应的节律性，黎明时刻色素上皮细胞吞噬视杆细胞的膜盘，日间慢慢降解；傍晚则吞噬从视锥细胞脱落的膜盘。由于膜盘的生成和被吞噬清除的速度保持平衡，所以感光细胞的长度并不改变。

视锥细胞的外节也由重叠的膜盘组成。但视锥的膜盘不脱落，而膜盘的蛋白质却不断更新。膜盘上嵌有的感光素，能感受强光和色觉。多数哺乳动物和人的视网膜上含有 3 种视锥细胞，分别具有感受红、蓝、绿 3 种颜色的视色素。如果缺少感受红光（或绿蓝光）的视锥细胞，则不能分辨红（或绿色），称红（或绿）色盲。

视锥与视杆细胞的区别，从外观上，或者从细胞形态上，就可以看出：视锥细胞的外侧端，即与视网膜色素上皮细胞接触的端，可以理解为端的膨大。之所以接触面较平，而形成锥状，是为了适应色素上皮细胞平面为视觉平面，为了更好地接触，吸收养分与进行与视杆细胞比较较多的物质交换。这种细胞端的膨大，也证明了视锥细胞较为重要的细胞功能部位，并有较多的物质交换与能量消耗。

膜盘脱落与光刺激有关，其吞噬则由视网膜色素上皮完成。膜盘是细胞膜的一部分，会与视杆细胞膜或者与视网膜色素上皮细胞膜融合。在这种变化中，所谓的膜盘脱落只是一种细胞膜的变形或者移形，其中的视紫红质的合成与转化，需要物质与能量的来源均出自脉络膜循环。

第五节　青光眼的界定与葡萄膜

一、青光眼的界定与房角关闭

自然中的规律，人类发现，并赋予人为的界定，病种的界定是人为的。高眼压造成视神经的损害，各种原因，高眼压、视神经损害、眼底改变，作为青光眼的诊断标准，前两者更为重要。界定就是定义。急性房角关闭只能作为一种临床表现，不能作为青光眼之外的诊断或者病名。自然是变化的，自然事物的变化有急有缓。最明显的例子是我们正在使用的很多人工器官的替代物都在利用其变化缓慢的惰性，如硅油、人工晶体等。疾病有量变到质变的过程。疾病的发生，也就是，我们观察到、认知到、诊断到的发生，并不是疾病的开始。这是个潜移默化的过程。急性闭角型青光眼之所以称其为急性，是因为大发作时急骤迅猛的眼压升高与视力的下降，由于结构的特点发生房角的关闭，这样的过程是虹膜根部阻塞了房角，而在大发作之前会有无数次的隐匿的房角阻塞和眼压升高，这些隐匿的发作，会被有意识的人为行为影响，如休息得以缓解。还有人类无意识的状态下被人体通过自稳机制得以缓解。从开始阻塞房角到大发作期间的时间无法监测。

诊断也有一种对趋势的诊断。如急性闭角型青光眼的大发作，不能发作稳定之后，检查视野有改变才诊断青光眼。实际上，大发作后，视野都有问题。这一点与青光眼睫状体炎综合征不同，为什么？因为大发作之前有很多次没有引起注意的小发作，被人体的一种潜在的力对抗而缓解了。而青光眼睫状体炎综合征则表现为炎症的眼压升高，降眼压和糖皮质激素治疗后视野改变轻微或者没有改变。

再谈闭角型青光眼的特点，又分为急性与慢性。但是，两者只是表现重与轻的差别，都是一种阵发性的房角闭塞，只是急性的表现更为剧烈而已。慢性的表现，如果不是拥挤前房，那么与房角的结构及虹膜的功能有关。开角型青光眼与之不同的是，眼压较为持续的高眼压，与房角的滤帘结构异常有关。

急性闭角型青光眼的大发作之前的小发作具有从量变到质变的隐匿性，并伴有视神经的损害。而青光眼的诊断不是根据 OCT（只作为参考），而是眼压对视神经的损害，青光眼的研究应该考虑组织自身对异常的对抗；大发作后没有视野的损害，可以诊断为急性房角关闭，那么什么是大发作？是不是大发作？直接大发作，也就是说，没有小发作，没有房角关闭的逐渐的发展过程，直接发生完全房角关闭的情况有没有？还是以往的青光眼分型更符合自然规律，无论急性闭角型青光眼还是慢性闭角型青光眼，房角关闭的虹膜根部的动态变化就是闭角型青光眼的发病特征，两者不能割裂。

二、病例的发现与睫状环阻滞性青光眼

急性闭角型青光眼有一种规律，大发作之后，有一段低眼压期，这是如何形成的？房角开放了吗？睫状体再也不分泌房水了吗？虹膜萎缩不只是表现在虹膜表面脱色素，而且失去了弹性，并且虹膜与晶状体的粘连，与房角的粘连，房角粘连虽然经过缩瞳的处理，仍然有大部分的粘连，房角由于粘连而关闭着。那么，睫状体有怎样的改变呢？

急性闭角型青光眼的急性大发作经过药物治疗稳定之后，UBM 检查发现受压后的睫状体水肿，睫状体脱离，也是眼压下降的一个因素。临床上见到一例睫状体脱离，高眼压水肿的状态下的缩瞳作用，会产生睫状体裂隙，即漏口。这种规律类似于 RRD-ChD 的外路的放视网膜下液的手术，容易发生出血及医源性裂孔。

还有一个规律，缩瞳药过量使用的或者术前的使用与术后的睫状环阻滞性青光眼，脉络膜脱离，浅前房有关。缩瞳药的作用，产生的瞳孔括约肌的拉动，促进房水进入睫状体脉络膜巩膜间隙。睫状环阻滞性青光眼与医疗的处理有关，要不为什么只发生于手术后？青光眼的发生与大发作的发生是长期形成的一种自稳的状态的结果，通过任何方式挽救和改变这种状态，都会对平衡造成影响。这种自稳的平衡无论是生理的还是病理的都是诸多因素相互作用的结果，可见其复杂性。

术后的浅前房，术后的滤过过盛是多方面的原因，一方面是房水流出过多，另一方面是晶状体后部的压力。而睫状环阻滞性青光眼的发生则表现为前房的消失、眼压的升高、压力来自晶状体后，晶状体后玻璃体的压力的形成开始是源于晶状体平面的前移，这种前移是否与脉络膜脱离及睫状体脱离与水肿相关？早期的阿托品及糖皮质激素的治疗效果可以证明这一点。总之，睫状环阻滞性青光眼的发生是一个综合性的眼内平衡紊乱的结果。

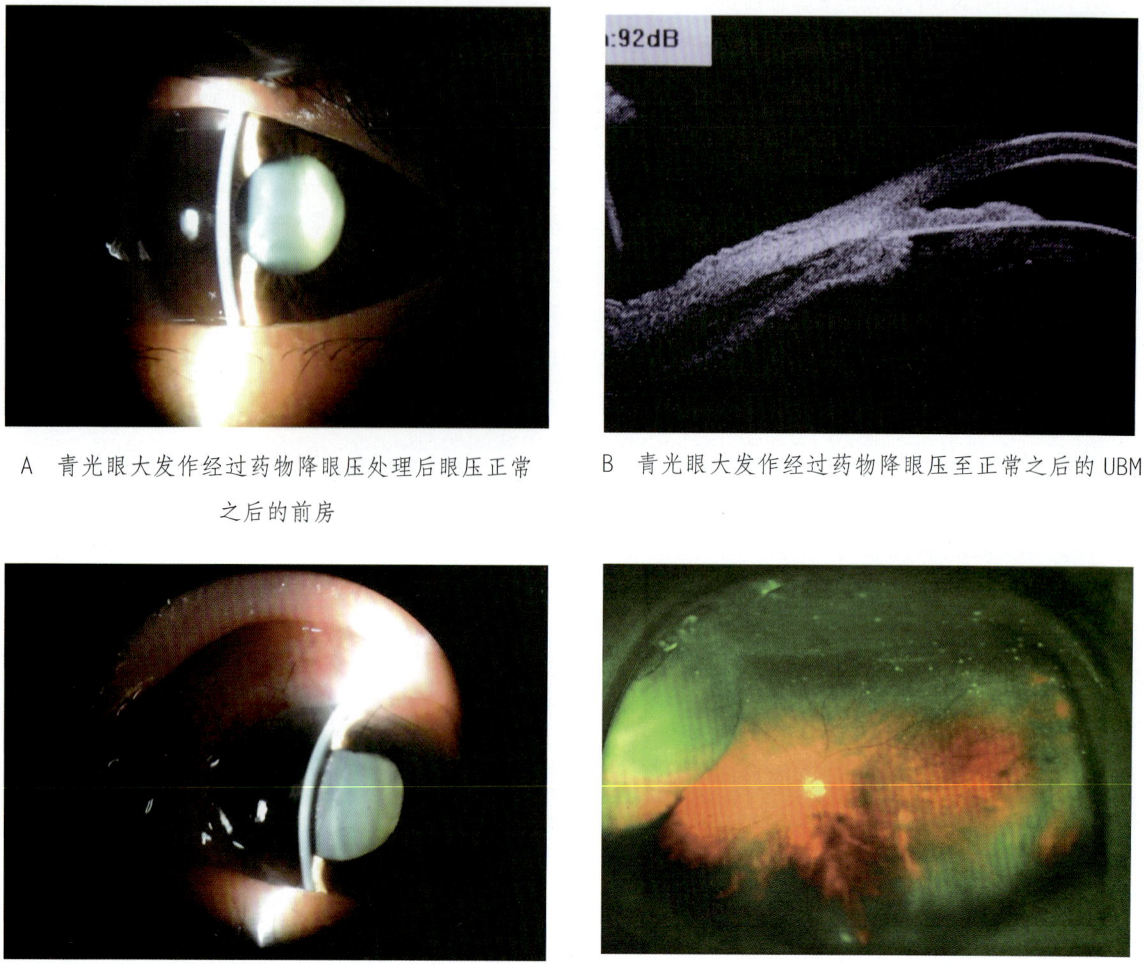

A　青光眼大发作经过药物降眼压处理后眼压正常之后的前房

B　青光眼大发作经过药物降眼压至正常之后的 UBM

C　滤过术后的浅前房

D　滤过术后眼底的脉络膜脱离

图 3-6-2　青光眼与葡萄膜

图 3-6-2A、B 显示的是一个病例大发作药物处理后，发现睫状体脱离，虽然眼压降下来，但是前房较浅。图 3-6-2C、D 显示的是一例滤过手术后的浅前房，眼底的脉络膜球状脱离。

我们想到了结构的问题，想到了玻璃体的问题，可能忽视了眼的死角睫状体与脉络膜的问题。浅前房以至前房消失、低眼压以至高眼压，这样的一个过程，睫状体环的进一步的缩小及脉络膜的脱离，后部压力的增大，何者是因，何者是果，是一个错综复杂的问题。延伸的联系青光眼术中的驱逐性出血，是不是一种平衡状态突然改变的结果呢？即使这种平衡是病理性的、病态的，但是其发生与高眼压在处理过程中的过急、过激有关。而且在脉络膜出血与渗漏的表现上是否存在一种睫状体脉络膜血管通透性改变的差异与程度上的分级呢？例如，脉络膜脱离是浆液性的，进一步的出血性脉络膜脱离，而驱逐性出血是血管破裂的血性的脉络膜脱离。睫状环阻滞性青光眼的人为因素不能回避，其发生原因与手术治疗的预测与时机选择还需要进一步的研究。

三、再论闭角型青光眼

原发性闭角型青光眼的流行病学相关研究显示，多发生于亚裔人群，其发生与眼球的结构特点有关，还有与性别及年龄相关，40 岁以上人群，女性多见。

闭角型青光眼的相关因素：角膜大小及形态、前房深度、房角的角度、眼轴等。想想还有什么？年龄、性格、虹膜的形态、晶状体的状态、玻璃体状态、脉络膜状态、眼球的形态（尤其前节的形态）等，还有什么没有想到？

拥挤前房，或者称为前节拥挤，其表现前房较浅，虹膜根部前房狭窄。从外观上，角膜缘到赤道部的弧度较小，手术时手术面的巩膜较为平坦。与虹膜结构有关，与虹膜根部的肌力有关，周边部肌力弱，周边部即虹膜根部较薄，易导致房角的关闭。

与年龄有关，衰老可以导致，自身调节能力的下降，也就是，同样具有闭角型青光眼的结构基础，为什么发生在老年人。年龄的增长，眼球会发生怎样的变化？联动效应的减弱，晶状体的硬化，玻璃体后脱离还没有发生，玻璃体潜力的存在，产生不平衡与失调节。

与睫状体的状态有关，与玻璃体状态有关，与虹膜及房角的结构有关，还有就是与眼球的大小与形态有关，还与晶状体的老化、联动效应较弱有关。短眼轴的人群，玻璃体后脱离发生较迟。表现形式上的差异，没有表现完全相同的病例，表现形式因人而异。

第七章　视网膜脱离与玻璃体

第一节　视网膜脱离的原因

一、视网膜脱离

视网膜脱离是指视网膜神经上皮层与色素上皮层相互分离的病理状态。视网膜脱离患者常出现闪光感、飞蚊症、视野缺损与中心视力下降等症状，应及时诊治。发生视网膜脱离后如能够及时手术，黄斑脱离在 5 日以内复位，视功能尚能恢复至发病前的水平。视网膜脱离日久，即使手术成功，也将发生视功能的永久损伤。

孔源性视网膜脱离是视网膜脱离的最常见类型，由于存在视网膜裂孔（萎缩孔或牵拉撕裂孔），在同时存在玻璃体对视网膜的牵拉因素时，液化玻璃体进入视网膜下，导致视网膜神经视网膜层与色素上皮层的分离。

二、视网膜脱离发生原因

发生孔源性视网膜脱离的 3 个要素为：① 视网膜裂孔；② 玻璃体对视网膜产生牵拉；③ 有持续液体流通过视网膜孔进入视网膜下。

虽然视网膜裂孔是发生孔源性视网膜脱离的重要因素，但仅有约 1.4% 的视网膜裂孔患者发展为视网膜脱离。其原因为正常情况下，在视网膜神经上皮与色素上皮之间存在着相互贴合力，包括脉络膜与玻璃体的渗透压、视网膜色素上皮的泵机制、视网膜光感受器外段与视网膜色素上皮之间存在有酸性黏多糖（起胶合作用）、视网膜色素上皮和光感受器之间凹凸的吻合关系。

在视网膜脱离的情况下，裂孔的形成和视网膜色素上皮细胞的作用，使得视网膜下液进入脉络膜，玻璃体液再进入视网膜下。视网膜下液是一种动态的病理平衡，只有封闭裂孔，才能阻断这一病理平衡。

三、米袋子效应

要将米面倒入袋子里，要提起袋子的口部。要使视网膜发生脱离，必须克服以上视网膜神经上皮与色素上皮之间的相互贴合力。在视网膜裂孔周围存在牵拉时，如果液化玻璃体接触到视网膜裂孔，裂孔、玻璃体局部的牵拉和液化玻璃体的水分此 3 个因素共同作用则导致孔源性视网膜脱离的发生。

四、预后

孔源性视网膜脱离发生后，将发生针对视网膜裂孔的创伤修复反应，表现为玻璃体腔内、视网膜表面及视网膜下发生纤维增殖膜，增殖膜收缩导致对视网膜的牵拉，即发生了增殖性玻璃体视网膜病变（PVR），PVR 是孔源性视网膜脱离的常见结局与并发症，也是引起视网膜脱离复位手术失败的最重要原因之一，严重者导致眼球萎缩，可使最终视力丧失。由于 PVR 的发生、发展机制错综复杂，目前尚难以对其进行有效的控制。

第二节　手术复位的原理

一、视网膜脱离外路手术发展史

自 1851 年 Helmholtz 发明检眼镜后，人们才对视网膜脱离有了进一步的了解。1923 年 Gonin 首先用烧灼视网膜裂孔部位的方法，通过组织粘连封闭裂孔使视网膜脱离复位。

此后，在检查技术和诊断方法上的进步，如双目间接眼底镜和三面镜结合的术前检查，使医生能充分了解眼内情况，特别是视网膜裂孔数目、位置、形状、大小以及和玻璃体的关系等情况，为选择手术治疗提供重要依据。手术技术方面的进步，如晶控电凝器的使用及电极的改进、冷凝器及激光机的应用，使视网膜脱离手术有了更有效、损伤更小的封闭裂孔手段。

但迄今为止，Gonin 的手术原则仍被人们所公认。即首先必须找到并封闭所有裂孔，这是视网膜复位的关键。其次，放出视网膜下液，可促进脱离的视网膜复位。

但如果存在视网膜与玻璃体之间的粘连牵拉，单纯靠封闭裂孔及放液手段难以使手术成功，需要缩小眼球内容积，松弛或除去对视网膜的粘连牵拉。为此，20 世纪 30 年代 Lidner 开始采用巩膜缩短方法，到 20 世纪 50 年代，Schepens 和 Custodis 分别开始采用巩膜层间加压术和巩膜外加压术。

目前，结合玻璃体手术等方法，使手术成功率大大提高。而且对某些以往认为无法手术的孔源性视网膜脱离或以往认为不适合手术治疗的非孔源性视网膜脱离，可以通过不同手术方法的有机结合，进行手术治疗。

二、裂孔外顶压

我们看到的是：无论外垫压还是环扎外垫压，只要裂孔顶在人工嵴上，视网膜就复位。为什么？经典的视网膜脱离手术来源？是如何发明的？有时候就想，眼科的智者，视网膜脱离手术的发明人们，如何想到外垫压能够使视网膜复位？答案是外顶压发现裂孔，顶压可以使视网膜复位。顶压只是外封闭裂孔吗？顶压缩小了玻璃体腔的体积，占用了玻璃体液化的空间，使得玻璃体获得潜能。临床上见到外垫压嵴上视网膜仍有下液，但是视网膜能够复位。图 3-7-1 显示外顶压缓解玻璃体牵拉，使视网膜复位。

玻璃体作用是在玻璃体切除后显现，玻璃体切除后，不能单纯通过环扎外垫压使视网膜复位。还有视网膜的张力问题等。我们在建立兔视网膜脱离模型中发现：抽出玻璃体少，会发生视网膜自行复位，随着玻璃体抽出或者放出增多，造成视网膜全脱离，视网膜自行复位的现象有所改善。虽然视网膜脱离没有进展，自行复位的现象仍然存在，但是，时间延长了（见玻璃体潜能章节）。

视网膜脱离玻璃体切割术后的为什么要注气？为什么要注油？都是需要一种内充填，水为什么不行？为什么玻璃体切割术后的视网膜脱离呈现塌陷状？分析比较外垫压手术成功的原理，就知道，外路与内路，完全不同的理念。关键在于玻璃体有没有存在的理由。外垫压手术为什么能够成功呢？是外垫压和内顶压的结果。如果没有玻璃体，如果玻璃体腔是水，外垫压就不会起作用，除了注气与注硅油。

视网膜不脱离的条件，少了玻璃体黏稠的智慧支撑，只剩下视网膜的完整性的要求与视网膜与球壁黏附要求。比如临床上采用冷凝与光凝的方法增强视网膜的黏附。

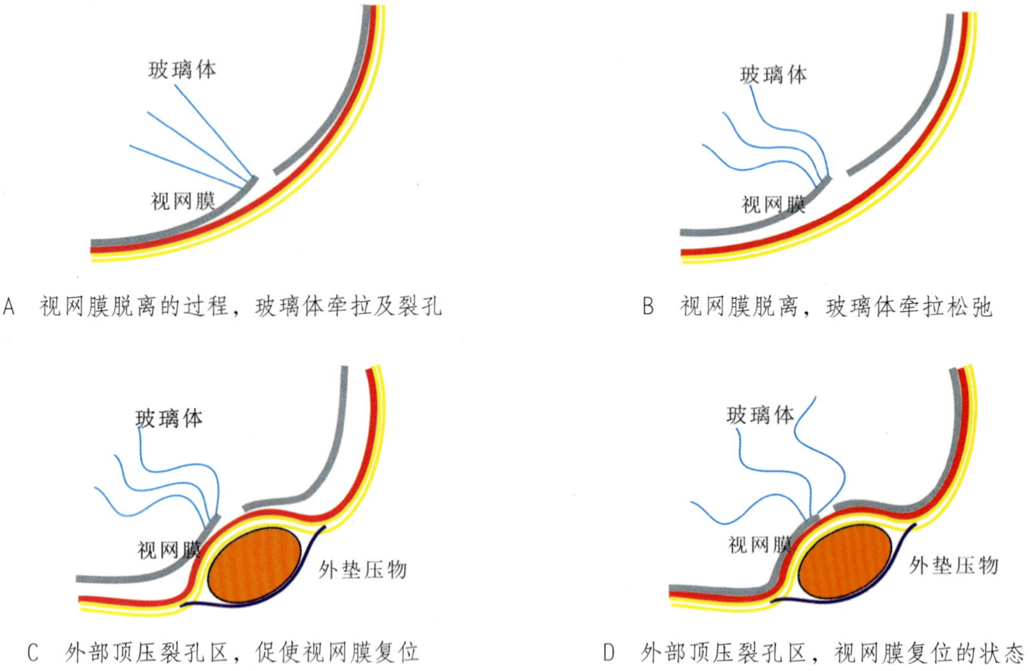

图 3-7-1　顶压缓解玻璃体牵拉的作用

三、手术原理

玻璃体的不平衡，玻璃体液化的度，在裂孔存在的情况下，多大的活动度容易发生视网膜脱离？玻璃体液化是关键。

外垫压是针对玻璃体液化腔，这个能够增加玻璃体活动度的结构，是针对玻璃体与视网膜不均的粘连，是针对玻璃体异常的牵拉，三者是造成视网膜脱离的原因与因素，同时存在外垫压的顶压，占用了玻璃体液化腔的空间。图 3-7-2 显示视网膜脱离手术原理，图 A 外垫压后眼底的人工嵴及裂孔，B 显示的视网膜复位示意图。

无论是外垫压还是环扎术，都是缩小玻璃体腔的空间，占用的空间就是玻璃体液化腔，图 3-7-3 显示环扎外垫压术的玻璃体与硅油状态的 CT 像。

玻璃体液化为视网膜脱离创造了条件，只有液化腔的流动的水进入视网膜下，而其余的水被固定在玻璃体胶体中。而这个玻璃体液化腔的水分，也就是流动的水分，会源源不断地从睫状体突分泌进行补充。因此，外加压就是要顶压裂孔，缩小玻璃体腔体积，占去液化腔的体积，让玻璃体胶体内顶压裂孔。

玻璃体液化与玻璃体后脱离是视网膜脱离的关键，有后脱离的液化腔，才有玻璃体的活动度增加，才有对粘连处的视网膜牵拉，强调一下，是正常粘连处的异常牵拉。

外垫压的原理就是凹凸，突出与凹入，凹入占用眼内空间，玻璃体腔变小，玻璃体受到挤压，占用或者暂时占用空间，外垫压是一种三明治效应，挤压视网膜裂孔，而使之封闭。因此，视网膜脱离手术的基本原理就是外加压、玻璃体内加压的“三明治”效应，还有 RPE 功能等 3 个方面的作用。

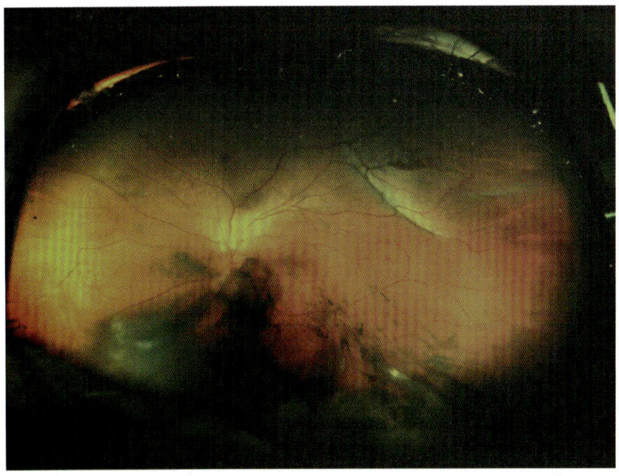

A 外加压后视网膜复位眼底，可见人工嵴及裂孔，下方仍然见玻璃体积血

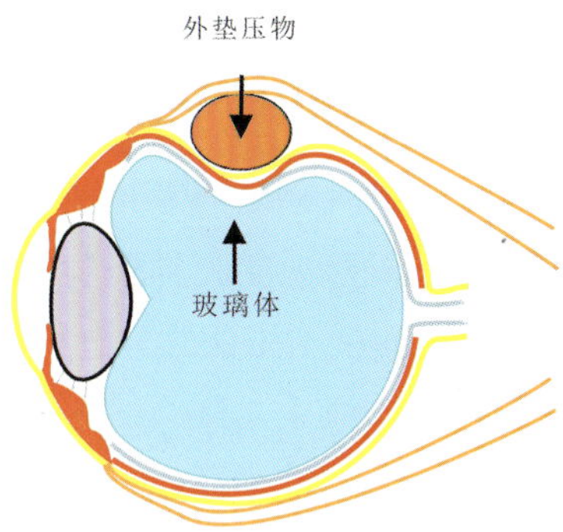

B 外加压封闭裂孔缩小玻璃体腔体积，玻璃体内顶压，加上 RPE 的功能，使得视网膜复位

图 3-7-2 视网膜脱离手术原理

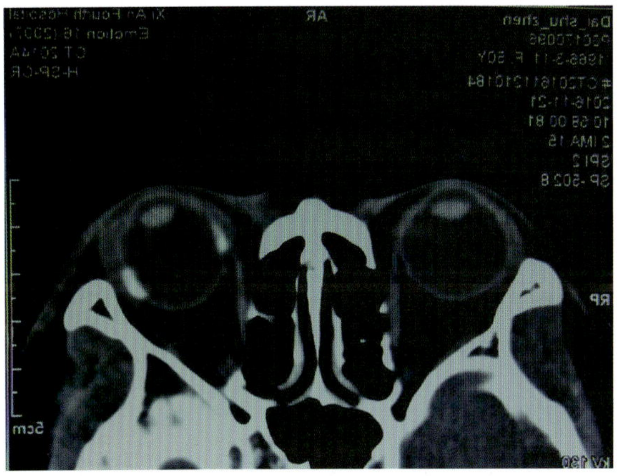

A 视网膜脱离术后 CT 影像（右眼）

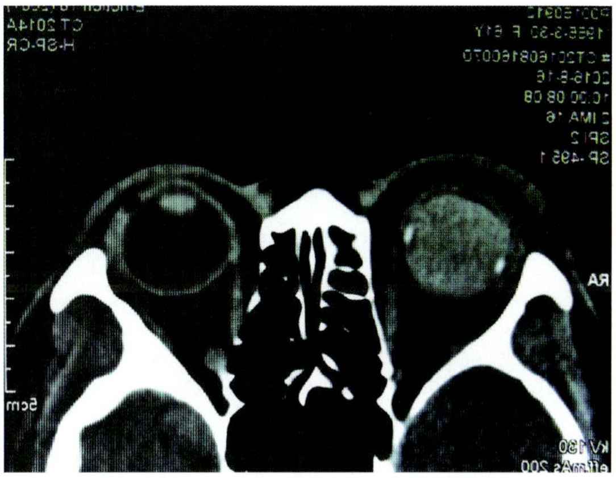

B 视网膜脱离术后硅油眼 CT 影像（左眼）

图 3-7-3 环扎外垫压后，眼球变形，玻璃体腔的缩小

第三节 不放液手术

一、视网膜脱离手术的发明

视网膜脱离手术是如何发明的？这是个有趣的问题，我一直在琢磨，顶压也许是较为原始的方法，尤其是脉络膜脱离的孔源性视网膜脱离，眼压很低，顶压，看到了什么？看到了视网膜的裂孔与脱离的视网膜下移动的下液，于是就思考着单纯放出视网膜下液，后来发现不行，视网膜下液又出现了。只好将视网膜裂孔从眼球外顶起来，这样视网膜下液再没出现。

外垫压裂孔后，即使人工嵴上还有视网膜下液，也能复位。可以想象，RRD-ChD 压迫没有痛感，眼压很低，压迫顶压可以看到周边部。当时，一个灵感浮现，能不能通过外垫压封闭裂孔呢？于是，一种经典的不被淘汰的手术方法就这样呈现了。

电凝与冷凝也是如此，要让这些凝固方式起作用，就需要放液定位。人为的引流视网膜下液，视网膜与球壁贴附或者接近贴附时，电凝或者冷凝，以促进裂孔的黏附。于是，第一例视网膜脱离手术成功了。

二、不放视网膜下液的手术

玻璃体腔的水通过视网膜裂孔进入视网膜下就形成了孔源性视网膜脱离。孔源性视网膜脱离是一种严重影响视力的眼病，是视网膜神经层与视网膜色素上皮的分离。目前通过手术复位率已达 90% 以上，外路手术是较为普遍的手术方法之一，分为放视网膜下液手术与不放视网膜下液手术两种。

为什么要选择不放液手术呢？因为不放液手术有不同于放液手术的优点，如手术损伤小、安全、并发症少。

视网膜色素上皮与视网膜神经层的结合面，是人眼的视觉平面，属于一种较为特殊的平面结合，具有结合的结构与功能等多个层面的玄机。研究发现视网膜色素上皮 24h 吸收至少 2mL 视网膜下液。视网膜色素上皮细胞对视网膜下液有重吸收作用。通过视网膜色素上皮细胞，水到哪里去了？故而，视网膜色素上皮细胞层的重吸收不是一层细胞能够完成的，而是一种结构。这个使光感受器与视觉营养平面结合的组织结构，在视网膜脱离发生后，具有了吸收视网膜下液的功能。其中参与的组织有视网膜色素上皮细胞、Bruch 膜，还有脉络膜，尤其是脉络膜组织的内层等。

既然视网膜下液能被自动吸收，那么我们就不放视网膜下液。条件是必须封闭裂孔，或者能够封闭裂孔。通过外加压与玻璃体内加压裂孔，加上视网膜色素上皮细胞层结构共同作用使视网膜复位。

不放视网膜下液手术就是自然的吸收视网膜下液，同时阻断玻璃体液体自裂孔进入视网膜下，人为的辅助就是将裂孔顶起来，同时缩小玻璃体腔的体积。这个手术方法巧妙在借用了自然组织之力，玻璃体膨胀潜力与视网膜色素上皮细胞吸收结构之力，同时还有脉络膜与视网膜之间的渗透压差所产生的渗透压力。

三、视网膜脱离与视网膜劈裂

为什么视网膜劈裂不放液手术效果差？关键的区别在于组成结构上，而视网膜劈裂则表现为较慢的吸收过程。这个过程，首先通过脱离部位外层的视网膜神经上皮的扩散，然后被视网膜色素上皮细胞吸收（图 3–7–4）。

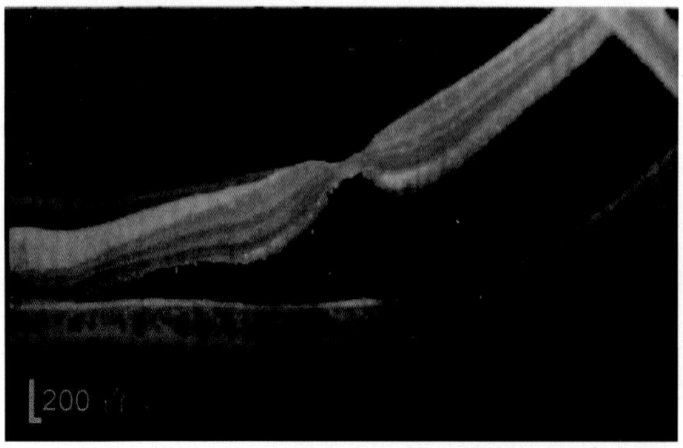

A　视网膜脱离 OCT 图像

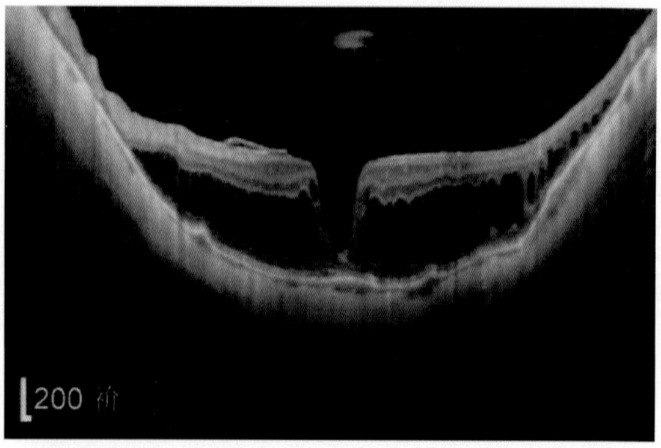

B　视网膜劈裂 OCT 图像

图 3–7–4　视网膜脱离与视网膜劈裂的 OCT 对比

在视网膜脱离的情况下，裂孔的形成和视网膜色素上皮细胞的作用，使得视网膜下液进入脉络膜，玻璃体液再进入视网膜下。一般情况下，房水进入玻璃体不是进入了盲端，水分也可以通过扩散的方式进入视网膜，再进入视网膜色素上皮细胞而到脉络膜。曾有人根据这样的研究，设计给玻璃体注入药物，以达到对眼内组织消除炎症的作用，但这种扩散是非常缓慢的。手术通过外加压，RPE 的吸收，视网膜劈裂液体的扩散，玻璃体的内顶压，缓慢使视网膜层间复位。

四、不放液手术与放液手术

为什么要选择不放液手术？放液手术也一样使视网膜复位，视网膜脱离的手术从内眼手术向外眼手术转化，从治疗脱离手术向裂孔手术转化。放液手术就是通过巩膜切口，拨开脉络膜放出视网膜下液具有内眼手术的特点。

放液手术的优点是视网膜较快复位和眼压降低便于环扎外垫压，但是也有出血、玻璃体视网膜嵌顿、医源性裂孔、术中低眼压、脉络膜出血和脉络膜脱离、增加感染因素等缺点。

不放液手术的优点是具有外眼手术的特点，并发症少，缺点是手术中的眼压问题，人工嵴高度为顶压裂孔而显过高。人工嵴过高，患者有症状，造成近视和散光，缺血等。对于缺点的克服，手术中的眼压问题，前房穿刺放液。降低人工嵴高度，通过注入消毒空气，以空气顶压裂孔，使视网膜复位。

五、挤压与传递与转移

视网膜脱离的手术从内路转为外路，不放液手术具有外眼手术的特点，裂孔要顶实，视网膜下液较多怎么办？视网膜脱离的一个关键就是视网膜下液的移出与消除。放液手术，通过放出视网膜下液。不放液手术，可以通过体位转移视网膜下液，使视网膜下液远离顶起的裂孔区。可以通过注气、体位变化、碾压的方法，将视网膜下液碾压回玻璃体腔。还可以包双眼仰卧，使视网膜回落。

术后房水的分泌，玻璃体压力的恢复，玻璃体腔变小后，玻璃体对视网膜的挤压，对裂孔的挤压，外垫压就像一个塞子，封闭裂孔，使视网膜复位。

六、顶压的传递－前房穿刺降眼压

外路手术的原理是凸入，巩膜的凹入。眼压是个问题。外垫压物产生窠臼的传递，眼压对人为凹凸产生对抗，眼压的变化是对抗的。

放液手术，放出视网膜下液，要穿过脉络膜这个血管膜，容易发生出血。其实，放液的目的不单单是放出视网膜下液，使视网膜复位，也是为了降低眼压，以便于外垫压物的凸入。但是，这个凸入的外垫压物必须顶住裂孔，或者顶向裂孔。有时候，视网膜下液并没有放完，视网膜也能复位，有时候，裂孔没有完全顶实，视网膜也能复位，其中有 RPE 的作用，有体位的作用，有玻璃体的作用，还有中药促进 RPE 的作用，等等。

而不放视网膜下液的手术，如何降低眼压呢？前房穿刺降眼压的不放视网膜下液的手术方式是降低眼压液化腔转移的方法。前房恢复后，会对后部玻璃体产生压力，晶状体的联动，玻璃体的联动，玻璃体腔缩小后获得的玻璃体的潜能，加上外垫压对裂孔的顶压等共同作用使视网膜复位。

第四节　玻璃体手术

前面提到外路手术，外路与内路是完全不同的理念。玻璃体手术才是真正含义的内眼手术。玻璃体手术的发明也是根据需要，玻璃体是手术的禁区，可是玻璃体的病变或者合并玻璃体的病变，就没有办法了吗？进入玻璃体的手术已经有100多年的历史。在早期的手术的探索中，玻璃体被视为禁区。当时面对一个玻璃体积血或者炎症而失明的患者眼科医生束手无策，迫使眼科医生对这一禁区的关注。

一、玻璃体置换术

1890年Ford首次大胆应用玻璃体抽吸的治疗方法为一个长期玻璃体混浊患者进行玻璃体手术，打破了玻璃体不能外科手术进入的禁区。以后在Ford的基础上将玻璃体抽吸后，1906年Deutschmann用小牛血清和兔玻璃体、1910年Komoto用盐水、1911年Elschning用空气、1927年Hagner用脑脊液、1946年Cutler用人眼玻璃体注入玻璃体腔，形成了玻璃体置换术，这是玻璃体手术最早的雏形，为今后玻璃体手术的发展奠定了基础。

20世纪50年代后期，眼内手术器械改进又为玻璃体手术迈进了一步：1946年Mamoli、1954年Dellaporta用经玻璃体电凝器治疗黄斑裂孔，1951年Schepems设计了戴在头上的双目间接检眼镜，提供了玻璃体手术直视下进行的可能。1968年Freeman和Schepens设计的经睫状平坦部进行玻璃体条索切除的剪刀，随后又设计了旋转控制玻璃体剪。1960年Mklaelsom利用裂隙灯照明进行玻璃体切除。1967年Smith用手术显微镜和接触镜进行玻璃体手术。这其中良好的眼内照明是进行开放性玻璃体切除的先决条件。纵观玻璃体手术发展史，显微镜与眼内照明及切除机器是玻璃体手术后期得以迅速发展的关键。

二、传统玻璃体切割手术

20世纪60年代末期，David Kasner对一例玻璃体淀粉样变性患者实施了玻璃体切割手术，惊喜地发现患者耐受了大部分玻璃体的缺失，于是提出了开放性玻璃体切割术（open sky vitrectomy）的概念，治愈了一些以前认为不可能治愈的复杂病例，但是角膜切开、晶体摘除，眼压为零等都给开放性玻璃体手术蒙上了阴影，限制其应用和发展。

20世纪70年代初开始，玻璃体手术进入高速发展阶段。Machemer应用经睫状体平坦部的玻璃体切割术以来，玻璃体视网膜手术得到飞速发展。Machemer起初使用的是17G（玻切刀头直径1.5mm）经睫状体平坦部的玻璃体切割，这种仪器需要光纤维袖套，做2.3mm大小的巩膜切口。1974年O'Malley和Heitz设计了较细小的玻切刀头，其直径为0.9mm（20G），这种系统一直沿用至今。

随着技术和仪器的进步和发展，闭合式经睫状体平坦部玻璃体切割手术已经成玻璃体手术的经典手术。

三、玻璃体手术操作与微创

扁平部玻璃体切割术是目前普遍的手术方法。①巩膜切口。有晶状体眼距角膜缘3.5~4mm处、无晶状体眼距角膜缘2.5mm处做颞下、颞上和鼻上巩膜切开；通常颞下巩膜切口放置玻璃体置换液体灌注头，并缝线固定。颞上和鼻上巩膜切口分别放置玻璃体切除头和眼内照明光导纤维头。②缝角膜接触镜环，放置角膜接触镜。③置入导光纤维头和玻璃体切除头，切除玻璃体。一般切除频率600~12000次/min，吸力150~500mmHg。先从轴心中央部开始，继而向前、向周边和向后推进。用棉棒或巩膜压迫器进行巩膜外加压可以增加周边部的可视度。

切口越来越小，手术效率越来越高，越来越方便，越来越安全，手术效果相应的越来越好。但是，是不是玻璃体手术就能替代外路手术呢？外路手术是否要被淘汰？

随后的改进，玻璃体手术的器械的不断更新。现在又开发出了23G/25G/27G等。其实，微创的含义不只是切口小了，还有安全的含义，比如套管的发明，防止了切口的玻璃体出来对周边部视网膜的影响。切割速度加快，防止与避免了牵拉与切割过程中对切割区视网膜的威胁与损伤。

玻璃体手术的复杂性，表现为变数较多；过去认为玻璃体是禁区，是技术水平达不到，现在虽然说玻璃体禁区被打破，但是，还是相对的概念，要审慎选择适应证，审慎地思考与考虑具有针对性的手术指征。

四、玻璃体手术与玻璃体

玻璃体切割术的基本作用是切除混浊的玻璃体或切除玻璃体视网膜牵拉，恢复透明的屈光间质和促进视网膜复位，治疗玻璃体视网膜疾病，以恢复患者视功能。

玻璃体支撑与牵拉的抗衡，玻璃体透明与混浊的比较，玻璃体手术的关键是玻璃体切除与替代填充。虽然，前面提到玻璃体如此多的特性，如黏滞性（缓慢不可移动性）、可膨胀性、通水性、固水性（牢牢将水固定在玻璃体结构中，或者说是动态的维持玻璃体中的水分）、玻璃体界面特性、玻璃体连接功能（与视网膜、晶状体的连接）、玻璃体的无体位功能、玻璃体的不孤立性与眼的其他组织的浑然一体、亲和性。而我们在手术时的方式与选择就是这2个方面，还没有一种替代物具有玻璃体的全面的特性，可见人类的局限。

玻璃体的特性还有很多，还有待于发现与发掘。玻璃体手术的诞生是解决外路不能解决的问题，而且，仅此而已。但是，玻璃体手术的破坏性与创伤性不可忽视。在手术选择上，外路应该是第一选择。

玻璃体手术指征首先应该是：眼球自身无法改善，药物与外路手术无法解决。毕竟是切除眼球重要组织的手术。比如玻璃体积血，药物的作用，激光的治疗，有些病例有效，即使是眼底新生血管，血吸收后，可见新生血管区的激光，就可以防止再次出血。比如视网膜脱离，应该首先尝试外路的手术，无论对于患者的生活质量还是长期疗效，都是很有利的。关键在于玻璃体有没有保留的理由，切除多少的度的把握，以禁区为念，审慎选择手术适应证与审慎把握手术指征。

玻璃体切割术是20世纪70年代初发展起来的高水准现代显微眼科手术，针对的是玻璃体无法保留和外路手术无法成功的病例。客观的科学态度让我们具有这样一种概念与观念：永远是这样，玻璃体手术只是适应于一部分患者，甚至只是一少部分患者，还是要谨慎选择手术的适应证，并严格审查手术指征，切除该切除的，保留该保留的，如果玻璃体手术率过高，就有问题。前面章节和后面章节，我们可以看到，在玻璃体手术后再次显示出的玻璃体的智慧。

第八章　玻璃体的消失

第一节　玻璃体是静的中心

下篇前面的几章都谈到了眼压与玻璃体，都与玻璃体有关。在下篇再提玻璃体的问题，与其他同时并提，好像降低了玻璃体的重要性。但是，还有很多没有提到，故而再强化。

一、内环境

从视觉角度，我们把晶状体作为眼内调节运动的中心，可以把玻璃体作为眼内静的中心。眼内腔是眼球这一器官的湿地，玻璃体和房水是相对静止的水和流动的水。湿地作为呼吸调节之用，不像大地一样供给营养，只是湿地的功能更多，眼内腔的湿地功能虽多，也还在探索中。因此，人体与自然的规律是相同的。

玻璃体是眼内环境的湿地，调节眼的组织功能与营养代谢。湿地的含义，既要交流，又要稳定，房水可以作为流动的河流，房水与玻璃体是流动与相对静止的结合。切除了玻璃体，也就没有了湿地中的静止的水流动水的层次，整体都变成河流了，尽管水流缓慢，已经失去了稳定性，失去了湿地的意义。

二、缓冲能力

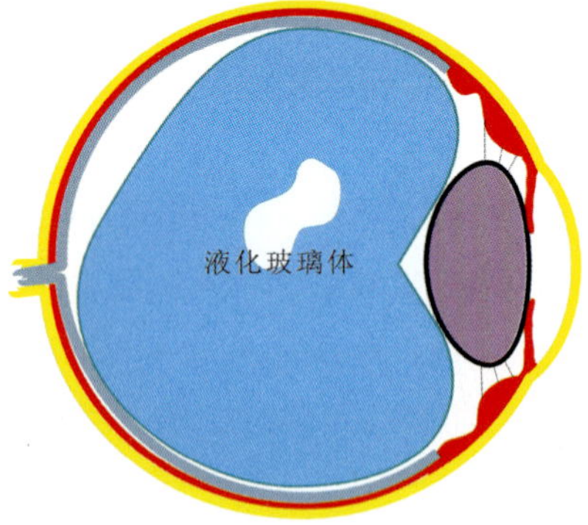

A　玻璃体液化腔及后脱离

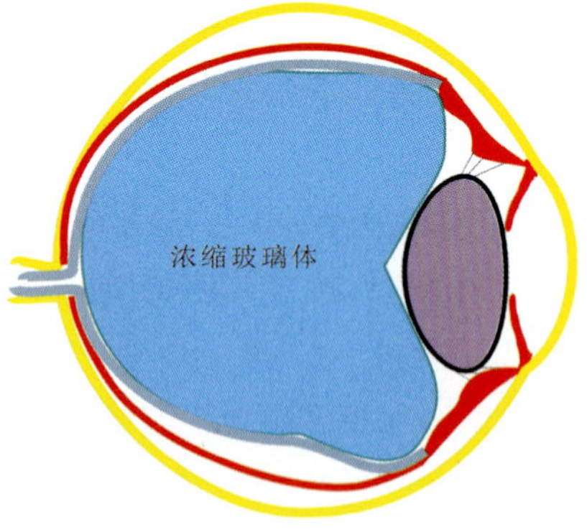

B　玻璃体浓缩，液化腔消失，眼球变形，变小

3-8-1　玻璃体液化与浓缩

对于正常眼，玻璃体的收缩与扩张对视网膜的支撑与牵拉是缓慢的而且是均衡的，这样对脉络膜的血液循环的影响是均匀的使脉络膜血液循环增多，而且这种作用对于脉络膜的血液循环影响在一个可以接受的范围之内。而高度近视则不同，产生的牵拉是不均衡的，而且水与胶体的水分减少变化是不同的，眼压对这样的玻璃体影响变大，加上液化腔的形成造成的这种牵拉不均衡，对脉络膜的血液循环的影响很大，加上高度近视，巩膜的扩张造成脉络膜组织的薄弱，就很容易造成脉络膜循环的紊乱，这一点能

解释为什么发生 RRD-ChD 的病例中高度近视较多这一临床现象。

玻璃体比我们想象的更为复杂。由于玻璃体是胶体，它的改变是缓慢的，它的水分的减少受胶体渗透压的影响。在正常人的玻璃体，玻璃体与玻璃体腔是吻合的，在水分减少时，玻璃体收缩是缓慢的和均匀的，除了对视网膜产生牵拉力外，对晶状体也有向后的拉力，这时前房会变深（图 3-8-1）。由于晶状体的变形动度较大，因此对视网膜牵拉力会小些，眼压的下降对眼的血液循环的影响较小。RRD-ChD 的眼压下降会造成脉络膜循环的瘀滞，血流减慢，造成代谢物的堆积。但是，轻度的眼压下降会促进视网膜中央血管系统的血液灌注。

玻璃体，缓冲作用，切除了玻璃体，缓冲作用减退或者消失。例如，没有玻璃体的 RD 发展迅速，没有玻璃体的眼外伤，穿通伤，眼压消失，还有很多。相反，没有玻璃体，眼内炎不易发展，水流动快了，所以，眼内炎应该切除玻璃体。

但是，对于高度近视，情况就不同了，玻璃体与玻璃体腔是不相吻合的。玻璃体腔大于玻璃体，玻璃体中大量的液化腔，液体在腔中流动会增大，视网膜与玻璃体界面产生了不均衡的接触。在水分减少时，就会产生不均衡的牵拉力，这样容易产生撕裂的裂孔。而对于 RRD-ChD 来说，眼压的下降，在视网膜表面产生不均衡的拉力，就容易造成脉络膜血液循环的紊乱。

第二节　玻璃体与晶状体

晶状体是一个变形动度较大的组织，是眼球动的中心，那么它与静的中心玻璃体是什么关系呢？晶状体动的同时，也需要稳定，除了灵活的晶状体悬韧带，活动的虹膜，还有玻璃体环形的与晶状体粘连，使得晶状体既能变形运动，又能稳定。更为关键的一点，是晶状体镶嵌在玻璃体中。晶状体与周围组织的关系融为一体，存在一种凹与凸的组织界面关系。不只是硅油会对晶状体产生压力，不仅仅存在硅油与晶状体玻璃体界面的差异，即使取出硅油，较早地取出硅油，晶状体混浊仍然发展。切除玻璃体的眼，即使不注硅油，还会发生晶状体的混浊。晶状体与玻璃体的接触不是我们想象的那样，这种接触本身，就是一种特殊的功能，失去它，就会影响晶状体的代谢。

第三节　玻璃体与视网膜

一、界面

为什么糖尿病视网膜病变的视网膜新生血管发生在视网膜表面和玻璃体中？在糖尿病患者的肾、脑、肝组织中，却没有新生血管。玻璃体与视网膜界面是一种组织上的和功能上的界限，视网膜表层为血管主干，存在较少的侧支循环，因此，在缺血时，就很难代偿，结局就是组织缺氧、水肿、坏死，促进新生血管的产生。

在糖尿病的视网膜内层，出现了缺血缺氧的组织改变，视网膜中央血管系统对缺血组织产生反应，产生新生血管。玻璃体的无血管状态被误导为缺血的组织，于是，视网膜中央血管系统的血管长出新生血管突破视网膜内界膜，突破玻璃体后界膜深入玻璃体。血管壁不完整的新生血管，在眼压波动及眼内血管血压波动时出现破裂出血，并继续沿出血延伸与爬行。

二、血管桥的形成

（一）血管的胚胎发育 胚胎早期，原始脉管是一种单纯由内皮细胞组成的管状物，它们在间质中间形成一个致密的网。以后随着各器官的发育，原始脉管网逐渐分化成与器官联系的许多血管丛和淋巴管丛。血管的胚胎发育过程中大致有丛状期、网状期及管干期 3 个阶段。

（二）血管瘤的生长 在早期血管性组织分化阶段，由于其控制基因段出现小范围错构，而导致其特定部位组织分化异常，并发展成血管瘤。如在某一个阶段的正常发育过程中发生障碍或异常，则可出现该阶段正常发育形态的畸形。在丛状期，有些毛细血管如果停止发育，就会产生毛细血管瘤；在网状期，如果扩大的血管聚成团，并趋向融合在一起，就可以表现出海绵状血管瘤。

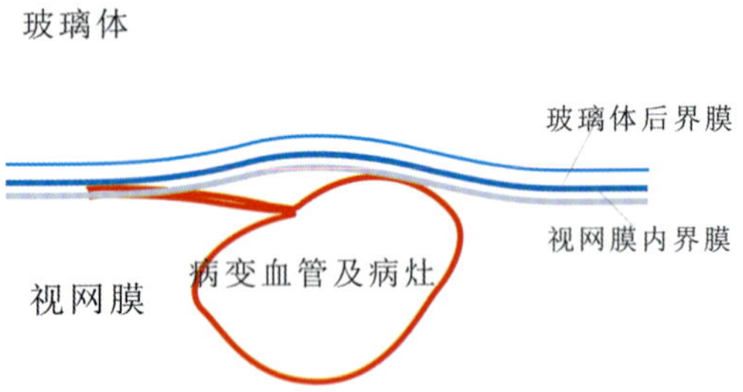

A　血管病变导致视网膜组织缺血坏死

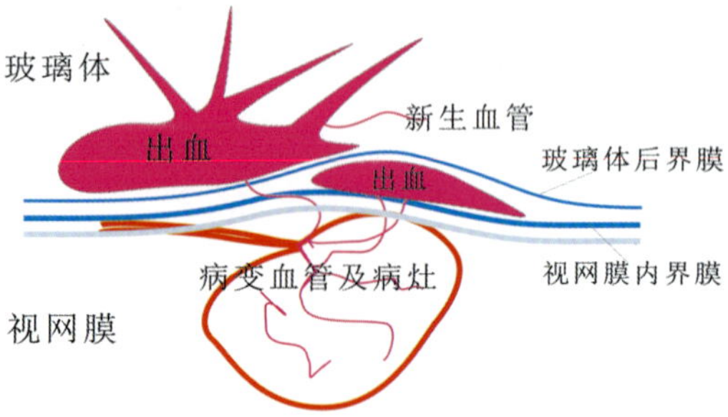

B　新生血管产生并进入玻璃体并出血

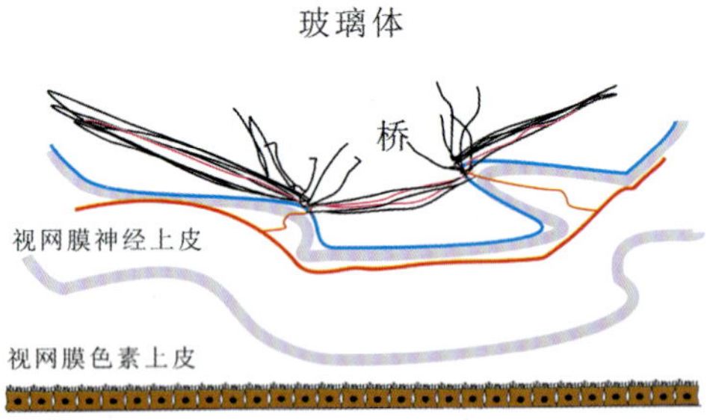

C　出血及新生血管闭塞机化桥形成牵拉

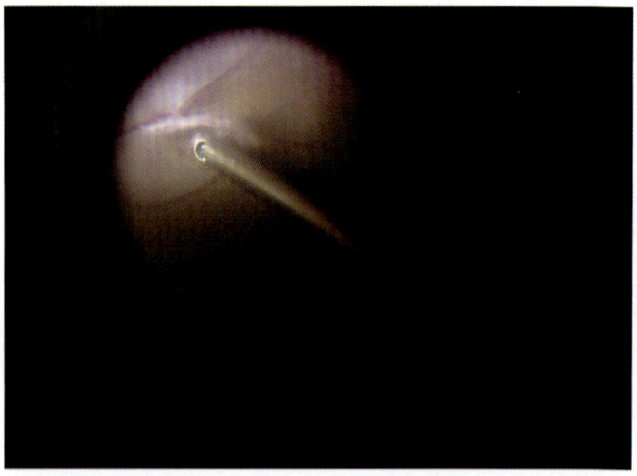

D　术中血管桥

图 3-8-2　新生血管膜与血管桥

（三）新生血管的生长 新生血管的发生与血管的胚胎发育过程相类似，只是，缺少了胚胎期正常血管发育的环境。图 3-8-2 显示糖尿病视网膜病变新生血管膜与血管桥的形成机制。

新生血管在生长与向玻璃体伸展过程中，出现了血管的营养问题。这个问题是血管发育过程中的动静脉同步问题与血管交通问题，因为只有这样血管才能健康生长。于是形成血管膜的血管环路，为了形成环路与营养，产生了一种效应就是血管膜的收缩，拉近血管之间的距离，加上血管营养缺乏，闭锁，机化收缩，于是桥形成，并牵拉视网膜，造成视网膜脱离。

界面产生新生血管是因为玻璃体的特殊性，无血管，低代谢率，本质是界面的破坏。看来，这种界面就是一种屏障，突破它，就会发生改变。

在糖尿病性视网膜的新生血管生长进入玻璃体时，玻璃体提供了网状支架和如此大的玻璃体无血管空间。这样提出了一个问题，为什么糖尿病的脑、肾组织的缺血、坏死灶在修复过程中不产生新生血管呢？在脑的腔隙性梗阻中，坏死组织很快被细胞代替（如胶质细胞）。空腔被充满，即使要长新生血管，也因腔隙较小而阻断。问题是周围正常组织对新生血管生长是怎样阻断的？这也是玻璃体与其他组织不同之处。

三、自然之道

玻璃体嵌在视网膜或者说是眼的层状结构形成的凹中。这种结构显示出自然的智慧，显示出一种自然形成的稳定性，显示出玻璃体对视网膜乃至眼球壁的层状结构的支撑。如果没有玻璃体又会怎样？

如果是水替代玻璃体，那么，对视网膜及球壁层状结构的完整性的要求就会提高。如果是硅油替代玻璃体，那么，硅油与眼组织的吻合性就大大降低。

正常玻璃体与视网膜是凹凸吻合具有高度稳定性。高度近视眼，玻璃体液化，这种吻合性与稳定性下降；玻璃体后脱离，凹凸不吻合，不稳定；玻璃体切割术后玻璃体腔水化，稳定性进一步下降；硅油替代玻璃体与组织凹凸关系不吻合。不仅如此，还有玻璃体视网膜界面的问题。这样一比较就会发现，硅油与视网膜及晶状体是分离的。这种分离，不仅表现出生物体与人工体的差别，而且也表现在结构的吻合性上的差别。

不仅仅是凹与凸的关系，也表现在玻璃体界面与眼内组织的联系。晶状体的变形的吻合，玻璃体与视网膜接触的吻合，晶状体变形引起的，房水流出变化引起的，眼压的波动，通过玻璃体传递对脉络膜及视网膜血管的按摩效应。这是硅油与水不能替代的。

而这种凸凹关系建立的界面的膜也需要稳定性，如果没有玻璃体的支撑，界面的膜也会收缩，视网膜会脱离，视网膜脱离后会皱缩。界面的膜也是有张力的，这种张力是一种环形回缩张力，是与视网膜的附着于玻璃体的附着力平衡的，是与玻璃体的膨胀之力对抗的。

界面不仅仅是一种吻合，还是一种屏障，一种界限，一种相互移形的过渡结构，一种可以阻挡血管的长入玻璃体的结构，一个需要透明性的结构。它既分隔又联系，在糖尿病视网膜病变的手术中，就可以发现，那些多层的血管膜，其实是新生血管与内界膜、玻璃体后界膜，甚至是出血形成的层状结构的混合体。

第四节　硅油眼并发症的根源

一、与硅油相关的并发症

与硅油相关的并发症：角膜带状变性，角膜内皮失代偿，晶状体混浊，硅油的变性与乳化，硅油的移位与异位，高眼压所致的视神经萎缩，高眼压导致的失明，硅油的毒性作用等。高眼压的并发症最为突出，为什么注入硅油后，高眼压发生率那么高？硅油眼的并发症的根源在哪里呢？

二、硅油的优点

硅油具有透明性，填充后，防止眼内的出血，顶压视网膜使之复位，而且在血管性眼病中，填充后可以进一步的治疗，对后期的治疗有利。如玻璃体积血，玻璃体手术后的硅油填充，无论是视网膜静脉阻塞，还是视网膜血管炎、脉络膜息肉样变、糖尿病视网膜病变等，术后的进一步治疗都是很有意义的。

硅油作为填充物支撑眼球的作用，对硅油依赖眼是永久的依靠。

三、硅油眼的断面关系

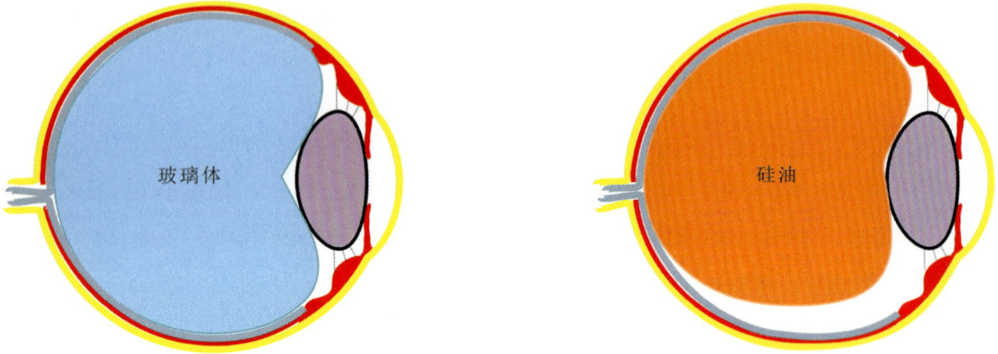

A　正常人眼的矢状位　　　B　硅油眼的矢状位

图 3–8–3　硅油眼的断面关系

俯卧、侧卧、仰卧、站立，还有人类的活动中，玻璃体一直是较为稳定的状态与姿态。奔跑的动物，都有着较强的玻璃体的潜能，这种潜能就表现在玻璃体的膨胀性与吻合性，使得眼内的层状结构的稳定。

图 3–8–3 显示硅油在眼内的断面关系，硅油眼的硅油在眼内腔中是不稳定的。随体位的改变与滚动，对晶状体产生推动力，人工晶体眼较为明显，尤其在硅油人工晶体眼发生虹膜与晶状体囊袋粘连的情况，不但会发生晶状体隔的前移，还会发生顽固的高眼压。这是硅油的非组织特性与周围组织的不相容性导致的。

四、硅油与眼内组织的关系

（一）凸对凸

凸对凸关系是晶状体与硅油，而凸对凹关系是晶状体与玻璃体。注入硅油后，长期的会发生晶状体混浊，短期内会发生青光眼，注入硅油后一个常见的并发症，就是并发性白内障，其发生率 30%~100%，随硅油在眼内的时间而上升，机制不明。

硅油是玻璃体替代物，准确一点，硅油是暂时的玻璃体替代物，更精确一点，硅油是手术工具。晶状体与玻璃体的关系，可以认为是一种吻合，是一种融合，是一种浑然一体的关系，自然中的凸与凹的关系，玻璃体切除后，注入的硅油是分离的关系，对抗的关系。

（二）分离

硅油与晶状体与视网膜是隔离的，分离的，这种分离体现在硅油注入后，硅油的上浮力，下方视网膜复位的问题。

硅油与视网膜不是吻合的关系，因为，硅油没有生物学的结构。另一种分离就是生物与人造物的区别，就是硅油不是永久的玻璃体替代物。

（三）融合缺失

硅油量的计算与玻璃体的无法计量，因为晶状体与玻璃体的融合关系，玻璃体才无法计量。融合关系是潜移默化的，就像角膜与巩膜的过渡关系，眼的多层的结构中的界面关系一样。人体的玻璃体只可以估量，而不能计算，玻璃体与眼内其他组织融为一体，从玻璃体手术中那切不干净的周边部玻璃体就可见一斑。而硅油可以计量，之所以可以计量，是因为它的与生物的隔离性。

硅油只是手术工具，填充物，而且是暂时的填充物，不是生物学意义的替代物。后期的并发症，还有很多，硅油变质（乳化）后的改变如顽固性的青光眼，还有对组织的毒性等。

第五节　玻璃体不能充分被替代

一、玻璃体不孤立性

我们把晶状体作为眼内动的中心，可以把玻璃体作为眼内静的中心。玻璃体有透明性、胶体的黏滞性和透水性。水却没有黏滞性，这对于眼球运动来说，会产生漩流，会对视网膜产生冲击，而硅油却没有透水性，常会使视网膜组织给氧缺少而萎缩和血管闭塞。

玻璃体的不孤立性与亲和性，玻璃体各个界面之间的互相影响。

玻璃体可以被水、硅油等替代，实际上并没有达到理想的效果。可以这样认为替代玻璃体只是一个标准问题。但需要走的路还很长很远。到底能否完美地、完整地、充分地替代实际地玻璃体呢？即使用人体组织或产物真正替代了玻璃体，具有了透明性、黏滞性和透水性，仍然存在着玻璃体与视网膜的界面结合问题。正常玻璃体视网膜界面会有适当的玻璃体与血管、玻璃体与视网膜的附着，而硅油呢，常会造成视网膜萎缩和血管闭塞。这种正常地附着和界面，达到这样的标准，仍然需要走很长的路。

对于玻璃体，目前任何替代物都显得那样相形见绌。只是一种医疗工具！而不是永久和理想替代物。一种观点认为玻璃体可以以水代替，其实，水较难达到玻璃体状态，玻璃体切得越多，眼内腔水的空间越大，水的流动波动空间越大。

二、RD 与 RRD-ChD 的玻璃体

眼内腔的水分原已有 3 个途径，裂孔的形成，等于又增加了一个流出途径，而且不受眼压的影响，是主动吸收的，而房水 24h 只能产生 2.880mL。而我们在临床上见到的大多数视网膜脱离眼压不是很低，或是稍有下降，这是为什么呢？是玻璃体在起作用！

水能代替玻璃体吗？肯定的回答：只是在特殊情况下。人体在运动中，尤其是头部在运动中，玻璃体不会在眼内腔形成旋流，而水就能产生旋流，这种旋流在过去是认为对裂孔产生一种切向的力。这种切向力，水的波动，带动液化的玻璃体，牵拉视网膜，而使其脱离。

在高度近视，玻璃体的潜能被完全释放，常常有玻璃体液化腔，这种液化水腔，造成了眼前的漂浮物。因为部分玻璃体或脱离的玻璃体在水化腔中漂浮而动，眼球扩张，玻璃体无法完全保持水分。

在临床上可以见到，水腔代替的玻璃体腔，在视网膜脱离或再次脱离时，是塌陷状的，视网膜形成球状，完全与晶状体相贴，这是怎样的一种组织结构，玻璃体腔几乎都不存在了。而在玻璃体存在的视网膜脱离，景象却不是这样，玻璃体以它胶体的特性，保持一部分水分，仍然起着支撑的作用。这样手术方法的选

择和手术的便利成分就变大了。

图 3–8–4 水化玻璃体腔的视网膜脱离。图 A、B、C 显示的是无晶状体眼水化玻璃体腔发生视网膜脱离的病例，裂隙灯显示眼内腔的渗漏及 B 超、眼底的视网膜脱离及脉络膜脱离。图 3–8–4D 显示为一例玻璃体切割术后，人工晶体缝线固定，再次视网膜脱离的病例，显示视网膜塌陷状脱离到人工晶体后。

在 RRD–ChD 中，随着脉络膜、睫状体的脱离，玻璃体腔变小，这时的玻璃体虽然浓缩，但仍然保持着水分，它支撑着使视网膜呈浅脱离状态。

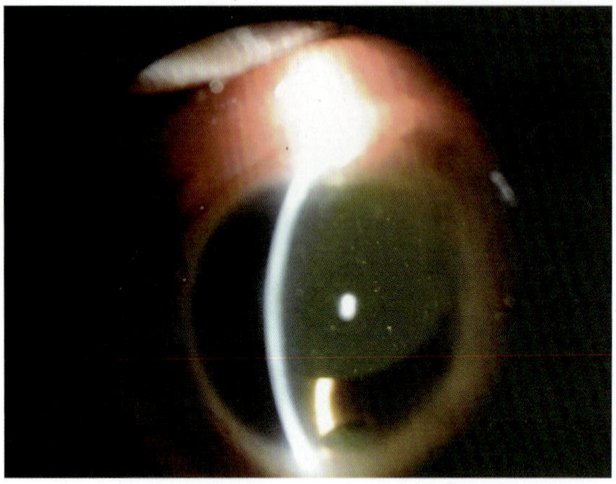

A　取硅油后视网膜脱离脉络膜脱离的无晶状体眼眼内腔

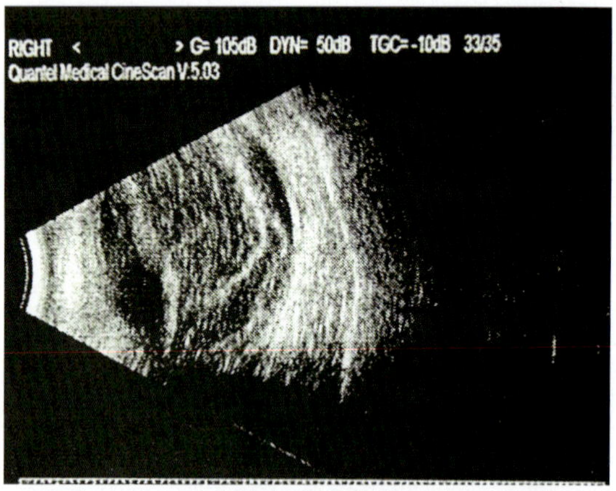

B　取硅油后视网膜脱离脉络膜脱离的 B 超图像（与图 A 同一病例）

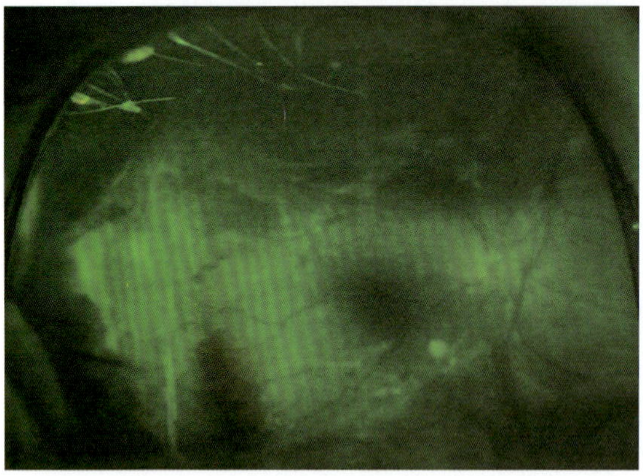

C　取硅油后视网膜脱离脉络膜脱离的眼底像（与图 A 同一病例）

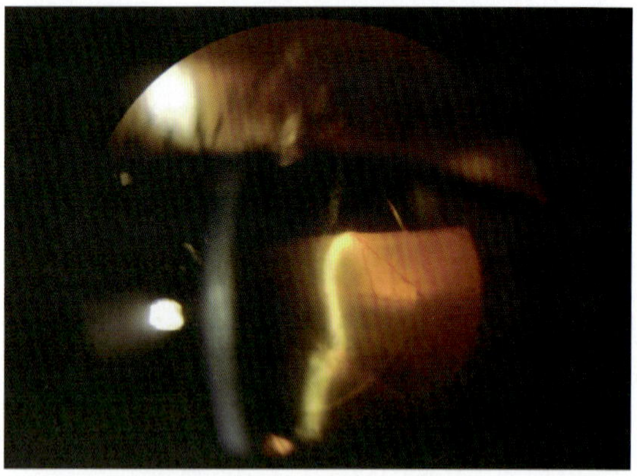

D　取硅油后视网膜脱离的人工晶体眼（与图 A 非同一病例）

图 3–8–4　水化玻璃体腔的视网膜脱离

三、玻璃体的吸附功能

一个患者的问题提醒了我，“玻璃体积血，想办法把血放出来就行了吗，为何切除玻璃体呢？”玻璃体积血就是吸附了血液成分的玻璃体。一般少量可以缓慢被吸收，但是，如果出血量大，如果是视网膜分支静脉阻塞出现反复出血，或者是糖尿病视网膜病变新生血管的出血与极化等，就不能吸收而与吸附积血的玻璃体一起切除。

曲安奈德被残留玻璃体吸附，来判断是否完全切除玻璃体。这一发现对玻璃体手术的精密产生影响。

就是玻璃体的又一个功能的表现。吸附是玻璃体胶体的特性，玻璃体的网状支架也是很好的吸附结构。

曲安奈德玻璃体腔注射的缓释作用被广泛应用。曲安奈德被注射入玻璃体后，颗粒状的曲安奈德被吸附在玻璃体网状结构中并缓慢释放，起到了长期作用的效果。临床用于治疗各种原因引起的黄斑水肿。

就葡萄膜炎而言，后部葡萄膜炎很少产生虹膜晶状体的粘连，那些炎性细胞被吸附在玻璃体中。还有慢性葡萄膜炎很少或者不发生虹膜后粘连等。这些就是玻璃体吸附作用的结果。

糖尿病性视网膜病变，在玻璃体手术后，虹膜与晶状体粘连加重；还有部分视网膜脱离，玻璃体切除后的瞳孔粘连等。这些是玻璃体吸附功能去除后的反证。

第六节　玻璃体问题的出路

一、玻璃体替代与保留

玻璃体理想替代物要具备的条件：具备了玻璃体的大多数或者全部功能之外，要具备永久充填的条件。玻璃体替代物的基本条件：除了具备玻璃体基本条件之外，要具备持久充填的条件，这个条件还达不到。

现在任何替代物都显得那样相形见绌，甚至于可以断言，玻璃体不可能被完全理想替代物替代。除了我们改变思路，从另一种思路去考虑它的替代，迈出非生物的圈子；另一种思路选择，从生物体中去寻找；还有一种思路，那就是尽力保留。

外垫压手术为什么能够成功呢？是外垫压和玻璃体内顶压的结果，如果没有玻璃体，如果玻璃体腔是水，外垫压是不会起作用的。

而玻璃体手术的选择在一种度上左右不定。玻璃体积血的病例，玻璃体手术后，有较好的效果，而视网膜脱离，玻璃体手术后，效果就差一些。问题的症结在哪里呢？症结在视网膜是否脱离。视网膜完整，自然贴附，问题较少；视网膜有裂孔，破裂，脱离后再黏附，问题较多。切除玻璃体后，视网膜及脉络膜缺失了稳定的支撑物，只好就在切除后的脱离与黏附之间选择手术黏附的力度。

那么，我们在选择手术方式的时候，又当如何选择呢？外路手术和内路手术，外路手术是优选，就视网膜脱离疾病而言，尽量不要放松玻璃体手术的指征。外路手术不能使视网膜复位，还可以选择内路手术。扩大手术适应证是从方法学角度多一种选择，而玻璃体手术是一种终极手术，给眼组织多留一些退路，给医生自己留一些选择的空间，给患者以更为长远的光明希望。

虽然外路手术的探索很辛苦，很累，很麻烦，让你感觉很不方便，但是扩大外路手术的适应证才是方向。每一位视网膜疾病医生，都应该有这种方向感。尽管你对玻璃体手术很自信，尽管你对科学技术及先进的仪器很自信，这个方向感不能动摇。只有知道珍惜组织的医生，知道珍惜玻璃体的医生，才是真正理解微创含义的医生，才能成为好的后节医生。

当然，对于玻璃体的改变，或形成牵拉的玻璃体，是可以切除的，这是一种无奈的选择，但是对于局限的玻璃体视网膜牵拉，大可不必急于切除玻璃体，通过外垫压缓解牵拉；对于可见的或半透明的牵拉，可以通过 YAG 激光对条索切断，大可不必行玻璃体手术；我们报道一例，形成条索的病例，通过 YAG 激光爆破断索，收到了较好的疗效。

慎重切除玻璃体，尽量保留。在临床上，视网膜脱离，首先选择外路手术，外路手术不能复位，才选择内路手术。在职业上，一方面，玻璃体手术的精益求精；另一方面，寻求外路手术的方法，不干扰或者较少干扰玻璃体。

二、非生物替代物的探索

正常的玻璃体是一种不能再生的凝胶状组织。在玻璃体切割手术后，需要用玻璃体替代物来填充玻璃体腔，支撑视网膜，以防治视网膜脱离。目前国内外对玻璃体替代物研究众多，主要有惰性气体、硅油、过氟化碳液体，以及近年来国内外研究热点的高分子亲水性聚合物水凝胶等。但它们的治疗效果均不甚理想，有的能引起严重的并发症。

水凝胶是一类具有三维网络结构的聚合物，在水中能够吸收大量水分而溶胀，并在溶胀之后能够继续保持其原有结构而不被降解。水凝胶这个词最早出现于 1960 年，当时是由捷克的 Wicherle 和 Lim 研制的聚强乙基丙烯酸甲酯。它本身是硬的高聚物，但它吸收水分后就变成具有弹性的凝胶，故称水凝胶。水凝胶被广泛应用于医学领域，可以作为眼眶的填充材料，作为眼内腔的填充物还有待于探索。

还有人设计和制备了携带引流阀的充填硅油的高分子薄膜囊袋组成的人工玻璃体系统，以恢复玻璃体的主要功能，治疗复杂性视网膜脱离。此项研究是人工玻璃体产品，包含一个相当于玻璃体腔体积的高分子薄膜囊袋、引流管和弹射手柄。手术时先用弹射手柄把折叠的囊袋通过很小的巩膜切口植入到玻璃体腔，然后将硅油注入至囊袋中，充填支撑视网膜，再将一根连接在顶部的硅胶引流管固定在结膜下，具有诸多优点。

三、生物替代物的探索

（一）此膜非彼膜（与高前应探讨人工玻璃体球囊）

人工玻璃体球囊到底是怎样的东西？高前应研发的这种人工玻璃体球囊是由一种高分子聚合材料制成，一个球囊置入玻璃体切除后的眼内腔，通过管道注入硅油于球囊，属于一种替代人体玻璃体的较为长久或者永久的眼内支撑装置，用于治疗严重的视网膜脱离及眼外伤。研究的初衷是针对玻璃体视网膜晶状体界面的，是不是有了这个球囊，硅油就不产生对视网膜及眼内腔组织的毒性？是否就不会发生硅油源性白内障？是否就不会发生硅油源性青光眼？界面的关键是一种生物结合结构，这个球囊能够解决什么问题呢？

问：这个球囊能够解决什么问题？是界面的问题还是限制硅油在眼内腔的滚动？还是能够防止白内障的发生？

答：能够解决硅油支撑力不够和硅油乳化问题，对睫状体功能不干扰，用于严重眼外伤和硅油依赖眼。不能解决白内障的问题。

问：需不需要体位配合？

答：不需要，正常体位。

问：是否减轻硅油对眼内腔的毒性？能否防止硅油导致的高眼压？也就是硅油乳化导致的顽固性青光眼？

答：是的，尤其是保留了后房空间，对睫状体不影响，可以维持正常眼压。球囊内硅油不会乳化，没有青光眼问题。

问：还是优点很多。取硅油容易吗？

答：很容易。

问：对术后的激光治疗有影响吗？

答：不影响，但大部分不需要，已经全方位顶压。

问：那么硅油的乳化是硅油与组织的接触造成的？

答：硅油乳化是硅油与房水蛋白接触造成的。

问：房水不能进入球囊，通透性没有了，完全与眼内腔隔绝?

答：球囊膜有孔，高透氧，房水在硅油填充时进不去，硅油出不来。

问：再问一个问题，研发的初衷是什么？

答：为了解决硅油乳化和反复手术的问题。

此膜非彼膜，罗列一下，与一般单纯注入硅油比较，人工玻璃体球囊解决了以下临床问题：硅油乳化的问题，硅油的体位配合问题，硅油的高眼压问题等，人工玻璃体球囊作为生物替代物又进了一步。那么，与组织接触的就是这个高分子球囊，能够使用多少年？伴有炎症的情况时，有没有影响？材料是组织惰性材料，我个人认为，应该具备组织相容性、透明性、均匀性、致密性、弹性、伸展性与柔韧性等。

新生事物还是把握适应证与指征。人工玻璃体球囊最大的优点就是限制了硅油的流动，能够长期支撑。突出的作用是防止了硅油移位和异位。对于严重眼外伤硅油进入视网膜下、脉络膜上腔，有预防作用；对于视网膜脱离 PVR-D_2~PVR-D_3，手术中视网膜紧张仍然不能理想复位的病例，不失为手术的安全保障。

人类的思维与自然的思维不同，虽然有进步，但是还是不能止步。研制的人工玻璃体球囊，到底有怎样的优点，到底有怎样的缺点，做过一批患者之后，还在观察、还在等待，我们有所期待，毕竟比单纯的硅油注入又进了一步。

（二）玻璃体生物替代物

人们对于玻璃体替代物的研究是没有止境的，从体外材料去考虑，毕竟不是生物组织。改换思维，能否用人体自身的组织作为替代物呢？这使我联想到甲低的黏液性水肿，还有甲亢的甲状腺组织中的黏液，能否经过处理而作为玻璃体的替代物呢？玻璃体的成分是黏多糖，这些黏液如果替代了硅油，会有更好的组织相容性，这些都有待于进一步的研究。

黏液性水肿，提示组织间的黏液及结构，但是与玻璃体相比，仍然有很大的差距。如出血能够进入玻璃体，也能进入其他组织间，但是它们的纤维走向、自然形态、透明性，均质性的差异很大。玻璃体也是组织间结构的一种，但是玻璃体在人体中是独一无二的。

动物玻璃体的生物制品，甚至，想到了胚胎组织，也许有一天会解决这个问题。胚胎组织，可以回避免疫排斥，试管婴儿，单细胞复制技术，克隆羊的诞生等，为我们提供了新的思路。其中，选择什么生物的胚胎，选择什么时间取胚胎眼球，如何取胚胎玻璃体，还有胚胎玻璃体如何进入患眼，等等。克隆技术最后可以达到，缺什么器官，就可以克隆什么器官，只是，克隆技术涉及医学、医学伦理，社会问题较多，与医学实践还有很长的路。

四、无与有

如果玻璃体是组织间的这一概念成立，那么，就会有更多的相似人类的生物替代物进行选择。玻璃体具备的特性：黏滞性，膨胀性，均质性，亲水性，多水分性，易收缩性，网状丝性，界面的不可复制性，透明性，屈光性，具有对眼的支撑性，缓冲性（缓冲眼球的运动，缓冲眼外界冲击），吸附性等，也许还有很多我们没有发现的功能。玻璃体很难被理想化的替代，玻璃体是生物体，可以被认为是整体，也可以被认为局部，但它还是生物体，不是孤立的，是与周围相互联系的。多特性的玻璃体不可复原的、复制的界面，那种不随体位而改变的黏滞性与吻合性，这些不是硅油、重硅油、气体等人工替代物所能替代的。

理解玻璃体的智慧，就会更深刻的理解玻璃体的存在意义，不是可多可少、可有可无的一个组织。我们在临床手术选择上会更慎重，玻璃体手术切除这些组织智慧就会消失。现在任何替代物都会相形见绌，只是一种医疗工具，而不是永久和理想替代物。甚至可以断言，玻璃体不可能被完全理想替代物替代。

除了我们改变思路，从另一种思路去考虑它的替代，不要只是从体外去寻找，我们对我们的身体还了解不够。可是，玻璃体这样一种有形于无形之中，功能之多于无有之中的精密组织，除了眼球，人体内哪里有呢?

“无名，天地之始，有名，万物之母。”老子在道德经中首先提出了“无”与“有”的问题。有是特定物体特定状态的存在，无是特定物体特定状态之前的存在。老子又曰：天下之至柔，驰骋天下之至坚，无有入无间。无有，不是没有，而是有，但是无法感知。“无有入无间”含义是真正左右具体事物的，是无形的能量与思想。

玻璃体显现的无形与有形的特性，在临床上可见一斑。眼外伤的冲击力的无形之力。即使不造成巩膜角膜的破裂，也会导致眼环内组织的震荡，甚至眼环内组织的破裂。不只是视网膜震荡、玻璃体视网膜出血，还有脉络膜震荡，脉络膜破裂、出血等。而玻璃体在眼内组织的防护中起重要的作用。

无与有显示出我们面对宇宙认识的已知与未知的客观态度。在本书的写作过程中，在临床实践中，不断的发现玻璃体的特性与功能，不正是诠释了我们对某一个事物再认识、待认识的张力吗?纵观从医之途，重中之重，慎之又慎，都起于对未来不确定性的思考，对无与有的判断。我们毕生研究的医疗措施、规范，都是以微创思想为宗旨，微创就是尊重自稳，以自稳为思考的出发点去权衡之后的医疗行为，才是中庸之道，也是我们的最佳选择。

无与有代表了一种宇宙中事物变化的转化规律。任何事物都具有对立面，凡是这个世界上存在的事物，都绝不是孤立的，都不是单独的存在，都是相生相克、相辅相成的。调理是祖国医学的精髓，就是调节人体的自稳。中国古代医学的阴阳学说，是一种空间和时间上的无与有的转化。无与有和阴与阳表达了事物状态与变化的规律，如疾病的现在与未来的状态与变化趋势。

无与有，是 2 个方向的无限，是宇宙的规律，是任何事物都在发展转化的辩证法，有，多少？无限；无，多少？无限。无与有如同我们对祖国医学中的人体经络的认识。在针灸治疗中，刺激的经络是神经吗？其中存在一种无形的联系，有待于我们进一步的发现。

第九章　Terson 综合征

第一节　Terson 综合征

1900 年 Terson 首先报道了颅内出血可以是玻璃体积血的原因，并且认为这种眼 – 脑综合征是蛛网膜下腔出血的征象，称为 Terson 综合征。

蛛网膜下腔出血的成人患者，20% ~ 40% 发生视网膜和视网膜前出血在儿童可高达 70%，其中单侧眼内出血者占 13.6%，双侧者占 5.8%，而发生玻璃体积血者占 2.2% ~ 5.1%。Hollenhorst 等报道了 31 例儿童硬脑膜下的错构瘤，发现有 16 例 (52%) 出现视网膜和视网膜前的出血，但较大量的玻璃体腔内的出血少见。

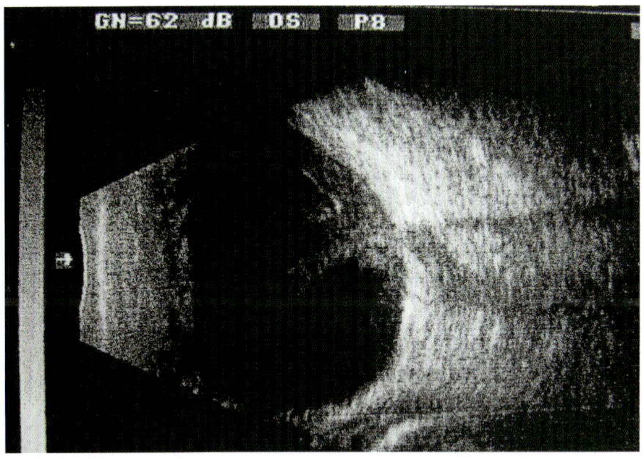

A　B 超显示自视盘的喷发状玻璃体积血

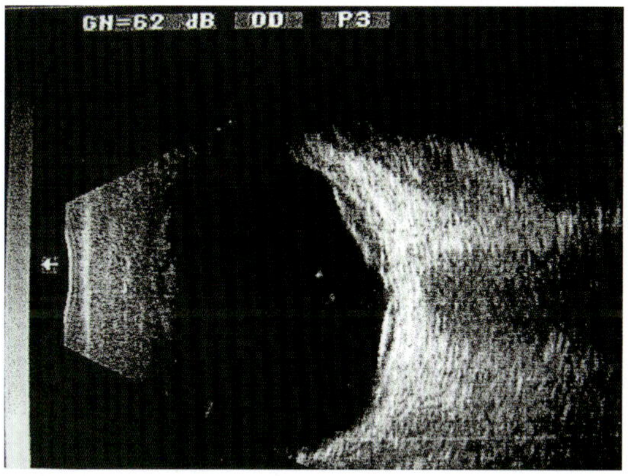

B　B 超显示后极部视网膜局部视网膜脱离

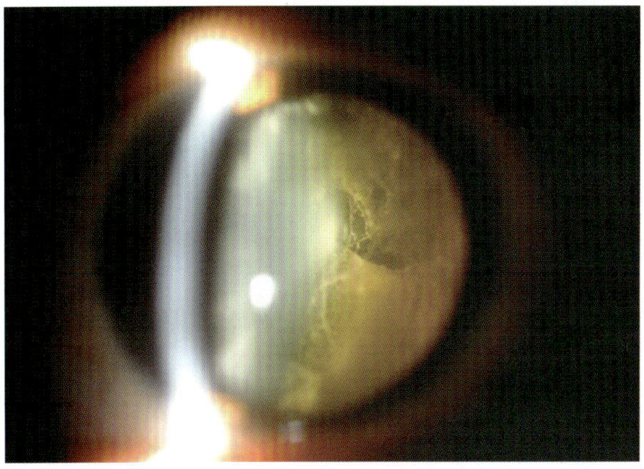

C　裂隙灯下玻璃体陈旧的积血

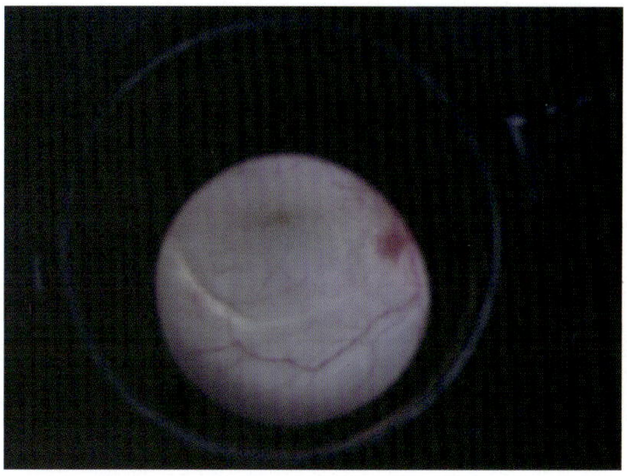

D　术中眼底见由于内界膜收缩导致的环形牵拉视网膜嵴

图 3–9–1　Terson 综合征的 B 超，前节及术中眼底像

根据患者颅内出血的病史，排除导致眼本身的出血性疾病后，如患者突然视力下降，检查时有玻璃体或视网膜的出血，则不难做出诊断。

B 型超声波检查提示玻璃体积血，提示的视网膜脱离，术中发现皆为内界膜下出血。多为单层的膜而且在视网膜的内界膜内。但也有一些膜在视网膜前再次形成。这些膜均不是血管源性的。有的患者可有视网膜内界膜的脱离，偶见发生孔源性的视网膜脱离者。

图 3-9-1 示一位 26 岁，男性患者，工地跌落颅脑外伤昏迷二月余。双眼玻璃体积血。B 超、前节及术中眼底像显示出时间的痕迹，由于伴有颅内出血和全身及神经的表现，来就诊眼科时往往在颅脑外伤 2 个月以后。图 D 示出血机化与视盘连接，剥离时出血。

此综合征为一种与颅内出血或者颅内占位相关表现出的眼内表现，伴头痛和昏迷，有的病例相继发生玻璃体积血。并发眼内出血者约占 1/5，并发视盘水肿者约为 1/6。发病性别无差异，发病年龄约在中年，而外伤所致的颅脑出血，见于各个年龄段。

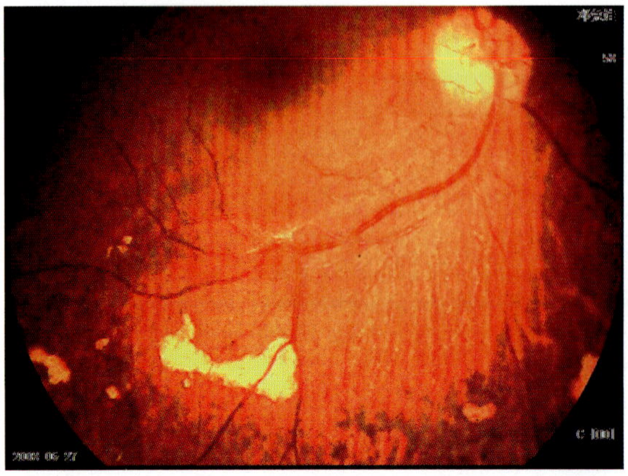

A　右眼眼底可见颞下动脉粗细不均匀，血管交叉处机化结构，视网膜前和视网膜下出血

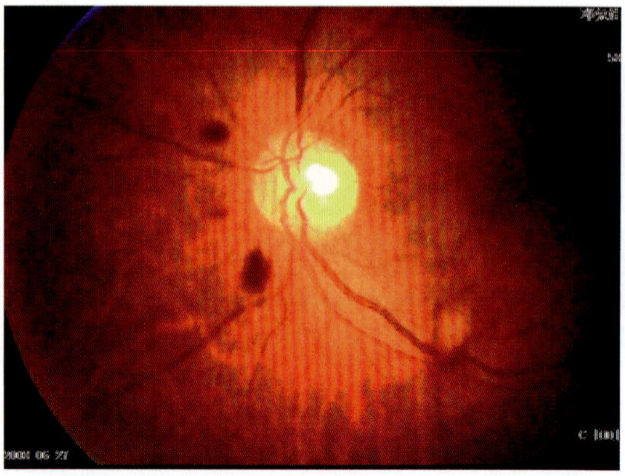

B　左眼眼底可见颞下动脉粗细不均匀，视网膜前出血

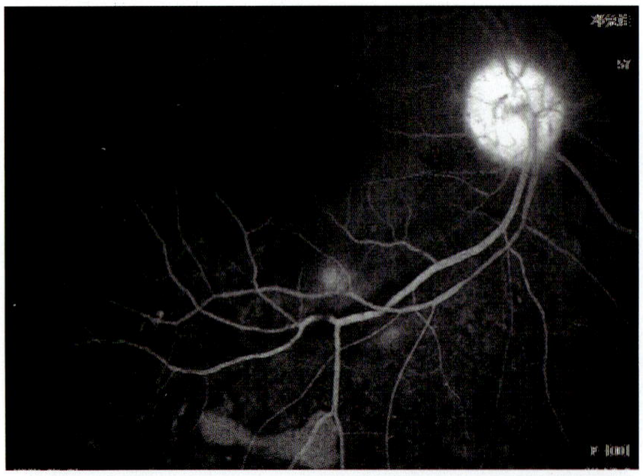

C　右眼眼底可见颞下动脉粗细不均匀，血管交叉处机化结构及渗漏，视网膜下陈旧出血

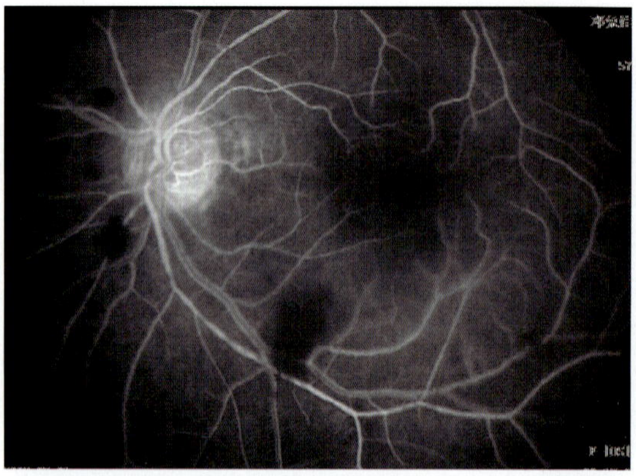

D　左眼眼眼底可见颞下动脉粗细不均匀，视网膜前出血及遮蔽

图 3-9-2　Terson 综合征造影提示出血的部位

玻璃体内的积血可慢慢地吸收，但通常需几周或几月，甚至达 1 年左右的时间。积血的吸收一般从周边向中央积血吸收后患者的视力常能恢复正常。Shaw 等认为对一些发生于后极部的玻璃体积血尤其出血浓密者，应早期进行玻璃体切割，理由如下：① Terson 综合征玻璃体积血后黄斑前膜的发生率高，为 16.6% ~ 66%。②血液成分的崩解产物对视网膜有毒性作用，长久会影响视力的恢复。适时行玻璃体切割可减少 Terson 综合征玻璃体积血的并发症。

图 3-9-2 中显示一位 50 岁男性患者，颅内出血伴双眼视物不见 2 月，双眼行玻璃体手术后的眼底照片及血管造影像。显示出血发生在动脉。右眼显示视网膜大血管层下的出血，还有视网膜前出血，前者是视网膜大血管下一层血管的出血，后者是大血管的出血。右眼图及造影图显示，颞下动脉僵直、节断、血管粗细不均，出血部位在动脉分叉处，左眼也表现出血管类似的改变。分叉与压迹的远端，血管出血，表现在视网膜下、视网膜层间及视网膜前的出血。

颅内出血、颅压升高，通过怎样的机制，导致颅脑远端的器官出血，其中有怎样的联系一直是一个未解的问题。这种现象时常在临床见到，启发我们思考这类的问题。

第二节　Terson 综合征的发生机制

一、病因

原因一般认为与各种原因引起的颅内压升高有关。大多数病因是脑动脉瘤的破裂导致的蛛网膜下腔出血，其他如窒息、外伤、肿瘤和颅内手术后的出血。

二、发生机制

发生机制历来有争论，有认为是颅内压升高使得蛛网膜下腔的出血通过筛板进入眼内。但一般认为可能是颅内压的突然升高，压力传递到视网膜血管，使视网膜静脉的破裂而出血。Keithahn 对 Terson 综合征并发玻璃体积血患者的视网膜前的“纱样膜”组织进行病理学检查，发现其为视网膜的内界膜层，因而推测 Terson 综合征是由于突然的颅内压升高，视网膜小血管破裂出血，导致内界膜与视网膜的劈裂分离。如出血量不多，血液积存于视网膜层间，但出血量大时可以造成内界膜的撕裂，积血大量涌入玻璃体内。在慢性的 Terson 综合征玻璃体积血的患者，由于玻璃体的出血，提供了视网膜胶质细胞增殖的机会，促进其形成机化膜，出血中还含有细胞生长因子，也促进细胞的移行和增殖，最终形成机化性牵拉而造成视网膜脱离。

在颅脑外伤、颅内血管破裂等各种原因引起蛛网膜下腔出血或硬脑膜下腔出血的患者中，少数人可出现眼内出血，包括视网膜下出血、视网膜出血、视网膜前出血。玻璃体积血源于血循环障碍，视网膜血管破裂或血液通过视神经的蛛网膜下腔进入眼内。另一种观点认为，因上述原因导致颅内压突然增高，增高的压力可传递至视神经外围的脑膜间隙，从而压迫穿越此间隙的视网膜中央静脉，使静脉压力骤然上升，进而引起视盘与视网膜的小静脉与毛细血管扩张并出血。出血突破玻璃体后界膜入玻璃体腔时，即称之为“蛛网膜下腔出血合并玻璃体积血综合征”，

三、病理生理

学者们原来认为是颅内腔与眼内相通，但没有证实，颅内出血的血液进入玻璃体，后来死亡病例解剖发现视神经管并没有淤血。同时颅压增高死亡病例中，也没有见到视神经管有积血，或者管中有出血，

也没有人确认颅压增高期死亡的病例有 Terson 综合征的眼部表现。这里有一个时间差，在这个时间差，Terson 综合征发生了。

蛛网膜下腔出血导致的眼内突然升高的静脉压，可是，实验表明静脉压升高并不能引起眼内出血。颅内压突然升高是可能的主要刺激因素。颅内压通过视神经鞘到水肿的视盘，在筛板水平阻断了视网膜和脉络膜的吻合。产生在视网膜静脉的升高的静脉压，导致了特殊视网膜血管的破裂，导致眼内出血。

如果大多数病因是脑动脉瘤的破裂导致的蛛网膜下腔出血，如果脑动脉瘤与年龄与血管功能异常相关，那么，我们研究的一组病例，以外伤为主，以年轻人为主，同样也发生了 Terson 综合征。这是为什么？年龄不是主要的因素，血管功能的年龄化改变也不是主要因素，颅脑外伤，年轻人多见。那么，是什么因素迅速地导致血管功能的改变呢？出血也是血管通透性改变。那么，Terson 综合征发生的共性在哪里呢？

第三节　Terson 综合征时间差的发现

一、一个奇怪的现象

Terson 综合征表现为突然发作的剧烈的头疼，45% 短时间的意识丧失， 10% 永久性意识丧失假性脑膜炎表现，项强直和或 Brudzinski's 征阳性，眼内出血占 20% ~ 40%，出血进入玻璃体，还有透明膜下出血，出血位于内界膜下与视网膜神经上皮神经纤维层之间，两者表现为出血的程度不同。一般认为可能是颅内压的突然升高，压力传递到视网膜血管，使视网膜静脉的破裂而出血。

一个奇怪的现象引出对 Terson 综合征发生的机制的思考：Terson 综合征的玻璃体及眼内出血的时间。这里是一位 55 岁男性患者的描述：“当天中午开始恶心，不想吃饭，睡不着，以为是高血压又犯了，没引起注意。下午在家中做饭，头部突然剧烈疼痛，伴剧烈呕吐，晕厥，意识不清 7h。醒来后已经在医院做过脑动脉瘤的介入手术，视力没有改变。也就是醒来后第 3 天，正在看电视，突然发现右眼眼前云雾，先是上面看不见，逐渐眼前一片雾蒙蒙；一天后同样发生于左眼。后来我知道，很幸运，大多数我这样的情况就过不来了（患者指脑动脉瘤破裂的情况）。”

这里是一位 27 岁男性患者的描述：“晚上开出租车摔到崖下，不知是否晕厥，也记不清经历多少时间，从车里爬出来，喊人。在当地医院诊断为颅内出血，蛛网膜下腔出血，在医院治疗，未做手术，视力没有改变。也就是外伤后第 5 天，突然发现左眼眼眼前云雾，逐渐眼前一片雾蒙蒙；右眼一直视力没有改变。”在入院检查时发现右眼少量玻璃体积血及透明膜下出血。

原来，玻璃体积血及眼内出血与视力的下降的发生与颅压增高（颅脑外伤）不是一个时间段。

二、不同部位出血的时间差

Terson 综合征发病机制不明的一个因素，在于玻璃体出血的时间不能确定，一种顽固的观念对我们产生的误导，以为颅内出血的同时产生颅压升高，而产生玻璃体及眼内的出血。

我们的研究，临床见到的 30 例患者，这些病例中，颅脑外伤、颅内出血、车祸外伤较多，高血压颅内动脉瘤出血占一小部分，也就说是年轻人较多，血管功能较好，为什么较多的发生 Terson 综合征呢？经过询问病史，发现了一个关键性的问题。经过手术治疗或者未经过手术治疗，很快苏醒的病例，并不是一醒来就看不到，而是，常常发生在外伤后一周以内。而这一周内发生了什么，是我们应该思考与关注的问题。

一方面是 Terson 综合征发生的时间差，另一方面就是 Terson 综合征发现的时间差。颅内出血也许死亡，只有苏醒的患者才会发现看不见；颅内出血后死亡时间不同，颅内出血经过一段时间治疗，或者死亡，或者苏醒，而 Terson 综合征的玻璃体及眼内的出血，可能发生在某一特定的时间段。也就是说，颅压增高后的缺血再灌注与时间差，颅压增高期死亡的病例，没有发现 Terson 综合征，不除外，有这样的例外，就是经过一段时间的降颅压治疗，患者没有醒过来的病例，死亡后发现有 Terson 综合征表现。

三、视神经（眶内段的结构）与 Terson 综合征

眶内段是指巩膜后孔至视神经骨管前口之间部分的视神经。

筛板后视神经变粗，直径可达 3 ~ 4mm。在该段内，少突神经胶质细胞占全部间质细胞的 2/3，同时其参与了该段神经轴突髓鞘的形成，而在周围神经，与少突胶质细胞起同样功能的却是 Schwann 氏细胞。因此视神经被认为是与脑白质束相似的组织而与周围神经结构相异。视神经的外面有神经鞘膜包裹，是由 3 层脑膜（硬脑膜、蛛网膜、软脑膜）延续而来。硬脑膜下与蛛网膜下间隙前端是盲端，止于眼球后面，鞘膜间隙与大脑同名间隙相同，其中充有脑脊液。临床上颅内压增高时常可引起视盘水肿，而眶深部感染也能累及视神经周围的间隙而扩散到颅内。

在球后约 1cm 处，眼动脉的一主要分支在视神经下方穿过硬脑膜壳而进入视神经，后在视神经中央前行并在视盘表面出现形成视网膜中央动脉。多数情况下，视网膜中央动脉并不供给筛板前视盘部分的血液，该部分主要由不完整的 Zinn–Haller 二氏动脉环供血，而该动脉环的血液来源于后睫状动脉、软脑膜动脉网及视盘旁的脉络膜。因此，视盘的血供主要来源于脉络膜及后睫状动脉。

眶内段视神经长 25 ~ 30mm。而正常情况下，自球后到眶尖的距离约为 20mm。因此眶内段视神经向后走行过程中呈蜿蜒曲折状，这种形态与眼球的自由运动有关。

颅内与视神经相通，蛛网膜下腔与眼球相连但不相通，接近眼球时只是一个盲端。颅内压力升高时的表现，视盘水肿。颅压升高通过蛛网膜下腔传递压力到视神经直到视盘。这时的视网膜中央动静脉系统的主干，进入视神经并承受着压力，加上筛孔的束缚，在灌注压骤变时，发生血管破裂而出血。

颅内出血怎么会影响并导致眼内出血？颅内与玻璃体腔并没有管道与腔隙的连接与相通。一种压力的平衡，就像前部与后部缺血性视神经病变一样，灌注压与眼内压的平衡，并且表现在视神经这样的瓶颈结构。思考几种出血的可能，回头再次琢磨关于 Terson 综合征的玻璃体积血的客观原始描述：颅脑外伤后自发眼内出血。“自发”之说也说明了与颅脑损伤与颅压升高有关，但是不是同时发生的这一关键陈述（事实）。

第四节　Terson 综合征玻璃体积血的发生

一、颅内压力的传递

国外的一项研究，得到国内的证实：颅内压力增高，MRI 表现视神经眶内段的膨大。对颅压升高的 MRI 表现的研究提示，眶内段视神经蛛网膜下腔扩张可作为临床评价颅内压增高的重要影像学依据。

从示意图可以看出，蛛网膜下腔出血不会进入眼内。即使进入眼内，从玻璃体血的浓度也不好解释，如果是扩散到眼内的血，应该是不凝的并被蛛网膜下腔液稀释的血，这与 Terson 综合征的玻璃体积血形态不符。

图 3–9–3 示颅压升高，可以通过蛛网膜下腔传递压力，造成对视神经中视网膜中央动静脉系统主干的压迫，产生血管壁的缺血。脱水剂的使用使得压力反复的变化，最后在颅内压因素解除之后，血管壁

不能承受正常的压力与灌注压与眼内压的较大的差而发生血管的破裂与出血。图 3–9–3D 显示的视网膜血管变粗是由于脱水剂造成的即时的眼内压下降，而造成灌注压与眼内压差距加大。

视神经的结构中只有蛛网膜下腔与颅内联系，只是到球外视神经段，与眼球不相通，形成盲端，但是存在压力的传递。颅压升高，可以通过蛛网膜下腔传递压力，造成对视神经中视网膜中央动静脉系统主干的压迫，产生缺血。颅压升高，不仅仅将脑组织压向枕骨大孔，压力还传向视神经，在蛛网膜下腔的盲端压迫视神经，在视神经坚硬的硬脑膜延续段的约束下，压力作用于视神经并对其内的视网膜中央动静脉系统主干产生压迫并产生缺血。

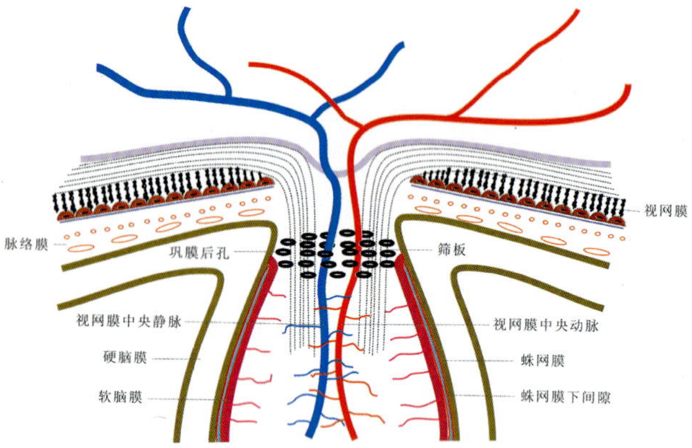

A　视神经眶内段巩膜后孔部分的结构示意图

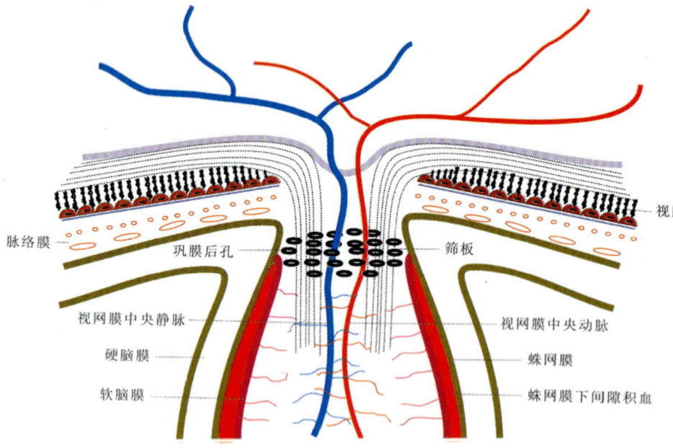

B　蛛网膜下腔出血，压迫视网膜中央动静脉血管主干变细，或有视盘水肿

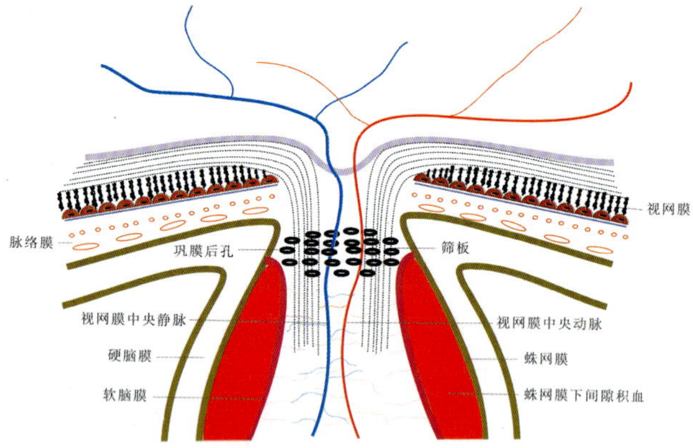

C　颅内压升高，蛛网膜下间隙扩张，视神经眶内段膨大，视网膜中央血管变细

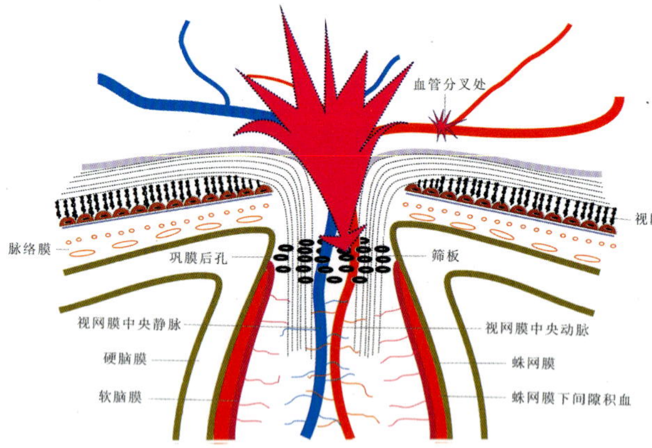

D　因颅内压升高，脱水剂的使用，降颅压，也降眼内压，反复异常压迫与松弛，导致血管破裂出血

图 3–9–3　视神经结构及视神经眶内段膨大示意图

二、软脑膜与硬脑膜

软脑膜是紧贴于脑组织表面的一层透明薄膜，并伸入沟裂。脑的血管在软脑膜内分支呈网，并进入脑实质浅层，软脑膜也随血管进入至脑实质一段。由软脑膜形成的皱襞突入脑室内，形成脉络丛，分泌脑脊液。

结构理论上是盲端，但是存在软脑膜与硬脑膜在巩膜后孔的接合。一般是闭合的，少数患者，视神经小凹的患者会有脑脊液漏，一般都是脑脊液进入视网膜下。

三、筛板与血管分叉处

Terson综合征提示的玻璃体喷发状出血、视网膜前的出血等，种种迹象表明出血来自视神经乳头视网膜中央血管和视网膜内界膜下的视网膜中央血管的分支分叉处。而不是来自蛛网膜下腔。

为什么不是软脑膜破裂？那样就可以解释是蛛网膜下腔的血进入眼内。如果是蛛网膜下腔的出血进入眼内，就像临床见到的视神经小凹，脑脊液进入视网膜下，造成黄斑部局限性视网膜脱离。那么应该出现深层的视网膜下积血，视网膜会隆起很高；而且这种相通会引起眼压的升高，后期也会留下相通的通道，这些在临床上都没有见到。

为什么出血在视盘？关键在于视神经瓶颈与筛板的约束。颅压升高，视盘水肿，对穿过瓶颈的眼内的视网膜中央动静脉系统的起始端的影响，这一段是从眼动脉分支，从视神经眶内段中间进入视神经。颅压升高，只影响视神经内的近瓶颈的这一段，而颅压下降，血管压力没有变，可是，血管壁发生了改变，在不断的冲击中，血管破裂。那么，什么情况下能够导致血管的改变而发生血管破裂出血呢？

四、脉络膜出血与眼动脉

那么视网膜下的出血如何解释？Terson综合征颅压增高如何影响脉络膜循环的？脉络膜的血液供给是否也受到颅压升高的影响呢？

眼动脉起自颈内动脉，与视神经一起经视神经管入眶，先在视神经的外侧，然后在上直肌的下方越至眼眶的内侧前行，终于滑车上动脉。眼动脉在行程中发出分支供应眼球，眼球外肌、泪腺和眼睑等。

同理，眼动脉在出颅内进眼眶时，也随着颅内压的波动而波动，血管功能受到功能和器质性的损伤，加上进入眼球巩膜处的限制，也会造成脉络膜循环血管的缺血，通透性改变；除了伴随肌肉进入眼内的血管外，其他进入眼内，参与脉络膜循环的血管皆为自身营养。这样在血管缺血后再灌注的反复波动中发生脉络膜血管的出血，突破屏障而发生视网膜下的出血。

脉络膜循环血量较大，与视网膜中央动静脉血管比较，Terson综合征的视网膜下出血较为少见。可能与脉络膜循环血流缓慢，流入与流出阻力小有关。

五、机制－缺血再灌注损伤

Terson综合征困扰我多年，不在于临床诊断与治疗，而在于病因与机制。首先，均为双眼，程度有差别，提示原因与颅脑损伤相关。源在颅内，出血的部位在眼内视网膜的大血管，出血集中在后极部与玻璃体中央部，周边部玻璃体混浊轻，甚至周边部视网膜可以清晰可见。常见内界膜下出血，多见于后极部，多见于视网膜血管的主干，出血为一过性，没有发现反复出血的情况。颅脑出血见于没有明显出血部位的蛛网膜下腔出血，与有具体出血占位合并蛛网膜下腔出血。

玻璃体积血发生的时间可以肯定是发生在颅内出血之后。那么是颅内出血之后的什么时间发生？是在颅压增高与昏迷的同时发生呢？还是在颅压升高后，经过治疗，清醒后发生？除了两周以上的昏迷病例之外，询问病史，均在清醒后一周之内发生。也就是说，玻璃体积血发生在治疗与恢复期中，并不是发生在颅压增高的时间段。

缺血再灌注损伤常见于休克、DIC微循环再通，冠脉解痉、各种动脉搭桥术，心脑血管栓塞再通（溶栓治疗、自然再通），心肺手术体外循环后心肺复苏，断肢再植、器官移植血供恢复等。

缺血的组织或器官在一定条件下恢复血流后，组织器官的损伤反而加重的现象称为缺血—再灌注损伤。Terson 综合征正是缺血再灌注损伤的一种血管改变，导致血管出血。

六、缺血再灌注出血

血管也是组织，缺血再灌注损伤也发生在血管，视网膜中央动静脉系统与视神经乳头中的血管主干，什么血管容易缺血？不是毛细血管，其血流缓慢，容易耐受缺氧，毛细血管壁结构简单，耗氧量小，而较大的血管壁结构较复杂，耗氧量较大。

总之，Terson 综合征的发生，就是缺血之后的出血。视盘出血或者视网膜中央动静脉系统主干出血。缺血后出血，类似于体循环休克时的消化道出血。肠管缺血时，液体通过毛细血管滤出而形成间质水肿。缺血后再灌注，肠管毛细血管通透性进一步增大。甚至出血。体循环休克晚期的难以制止的消化道出血，与血液成分改变的 DIC 有关，也与缺血再灌注损伤后的血管通透性改变有关。

缺血再灌注损伤只是对血管营养的组织而言，而忽略了血管的缺血损伤。缺血造成血管通透性的改变，血管是缺血再灌注损伤最直接的承受组织。

七、Terson 综合征的发生机制

为什么颅内肿瘤不是以玻璃体积血首诊？为什么颅脑外伤，或者其他疾病的颅压增高时，发生症状时，在没有进行脑水肿的脱水治疗前，常规做的 CT、MR 检查，都没有提示眼球内有出血？

一个是是否见到玻璃体积血，一个是什么时候出现。一项研究，我们对这类患者的连续的 CT、MR 观察发现，是在颅脑手术之后，开窗手术可以减压，开窗与不开窗，都是在脱水治疗后。

为什么 B 型超声检查，玻璃体积血呈现视神经球内段为起点的喷射状？其他情况也有类似的现象：如突然的降低眼压而导致的脉络膜出血，见于硅油填充眼，较长时间的高眼压，取油过程中；也见于外伤性的继发青光眼，较长时间的高眼压，滤过手术的过程中。

从损伤的角度言之，无论是颅内出血、颅内占位，还是颅脑外伤等，Terson 综合征的玻璃体积血也是一种继发性损伤。颅压升高，通过蛛网膜下腔压力传递至视神经，在视神经盲端压迫眶内段视神经中间进入视神经的视网膜中央动静脉血管，产生缺血。颅压下降后，眼灌注增加。这时，压力冲击着缺血再灌注的血管壁，冲击着缺血后通透性改变的血管壁，甘露醇的使用降低了眼内压，扩大了血容量，造成血管与眼内的压力差，加上甘露醇自身对血管的刺激，等等，最后，导致血管破裂。出血通过视神经或者就在视盘或者在视盘瓶颈处进入玻璃体。一部分视网膜血管也同时出现类似的血管改变，由于出血的血管为分支，冲击压力也较小，呈现透明膜下的出血。

第五节　Terson 综合征发生与眶蜂窝织炎

一、一例眶蜂窝织炎病例的启示

患者，女，49 岁，主诉：左眼红肿胀痛 7d。7d 前左上侧最后一颗恒牙进行钻牙后出现左眼红肿胀痛，睁眼困难，伴头痛、恶心呕吐，入院时合并发热；在当地抗感染处理无改善并加重。

入院后测体温在 37.8℃至 37.9℃，眼部检查：视力：右眼 0.8，左眼 无光感，右眼角膜透明，kp(–)，前房深度可，房闪（–），瞳孔 3mm，圆、居中，光反射灵敏，晶状体轻度混浊，眼底可见视盘色可界清，黄斑中反可见。左眼睑高度肿胀，眶压 ++++，睑裂闭合，无法睁眼或牵开睑裂检查眼球，少量球结膜水肿脱出睑裂，鼻侧结膜表面干燥，余均无法窥及；头颅和眼眶 CT：颅脑未见异常，左侧上颌窦及眼眶内

炎性改变（图 3–9–4）。入院诊断：左眼眶蜂窝织炎、左侧上颌窦炎。

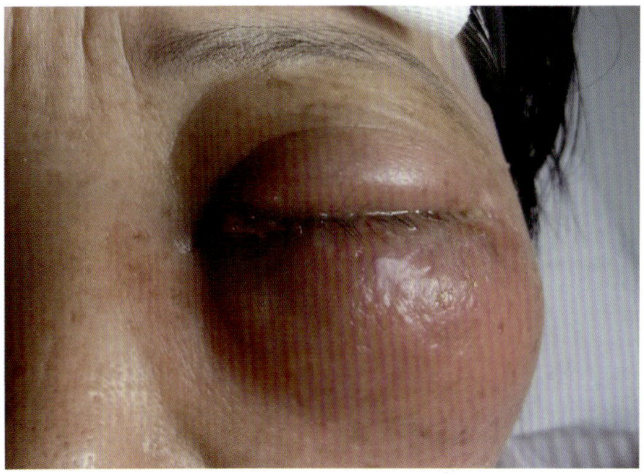

A　左眼眼睑高度肿胀，皮肤紧张光亮，眼无法睁开

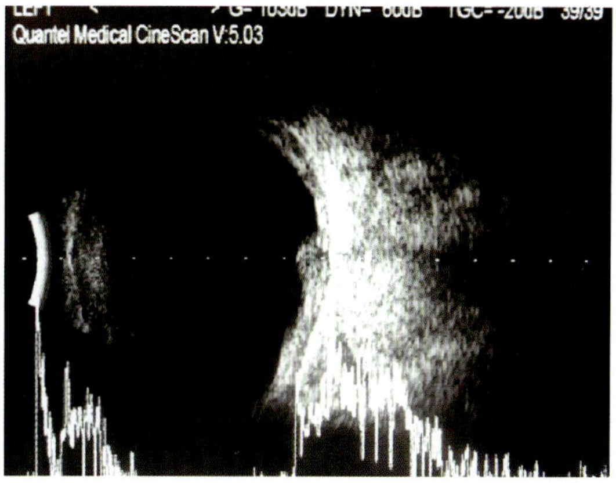

B　B 超显示视盘水肿，眼球受压变形。视网膜增厚，表面粗糙

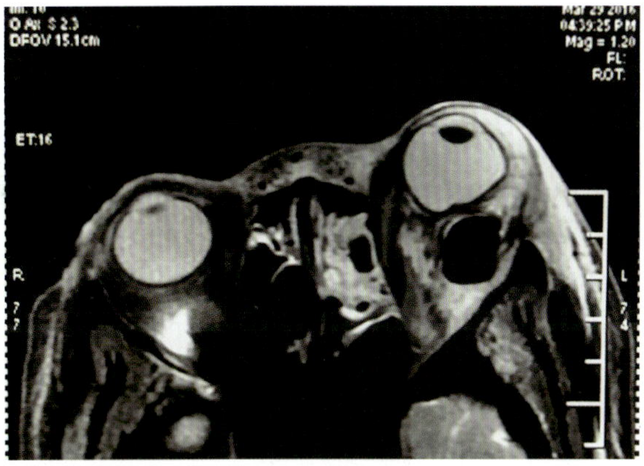

C　患侧晶状体中心平面，眶内软组织肿胀、占位腔及眼球变形

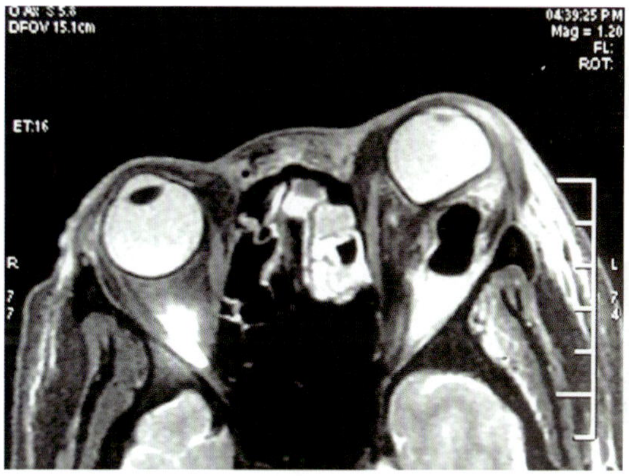

D　健侧晶状体中心平面，患侧眶内软组织肿胀、占位腔及眼球变形

图 3–9–4　眼球突出，眼球受压变形，可见脓腔

入院后抗感染、营养、支持治疗，脱水 20% 甘露醇静脉点滴，降低眶内压，效果不佳，并出现精神症状。入院后行眼眶 MRI 检查，提示左侧眶蜂窝织炎伴眼眶脓肿。眼 B 超结果提示：①左眼晶体混浊；②左眼玻璃体轻度混浊；③左眼球后壁粗糙增厚；④左眼眶蜂窝织炎（图 3–9–4）。

二、眶内减压引流术后

在全麻下行左眼前路开眶 + 眶内脓肿引流术，手术顺利。术中诊断：左眼眶蜂窝织炎、左侧眼眶脓肿、左侧上颌窦炎、左侧筛窦炎、左侧眶内积气、左眼睑皮下积气。术中见左眼下睑皮肤高度肿胀，轻度糜烂，冲洗过程中可见灰白色液体从睑裂区流出。剪开左眼外眦见大量恶臭污浊灰白色液体流出，用注射器吸取部分脓液；沿外眦部皮下分离，见皮下组织坏死状，脓腔形成，污浊脓液伴恶臭，用注射器吸除部分做培养，分离过程中不断有脓性分泌物流出，边分离边吸出脓液，脓腔深约 4cm；间断缝合结膜切口，并对位缝合外眦，适度加压包扎。

眶内减压术后，眼部表现为眼球制动，上睑下垂，左眼术后无光感，玻璃体轻度血性混浊，眼底视神经苍白，视网膜水肿，黄斑樱桃红颞下支动脉变细，粗细不均（图 3-9-5）。

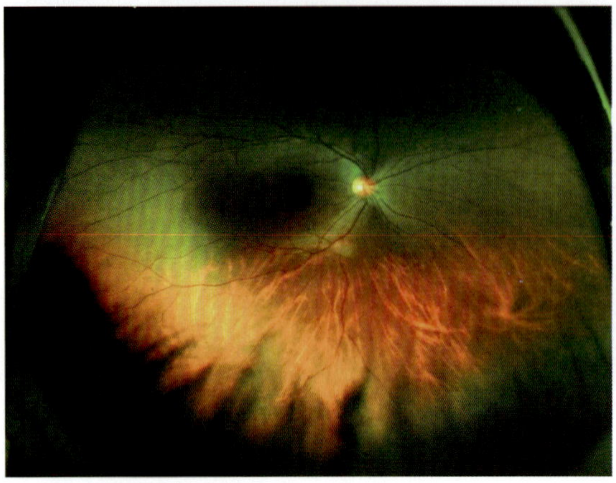

A　右眼的正常眼底

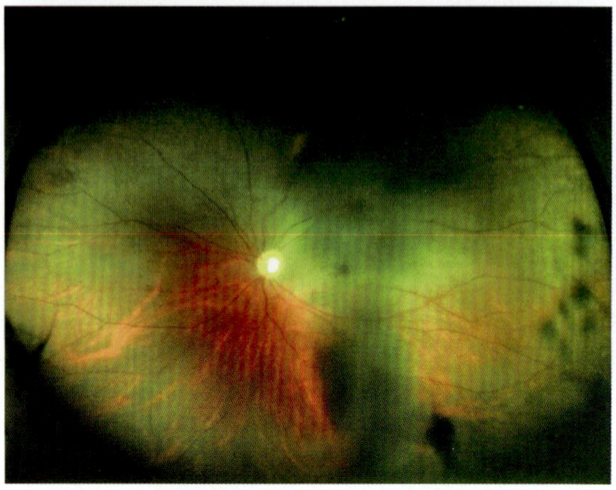

B　左眼玻璃体积血，眼底视神经苍白

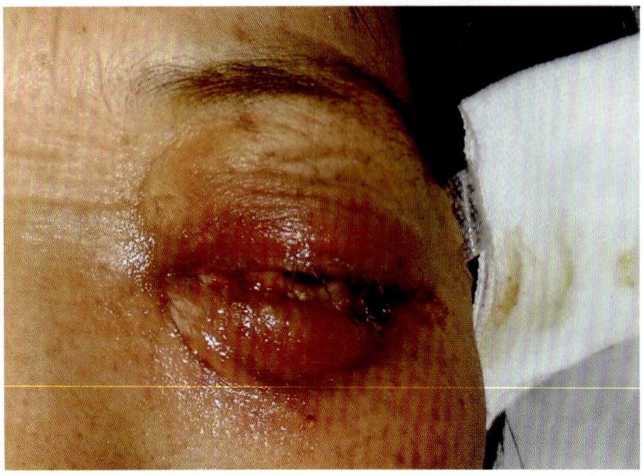

C　眶内减压术后表现的类眶尖综合征表现

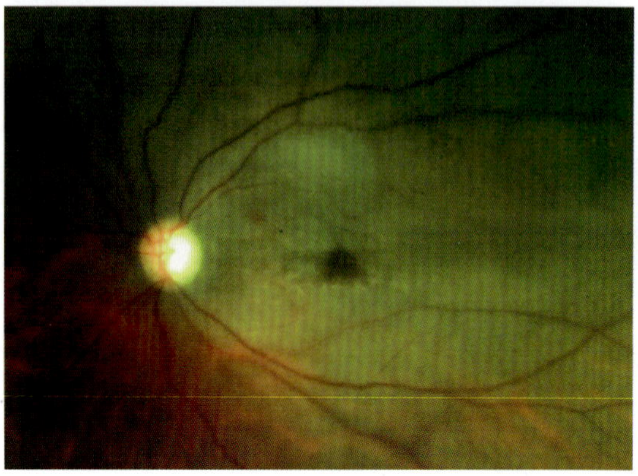

D　左眼后极部视神经苍白及黄斑樱桃红

图 3-9-5　眶内减压术后左右眼眼底的对比（视神经减压术后第 14 天拍照）

三、眶尖综合征

图 3-9-5 眶内减压术后表现的类眶尖综合征表现。眶内压力造成的损害：上睑下垂，眼球麻痹性运动障碍，眼底血管改变及视神经萎缩等。

眶尖综合征 (orbit apex syndrome) 常见于炎症、肿瘤和出血，眼眶外伤也可引起。症状和体征：①眶压增高：眶内出血或水肿引起，眼球突出。②视力丧失：切割伤直接损伤视神经或水肿、出血使眶尖部压力增高。③眼睑下垂及眼球固定：直接损伤眼外肌及其支配神。④眼部知觉障碍。⑤眼底改变：早期视盘充血，静脉扩张；晚期视神经萎缩。

本例眶蜂窝织炎，产生较大的与持续的高压，除了产生眶尖综合征的表现外，还产生对视神经与视网膜中央血管系统的压迫，导致了视网膜中央动脉的阻塞和玻璃体的出血。

四、相关表现的机制与 Terson 综合征的对比

眶蜂窝织炎产生巨大的、持续的压力，对视神经产生压迫，导致视网膜血管的闭塞，同时产生眶内相关组织的损害。如视神经萎缩，眼外肌的麻痹等。而 Terson 综合征，颅内压增高，通过蛛网膜下腔产生对视神经的压迫，同时产生对视网膜中央动静脉的压迫，这种压迫与眶蜂窝织炎的压迫有何不同？这种压力来自合并人体重要器官的临床症状，故而，产生较早的人为干预，产生颅脑压力的下降，在颅内压升高时，人为降低颅内压，因此，压力相对是波动的。颅脑手术后，由于脑水肿，持续 脱水治疗，降低眼压，增加了眼内的灌注，加上血管壁缺血的破坏，增加的血管张力导致血管破裂出血。

眶蜂窝织炎的病例术前 B 超没有提示玻璃体的出血，可能是术中眶内减压后，被压迫变形的眼球，在由软及眼压很低的状态变为正常的过程中，灌注压与眼压的差变大，突然增加眼内灌注的结果。这样的表现与 Terson 综合征的玻璃体积血的发生有相同之处，与缺血再灌注有关。

第六节　Terson 综合征发生与人为干预

一、很难把握的度

Terson 综合征的发生可能与人类的医疗干预有关。蛛网膜下腔出血后出现颅内压增高及脑积水，应用甘露醇，脑室引流，维生素 E 及肾上腺皮质激素等治疗，以控制脑水肿。降低颅内压：颅内压的升高可引起患者较为明显的症状如昏迷恶心、呕吐、昏迷等，严重的还会引起脑疝导致死亡。所以降低颅内压控制脑水肿是脑出血治疗的主要措施。发病早期可用甘露醇脱水，并辅助以呋塞米进行脱水，同时注意监测患者肾功能，注意复查血电解质情况防止水电解质紊乱。

降低颅内压：甘露醇不仅能降低颅内压，增加脑血流量，推迟血 – 脑脊液屏障损害并减轻脑水肿，还能增加手术中临时阻断脑动脉的时间，动物试验证实甘露醇对脑组织有保护作用，在其保护下，缺血脑组织的脑电波能恢复得较好，维生素 E 加地塞米松和甘露醇有很强的抗水肿作用。甘露醇降颅压，也降眼压。糖皮质激素的应用，视盘的瓶颈放开，视盘水肿消退，产生眼动脉缺血后的再灌注。这个度很难把握，一方面灌注压升高，另一方面眼压降低，甘露醇扩容，冲击缺血后的血管壁。甘露醇降颅压，降眼压，凸显升高血管内压。

一种压力的平衡，血管内压升高，视神经管压力下降，眼内压下降，加上血管缺血后的因素，血管通透性改变，压力的释放，作用于眼内，视网膜中央动静脉系统出血，出血释放到玻璃体及视网膜层间，内界膜下出血。

二、甘露醇与脱水剂

甘露醇又称甘露糖醇，英文名称：Mannitol ，分子式：$C_6H_{14}O_6$，分子量：182.17，白色针状结晶，水溶液呈酸性。

甘露醇广泛存在于自然界的海藻、水果，植物的叶和杆中，1806 年 Proust 从甘露蜜树中分离出甘露醇，从此开创了用乙醇或其他可选溶媒从树汁或其他天然原料中提取甘露醇的先例。甘露醇是自然界中发现的第一种结晶糖醇。

甘露醇注射液为脱水药，在体内不能分解代谢。利用其高渗作用，促进组织内水分回流入血管，使组织脱水。以原型从尿中排出，带走大量水分而起到利尿作用。在常用的脱水剂中，甘露醇作用最快最强。

用于降低颅内压和眼内压、乙型大脑炎和青光眼，以及大面积烧烫伤引起的水肿等。用药后 20min，颅内压明显降低，2 ~ 3h 达最低水平，可降低 43% ~ 66%，降低作用维持 6h 以上，且无反弹。

临床工作中应用甘露醇速度较快、浓度大、对局部刺激性强，使毛细血管壁通透性增强，药物随血浆由血管壁进入组织，静脉压多呈增高状态，形成血肿。其实，这种情况很类似于 Terson 综合征的表现，就是颅压高后的血管缺血的通透性改变，更加重水肿和出血。

甘露醇会造成血管血量增加，血压升高；缺血后血管通透性增加，甘露醇有局部刺激作用，进一步破坏血管壁，造成通透性增加；甘露醇会因通透性改变而血管外渗，导致脑水肿加重的“反跳现象”；甘露醇使用过急，过大，导致血管内外压力差增大，加上缺血后的血管壁通透性改变，以上因素综合，易导致再次出血与脑水肿加重。

三、颅内压升高与减压的纠结

人体的智慧，正常有头颅的骨壳 – 颅骨，还有硬脑膜及软脑膜，硬脑膜与软脑膜之间又有一缓冲地带——蛛网膜下腔。大脑，对刺激比一般神经组织更为敏感，血运丰富，需血量大，占人体血流量的 30% ~40%。稍加刺激，脑组织即水肿。

手术医生的纠结，比如开颅手术，脑组织会受到刺激而水肿，影响术毕的关闭伤口；同样手术时间长，也会增加脑组织暴露的时间而增加水肿。

麻醉医生的纠结，术毕就结束麻醉，术后就清醒，会增加或者维持较长时间的脑组织水肿；术毕麻醉时间延长，使患者处于昏睡状态，会减轻脑组织水肿，但是手术医生看不到手术效果。甘露醇的大量使用，造成了电解质的紊乱，产生了手术与麻醉之间的矛盾。

处理脑水肿是开颅手术与颅压升高疾病的第一重要的事，是患者生存的基本条件要求。翻开神经外科发展史，脑水肿及甘露醇的处理占有非常重要的地位。人们早就发现脑水肿的危害，除了 1806 年甘露醇被发现及应用的较长的历史，还有神经外科较早的发展史，通过手术解除颅压增高的问题。

1879 年，Mac Ewen 在英国格拉斯哥第一次正式进行开颅手术，他为一患者成功切除了左前颅凹扁平状脑膜瘤，获得了良好的效果。甘露醇改善脑水肿功不可没。1881 年他为一例脑脓肿患者行开颅脓肿引流术获得成功；1888 年 Mac Ewen 又成功地施行了两例慢性硬膜下血肿清除术和第一例椎板切除减压术。与 Mac Ewen 并驾齐驱的 另一位英国人 Horsley，1887 年第一次行推板切开椎管内脊膜瘤切割术获得成功。正是在 1900 年 Terson 报道了颅内出血可以是玻璃体积血的原因，并且认为这种眼 – 脑综合征是蛛网膜下腔出血的征象，被命名为 Terson 综合征。其实在 1881 年，Litten 首次在德国文献中描述了蛛网膜下腔出血相关的视网膜内出血。而 Terson 的描述更加全面而已。

脱水机的使用、神经外科的发展与 Terson 综合征的发现几乎是同步的。颅脑在受伤数小时内即可出现脑水肿和颅内高压，造成神经细胞变性坏死、脑移位和脑疝等严重后果。故而，脱水剂的使用一直是颅脑损伤的常规。

根据（Monroe–Kellie）原理，颅内压有一定的代偿能力，传统治疗颅内压升高的方法（包括过度通气、亚低温、巴比妥类药物和脱水剂的应用等）有一定的作用，但重型颅脑损伤后，常导致难控性颅内高压，传统治疗措施无效。1901 年，Kocher 首次提倡为颅脑损伤的患者进行手术减压。

脑组织是神经中枢，对刺激更为敏感。有颅骨、硬脑膜与软脑膜保护，现在被打开，被暴露，那会怎样？同样，脑组织中出血刺激，那会怎样？脑组织缺血，产生坏死组织的刺激又会怎样？这种高代谢、低再生、高敏感的组织，遇到这种情况，做出怎样的反应？

颅脑外伤，立即死亡的病例，没有发现合并玻璃体积血的。与我合作的一位医学院的学生，在患者颅脑死亡时，查眼底，也没有发现。关键是发生的时机，抓住这个时机，就有所发现。Terson 综合征不只在甘露醇，关键在于脑水肿，及针对脑水肿处理的方式。这种改变与人类的治疗行为有关，此时的心情是找到原因的兴奋与面对原因的沉重。

四、保脑还是保眼

颅压升高，不仅仅将脑组织压向枕骨大孔，压力还传向视神经，在坚硬的硬脑膜的约束下，压力作用于视神经并对其内的视网膜中央动静脉系统主干产生压迫，并产生缺血。

颅压升高可能将脑组织压向枕骨大孔，会导致生命危险。保脑，保眼的矛盾之中，符合医疗规律。颅压高，玻璃体积血不发生；经过治疗，颅压低了， 玻璃体积血发生了。结果没有圆满，只是在重要与次要之间选择。

蛛网膜下腔与视神经相通，颅压升高，视神经鞘膜压力也升高，造成对视神经与视网膜中央动静脉系统血管压迫，造成缺血；颅压降低时，视神经鞘膜压力下降，灌注增加，加上缺血再灌注损伤，易发生出血。

五、Terson 综合征现象

Terson 综合征的发生与遗传、年龄、性别等因素无关。与人类的疾病与医疗行为有关。疾病是偶然的事件，加上人类的医疗行为，而且是正确的医疗行为，产生了 Terson 综合征的临床现象。

Terson 综合征正是一个契合点，人类的医疗行为产生的医学现象，被科学家发现的契合点。正如硅油在后节手术中使用后，产生了新的种类的青光眼一样；正如人工晶体盛行以后出现的与人工晶体相关的种类比比的青光眼，以及相关的并发症一样。这种疾病与医疗关系是一个度，一个人类较难把握的度。就如重症抢救中，针对心脏衰竭、呼吸衰竭的用药会导致肾脏衰竭等。医生在用药时的犹豫不决，与顾此失彼的担忧等。只是，Terson 综合征的发现与原因的发现经历如此长的时间。而两位最早的报道者—Litter 与 Terson，就是这个契合点的关键人物。

Terson 综合征是伴随着西方医学的兴起发展而产生的，伴随着神经外科的发展而产生的；是脑水肿或者颅压升高的脱水治疗中的并发症。但是，这个环节证据寻找费尽心思。现有的资料都没有记载什么时间使用脱水剂治疗脑水肿，这是治疗脑水肿的关键历史，这是发现脱水剂与 Terson 综合征发生的关键环节。可以确切地说明，开颅手术是 19 世纪 70 年代开始，而脱水剂在此之前就已经使用。这与 Litten(（1881）和 Terson（1900）报道这一临床现象的时间相吻合。

引用恩格斯的名言："我们不要过分陶醉于人类对自然界的胜利。对于每一次这样的胜利，自然界都报复了我们"。毕业时，导师惠延年教授的赠言："未来的不确定性"。我们做出每一个改变的决定，都有无数的，不能确定的结果，我们为什么不慎之又慎呢?

第十章　眼的重建与人工视觉

第一节　眼的结构重建

一、结构重建与微创思想的冲突

在医学思想中，存在两种思潮，“修修补补，还是大刀阔斧”。重建就意味着一种思想行为意识，去除或者失去什么，修修补补就意味着保留什么，这需要很强的目的性、方向性与意识性。

我们切除玻璃体，去除了晶状体或者换了人工晶体，移植了异体角膜等，但是，都是为了一个目的—能够看得见。如果，我们植入了人工晶体，或者这样一个过程（指对屏障的破坏），或者摘除晶状体之后的结果（眼的内环境破坏），导致了后续的改变，继发性的改变；如果，我们了解这些，了解重建之后的对眼的屏障机制及眼的内环境的影响，那么，我们就会更审慎地去选择白内障的手术适应证。例如，高度近视的患者，植入人工晶体之后，对后期的观察造成不便，只是植入了 2D–1D 的镜片。

我们会告诉患者，白内障会产生不适，人工晶体植入也有不适。不会在对眼的认识上，只是强调视力。不会让患者去追求那种不确定的生活质量的改善，而是引导患者认识这是一种自然规律，如果不影响生活，还是选择保守治疗；我们会重新讨论、规范、白内障手术的指征或者适应证。

二、微创与重建

谈到重建与微创，关键问题不是方法，而是态度，眼的结构重建，不只是切口大小的问题。外科手术，切口小了，看不清手术野，白内障手术切口小了，挽核困难，超声乳化也许会造成比晶状体囊外摘除术更大的角膜内皮损伤，问题在于晶状体消除在眼内操作，还是在眼外去除。只是为了切口小，当然超声乳化较显优势；而为了白内障切除操作更加轻巧，那当然是大切口的松解与释放，虽然其中有很多的优缺点值得讨论，但是，就自然之道而言，当然是大切口。就如庄子的庖丁解牛一样。顺势利导，才是道。

视网膜脱离的外路手术，虽然手术成功率低、环扎后近视进展、但是对长远的生活质量影响较小。玻璃体手术有更多的变数与不确定性，并发症更多，远期生活质量影响较大。

手术也是创伤，修修补补也是微创。微创的思想，不只是切口问题，而是一种态度，一种意识，一种观点，一种对眼的了解与理解，一种思路，一种手术方式的选择，一种治疗方式的选择。佛家讲：啐啄之机，解决问题的机缘。道家讲：顺势利导、四两拨千斤。儒家讲：中庸之道，力行，水到渠成。总之，就是掌握处理临床问题的指征与时机，留给组织以自身恢复的机会。

三、组织重建标准

人工体与原组织器官结构与功能存在差别，人工结构是死的，功能单调，没有自主的变化，可控；原组织器官结构是活的，功能多样，变化莫测，大部分不可控，可以说，不可控。可控，就表现在功能单一性，不可控，则表现为功能的多样性。比如就功能单一性而论，如假肢只是为了某一种功能设计；如人工晶体并不具备人类晶状体的所有生物特性与功能。

组织重建是一个没有标准的医学概念。是量的堆积，还是有什么本质的特征？比如，人工晶体的植入，去除了原晶状体，植入了人工制造的光学镜片，是不是重建呢？角膜移植，玻璃体切除，是不是重建呢？

重建这个概念比较模糊，出现较早的是眼前节重建的概念，或者订立一个标准：两个以上的结构改变与替代?

两个对立的观点　就视网膜脱离的手术治疗而言，一方面，减少对眼内的干扰，作为主攻目标，尽量小量手术。一方面，对眼进行重建的手术，玻璃体手术，白内障手术，是在没有办法的情况下的最后选择。就以玻璃体手术为例，手术成功率高，长远问题较多。而修修补补的外垫压手术，手术成功率低，可是长远效果好，生活质量高。

每一位临床医生都会面临这样两种观点的交锋，面对一个病例，会有这种矛盾的思想斗争。每一种手术方式只是适合于一部分病例，无限制扩大某一种手术的适应证是不可取的。

第二节　生物眼的应答

一、生物的应答

自然现象中有蝴蝶效应，说明了一种联系。一个临床的问题：糖尿病显示出胰岛对血糖的升高失去应答的问题。对应的应答反应，只有生物体具备。其中机制复杂，其中的联系就像一个网，直接与间接作用比比皆是。而非生物体，尤其是物理学上的概念，只是接触与作用力与反作用力。

要讨论生物体的应答，首先明确应答的目的，应答的目的是为了维持组织器官的自身稳定。组织的自稳是组织及器官正常功能运行的保证。从生物的细胞到生物的组织器官，都与其周围环境在某种机制下维持着平衡。这种平衡的维持是调节的过程，也是应答的过程。

自稳是一种动态的变化中的平衡。前面提到，神经体液以及免疫三位一体的调节，而这三位一体的调节的维持，就是持续的、不间断的信息的应答与反馈。

人体有血压与心率的压力与化学感受器，眼球也可能有眼压的压力与化学感受器。就虹膜与晶状体的接触的关系而言，在眼压变化中发生改变。眼压低时，虹膜与晶状体的接触失去或者减弱。如手术中眼压骤降导致的瞳孔缩小，甚至于驱逐性出血的发生。手术中眼压的骤降导致的瞳孔缩小与手术中虹膜受到接触性刺激导致的瞳孔缩小反映出不同的应答机制。临床上有这样一种印象，虹膜前表面的神经感应与虹膜后表面的神经感应是相反的，虹膜前表面受到接触刺激，瞳孔会缩小，虹膜后表面失去接触会瞳孔缩小，而晶状体的切除导致无晶状体眼的瞳孔不易散大。术中眼压降低，晶状体与虹膜失去接触，虹膜失去支撑，瞳孔括约肌收缩，瞳孔缩小。瞳孔领区域的虹膜后表面就具有一种生物的接触需要。应答是一种关系或者是联系性反应，自体在环境发生变化时的反应，也是一种适应性反应。

二、人工晶体的应答缺失

人工晶体的蓬勃发展给我们带来了希望与喜悦，同时，也提示我们一些问题。如人工晶体植入眼内后出现的屏障的破坏、应答机制的紊乱、糖尿病视网膜病变发展加快，人工晶体植入术后的视网膜脱离，创伤性白内障，混浊的晶状体保留对眼创伤后视神经视网膜的保护作用，等等。

还有白内障较重的糖尿病视网膜病变轻的表现，与我们对疾病的认识的思路与思维方式相反，反常的现实告诉我们这是常，这是自然规律，这是道。反常的是人类，我们人类从我们的主观愿望出发，从我们认为的角度出发考虑问题。

是否存在这样一种可能，我们对白内障手术指征严格一点，晶状体混浊到一定程度，晶状体自身分泌功能减弱或者消失，晶状体也混浊到一定的程度，这时选择手术，不是更加安全，合理吗？

这样就打破了较为传统的思想观念，视力的下降，只是一个参考因素，还有眼内自稳的需求，如晶状体与虹膜、睫状体、玻璃体的关系，晶状体的分泌功能，睫状体肌肉的收缩与舒张，对晶状体的变形起着始动的作用，同时也改善了自身的营养与血运，也促进了房水的分泌。而晶状体的分泌功能与混浊的关系，这应该是我们进一步研究的课题。

就像佛家说的那样，知障，人类的自以为是，多从主观愿望出发，导致顾此失彼的现象是否明示了人类的自身弱点？对周围自然环境的破坏与人类的反思就可见一斑。其实，人体是自然的一部分，眼球也是自然的一部分，晶状体视网膜也是自然的一部分。佛家讲的自心，也是我们对自然的探究，对形而上的自然规律的研究。

这些问题的思考会增强我们对这个世界的认识。持续的反馈是自稳的保证。生物体与非生物体的区别，人体与人工体的区别，人体不是物理概念的机械，眼球也不是一个简单镜片机械装置。反馈是应答的一个方面。自稳是反馈的结果，反馈是持续性的前提，持续性是自稳的一个重要特点。

三、无间道

要么是生物体，要么是人工体，一半是生物体，一半是人工体（或者一部分生物体，一部分人工体）。生物体与人工体的结合体是否存在？是否能够平衡存在？人工晶体眼是不是生物体与人工体的结合体呢？可是这个结合体太单纯了，除了与眼内其他组织相容以外，就是一个不能调节的镜片。而生物的、自身的、固有的、原装（原生态）的晶状体的其他功能，却被忽视；即使被重视，也无法达到。如晶状体与周围组织环境的应答与反馈、晶状体的变形、晶状体变形的联动、晶状体的分泌功能、晶状体对眼内自稳的作用等，还有我们没有发现的诸多功能，这些功能在晶状体摘除后即将消失。

人工体是非生物体，生物体与非生物体有着严格的区别，如人类的骨骼是生物骨，骨骼风化后是无机骨。骨是个生物学概念，风化骨不是生物骨，而是骨化石，不是生物体。那么生物体与非生物体有没有中间体呢？具有生物的特性，又具有非生物的特性？这个中间体可能存在在生物演化的一定时期，人活着，骨是生物骨，与人体组织联系，有应答，有反馈；人死后，骨风化后，或者生物骨死后一定时间（如牙齿的种植），就再也不会与生物体产生应答与反馈，就是非生物骨。

人工体进入人体，人工晶体眼是不是中间体呢？是不是悖论呢？根据事物变化的延续性与连续性，还有相互关联性，这个中间体可能存在，但不是人工体。这就是我们需要研究的方向，如果重建后能够达到中间体的状态，就存在反馈了，存在持续性了。目前，人工晶体还是使用时间较久的人体植入物。

第三节　人工视网膜与人工视觉

一、人工视觉

人工视觉的研究最早始于20世纪50年代，1956年，美国科学家Tassiker发现在视网膜下植入光敏硒电池，可产生光感。20世纪60～70年代，科学家通过一系列实验观察到视觉系统能被外界电刺激激活。对原发性视网膜色素变性研究发现，即使感光细胞受到破坏，视网膜内层组织仍存在具有功能的神经细胞来传递和处理信息。到20世纪80～90年代，科学家开始进行人工视觉刺激器的研究。

目前，人工视觉刺激器主要包括视网膜刺激器、视皮层刺激器和视神经刺激器。视皮层刺激器是应用电极直接刺激枕叶皮层，可有光感的产生，但形成不了图像。视神经刺激器则是利用外置相机收集图像，将其转变为数字信号，经芯片的处理，传递到视神经周围的微电极，刺激视神经产生信号。

而目前世界上很多国家也正致力于对此的研究。日本大阪大学和奈良科技研究所的专家研制出的人工视觉装置，可将视觉信号传达到盲人和视觉障碍者的大脑中。患者所感知的图像清晰程度取决于植入电极的数量，其作用就相当于数码相机的像素，电极数量越多，所感知的图像也越清晰。目前这种人工视觉装置有 9 个植入电极，日本专家计划采用新一代有 49 个电极的装置，使患者感知的图像更加清晰。但这一装置只适用于那些丧失视网膜光信号传输能力的人，例如有色素性视网膜炎、自身免疫视网膜疾病或与年龄有关的眼部疾病患者。在美国纽约市多贝尔研究所宣布， 经过多年的研发，该所及其附属机构成功地为盲人研制出一套“人工视觉系统”。盲人戴上该系统后，在管状视状况下！可达到约 20/400 的视敏度。

在我国，上海交大领衔的国内科学家正在研制一种“电子视网膜”，通过手术，在盲人的视觉系统里植入一个只有 5mm 大小的电子刺激器，这种“电子视网膜”能代替视网膜，把外界世界传来的光信号“翻译”成生物电脉冲序列，成为大脑视觉处理器能接受的信号。

人工视觉的实现将是包括生物学、工程学、计算机等多学科在内的技术的重大突破。人类已经能轻易地再造各种非智能性的器官，手和腿都能用假肢替代，但是神经组织的含量越高、级别越高的组织器官，较难用人工替代。如感官眼、耳等负责信息处理的器官很难再造。人工耳蜗是制造智能化器官迈出的第一步，而眼睛处理的信息更为复杂，再造视网膜更难。还有复杂功能的器官如肝脏、肾脏、胰脏、生殖等。如果胰脏的人工替代，那么糖尿病就不存在了。还有内分泌腺的人工智能化；还有大脑、神经的人工智能化。智能人是纯物理的、化学的，只能用于人类的助手，不能替代生物的人类。

二、视觉假体

视觉假体（英文：visual prosthesis 或 vision prosthesis）是一种植入式医用电子设备，其功能是在一定程度上恢复重度失明患者的视觉。

（一）工作原理

视觉假体技术属于功能电刺激的一种。它利用大多数盲人往往只有视觉通路的一部分发生病变，而其余部分神经组织的结构和功能尚完好的特点，对视觉通路的完好部位施加特定的人工电刺激，来兴奋神经细胞，模拟自然光刺激的效果，使盲人产生视觉感受。

视觉假体系统包括一个位于患者体外的视频采集设备（通常为小型摄像机），视频处理模块，电刺激编码模块和植入到视觉通路特定部位的（参见分类）多电极阵列（Multielectrode array）。视觉假体的工作原理与人工耳蜗相似。由视频采集设备采集到的实时视频图像经过处理，转化为驱动多电极阵列的信号。多电极阵列对视觉神经组织施加一定幅度、波形和频率的电流刺激，兴奋视觉神经元，从而使患者产生视觉感受。

单个电极的定点电刺激所产生的视觉感受叫作光幻视（Phosphene）。据患者描述，光幻视是点状或其他简单形状的小光斑，亮度、颜色、大小等由电刺激参数等因素的影响而变化。所以视觉假体所产生的视觉感受是由一系列类孤立的光点所组成的像素化的图像。

（二）分类

视觉假体按照植入部位的不同，大致可以分为视网膜植入物（retinal implant），视神经植入物（optic nerve implant）和视皮层植入物（visual cortical implant）。其中视网膜植入物又可以分为视网膜前植入物（epi-retinal implant）和视网膜下植入物（sub-retinal implant）。前者的植入部位在视网膜神经节细胞层与玻璃体之间，后者的植入部位在视网膜色素上皮层与光感受细胞层之间。

（三）主要适用病症

视网膜色素变性（Retinitis pigmentosa）、老年性黄斑病变（Age-related macular degeneration）等其他一些眼球、视网膜、视神经和视觉皮层病变与损伤，以及先天性失明。

三、视网膜刺激器

视网膜刺激器是在视网膜下或视网膜表面植入不同微电极，微电极序列能把视觉信息转换成电子脉冲以刺激相邻的神经节细胞，神经节细胞通过视神经把信息传入大脑，使患者能感知到图像。对于由视网膜色素变性和老年性黄斑变性所致的光感受器－视网膜杆体细胞和锥体细胞丧失，这种装置可替代视网膜的部分功能，可使失明或接近失明的眼重新获得部分有用视力。

视网膜前刺激器以外置相机获得外界视觉图像，通过微电极矩阵芯片转换成电信号，直接刺激邻近的神经节细胞及轴突，再传入大脑视皮层，使患者产生光感。主要分为眼内和眼外两部分，将外置相机和信号处理器分别固定于眼镜架上和人工晶体上，通过玻璃体切割手术将植入的芯片固定于视网膜上。

视网膜下刺激器则是直接接受外界光线，而后由微电极刺激视网膜等，从而产生光感。其结构由硅芯片和刺激电极及信号处理系统组成，通过巩膜途径或玻璃体途径植入视网膜神经上皮下。

视网膜刺激器的优点是：可产生较准确的视觉感知；所需电流强度较小；玻璃体有利于热量的散发；可直接观察到植入刺激器及植入后的反应。至今已有较多实验表明，视网膜前或视网膜下芯片植入方法可行，有较好的生物相容性及长期稳定性，达到预期效果。

这些令人欢欣鼓舞的进展使我们感到人工视觉的实现已经离我们越来越近了。当然，视网膜局部刺激是否可产生对整个图像的感知；植入患者眼内是否能产生有用视力；对周围组织是否有影响；芯片的改造及刺激参数的大小等问题还需要进一步探索。

四、视神经刺激器

近年来，视神经假体的研究取得了重大进展，但要实现临床应用，还有许多问题亟待解决。首先，视神经假体研究中存在生物相容性问题，这也是各种视觉假体共同存在的问题。虽然研究者开发的植入材料已具有较好的生物相容性，但这些植入材料能否经受生物体液的长期侵蚀而不被破坏？如何才能不影响其功能？周围生物组织能否长时间耐受微电极的植入？如何保护周围组织维持其原有的形态和功能？这些问题都是研究者们未来工作重点。其次，各种微电子装置间的绝缘问题。Parylene 是 20 世纪 60 年代由美国 Union Carbide 公司开发成功的新型敷形涂层材料，其薄膜厚度可控性高、致密性好且化学惰性及电绝缘性能佳，被认为是一种较好的绝缘材料。然而作为植入人体的材料，它还不是最好的选择，因为它的使用时间有限。研究者们正在试图寻找更合适的绝缘材料。第三，不同电刺激模式与其诱发的视觉感知之间的关系问题。虽然，在理论上讲电刺激模式能反映视觉景象的时间和空间特性，但大脑是如何编码电刺激模式的？电刺激模式与其诱发的视觉感知究竟有什么联系？为帮助患者获得简单的或复杂的图形感知，刺激电极的间距应为多大合适？目前对此还不太明了。最后，就目前来讲，随着电极数量和密度的增加，受试者的视力逐渐提高，有的受试者甚至已经能够进行简单阅读。但视神经束的尺寸是有限的，如何在有限的空间范围内，尽可能地提高分辨率，仍是研究者需要解决的问题。总之，在视假体研究方面，需要我们投入更多的人力、物力和财力，以实现视神经假体所具有的潜在社会和经济价值。

五、人工视觉面临的问题

有研究学者认为“如何部分或完全恢复视觉功能是目前神经工程和组织工程领域研究的热门课题。而目前通过组织工程方案修复永久性神经损伤离临床应用尚远，因此，神经工程方案中通过神经接口和神经假体方案来部分恢复神经系统功能是目前采用的主要手段。虽然人工视网膜假体的研究取得了引人瞩目的成果，但仍有许多问题需要解决。如电刺激方案中如何使植入物保持长期的稳定性和生物相容性；植入芯片对周边神经组织的影响；电极、芯片的结构设计，刺激参数的选择及刺激的安全阈值；有意义图像如何与视网膜局部刺激模式对应；电刺激如何使盲人产生对颜色、远近、立体的感知；以及如何能更加安全地实施手术使患者真正受益等。相信通过多领域的科学家们共同努力，人工视网膜也会像其他人工器官一样应用于临床。”

第四节　绕过视路的视觉通路

一、视觉皮层刺激器

视觉皮层刺激器由安装在眼镜上的一个超小型电视摄像机和一个超声远距传感器组成“传感器通过电线和一台佩戴在盲人皮带上的微型电脑相连接”通过对图像和预告信号的处理，微型电脑使用先进的计算机成像技术！包括边缘探测算法来去掉噪音，简化图像。然后电脑再启动另一台微型电脑！由后者把脉冲发射至一排内置于盲人大脑视觉皮层表面的白金电极上。

据报道“被刺激后每个电极会产生 1~4 个相隔紧密的光幻视。而已经失明了数十年的詹斯则在 2005 年接受了手术费高达 11 万美元的外科手术。外科医生在他的头骨钻了一个孔并在他的大脑表层安置了一系列电极。这些电极同一台微型电视摄像机和一台电脑相连。手术之后，詹斯在纽约展示了他重获的虽然是只是部分的视力，包括不用任何辅助器械穿过房间，找到门和在停车场附近开车一段时间，躲开垃圾箱和他遇到的各种障碍物。”

二、视觉替代与补偿

在听觉、嗅觉、视觉、味觉 4 种感觉中，视觉所接受的信息约占全部感觉所接受的信息总和的 80%。盲人的听觉、嗅觉、味觉、触觉较为发达。这种由于种种原因导致视力丧失，而其他感觉会进一步发育与发展与发挥的现象，称之为替代与补偿。由于视力缺陷，盲童不能通过视觉来认识周围世界，直接影响了他们的智力发展。围绕盲童视觉缺陷来进行的智力补偿方法有听觉补偿和触觉补偿。

动物界的动物不是都是视觉优势，如犬类依靠嗅觉。雀类存在夜盲，兔子没有黄斑，那么它们的生存依靠什么？野生动物，如熊类、野猪等，依靠嗅觉及听觉回避或攻击人类，依靠自己的尿液划定自己的势力范围；蛇类通过舌来感触外界的温度变化，等等。虽然这些本能需要若干年的自然演化而形成，但是，人类可以借助科技及仪器达到视觉的替代与补偿。

犬类是色盲，犬对灰色浓淡的辨别力很细微，依靠这种能力，就能分辨出物体上的明暗变化，产生出立体的视觉映像。犬的暗视力比较灵敏，在微弱的光线下也能看清物体，这说明犬仍然保持着夜行性动物的特点。犬类的嗅觉灵敏度位居各畜之首，对酸性物质的嗅觉灵敏度要高出人类几万倍。犬的嗅觉感受器官叫嗅黏膜，位于鼻腔上部，表面有许多皱褶，其面积约为人类的 4 倍。嗅黏膜内的嗅细胞是真正的嗅觉感受器，嗅黏膜内大约有 2 亿多个嗅细胞，为人类的 40 倍。嗅细胞表面有许多粗而密的绒毛，这就扩大了细胞的表面面积，增加了与气味物质的接触面积。气味物质随吸入空气到达嗅黏膜，使嗅细胞产生兴奋，沿密布在黏膜内的嗅神经传到嗅觉神经中枢——嗅脑，从而产生嗅觉。

动物的感官的优势在于使用，经过大脑的分析，不断地甄别，使得某一种感官得以灵敏。每一种动物都显示出感官的优势，与其生存与生活习性有关。我们也发现，视觉低的人群，其他感官就显示出敏感。那么，能不能通过训练以其他感官替代视觉呢？

如果问正常人听觉能否替代视觉，回答是否定的。两者互相影响，听觉指用耳朵去听，而眼睛是不可能去听的，视觉指的是用眼睛去看，而耳朵是不可能去看的。但是，视觉很差时，就不同了，听觉能够帮助做很多事。嗅觉、味觉、触觉、听觉等，可以通过人机转化而成为类视觉的形式，这不是不可能的。就味觉替代视觉而论，可以有无数种方案，可是，地球资源有限，不可能惠及所有人。

第五节　人体的视觉智慧

一、眼球与视觉

视觉的产生过程是光线通过角膜、房水、虹膜的瞳孔调节进入眼球，然后光线通过具有不同折射率的晶状体和玻璃体到达视网膜，视网膜的光感受体将光能变成化学能，化学能由视神经转化成生物电信号通过视网膜的视神经节细胞，经视神经乳头、视神经、视交叉、视束、外侧膝状体、视放射到达视中枢，从而产生视觉。

眼的智慧的体现：为何视网膜，眼球不是方的，平的，而是弧形的？回答了前面视网膜章节的问题：如果视网膜是方的，是平面，又会怎样的问题？方的视网膜一定是平面图像，而且是管状视野。而圆形或者弧形视网膜图像，就不是管状视野，而且人的视网膜由黄斑与周围的视觉敏度的差异，产生视觉的差异，这种差异产生重点，使得人眼有较强的目的性，这也许是人类进化的动力。正是视觉弧形平面与瞳孔的收缩再结合眼的屈光层次产生了进入眼内光线的差异，从而促进了中心视力的发育。

二、视觉反应对眼球的影响

从眼的自稳的角度，探讨人工视觉的问题，实际上就是讨论生物体与非生物体的结合问题，进而探讨人工体的发展前景。如果不成，就将人类思维逼近绝路，最后，又回到原点，我们对自然认识的原点。那就是，中国古人及诸位先贤的思想与自然观，就是中国的哲学思想为与不为、中庸之道。

联动效应就是一种反馈。晶状体的联动引起了眼内压的波动，眼内压的波动对脉络膜的血液循环产生调节作用，对脉络膜的血液与对视网膜光感受器产生按摩作用，改善视网膜的血液供应。而这种联动的根源与起源，是视觉产生之后的反馈。是外界的光，外界的景物，以及视网膜对外界的反应，在调节光的进入眼内的过程中，而发生的以晶状体为中心的联动效应，最后，反馈作用于视网膜，而影响了视网膜的血液供应以及眼的发育。

眼与大脑的关系是相连的，光刺激通过眼，变成电刺激刺激大脑，又反馈于眼球。反馈就是建立一种关系，形成持续发展与存在的机制。

视觉的消失与减弱，这种反馈机制就减弱或者不存在。或者，反馈存在，由于光刺激的转化点不是眼球，得不到应有的应答，反馈的信息被漠视、被忽视、没有应答，大脑逐渐就会淡化这种刺激。久而久之，需要的刺激越来越强，而大脑的反应越来越弱。最后，因不能持续而休止。

三、反馈

视路是视觉传导的通路。从视神经开始，经视交叉、视束、外侧膝状体、视放射至皮质视中枢。视网膜上的神经细胞在受到光刺激后，产生神经冲动，通过神经系统传至大脑中的视觉中枢。这种视觉信息的传导路径称为视路，它从视网膜神经纤维层起，至大脑枕叶皮质纹状区的视觉中枢为止，包括视网膜、视神经、视交叉、视束、外侧膝状体、视放射和枕叶皮质视中枢。

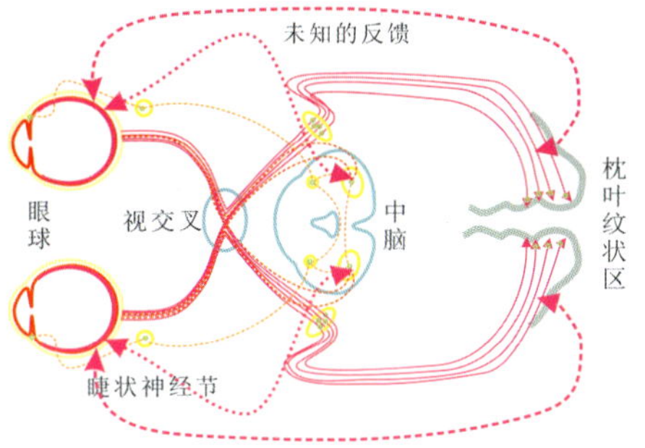

A　已知的视路图

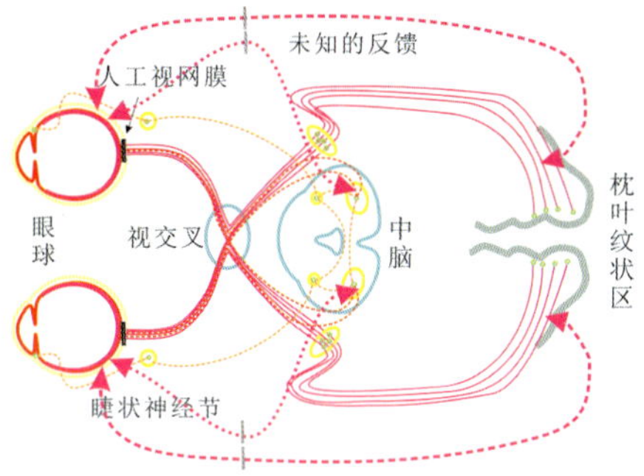

B　人工视网膜植入后的视路图

3-10-1　视路示意图

反馈不只是瞳孔变化，还有很多我们未知的与视路相关的反馈机制。这些反馈的机制是维持视路自稳，使之持续存在并发生反应的前提。这种机制围绕视觉的反馈产生一系列的网状的相互联系、相互促进、相互抑制的神经、体液、免疫的包括营养的、功能的反馈。

前面提到，人眼视物的三联动包括调节、集合和缩瞳。调节是人眼晶状体变形的结果；缩瞳是视近瞳孔调节直径大小的运动；集合是眼外肌协调运动的结果。讨论了人眼在视物时产生的晶状体的变形与瞳孔直径的变化对眼内的影响，以及所具有的生物学意义。那么，眼外肌的运动是怎样发生反馈的？

例如，废用眼会出现斜视，双眼的占怀争夺会出现一眼的弱视，弱视眼出现发育迟缓，眼轴较短，视力较弱等表现。除了瞳孔对光的入量的调节反射与反馈之外，可能还存在视觉的、眼球发育的在内的反馈机制。只是从临床上发现一些现象，发现一些与斜视相关的问题，斜视与视觉发育的问题，弱视眼眼轴小，视力差。视力差的眼球会斜视等。

图 3-10-1 显示视路图光感受器接收光的刺激会产生去极化，然后复极，与之接触并给予营养的视网膜色素上皮细胞可能参与这样的复极过程并具有重要的生物学功能。这种功能促进光感受器复极并持续地接收外界光的刺激而不疲劳。这种反馈是光感受器与视网膜色素上皮细胞之间的生物组织细胞的相互作用的结果。人工视觉，电子芯片，只是一个刺激的转换器，即使微电极电量足够的小，只是单向联系，而组织的真正感受部分得不到或者不能得到持续地复极反馈。即使电源充足，没有反馈联系，也会疲惫与感觉衰减。即使感受器会得到反馈，因为缺乏刺激器与感受器的反馈，即使微电极电量足够的小，也会出现感受器衰减与疲惫。

视网膜在发生对光的反应冲动后，会得到来自视路的营养与恢复的反馈，人工视觉不会对这种反馈做出反应，从而造成这种反馈的废用，从而视觉中枢会产生人工光感受器不存在的认知，从而排斥人工视觉的通路。人不可能面面俱到。

四、弱视现象与分工

（一）分工与分化

生存竞争是生物的本能，在生物界竞争无处不在，这种竞争也发生在人体。人体之中只要是两个以上相同与相近的组织器官都存在着竞争，竞争的结果导致分工。四肢生物的竞争产生直立的人，离眼较近的前肢解放出来，可以做近距离用眼的手的操作，分工的自然现象是人类进化的关键。分工中形成粗壮负重的后肢——下肢，和灵巧的前肢——上肢。

人类社会的竞争处处存在，多子女家庭年龄相近的孩子们之间存在一种占怀的现象，一种争夺营养的优先、争夺被关注的优先现象。视觉也存在占怀现象，即大脑产生对一只眼的信息刺激的排斥。产生对这一只眼的反馈减弱与接受刺激的减弱与失信。左右眼有不同的分工。左眼做什么，右眼做什么，分别到左右大脑不同的投射区。人类有左右手的分工，双眼也是这样。左右眼也有分工，大多数人都有主视眼与非主视眼之分，这种分工也许与左右大脑的优弱势有关。这一现象可以解释屈光参差的情况，双眼都是主视眼，双眼矫正视力正常或者接近正常，一眼主看近，一眼主看远。看近一眼做了白内障手术置入人工晶体后，看近不适症状明显。这也许就是大脑半球功能进一步分化的结果。

大脑对双眼的成像进行精准的分析，并进行选择。眼的视觉的分工与分化以及左右大脑的分工与分化。实际上双眼一直存在分工与分化，为什么其他动物双眼分工差异很大而不发生一侧的弱视？因为是生存需要。而人类的视觉发展这种分工减小，如双眼眼球距离缩短，视野重叠部分增多，立体视觉直观化，等等，与黄斑的发育与视锐的增进有关。立体视觉的直观化是伴随黄斑的发育，而其他视锐动物立体视觉可能凭借视觉经验，就像失去立体视觉的人群可以凭借视觉经验做出立体的判断一样。这归功于左右大脑半球的分工。

（二）弱视现象

为什么远视散光容易产生斜视与弱视？眼的视觉的发育，是一个缓慢的过程。而人类活动的演化和文明的进程中人眼在逐渐趋于近用眼，而从出生时的高度远视逐渐向近视发育。在眼球发育稳定前，过快与过慢都会引出问题。引起弱视的因素在临床上有斜视、屈光参差、屈光不正、废用、先天等，临床上有视力异常、分读困难、眼球运动障碍、视功能损害、固视异常等不同程度的表现。

人的大脑习惯性利用主视眼的成像来分析和定位物体，主视眼由于运动多，获得的补给也多，往往发育的比副眼好。主视眼也叫注视眼、优势眼。从人的生理角度讲，每个人都有一个主视眼，可能是左眼，可能是右眼。主视眼所看到的东西会被大脑优先接受。

弱视的问题出在眼与脑的视觉分析，视觉认知出现了偏差，产生接受与排除的问题。或许是一种分工？在人类出现之前，双眼的动物，最早出现左右眼的分工，在人类左右手分工之前就存在，只是是一种无意识的、理所当然的状态。

屈光参差的主视眼常常是较为近视的眼，是不是一种眼的适应环境与人类活动习惯的演化过程中的一种现象？由远视用眼到近视用眼的过渡的不平衡，这种不平衡产生分工，双眼中的一只眼放弃了与视远眼的竞争转为视近，或者更能够适应视近习惯的眼成为近视眼，并以此为主导眼。

光刺激的神经营养，眼与脑的持续合作就依赖于反馈通道。如眼的发育，接受光的刺激而是眼球及眼的发育，如弱视的发生与改善：争夺优先权，掠夺营养，一眼获得神经营养，另一眼被排斥。人类的占怀与弱视的发生及产生其实是一种自然现象，或者是一种由于生物的生存竞争本能引发的结果。其中存在应答与反馈的一种选择和一种宽容障碍。

双眼间距分开较大的或者分布于头部两侧的动物，不存在或者存在较小融合视野，不存在立体视觉。左右大脑半球分别管理和接受外界的影像，双眼互相不干扰。也许，弱视的产生是一种自然现象，也预示着一种分工，储存眼的分工。前面提到的病例，一眼高度近视发生黄斑裂孔性视网膜脱离失明后，原来远视弱视的另一眼会发生逐渐发育为高度近视并视力提高的现象，说明弱视眼只是一种视觉发育停顿现象，一旦条件成熟，会继续发育。这与年龄无关，只与时间相关。这种分工只是在时间空间不同而已，正是自稳发生变化后自身的一种潜能的显现。

弱视是一个视觉自稳状态异常的现象。发生在视觉发育的过程中，但是从大多数人表现的双眼平衡发育来看，这是个混沌的、宽容的世界；大脑对弱视眼视觉的排斥与对优势眼的偏向性来看，这又是个有标准、有原则、有规律、有规矩的世界；只是一个度的问题。

五、视觉的智慧

中国有一个典故是对牛弹琴。典故的意思是：公明仪给牛弹奏古雅的清角调琴曲，牛依然埋头吃草，牛并非没有听见，而是这种曲调不适合它听。公明仪于是用琴模仿蚊子、牛虻的叫声，以及小牛犊寻找母牛哞哞的声音。牛立刻摇着尾巴，竖起耳朵，走来走去地听起来了。一个自然规律：物以类聚，人以群分。世间万物有联系也有隔阂。人与人之间的交流，也是如此。生物体与人工体也是如此。人类一厢情愿地将人工体强加于生物体，生物体有反应，反馈到人工体，人工体不能识别。有来无往，很快就会疲倦。

眼通过接受光刺激，刺激大脑，又接受大脑的支配，分配营养，获得生长发育的信息与必要的营养，形成可持续发展的机制。有类似于人类的婴儿期的“占怀”，争夺营养，争取生存优先权。那么，人工视觉，这种非生物与生物的结合，这种反馈的通路，只有发起端，没有反馈接收端与接收端。建立的这种刺激通路，能否持续存在与发展？会不会疲倦？会不会耗竭？虽然会有光电的反应，却缺乏其他的反馈与持续存在与发展的机制，就像生物界与非生物界的隔绝一样，就像人的智能与电脑的智能区别一样。

2015 年 10 月，屠呦呦，女，药学家，因发现青蒿素治疗疟疾的新疗法获诺贝尔生理学或医学奖。相传起源于神农氏，在东汉时期集结整理成书的《神农本草经》中，最早明确记载了植物常山有治疟的功效。而此次诺贝尔生理医学奖获得者屠呦呦从黄花蒿中发现抗疟有效提取物，则是受到《肘后备急方》“青蒿一握，以水二升渍，绞取汁，尽服之”的启发。祖国医学揭示了一个自然规律，事物是因果与相生相克联系的，一种自然产生的疾病，必有自然相克之物。

视觉通路是从视神经开始吗？视路从视网膜开始，成像从虹膜开始，屈光从角膜及泪液膜开始，调节从眼内肌及眼外肌开始，等等。视觉的传递应该近似从视神经开始。我们忽视了视网膜，忽视了整个眼球。自然给予我们启示，膨大的神经末梢必有其特殊的功能，尤其是眼球这样一个复杂的膨大的神经器官。自然规律早已被中国古人发现，任何疾病在自然都会找到相克之物，只是给我们出了一道难题，如何去发现。

第六节　视网膜移植及其他

一、视网膜移植现状

从生物与非生物的角度，从眼的自稳的角度，人工视网膜，或者人工视觉存在种种的问题，那么，另一个思路，就是移植。视网膜移植怎样？角膜可以移植，那么视网膜能否移植？视网膜上有视细胞，是接受光信号的结构，细胞的一部分延长最后形成视神经进入颅内。所以视网膜是很难移植的，因为视细胞是无法吻合并且保证存活。

严格地说，视网膜移植是视网膜色素上皮（RPE）细胞的移植，而 RPE 细胞不是视网膜概念中的神经细胞。RPE 细胞不是神经细胞，又不是胶质细胞，那么它是什么意义的细胞呢？ RPE 细胞的胚胎来源属于上皮细胞。前面的章节也论述了这种细胞的特性。

对于视网膜移植，到目前为止，存在两种态度。一种态度是还没有临床上应用视网膜移植，所有关于视网膜移植的研究只停留在动物实验阶段，而且不是全层都可以移植，只是移植色素上皮层，效果有限。所以目前来讲，移植是不可能的，但是在科技如此发达的今天，谁又能说绝不可能呢，也许不久的将来就能成为现实，所以不妨等等看吧。

另一种态度是：在医学不同领域，胚胎干细胞移植研究已经取得了令人瞩目的成就，但是，仍然存在许多问题。胚胎干细胞具有无限增殖性却又分化不定向，如何控制胚胎干细胞向特定类型的细胞转化，如何分离、纯化、定向分化为视网膜前体细胞、分化后的细胞移植入宿主是否具有致瘤性、致畸性等，都有待于进一步研究。另一方面，由于胚胎干细胞来源于胚胎，进行相关的研究时必然涉及道德、伦理方面的争议。因此，胚胎干细胞移植治疗视网膜疾病，真正应用于临床仍需相当长的时间，但是作为一种新型的治疗方法，仍显示出其良好的前景。

二、视网膜色素变性

原发性视网膜色素变性（RP）是一种进行性、遗传性、营养不良性退行性眼病，主要表现为慢性进行性视野缺失，夜盲，色素性视网膜病变和视网膜电图异常，最终可导致视力下降。本病为遗传性疾病。其遗传方式有常染色体隐性、显性与 X 性连锁隐性 3 种。以常染色体隐性遗传最多；显性次之；性连锁隐性遗传最小。双基因和线粒体遗传也有报道。

目前尚无有效方法阻止或逆转此病的进程。近年来随着分子生物学的发展，对 RP 分子发病机制研究不断深入了解，也有针对不同发病环节的治疗策略被尝试，没有更大的突破。

绝大多数 RP 是单基因遗传，只有极少数是线粒体遗传、双基因遗传。据报道，15% ~ 20% RP 为常染色体显性遗传 (adRP)，20% ~ 30%为常染色体隐性遗传 (arRP)，6% ~ 10%是 X 染色体连锁遗传 (xlRP)。有几乎一半的散发性病例没有任何视网膜变性的家族史。到目前为止已定位了56个与RP有关的致病基因。RP 在基因型和表型具有较大异质性。即不同位点的突变表现为相似临床表型。而同一位点基因突变在不同家系或同一家系内呈不同临床表型，或同一基因中的不同突变导致不同的临床表型。这使得 RP 在分子水平的潜在发病机制相当复杂，大大增加了 RP 分子发病机制诊断的难度。

这种异质性显示出了基因之间的表达过程中的相互影响，形成了一个无形的网，深入其中会被迷失，顾此失彼，都有作用，可是，什么作用，主要与次要，无法评判。

三、RP 基因治疗

对于单基因遗传病，基因治疗的策略是通过插入正常基因来代替突变的基因或封闭突变基因的表达。arRP 是由于基因突变引起了野生型基因产物的生成减少，从而导致功能丧失，可以通过载体介导正常基因代替缺陷基因，恢复正常蛋白的分泌。而 adRP 则是正常与异常基因产物被分别表达，异常基因产物在光感受器细胞内的不断积累，最终导致细胞变性死亡。因此正常基因的导入并不能达到治疗的目的。而应该进行基因灭活。目前常用的方法是通过小干扰 RNA、反义技术或核酶治疗来封闭异常基因表达。

adRP 基因治疗的最大困难在于基因突变的异质性，如常见致病基因 RH 就有 200 多种突变。小干扰 RNA 基因沉默联合基因替代治疗可能是解决此问题的途径，对 adRP 动物模型治疗显示了一定效果。目前用重组腺病毒 (rAV)、重组腺相关病毒 (rAAV)、慢病毒以及 DNA 微球体等为载体的基因替代治疗在多个 arRP 动物模型上取得了成功。

动物实验研究表明在 arRP 早期行基因替代治疗，能改善视网膜结构。提高光感受器细胞的功能，恢复视网膜电图 (ERG) 反应，延缓疾病的发展。最成功的基因替代治疗是视网膜色素上皮 (RPE) 细胞特异基因 65(RPE65) 突变引起的 Leber 先天性黑蒙。在 LCA 的动物模型瑞典 Briard 狗视网膜下注射 rAAV 介导的人 RPE65 eDNA，注射后 2 周即出现治疗反应，瞳孔对光反射增加、眼球震颤减轻；5 周时 ERG 出现反应，3 个月达到高峰后逐渐下降，治疗后 3 年 ERG 波幅仍明显大于对照眼。

四、细胞移植

细胞移植是基于用正常细胞代替受到破坏的光感受器细胞，重建神经联系，以恢复视功能的设想。在研究早期，移植细胞来源于胚胎或初生期发育的视网膜。含有视网膜前体细胞、分化的神经元和光感受器细胞．以完整视网膜片或分成小片植入视网膜下腔，视网膜片存活、分化。但容易形成“玫瑰花结”，细胞移行和融合困难，很难与宿主的神经元产生功能上的联系，所以视力改善不是很明显。

干细胞是一类能在体外持续繁殖的一类细胞，为治疗提供了充足的来源。有报道将海马的神经前体细胞经玻璃体腔注射入新生或成年视网膜色素变性大鼠眼内，移植细胞不同程度移行进入视网膜各层。形态上类似视网膜神经元，但不能分化成光感受器细胞。也不能表达视紫质和外周蛋白。也有研究报道，成年哺乳动物的虹膜和睫状体上皮的色素细胞可以形成神经球。其子代细胞能分化成表达神经元蛋白和形态上类似神经元的细胞，可能是潜在的视网膜干细胞的来源。将人睫状体色素细胞的神经球注射入新生鼠眼内，部分细胞进入视网膜下腔与外核层融合并表达视杆细胞外节蛋白 Roml，但部分细胞仍保持色素上皮特点。

目前最有前景的细胞来源是胚胎干细胞 (ESCs) 和间充质干细胞 (MSCs)。ESCs 来源于受精胚泡的内细胞团，处于未分化状态，具有持续增生能力。在特异性组织环境中，能分化成特定类型的细胞，但也可以形成畸胎瘤。研究表明，人 ESCs 体外诱导可以分化成光感受器细胞、双极细胞、RPE 细胞等视网膜细胞。将体外诱导的光感受器细胞移植入视网膜变性小鼠视网膜下腔。可恢复小鼠的感光功能。但 ESCs 应用最大问题在于如何控制肿瘤的发生，以及伦理和排斥反应问题。

五、神经营养因子

视网膜细胞移植的成功使人想到可能是某些可扩散因子促进了光感受器细胞存活。这些因子即神经营养因子，它是一类能促进神经元存活、生长、分化，并维持其功能的细胞因子。它们的缺乏会加速光感受器细胞的变性死亡。用于 RP 研究的因子主要包括 CNTF、BDNF、bFGF、胶质源性神经营养因子 (GDNF) 等，其疗效已在多种 RP 动物模型中得到验证。但神经营养因子的半衰期较短，只能局部使用，多次玻璃体腔注射会引起许多并发症，因此治疗的关键在于选择有效的给药途径。

杆细胞来源视锥细胞活性因子 (RdCVF) 最初认为是一种视锥细胞存活的必需因子，只由视杆细胞分泌。但最近发现视网膜内层双极细胞也能分泌 RdCVF。它与硫氧还蛋白家族同源，可能通过抗氧化应激和细胞因子活性的双功能来保护视锥细胞。RP23H 大鼠玻璃体腔内注射 RdCVF 不但能增加视锥细胞的量。而且 ERG 振幅增大，说明 RdCVF 不但能营救视锥细胞，而且能保存其功能，因此有望成为 RP 患者保持残存中心视力的重要方法。

六、胚胎与自稳

自然的大道无形（从简），粒子无限可分，人类好奇心无限。人体发育过程中有一个无形的网，控制着发育的方向，这个网是人体一切的综合。

我们想象一下肿瘤的无限制生长的本质，就是生长的抑制功能减弱了，或者消失了，人体的自稳机制不能控制了；或者说，人体的自稳系统或者机制对增生的细胞团（肿瘤）失去了控制能力。

胚胎干细胞亦然，移植就要防止排斥，防止细胞生长的抑制；人体的免疫等系统的是在胚胎干细胞之后建立的和完善的，对植入的胚胎之物处于沉默状态。

胚胎的形成是在一种状态下完成的。这种状态有增生也有抑制，受到一种我们还未知的，无形的路线或者网络（多组织多脏器多系统相互作用而形成网络）的引导，这种引导也许就是染色体上的遗传密码，这种状态是多个系统同步，相互促进，相互抑制进行的，我们的胚胎就这样沿着既成的路线与网络形成的。也是伴随免疫系统识别与发育，到免疫系统发育成熟以前的胚胎期的所有组织的发育都处于一种免疫系统的无认知与沉默阶段。那么，我们的问题就来了，我们的干细胞研究如何在已经成熟免疫系统中进行呢，又受到怎样的诱导与引导呢？干细胞在体外可以，在体内不行，在干细胞分裂发育过程中，在成熟的人体没有免疫系统的沉默，没有多系统的配合，如何进行呢？也就是说，已经成熟的免疫系统不能认可免疫系统成熟前的胚胎组织的行为，如果不能处于沉默状态，那会是怎样？如果完全处于沉默状态，那会怎样？

进入人体的胚胎之物的增殖分化，没有正常的引导，有的只是营养物，没有或者缺乏正常胚胎期干细胞生长的环境，那么，移植的细胞就有可能成为形式上的肿瘤。

第七节　稳态的实质与自然的智慧

一、自稳的不可逆转性

人体的自稳的发育过程经历了人体的两个阶段：寄生阶段与独立阶段。

在寄生阶段，自稳伴随胎儿的形成通过某种机制形成的过程中，识别了自身。瓜熟蒂落的那一刻，身体独立，自稳已经形成。这个过程中，各个组织器官形成，而且几乎是接近同步进行的。如血管与神经的同步形成，离开了胚胎时期的环境再讨论血管与神经的恢复与再生是很难的。如视网膜移植的问题，视网膜三级细胞的形成同时伴随着神经胶质细胞的形成，以及血管的伴行，从一个点，干细胞出发，从无到有、从小到大、从简到繁，离开了这样的环境很难形成我们正常的视网膜。

出生后的人体自稳，经历人体的发育阶段、稳定阶段、衰老阶段。终极人体的独立阶段，在寄生阶段的自稳的基础上，终身获得外界环境的刺激，并获得后天的自稳并应对外部环境的变化调整着自身。虽然自稳有不可逆性，但是，与所有生物特性一样，在一定范围内具有适应性与耐受性。

寄生阶段的先天性自稳，大部分来自父母的染色体的信息，也有一部分通过母体来自母体后天获得的自稳信息。

自稳形成之后，之前的分化完成之前的幼稚细胞再不被认可，免疫系统不能识别，这就是恶性肿瘤无限制生长及转移的关键。良性肿瘤因为分化较成熟而被识别包裹，容易被分离并清除。

二、自稳的既定性

既定自稳就是说自稳具有既定性与形成时限。既定自稳就是若干年（几亿年甚至更久）形成的，是由人体基因控制与调控的，在人体一定时限形成并建立的一种机制，是先天就既定建立的一种状态。人类行为活动、自然环境改变与人类自然生长发育与自然衰老等因素会发生自稳的改变，在人体就会发生疾病；人为地要改变它，就要付出不同程度的代价。既定自稳既坚强（固执），又脆弱，这是事物的本质，事物是矛盾体。在 RRD-ChD，表现出来的脆弱，在 RP 的基因治疗与细胞移植，还有神经细胞因子的神经保护治疗中表现出它的固执。

既定自稳在人体中建立有一定的时限。这个时限一定是全身各个细胞分化成熟、各个组织功能建立并稳定的时段。

自稳受内部与外部因素影响会有变化，并有能力进行调整。自稳调节的能力达到一定的限度，或者外部的环境因素的影响超出了自稳调节的能力，事物就会走向反面。组织的修复过程，也是既定自稳，如 PVR 是自身修复过程，却使得疾病就走向了复杂化。究其原因，眼内环境已经既定，环境改变，恢复原貌与功能，是不可能了。

就肿瘤的本质而言，肿瘤是一种细胞返祖现象；或者说，是一种基因的突变导致产生具有原始、胚胎期特性的细胞而产生的疾病现象。良性肿瘤是分化较好的，而恶性肿瘤是分化较差的。分化程度越差，恶性程度越高。恶性程度越高，既定自稳的免疫系统越不能对抗。这一点可以从 HIV 感染所导致的免疫缺陷得到反证。

肿瘤不只是免疫对抗出了问题，还有更多自稳相关的问题。肿瘤是对既定自稳的一种颠覆，肿瘤以分化不成熟为特点，细胞具有早于既定自稳建立的细胞特性，并由于失去分化成熟的胚胎环境，而没有制约地增生、分裂，就像胚胎期一样不断地分裂膨大，它从基因出发，绕过既定自稳机制，不受既定自稳限制地生长。就如美洲的生态植物，带入或者侵入我国，无限制生长一样，我国内地的生态环境没有制约的机制。

基因治疗也许是一样的道理，会促进细胞返祖，会产生更多类似肿瘤的组织。因为既定自稳的建立是在胚胎期接近结束的某一个时段，并在出生后得以完善；细胞分化成熟的环境与过程发生了改变。那么，返祖的细胞与组织，既定自稳建立与完善之前的细胞与组织，就绕过了既定自稳的限制。就如打开的潘多拉魔盒。与之相对的，人工替代物可以绕过既定自稳是其具有的惰性与不相干性。

三、自稳的持续性

人体及器官的自稳实质是维持，这种维持需要通，也就是相互联系，互相融为一体。由于人工体存在生物与非生物的隔阂，很难达到生物概念的通与联系。

自稳具有持续性的特点，要持续稳定，变化只是一定范围的调整。一切都在潜移默化中进行，这才是自然之道。持续性是自稳的一个前提。这种持续性是潜移默化的，既相互联系，又相互制约，在适应外部环境的同时维持着内环境的稳定。而这种持续性的维持，需要既复杂又简单的机制，自然规律的机制，人体就是这样在自稳中逐渐地发展演化来的。

就人工视觉而论，绕过眼球的视觉通路是一条不能持久通畅的路，或者说，是不能持久的通路。因为，这条路有来无往。虽然会有光电的反应，却缺乏其他的反馈与持续存在与发展的机制，就像生物界与非生物界的隔绝一样，就像人的智能与电脑的智能一样。我们是否忽视了什么？遗漏了什么？就如我们手握石头，终究要分离。生物体与非生物体无法融合的，没有持续性，关键在于生物体与非生物体的区别，就在于反馈与联系的机制不同。

四、自稳的反馈

反馈是自稳持续性的保证，而反馈的本质就是联系，是一种固有的、必然的、本能的、主动的联系反应，并形成固有的反应环路。深层思考这个反应环路，不只是环路，而是一个网。生物体与非生物体在体内的隔绝是反馈机制的障碍。自然界生物体与非生物体的联系有其固有的规律，不是以人类的意志为转移的。

在刺激与反馈的过程中，只有反馈才能使得组织很快恢复原来的状态，以便于接受再一次的刺激。而人工体对组织的刺激及反馈环路，可能存在一些的问题，人工体与被替代的组织存在一种差别与区别。例如，光刺激，实际上是生物的化学电反应，每一次生物电反应之后，局部组织会受到一种反馈的机制使得光感受器恢复，重新接受再一次的光电反应。而人工体可能存在许多不同的环节问题。就人工视觉而论，光刺激可以转化为电刺激，而这种电刺激与生物电是有区别的，生物电是水性离子，在膜结构的差异性改变。而电刺激可以产生水性离子，但可能不会长久。因为没有反馈的机制。没有宏观的反馈调节，没有细胞与细胞之间的微调节，没有了细胞内，如细胞因子的微调节，只有电刺激，结果会怎样？这种区别与隔绝，凸显出了生物与非生物的区别，但是却不完全隔绝。

为什么白内障术后晶状体的囊膜会混浊？这是个组织死亡后自然风化的过程，当然不除外有细胞附着生长。为什么白内障术后囊膜与虹膜粘连？是虹膜组织有一种附着的本能，加上组织的正反面，电荷不同，产生的相吸作用。为什么外垫压物会被排斥？外垫压物与眼没有形成协调共处的反馈，虽然形成包裹，还是存在一种排斥力，或会被排出。

五、自稳的界定限

自稳是什么？自然界自稳，环境的自稳，联系与万物的界限；人体的自稳，器官之间，联系与界限；眼与人体其他器官之间，联系与隔绝；等等。

除了有反馈与联系，人体中存在器官与器官、组织与组织、细胞与细胞等之间的界限。自然界在人与人之间，人与动物之间都存在一种与生俱来的界限，存在生物体与生物体之间的界限，生物体与非生物体的界限。概而言之，生物的与非生物个体之间与生俱来的存在界限。这种联系与界限关系，就是自然界的关系。

人工视觉，人工玻璃体（如果觉得替代物不够全面概括），人工晶体等，生物界与非生物界的区别与隔绝，人与其他生物种类的区别与隔绝，人与人之间的区别与隔绝。如各种移植物的问题，角膜移植等，生物界与非生物界的区别，人类是生物界的一员，或者说是成员，在使用非生物界的物质替代生物界，都存在反馈的问题。只是这种界限有程度的差异，那么，人与自然之间，生物与非生物之间存在的反馈，可能表现得比较隐匿。

人工体不是活体，没有生物活性，与生物组织没有反馈联系。眼球为视路、视皮质而生，视路、视皮质因眼球的存在而存在。绕过眼球和（或）眼球的消失，这种环路与反馈就消失了。

自然为我们设下了一个局，让这个世界的各个份子，也就是万物，既相互联系，又相互分别与隔绝。自然界，不能说只是万物，我们的地球，分为现象界与非现象界，生物界与非生物界。万物有区别，玻璃体的替代是这样的问题。人工视觉，亦然。人工晶体，亦然。

人类也在拨开自然的一层层的屏障，在打破自然的稳定。就像眼球一样，眼球的自稳的破坏，需要面对的多层结构，而 RRD-ChD 与 TCD 表现出来的眼内自稳的差异与反应，是否体现内层的重要性，内层较之外层更为重要？玻璃体与眼内其他组织，构成相互关系，生物相同性的关系。这种关系非常严格，如果不严格，就无法称其为世界万物。

人类与其他生物有分别，人类人与人之间有分别，生物异体植入，免疫系统就会排斥。更不用说，生物界与非生物界的分别，人与非生物的分别，人体器官与人造器官的分别。植入不会产生或者建立具有生物性质的关系。如人造心脏，只是机械，行使一种物理泵的关系。人工晶体，只是光学镜片，行使一种物理光学的功能，还不具备生物性质的晶状体的动与变化的生物光学功能。替代物，没有这种生物性质关系，只能相容与耐受。好在人的寿命有限。

人工视觉，这种非生物与生物的结合，这种反馈的通路，只有发起端，而没有反馈接收端，能否持续存在与发展？可能会很快耗竭，可能会疲倦，可能会麻木，可能会失去对刺激的反应。从自然的角度，人类以自身的主观愿望出发而成就的很多事物，往往付出沉重的代价。我们是唯物主义者，却在做唯心的事，发唯心的愿望。

六、自稳的平衡性与脆弱性

“天地不仁，以万物为刍狗”出自今本《道德经》第五章。比喻天地对待万物，就像对待刍狗一样一视同仁。

无论是神经递质或者神经营养因子，种类是无法计数的，在人体存在都是微量的，在量上是一种平衡状态。它们是相互联系的，也是相互抑制与制约的。某一种神经营养因子被人类注射进入人体，人体既定自稳就会发生变化，产生强大的抑制机制。抑制机制包括：排泄机制，降解机制，对抗机制，免疫反应机制等。

可是在一些组织，这些抑制机制缺乏或者缺如，既定自稳相对隔绝的眼球，眼球要求一种隔绝，任何一种治疗、一种手术，或者医疗措施，干扰这种隔绝，都会发生后续的变化。

自稳的脆弱性，也是自稳要求的精准与精确性。人体疾病表现的自身自稳的失衡，自稳要求一定范围的适度，而且是精确的适度，这个度，人为较难达到。

Avastin 是第一个被美国 FDA 批准的、通过抑制血管生成发挥抗癌作用的新药，是现行几种抗血管生成制剂之一，可抑制血管内皮生长因子 (VEGF) 的生成。研究表明，该药在治疗眼部新生血管性以及渗出性病变中疗效显著。雷珠单抗，商品名 Lucentis 是一种单克隆抗体片段 (FAB)，其与贝伐单抗 (bevacizumab) 是从相同亲本鼠抗体获得。它比母体分子小得多，能更紧密的结合到血管内皮生长因子 -A(VEGF-A)。康柏西普 (Conbercept) 是利用中国仓鼠卵巢 (CHO) 细胞表达系统生产的重组融合蛋白 (由人血管内皮生长因子 VEGF 受体 1 中的免疫球蛋白样区域 2 和 VEGF 受体 2 中的免疫球蛋白样区域 3 和 4，与人免疫球蛋白 Fc 片段经过融合而成。

年龄相关性黄斑变性（age-related macular degeneration，AMD）脉络膜新生血管出血，渗出，机化，病灶位于黄斑，严重影响中心视力，雷珠单抗对部分患者的治疗效果显著，这种进步好像是惊人的。但是 AMD 的病的根本是脉络膜缺血，新生血管的产生的根本就是缺血，AMD 治疗效果不会因雷珠单抗而改变。而雷珠单抗等一类抗 VEGF 药物的作用是治标的，作用时间不长，应用于防止手术中新生血管出血效果是肯定的，而手术后针对新生血管与出血的问题、长久的预防出血的问题还要配合其他的多方面的治疗。

而雷珠单抗表现为对 VEGF 的阻断，也与既定自稳相关。VEGF 具有两面性，人体需要它，但是，只是少量，只是由于缺血造成它的高或者过高的表达，才产生新生血管。雷珠单抗的对于 VEGF 的完全阻断，反复注射，病灶局部的直接作用，雷珠单抗对 VEDF 的阻断，造成了 VEGF 的缺乏。会造成视网膜末梢动脉的闭塞。

脉络膜新生血管的产生追源于脉络膜的缺血，而造成脉络膜血管 VEGF 的高表达，而 VEGF 小量是有益的，大量是有害的。AMD 是系统性疾病，是血管系统的缺血表现在脉络膜，通过改善全身血管功能，改善血液黏稠度，降低眼压，改善脉络膜缺血，需要再次抗 VEGF 治疗的频次就会下降。这种人为的干预需要精准的度。这个度人为很难达到，需要调动机体的自稳的内在潜力。又回到原点，又回到中国古老医学的根本——调理。

七、自稳的即时性

糖尿病视网膜病变是怎么发生的？胰岛素作用于微血管，微血管是怎样改变的？为什么对于糖尿病患者而言，糖尿病视网膜病变是时间问题？血糖的控制为什么如此艰难？有的患者自己佩戴胰岛素泵，仍然无法阻挡病情的进展？生物体与人工体到底差异在哪里？

为什么有一定胰岛功能的糖尿病患者，较晚的发生糖尿病视网膜病变？可能是胰岛仍然具有一定的分泌功能，对人工胰岛素不完全依赖，还具有即时分泌自身胰岛素的能力。

即时血糖，即时释放，就是人体的胰岛素持续释放与按照需要释放，这种既定自稳一定存在一种反馈的环路，满足既定自稳的需要释放激素。生物的人体具有每分每秒的反馈与释放的微机制，可以达到即时感知血糖的浓度，即时调节胰岛素的释放。生物的人体能够做到，人工体能够做到吗？到目前为止，人工体没有这种反馈的环路，我们唯一的出路，就是设计一种智能的检测与释放的装置，每分每秒的检测，每分每秒的人工释放。

这种内分泌的局部与全身的释放，也发生在血压、血氧、呼吸与脉搏的感受器与微机制、微调节方面。甚至可能在人眼的眼压维持中，也存在眼压压力感受器，在不停地、每分每秒地进行着微调节，控制着睫状体突的房水的分泌与房角房水的排出。

八、病理性自稳与医疗突破

病理性自稳是人体长期慢性疾病或者先天性、遗传性疾病形成的机体病理状态下的一种平衡。如糖尿病的血糖问题，患者血糖的人为调节也是在一定的范围，过低会导致低血糖。又如高血压的问题，降血压也不能过快与过低，也是在一定的安全范围。

眼球萎缩的自稳，眼内的层状结构分离与向中心聚集，眼球内部一种对抗机制可以使得眼球缩小进程缓慢，一部分病例是一个长期的缓慢变化。人为的介入，要么阻止萎缩，要么促进并加快萎缩的进程。RRD-ChD 自然病程也是如此。

我们面对先天性疾病，手术前的犹豫与左右不定，那种对结果不确定性的担忧：我们医治会不会引出其他问题？白内障，晶状体混浊玻璃体混浊，玻璃体后脱离，黄斑裂孔的组织衰老的表现，这是一个自稳功能下降的表现，也是一种自然规律。我们的介入的时机与度都是我们应该慎重考虑的问题。因此要严把手术指征这个关。

每天出生的婴儿，他们的成长，就是我们的衰老，我们每一位都会目睹感受到新生命的开始与成长还有我们的力不从心。我们需要正确客观面对。

九、自稳中趋变化

人眼的来源，人眼是怎么来的？通过人眼的智慧，通过"人为"的改造，这个"人为"是指人体细胞、组织、器官，具有适应环境与行为而发生适应性改变的能力。我们可以称之为人体的智慧。

人体具有智慧。这使我们反思人眼是怎么来的。在宇宙衍化的长河中，人类与人体适应环境改变而发生优选性基因突变。人类的行为，意识活动等，与环境的变化一样，都可能在人类的染色体上留下印迹，只是我们还没有能力解读罢了。人眼与周围环境存在一种联系，一种反馈，这种反馈就是适应，依周围环境改变而改变，正是应对了达尔文的物竞天择学说；只是达尔文学说的物竞天择，从另一个角度强调生物体自身的能动性与适应性，即对环境的反馈。物种不是在选择中不断地减少，而是在不断的变化中，新物种在不断地产生，而只有适应环境的物种得以延续。只是这一过程过于漫长，过于潜移默化，需要时空证明。

生物要生存，就要改变。生物可以改变，可以依靠非生物界，也就是周围环境的改变而改变。这种改变的能力就是适应，适应的过程需要时空，却不能或者不容易被急躁的人类粗鲁的移植与替代。如果说人类的人工晶体的成就，角膜移植的成就，部分患者的长期硅油存留等可以称为适应的话，那么，更为准确的表达应该是耐受。因为既定自稳并没有发生对应的如此快的适应性改变。

人类可以对植物进行嫁接，却难于在哺乳动物，包括人类等，复杂的结构机制体中去移植与替代。

眼的反馈是这样的，眼是光学器官，行使的是感觉功能，而在这一目的之下，反馈了眼的联动，眼的屏障，眼的血液与营养供给，眼的自稳的保证，等等，好像是无数的自然智者，坐在一起，评估眼球应该是什么样子？就像进化论对眼球的描述一样，一千块转头，抛向空中，自由降落时，就形成了一栋完美的房子。

这个房子的设计者，实际上是生物自身，人体自身在周围环境变化中，体现出来的反馈与持续的改进，在人类生物性的演化过程中，经历了无数的年代，人眼就形成现在的样子。实际上人眼是生物的反馈及改进与时间空间等多因素共同作用的结果。这是一个潜移默化而漫长的过程。

但是，当我们在面对人工之物的时候，这种生物与非生物的特性就体现出来了，两者的区别与隔绝（短暂时空）就凸显出来。这些无数的智者都消失了，隔绝了，只有一位智者，就是人类，在那里想象人工的眼球应该是怎样的。

自然的物种多样性，生物的物种多样性，动物的物种多样性，就像生物界中动物的肾脏的渗透压梯度，逐渐浓缩，形成浓缩的尿液，与眼内超滤后的房水一样；就像金字塔一样，形成了人的眼球的高级结构。

十、自稳与中医

青蒿素也产生了耐药性，我们是否遗漏了什么？中医讲天地万物的阴阳特性，并运用阴阳五行学说成为中医的核心理念之一。调理阴阳，就是平和自稳。中医药是具有偏性的物质，用于人体就是针对人体疾病的偏性，也就是以药物的偏性纠正人体的偏性。药物的偏性就是毒性，中医认为，小毒治小病，大毒治大病，无毒不治病。

针对性强的单一物质，进入人体会发生什么？需要我们去研究。如抗生素、神经生长因子、提纯的青蒿素等。这些物质进入人体，机体自稳会做出反应。

抗生素都知道是针对病原微生物的，进入人体之后，经过了这样或者那样的路径起到抗病的作用。可是，抗生素作为一种药物，也是人体自稳认知的外来物，会做出怎样的反应？

就如神经生长因子注入人体一样，就如青蒿素注入人体一样，耐药性不只是致病微生物对抗生素产生对抗，也存在抗生素作为外来物人体做出的反应与转化的因素。

古人的抗疟治疗，多从口服，而且是复方制剂，延续了几千年，仍然在起着重要作用。其中有什么不同？就是变化，辨证论治是最早提出个性化医疗的范例。

人类生老病死的一生的规律与节律，都是与自稳相关的，随年龄的变化，一生都在改变。机体反应致病，不只是变态反应，不正常的反应只是一种表象。如严重急性呼吸道综合征（Severe Acute Respiratory Syndrome，SARS）、流行性红眼等，我们观察到的现象，是病因即病原微生物与自身反应后的结果。天地人，也在疾病中表现出来，很多疾病发病都有季节性与地域性。SARS 就是病原微生物钻了人体自稳季节周期节律的变化的空子，发病、流行。

中医涵盖了对道的领悟，中医作为最早的个性化治疗学科，需要广博的知识，做一位中医医生很难，做一位好的中医医生更难。中医既是中国的传统医学，也是当今世界的现代医学，更是人类的未来医学。

十一、自然观

恩格斯说：“我们不要过分陶醉于人类对自然界的胜利。对于每一次这样的胜利，自然界都报复了我们。”他指出，人类对自然界的支配和统治必须建立在正确地认识和运用自然规律的基础之上；而要解决人与自然之间的矛盾、协调人与自然的关系，人类既要克服那种对于自己支配和统治自然的行为后果的短视，也要从根本上变革那种妨碍人们正确运用自然规律的社会机制。

也就是说，对于自然，要多发现，多认识，慎改变，避免顾此失彼。回到零点，回到原点。Terson 综合征的发生，表现了脑水肿对眼的影响。临床表现虽然眼部是较为次要的反应，脑水肿，不治疗，不用脱水剂，眼部只是对视神经的压迫，患者会因脑疝而死亡；治疗，用脱水剂，又会发生玻璃体积血，但患者有可能救活。这个例子只是说明脑与眼的联系。就 Terson 综合征结果而言还是良性的。

Terson 综合征正是一个例子，人类的医疗行为产生的医学现象的例子。正如硅油在后节手术中使用后，产生了新的青光眼一样；正如人工晶体盛行以后，出现的与人工晶体相关的青光眼，以及相关的并发症一样。就如对先天性疾病进行基因治疗存在引发肿瘤的隐患一样；就如体内注入单一的神经生长因子试图促进神经损伤的恢复存在对体内环境干扰的风险一样；就如抗 VEGF 药物过度使用导致相对正常血管闭塞一样；都存在一个人类应该费尽心思去研究把握的度，而这个度要求太高、太大又太精密，以至于我们人类深入研究也难以掌控。

既定自稳包括免疫系统在内的内环境，就像抛向天空的无数块砖，落下来摆在特定的位置，虽然有变动，有更新，但是，由于人体的神经体液免疫的调节系统，在一定范围维持着稳定。

那么，什么是自稳呢？以上总结的自稳的几个特性还不能涵盖自稳的含义。自稳就是一种类似于道的东西，存在又无法细致的描述，无法概括与定义，只有依赖我们去感悟。

结 语

本书总结了伴脉络膜脱离孔源性视网膜脱离（RRD-ChD）30年的研究成果与认识，从RRD-ChD联系到眼的自稳与自稳的破坏，从自稳联系到眼的组织替代与伴随发生的问题。提出了眼的自稳与眼的休克的关系。本书分为上中下3篇论述，篇与篇之间相互关联，论述了组织的智慧与自稳，自稳与休克及关联，以及分别论述了眼的组织智慧的消失表现及组织的替代。

上篇说眼的智慧与自稳，从屏障引出眼球的层状结构，层状结构的完整是眼球自稳的保障，自稳需要代谢的平衡，眼球层状结构显示代谢的不平衡，有代谢旺盛的眼内肌肉的调节部分，视网膜视觉功能部分，还有一个低代谢的眼内腔，这个腔需要严格的屏障保护，尤其是眼内腔的玻璃体的多项功能已经超越我们的想象。该篇也讨论了脉络膜的功能，视网膜的功能，着重讨论了在眼球行使视觉功能的过程中，眼内肌肉以及眼内晶状体、玻璃体的配合作用，即眼的联动效应，以及联动效应在视觉功能之外的促进脉络膜睫状体的血液循环与组织营养。讨论了屏障与血管的关系，眼内液与眼压的关系，以及眼压在维持眼的自稳与眼内组织代谢的重要作用。

中篇说眼的自稳的破坏与眼的休克。RRD-ChD是一种眼球全方位，层状结构破坏的特殊类型的视网膜脱离，表现为眼内各层的分离与血管广泛的通透性改变，产生大量的渗出与渗漏。临床表现为眼球变小，眼压极低，眼内大量渗漏，玻璃体浓缩浑浊，眼底模糊，视网膜、脉络膜、睫状体脱离、晶状体晃动、虹膜震颤等，本书称之为眼的休克。此篇论述了RRD-ChD的临床表现与发病机制，并阐述了体循环休克的本质，以及与RRD-ChD的关系。体循环休克是血管通透性改变，脏器及组织之间屏障破坏而导致的全身脏器的功能衰竭。眼的休克的表现特征：通透性改变，眼的层状结构分离，屏障破坏，眼的功能衰竭。这些是与体循环的休克相吻合的。围绕着临床表现讨论了外伤性睫状体脱离、视网膜中央动脉静脉阻塞、中心性浆液性视网膜脉络膜病变、缺血性视神经病变、眼外伤等疾病与损伤、血管通透性改变的关系与发病机制。

下篇说到眼的智慧的呈现。眼的自稳的存在与每个组织器官相关，与功能相关，讨论了眼内组织在种种原因去除后所表现出来的组织优势的丧失以及对眼的影响。讨论了眼内组织的替代，泪道支架的问题、角膜移植的问题、晶状体切除置入人工晶体的问题、玻璃体腔置入硅油的问题，还有人工视网膜的问题。讨论了眼球转动的相关疾病，角膜疾病的相关问题，虹膜相关疾病与晶状体去除的相关疾病与问题，以及青光眼对视网膜和视觉影响的问题，以及进一步阐述了视网膜的神经元与胶质细胞的关系。讨论了视网膜脱离手术与玻璃体的关系，以及玻璃体的替代问题。讨论了一些新的治疗方法存在的问题，神经生长因子的注射治疗、抗VEGF治疗、视网膜移植、人工视网膜等都与自稳相关，存在相互对立统一的人体自身平衡，识别，反应，与反馈的问题。讨论了自稳的本质。讨论了眼与脑的关系，血管之间与眼压的联系，阐述了Terson综合征的发生机制。

参考文献

[1] 李凤鸣 . 眼科全书 . 北京 : 人民卫生出版社 , 1996.

[2]Walter Bradford Cannon. The Wisdom of the Body (How the human body reacts to disturbance and danger and maintains the stability essential to life. Paperback). New York: W. W. Norton Company, 1963.

[3] 陈步 . 稳态和中医学——兼评坎农的《躯体的智慧》. 自然辩证法通讯 ,1982,（4）：74–77.

[4] 惠延年 . 眼科学 . 北京 : 人民卫生出版社 ,2001.

[5] 惠延年 . 眼科学 . 2 版 . 北京 : 人民卫生出版社 ,2004.

[6] 倪逴 . 眼的解剖组织学及其临床应用 . 上海 : 上海医科大学出版社 ,1993.

[7] 孙为荣 . 脉络膜葡萄膜血液供应 葡萄膜疾病 眼科病理学 . 北京 : 人民卫生出版社 ,1997.

[8] 杨培增，李绍珍 . 葡萄膜炎 . 北京 : 人民卫生出版社 ,1998.

[9] 刘忠人 . 视网膜脱离前症候群研究的某些进展 . 陕西新医药 ,1980,9（5）:43–46.

[10]Charles Robert Darwin. The Origin of Species(On the Origin of Species by Means of Natural Selection, or the Preservation of Favoured Races in the Struggle for Life). New York : Random House, 1999.

[11] 殷咏仪 , 华茜 . 视网膜发育与形成的"镶嵌模型". 生物化学与生物物理进展 , 2001,28(2):137–139.

[12]Cook JE1, Chalupa LM. Retinal mosaics: new insights into an old concept. Trends Neurosci, 2000, 23(1):26–34.

[13] 赵云娥 , 王丹丹 . 白内障术后睫状环阻滞性青光眼的诊治 . 眼科 ,2011, 20(2): 78–80.

[14] 王涛 . 睫状环阻滞性青光眼的超声生物显微镜检查 . 中华眼科杂志 ,1998,(3):178–182.

[15] 权彦龙 , 张晓辉 , 孙乃学 , 等 . 恶性青光眼治疗的临床研究 . 国际眼科杂志 ,2004, 4(3):458–459.

[16] 王宁利，周文炳，欧阳洁，等 . 恶性青光眼发病机制及临床分型的研究 . 眼科学报 .1999,(4):238–241

[17] 卢奕，孙兴怀 . 恶性青光眼诊断与治疗中几个值得重视的问题 . 中华眼视光学与视觉科学杂志 .2011,13(4):241–243.

[18] 王建洲 , 惠延年 , 王雨生 , 等 . 一种简易的兔视网膜脱离模型 . 眼科新进展 ,2004,24(5): 352–354.

[19] 王建洲 , 王林林 , 王雪 , 等 . 简易兔视网膜脱离模型制作方法的改进及探讨 . 眼科新进展 ,2011,31(6):529–532.

[20] 王建洲 , 惠延年 , 周健 , 等 . 内皮素 –1 在实验性视网膜脱离兔中的表达特征 . 眼科新进展 , 2010,30(10):901–904.

[21] 王建洲 , 惠延年 , 王雨生 , 等 . 内皮素在实验性视网膜脱离中的表达 . 中华眼底病杂志 . 2006,22((5):346.

[22] 王建洲 , 徐渊 , 李君炎 , 等 . 间接检眼镜简捷用法结合前房穿刺降压的不放液手术 . 国际眼科杂志 ,2008,8(2):318–320.

[23] 段安丽 , 王宁利 , 王景昭 . 脉络膜脱离型视网膜脱离 . 国外医学：眼科学分册 ,2005,29(4):279–283.

[24] 王建洲 , 惠延年 . 伴脉络膜脱离的孔源性视网膜脱离的研究进展 . 国际眼科杂志 ,2008,8(1):120–122.

[25] 郁肆青 , 郑志 . 玻璃体视网膜交界面疾病发病因素的研究进展 . 中华眼底病杂志 ,2015;31(1): 104–108.

[26] 李欢欢，王方．玻璃体黄斑交界面疾病的研究进展．国际眼科纵览，2015,39(3):185-189.

[27] 王群，刘丹．玻璃体视网膜界面早期变化的研究．国际眼科杂志，2014,14(12):2179-2181.

[28]Burde RM. Optic disk risk factors for nonarteritic anterior ischemic optic neuropathy. Am J Ophthalmology, 1993,116(6):759-764.

[29]Hayreh SS, Zimmerman,MB, Podhajsky P, et al. Nocturnal arterial hypotension and its role in optic nerve head and ocular ischemic disorders. Am J Ophthamol,1994,117（5）:603-624.

[30]Landun K, WinterKorn JMS, Mailloux LU, et al. 24-hours blood pressure monitoriug in patients with anterior ischemic optic neuropathy. Arch Ophthalmol, 1996,114（5）: 570-575.

[31]李浩，吴志鸿．夜间眼低灌注压与原发性开角型青光眼的相关性研究．中华灾害救援医学，2015,3(2): 80-82.

[32] 李浩，吴志鸿．眼灌注压波动与青光眼关系的研究进展．中华眼科杂志，2015,51(6): 477-480.

[33]Lee LA, Roth S, Posner KL, et al. The american society ofanesthesiologists postoperative visual loss registry: analysis of 93spine surgery cases with postoperative visual loss. Anesthesiology, 2006, 105（4）: 652-659.

[34]Kitaba A, Martin DP, Gopalakrishnan S, Tobias JD. Perioperative visual loss after nonocular surgery. J Anesth, 2013,27 (6): 919-926.

[35] 王世玉，薛富善，李瑞萍，等．非眼科手术后视力丧失．国际麻醉学与复苏杂志，2015,36（11）: 1019-1022,996.

[36]Duke-Elder S, Dobree JH. Diseases of the retina system of ophthalmology chapter VII detachment and folding of the retina. London: The C. V. Mosby company St Louis, 1967.

[37]Gottlieb F, Brooklyn. Combined choroidal and retinal detachment. Arch Ophthalmo1,1972,88:481.

[38]Seelenfrund MH, Kraushar MF, Schephens CL. Choridal detachment associated with primary retinal detachment. Arch Ophthalmol, 1974, 91: 254.

[39] 刘忠人，朱赛林．伴有脉络膜脱离的裂孔性视网膜脱离．中华眼科杂志，1981,7（3）:164-167.

[40] 刘忠人，王敏扬，朱赛林．等．62 例睫状体脉络膜脱离型裂孔性视网膜脱离的研究．眼科研究，1985;3(4):202-206.

[41] 程景宁，傅守静．孔源性视网膜脱离合并脉络膜脱离．中华眼科杂志，1988, 6:348-350.

[42] 刘忠人，牟晓陆．伴有睫状体脉络膜脱离的裂孔源性视网膜脱离．实用眼科杂志，1987,5（1）:7-8.

[43]Sharma T, Gopal L, Badrinath SS. Primary vitrectomy for rhegmatogenous retinal detachment associated with choroidal detachment. Ophthalmology, 1998,105(12):2282-2285.

[44] 王建洲，朱赛林．"三脱离"手术时机和术式的选择．国际眼科杂志，2001,1(4):59-60.

[45] 王建洲，朱赛林，王丽丽．伴脉络膜脱离的孔源性视网膜脱离．眼科研究，2003,21（4）: 445.

[46] 王建洲，朱赛林．伴脉络膜脱离的孔源性视网膜脱离复位术．眼科研究，2002,20（5）:464-465.

[47] 赵秉水，魏景文，邹远辉．伴脉络膜脱离的裂孔性视网膜脱离手术远期观察．实用眼科杂志，1992,10（11）: 675-676.

[48] 区显宁，黎鲁非．伴睫状体脉络膜脱离的裂孔性视网膜脱离．眼底病，1992,8(2):127-129.

[49]Tanaka F, Emi K, Danjo S. Choroidal detachment associated with rhegmatogenous retinal detachment and aqueous flare. Nippon Ganka GakkaiZasshi, 1991, 95(11): 1129-1134.

[50]Jaeobson DM. Systemic cholesterol microembolization syndrome masquerading as giant cell arteritis. Surv Ophtbalmol, 1991, 36(1): 23-27.

[51]Varga JH, Rubinfeld RS, Wolf TC, et a1. Topical anesthetic abuse ring keratitis：report of four cases. Cornea, 1997,16(4)：424–429.

[52]Cordonnier M, Schakal A, Van Nechel C, et a1. Severe myopia andrestrictive disorders of ocular motility. Bull Soc Beige Ophthalmol, 1990, 239: 43–49.

[53] 杨培增，李绍珍．葡萄膜炎．北京：人民卫生出版社，1998.

[54]Brownstein S, Codere F, Jackson W B. Masquerade syndrome. Ophthalmology,1980, 87(3): 259—262.

[55]Hoang–Xuan T, Bodaghi B, Toublanc M, et a1. Seleritis and mucosal–associated lymphoid tissue lymphoma：a new masquerade syndrome. Ophthalmology, 1996, 103(4): 63l–635.

[56]Dadeya S, Malik KP, Guliani BP, et a1. Acute lymphocytic leukemia presenting as masquerade syndrome. Ophthalmic Surg Lasers, 2002, 33(2): 163–165.

[57]Toroquist R, Toroquist P. Retinal detachment. A study of a population–based patient material in Sweden 197l—l981. Ⅲ . Surgical results. Acta Ophtbalmol,　1988, 66(6): 630–636.

[58]Aaberg TM, Maggiano JM. Choroidal edema associated with retinal detachment repair: experimental and clinical correlation. Mod Probl Ophthalmol, 1979,20：6–15.

[59]Nonomura Y, Iijima Y, Futaki M, et a1. Intraocular pressure in eyes with ciliochoroidal detachment. Nippon Ganka Gakkai Zasshi, 1984, 88(9): l193–l199.

[60]landau K, WinterkOrB JM, MaiHoux LU, et a1. 24–hours blood pressure monitoring in patient with anterior ischemie optic neuropathy.　Arch Ophthalmol, 1996, l14(5): 570–575.

[61]Doi N, Uemura A, Nakao K. Complications associated with vortex vein damage in scleral buckling surgery for rhegmatogenous retinal detachment. Jpn J Ophthalmol, 1999, 43(3): 232–238.

[62]Derevjanik NL, Vinores SA, Xiao WH, et al. Quantitative assessment of the integrity of the blood—retinal barrier in mice.　Invest Ophtbalmol Vis Sci, 2002, 43(7): 2462–2467.

[63]Kosaka T.The efects of prostaglandins on the blood–retinal barrier. Nippon Ganka GakkaiZassbi, 1995,99(4): 412–419.

[64]Takahashi K, Saishin Y, Saishin Y, et al. Intraocular expression of endostatin reduces VEGF–induced retinal vascular permeability, neovascularization, and retinal detachment. FASEB J, 2003,17 (8):896–898.

[65] 申炳凤，郭培恒．孔源性视网膜脱离眼的流体动力学．国外医学眼科分册，1987,(4)：202–206.

[66] 王奇，张晰．视网膜脱离伴脉络膜脱离的临床分析．眼科研究，1995,13(2):117–119.

[67] 王毅，秦娟娟．环扎加压不放液治疗孔源性视网膜脱离．中国实用眼科杂志，1997,l5(4)：224–227.

[68] 夏文琴．裂孔性视网膜脱离伴发脉络膜脱离病例分析．实用眼科杂志，1986,4(7):424–425.

[69]Loo A, Fitt AW, Ramchandani M, et al. Pars plana vitrectomy with silicone oil in the management of combined rhegmatogenous retinal and choroidal detachment. Eye, 2001, 15(5): 612–615.

[70]Yang CM. Pars plana vitreetomy in the treatment of combined rhegmatogenous retinal detachment and choroidal detachment in aphakic or pseudophakic patients. Ophthalmic Surg Lasers, 1997, 28(4): 288–293.

[71]Nagasaki H, Shinagawa K, Mochizuki M. Risk factors for proliferative vitreoretinopathy. Progress in retinal and eye research, 1998,17 (1):77–98.

[72] 朱剑锋，许迅，张皙．合并脉络膜脱离的孔源性视网膜脱离患者的手术疗效分析．中华眼科杂志，2002,38(3):135–139.

[73]Miki K, Adachi N, Tomoda T, et al. Choroidal detachment associated with rhegmatogenous retinal

detachment. Part 1. Clinical features (author's transl). Nippon Ganka Gakkai zasshi, 1979, 83 (12): 2210–2214.

[74]Miki K, Adachi N, Tomoda T, et al. Choroidal detachment associated with rhegmatogenous retinal detachment. Part 2. Management and prognosis (author's transl). Nippon Ganka Gakkai zasshi, 1980, 84 (1):4–9.

[75]Okinami S, Nagayama R. Retinal detachment combined with choroidal detachment as a preoperative complication. 1. Clinical features. Nippon Ganka Gakkai zasshi, 1984, 88 (4):795–799.

[76]Okinami S, Nagayama R. Retinal detachment combined with choroidal detachment as a preoperative complication. 2. Treatment and prognosis. Nippon Ganka Gakkai zasshi, 1984,88 (5):838–845.

[77]Yuko NONOMURA, Yukio IIJIMA, Musu FUTAKI, et al. Intraocular pressure in eye with Ciliochoroidal detachment. Nippon Ganka Gakkai Zasshi, 1984, 88:1193–1199.

[78] 冯宗忱 . 糖蛋白及蛋白聚糖 // 顾天爵 , 冯宗忱 . 生物化学 . 北京 : 人民卫生出版社 ,1998.

[79] 王文吉 . 玻璃体生理生化 // 李凤鸣 . 眼科全书（上册）. 北京 : 人民卫生出版社 ,1996.

[80] 马志中 . 玻璃体生化和生理 // 张卯年 , 马志中 . 玻璃体显微手术学 . 北京 : 金盾出版社 ,1994.

[81]Fumi Tanaka, Kazuyuki Emi, Shinji Danjio. Choroidal detachment associated with rhegmatogenous retinal detachment and aqueous flare. Nippon Ganka Gakkai Zasshi. 1991,95(11): 1129–1134.

[82]Arndt C, Sari A, Ferre M, et al. Electrophysiological effects of corticosteroids on the retinal pigment epithelium. Invest Ophthalmol Vis Sci. 2001, 42(2):472–475.

[83]Chaine G, Haouat M, Menard–Molcard C, et al. Central serous chorioretinopathy and systemic steroid therapy. J Fr Ophtalmol, 2001,24(2):139–146.

[84]Haimovici R, Rumelt S, Melby J. Endocrine abnormalities in patients with central serous chorioretinopathy. Ophthalmology, 2003,110(4):698–703.

[85]Cionffi GA, Sullivan P. The effect of chronic ischemia on the primate optic nerve. Eue J Ophthalmol,1999,9:34–35.

[86]Cowley–M, Conway–BP, Campochiaro–PA, et al. Clinical risk factors for proliferative vitreoretinopathy. Arch–Ophthalmol, 1989, 107(8): 1147–1151.

[87] 王建洲 , 惠延年 . 间隙连接在眼细胞间的信息传递 . 眼科研究 ,2003,21(1):90–92.

[88]Jain IS, Luthra CL, Das T. Diabetic retinopathy and its relation to errors of refraction. Arch Ophthalmol, 1967,77(1):59–60.

[89]Sultanov MIu, Gadzhiev RV. The characteristics of the course of diabetic retinopathy in myopia. Vestn Oftalmol, 1990,106(1):49–51.

[90]Dujic M, Misailovic K, Nikolic Lj, et al. Occurrence of changes in the eye in diabetic retinopathy with significant myopia. Srp Arh Celok Lek, 1998,126(11–12): 457–460.

[91]Ochoa–Contreras D, Delsol–Coronado L, Buitrago ME, et al. Induced posterior vitreous detachment by intravitreal sulfur hexafluoride (SF6) injection in patients with nonproliferative diabetic retinopathy. Acta Ophthalmol Scand, 2000, 78(6): 687–688.

[92]Pierro L, Brancato R, Robino X, et al. Axial length in patients with diabetes. Retina, 1999, 19(5):401–404.

[93] 屈超义 , 王建洲 , 王欣荣 , 等 . 眼轴长度与糖尿病视网膜病变程度的关系 . 眼科新进展 ,2011,31(11):1082–1083,1086.

[94] 李兴育 , 陈涛 , 王建洲 . 不同眼轴眼振荡电位与糖尿病视网膜病变眼振荡电位相关性研究 . 临床眼科杂志 ,2010,18(4):300–302.

[95] 宋虎平，王建洲，惠延年，等．增生型糖尿病视网膜病变合并高度近视患者玻璃体液中内皮素 -1,血管内皮生长因子和色素上皮衍生因子水平观察．中华眼底病杂志 ,2013,29(1):76–77.

[96] 惠延年．增生性玻璃体视网膜病变：带入 21 世纪的课题．中华眼底病杂志 ,1999,15(2): 67–68.

[97] 郑嵩山，张效房．大鼠晶状体上皮细胞促进损伤后视神经再生的研究．眼外伤职业眼病杂志 ,2008,30(6): 433–436.

[98] 郑嵩山，张效房．损伤晶状体对视网膜神经节细胞存活的影响．眼科新进展 ,2008,28(5): 344–346.

[99]Shatz C J, O'Leary DD. Repair and replacement to restore sight. Arch. Ophthalmol, 1993,111(4):472–477.

[100]Fischer D, Pavlidis M, Thanos S. Cataractogenic lens injury prevents traumatic ganglion cell death and promotes axonal regeneration both in vivo and in culture. Invest Ophthalmol Vis Sci, 2000,41(12):3943–3954.

[101]Fischer D, Heiduschka P, Thanos S. Lens–injury–stimulated axonal regeneration throughout the optic pathway of adult rats. Exp Neurol, 2001,172(2):257–272

[102] 牟善松，高前应，葛坚，等．囊袋式人工玻璃体系统材料的制备与性能特征．眼视光学杂志 ,2006,8(3): 189–190.

[103]Lin X, Sun X, Wang Z, Jiang Z, et al. Three–Year Efficacy and Safety of a Silicone Oil–Filled Foldable–Capsular–Vitreous–Body in Three Cases of Severe Retinal Detachment. Transl Vis Sci Technol, 2016,5(1):2.

[104]Lin X, Wang Z, Jiang Z, et al. Preliminary efficacy and safety of a silicone oil–filled foldable capsular vitreous body in the treatment of severe retinal detachment. Retina, 2012, 32(4):729–741.

[105]Lin X, Ge J, Gao Q, et al. Evaluation of the flexibility, efficacy, and safety of a foldable capsular vitreous body in the treatment of severe retinal detachment. Invest Ophthalmol Vis Sci, 2011, 52(1):374–381.

[106] 王建洲，毕春潮，陈涛，等．玻璃体积血合并内界膜下出血的手术治疗．眼科新进展，2009,29（8）:587–590.

[107]Litten M. Ueber einige vom allegmein–klinischen Standpunkt aus interessante Augenveranderungen. Berl Klin Wochnschr, 1881, 18:23–27.

[108]Terson A. De l'hemorrhagie dans le corps vitre au cours de l'hemorrhagie cerebrale. La Clinique Ophthalmologique, 1900, 6:309–312.

[109]Ko F, Knox DL. The ocular pathology of Terson's syndrome. Ophthalmology, 2010, 117(7):1423–1429.e2.

[110]Heyreh SS. An experimental study of the central retinal vein occlusion. Trans Ophthalmol Soc UK, 1964, 84:586–98.

[111]Khan SG, Frenkel M. Intravitreal hemorrhage associated with rapid increase in intracranial pressure (Terson's syndrome). Am J Ophthalmol. 1975, 80(1):37–43.

[112]Medele RJ, Stummer W, Mueller AJ, et al. Terson's syndrome in subarachnoid hemorrhage and severe brain injury accompanied by acutely raised intracranial pressure. J Neurosurg, 1998, 88(5):851–854.

[113]Toosi SH, Malton M. Terson's syndrome––significance of ocular findings. Ann Ophthalmol, 1987, 19(1):7–12.

[114]Weingeist TA, Goldman EJ, Folk JC, et al. Terson's syndrome. Clinicopathologic correlations. Ophthalmology, 1986, 93(11):1435–1442.

[115]Vrabec TR, Sergott RC, Savino PJ, et al. Intermittent obstructive hydrocephalus in the Arnold–Chiari malformation. Ann Neurol, 1989, 26(3):401–404.

[116] 李振芝，王晓华，王振福，等．眶内段视神经蛛网膜下腔扩张的 MRI 表现及临床意义．医学影像

学杂志 ,2004,14(3):175–177.

[117]Newman WD, Hollman AS, Dutton GN, et al. Measurement of optic nerve sheath diameter by ultrasound: a means of detecting acute raised intracranial pressure in hydrocephalus. Br J Ophthalmol, 2002, 86(10): 1109 – 1113.

[118] 王建洲 , 王润生 . 复杂性视网膜脱离联合治疗 . 中国实用眼科杂志 , 2002,20(10):800.

[119] 王建洲 , 惠延年 . 出血性视网膜脱离 . 中华眼底病杂志 ,2003,19(5):330–332.

[120] 王建洲 , 于敬妮 , 肖津安 , 等 . 改良小梁切除手术治疗硅油填充眼继发青光眼的疗效观察 . 中华眼底病 ,2011,27(6):588–590.

[121] 惠延年 , 王静波 , 王琳 . 人工视网膜的研究进展 . 眼科新进展 , 2003,23(2): 73–75.

[122] 计菁 , 罗敏 . 视网膜干细胞增殖分化的研究进展 . 临床眼科杂志 ,2007,15(1): 89–91.

[123] 李晋江 , 熊剑 . 视网膜神经干细胞研究进展 . 中华神经外科疾病研究杂志 ,2015,(4): 382–384.

[124] 段红涛 , 陈松 . 间充质干细胞在视网膜疾病应用研究进展 . 中国实用眼科杂志 , 2015,33(3): 213–216.

[125] 周朋义 , 彭广华 . 视网膜色素变性治疗的研究进展 . 眼科新进展 ,2012,32(5): 493–496.

[126] 杨琨 , 董方田 . 视网膜干细胞的研究进展 . 中华实验眼科杂志 . 2011,29(9): 852–856.

[127] 王建洲 . 糖皮质激素在流行性角结膜炎治疗中的临床思考 . 医学与哲学 ,2003,24(12):43–44.

[128] 王建洲 , 崔海龙 , 许治国 , 等 . 外伤性睫状体脱离小瘘口与复位手术 . 眼科新进展 ,2011,31(12):1048–1050.

[129] 王建洲 . 早产儿视网膜病变—现阶段难以逾越的鸿沟 . 医学与哲学 , 2008,29(4):57–58,77.

[130] 王建洲 . 我们往何处去 – 抗生素使用与耐药性对立发展思考 . 医学与哲学 ,2001,31(1):71–72.

后　记

我们对我们的眼组织了解多少？眼病发生，如果不人为介入治疗或者干预，患病眼组织会有怎样的反应？会做什么？总有一种要恢复的趋势与动力。这种组织自身具有的、恢复既定状态的趋势与动力，这就是自稳。例如，裂孔形成，发生视网膜脱离，需要封闭裂孔，只有封闭裂孔，才能达到视网膜的完整性，才能稳定下来。而眼组织自身会为了视网膜的恢复，做些什么？组织有这样一种力量，一种趋势；这种趋势，组织可以部分自行恢复。但是，自身恢复的能力达到一定的限度或者外部的环境因素的影响，超出了自身恢复的能力，事物就会走向反面。

如起源于裂孔性视网膜脱离的自身修复过程，一部分就走向了复杂化－增生性玻璃体视网膜病变（PVR）。在一定的限度内，这种力量是从哪里来的呢？是稳态的需要？是组织细胞的特性？那么，又为什么如此顺理成章？又配合得如此天衣无缝？好像是一个网，互相牵扯，互相联系。临床医生应该去考虑这些方面的问题，指导我们的临床工作，什么情况观察，什么情况用药，什么情况手术等。也就是说，将眼组织自身对眼疾病的作用，加入我们治疗眼疾病的研究中，更好的指导我们的临床诊疗。

休克是一个系统性病理状态，因为眼的屏障的作用，很少影响到眼球。那么，眼有没有休克呢？自然界有一种规律，从大到小，都离不开这样一种事物发展的规律。不管事物大小如何变化，规律总是如此。如宇宙形成的大爆炸学说，是离心运动与向心运动的抗衡，太阳系是圆的或者是类圆形的，原子也是如此。系统性休克的表现，也会在眼的器官表现出来，眼与全身的规律是一致的。

如果将眼看作一个独立的一般的组织器官，那么，血液循环的改变造成的多种眼病的表现就好理解了。这样就产生了眼的休克这一概念。脉络膜循环的改变，尤其在脉络膜脱离时，血管的通透性发生了剧变，大量的蛋白质等血液成分进入血管间，由于胶体渗透压升高，血管间就会聚集大量的水分，暂且称之为“脉络膜的水肿”，水分再进入脉络膜上腔，而使脉络膜脱离。另一方面，睫状体的水肿，导致了房水的分泌下降，眼压下降，由于眼压的下降，进一步使眼内血液灌注增多，脉络膜血流淤滞，脉络膜脱离，“DIC”就形成了，“休克”就成立了。

对于自然存在，我们只能去认识，不断的学习与认识，没有终点，没有穷尽。就像人类面对自然总会感觉力不从心。就像人类对美的看法一样，总想为美定一个标准，这跟临床上对疾病认识的绝对标准一样，只有相对，没有绝对。这是与人对于美的无穷多的感受和人类疾病无穷多的变化相关的，是与自然的博大与无穷相关的。面对我们如此合理的眼，一切仿生之物，再展示人类的想象力是多余的，都脱不开事物的本来面目，人眼是自然而完美的！

用进化论解释人眼，殊不知眼睛正是进化论的死穴。达尔文曾在1860年对友人说过：“每当我想到眼睛，都会令我震骇。眼睛的组成奇妙无比……我坦白承认，要假设眼睛是经过自然选择而成，实在最荒谬不过。”此话怎讲？须知进化论的基础是建立在“良性突变”的理论上，即：有利于生物适应环境的突变就是“良性突变”，可以代代相续；而对适应环境没有帮助的突变就是无意义的突变，即使发生了也会被自然淘汰。但眼睛是一个例外，眼睛的组成太过精密，由多个严丝合缝的高精度“配件”构成，只要任何一个进化脱节，眼睛就是无用器官。若要说眼睛是经由进化产生的话，除非这些“配件”同一时间进化，而且一蹴而就，还得互相和谐运作—这个概率就好比把一千块砖头抛向空中，掉下来正好搭成一座精美房子。

我们现在再讨论这个问题就会不同，自然有无限的时间与空间。在这漫长的时间与广阔的空间，可以耗竭所有形与无形，形而上的与形而下的所有事物，什么都有可能发生。人类的产生是偶然的，也是必然的；人眼的形成也是必然的。

进化论的一个关键，不是讲事物偶然的变化，偶然性只是时间空间的一个点，而环境对事物与生物的影响与生物对环境的适应性反应是时间空间的一条线，一条漫长与潜移默化的、必然的变化规律。

人类具有主动地、有意识地适应与改变环境的能力。是否存在一种无意识，本能的适应性反应？这与人类面临一个问题，尽快去解决问题的思维不同；只注重结果而忽视过程的思维不同；只注重眼前而忽视长远的思维不同。这种适应性反应是一个潜移默化的漫长的过程，它随环境的改变引导着眼球的演变。

可以这样认为，眼有智慧，这种智慧只是在人类的意识之外，我们很难感知或者还未感知而已。自然有智慧，我们正在感知。眼是自然的一部分，我们也在感知。眼的智慧，我们也在感知。这种潜移默化的改变仍在继续，外界的任何微小的变化，都可以在人体做出反应，并通过自稳机制进行调整，记忆入遗传密码，并代代相传，只是我们没有感知，或者变化微小，我们无法感知。人体在变化，而人类自身不知道；疾病也是如此。那潜移默化的道，超出了人类的想象。

王建洲

2019年12月